Martin Smollich ■ Martin Scheel

Arzneistoffe – die TOP 100

Arzneistoffe – die TOP 100

Der Pharmako-Guide

Martin Smollich
Martin Scheel

Mit einem Geleitwort von
Wolf-Dieter Ludwig

Mit vorangestellten First-Sight-Profilen
zu jedem Wirkstoff und Äquivalenzdosis-Übersichten
zu den 8 wichtigsten Wirkstoffgruppen

Übersichten zu Wirkstoffinteraktionen mit den
Cytochrom-Enzymen CYP3A4 und CYP2D6
sowie dem Multidrug-Resistance-Protein 1 (P-Gp)
auf den Umschlagsinnenseiten

Prof. Dr. rer. nat. Martin Smollich
Klinische Pharmakologie
Mathias Hochschule Rheine
Frankenburgstr. 31, 48431 Rheine
m.smollich@mhrheine.de

Dr. med. Martin Scheel
Klinik für Rheumatologie
St. Josef-Stift Sendenhorst
Orthopädisches und Rheumatologisches Kompetenzzentrum
Nordwestdeutschland
Westtor 7, 48324 Sendenhorst
scheel.arzneistoffetop100@gmx.de

Bibliografische Information der Deutschen Nationalbibliothek
Die Deutsche Nationalbibliothek verzeichnet diese Publikation in der Deutschen Nationalbibliografie; detaillierte bibliografische Daten sind im Internet über http://dnb.d-nb.de abrufbar.

E-Mail: info@schattauer.de
Internet: www.schattauer.de
Printed in Germany

Planung und Projektleitung: Eva Wallstein, Stuttgart
Lektorat: Dipl.-Biol. Martina Kunze, Ehringshausen
Umschlagabbildung: © nikesidoroff – Fotolia.com
Satz: Fotosatz Buck, Kumhausen/Hachelstuhl
Druck und Einband: AZ Druck und Datentechnik GmbH, Kempten/Allgäu

Auch als E-Book erhältlich:
ISBN 978-3-7945-6848-2

ISBN 978-3-7945-3041-0

Geleitwort

Alle Medizin ist auch Gift
„Die ärztlichen Schriftsteller sind sowieso überzeugt, dass es kein Medikament ohne schädliche Nebenwirkungen gebe. Wenn also selbst die uns heilsamen Mittel auch Unheilsames bewirken, was werden dann erst jene anrichten, mit denen man uns von vornherein auf unheilsame Weise traktiert?“

Michel de Montaigne, Essais

Arzneimittel gehören, richtig angewendet, zu den wirksamsten Instrumenten ärztlicher Behandlung und haben zu den Erfolgen der modernen Medizin wesentlich beigetragen. Sie werden eingesetzt zur Behandlung akuter Gesundheitsstörungen oder chronischer Erkrankungen, zur Verhütung bzw. Verzögerung kurzfristig drohender Krankheiten und zur Linderung krankheitsbedingter Symptome, beispielsweise im Rahmen der Schmerztherapie. In den letzten 20 Jahren haben Verordnung und Einnahme von Arzneimitteln deutlich zugenommen – bedingt vor allem durch die demografische Entwicklung mit starkem Anstieg des Anteils älterer, häufig multimorbider Menschen, die eine Polypharmakotherapie erhalten. Der Anspruch des vorliegenden Buches – Informationen zur rationalen und evidenzbasierten Arzneimitteltherapie zu vermitteln und sich dabei auf Aspekte, die für die Praxis relevant sind, zu beschränken – ist deshalb von grundlegender Bedeutung für die Durchführung einer rationalen Pharmakotherapie. Laut Weltgesundheitsorganisation bedeutet „rationale Arzneitherapie, dass jeder Patient eine Medikation erhält, die für seinen klinischen Bedarf angemessen ist, in Dosen, die den Anforderungen entsprechen, für einen angemessenen Zeitraum und zu den niedrigsten Kosten für ihn und die Gemeinschaft“.

Vor diesem Hintergrund ist das Konzept des Pharmako-Guides von Martin Smollich und Martin Scheel sehr zu begrüßen, sich in der Darstellung der Arzneistoffe auf diejenigen zu beschränken, die für Ärztinnen und Ärzte in Weiterbildung, Allgemeinmediziner, Internisten und Pharmazeuten besonders wichtig sind. Die im April 2013 zuletzt aktualisierte „WHO Model List“ zu den essenziellen Arzneimitteln umfasst etwa 300 Wirkstoffe für 30 Anwendungsgebiete und berücksichtigt alle Arzneimittel, die für eine wirksame, sichere und kosteneffiziente Therapie einen hohen Stellenwert haben. Die Autoren von „Arzneistoffe – die TOP 100“ haben als Auswahlkriterium Daten der Gesetzlichen und Privaten Krankenversicherung zu den 100 verordnungshäufigsten Wirkstoffen herangezogen. Berücksichtigt wurden dabei 12 der 30 umsatzstärksten Arzneimittel im Jahr

2013 und alle Leitsubstanzen – vereinbart zwischen kassenärztlichen Vereinigungen und Krankenkassen – aus insgesamt 14 Arzneimittelgruppen.

Die Beschreibung aller 100 Wirkstoffe beginnt mit einer evidenzbasierten Beurteilung von Wirksamkeit sowie Nutzen-Risiko-Verhältnis, listet unter anderem Handelsnamen, Indikationen und Dosis sowie Neben- bzw. Wechselwirkungen auf und endet mit einer prägnanten Wirkstoffbeurteilung, ergänzt durch einige Literaturhinweise. Der Leser hat so die Möglichkeit, sich rasch über die für die Verordnung der Arzneistoffe in der Praxis relevanten Fakten zu informieren. Der Pharmako-Guide kann darüber hinaus als Hilfestellung dienen, um das in den letzten Jahren immer wichtiger gewordene Ziel der Arzneimitteltherapiesicherheit zu erreichen – nämlich Nebenwirkungen, vor allem in Folge von Medikationsfehlern, zu vermeiden und damit die potenziellen Risiken der Arzneimitteltherapie für Patienten zu reduzieren. Hierzu dienen vor allem die Informationen zur Dosisanpassung bei Nieren- und Leberinsuffizienz, die detaillierten und auf praxisrelevante Aspekte begrenzten Angaben zu Wechselwirkungen – vor allem bei Metabolisierung von Arzneistoffen durch Cytochrom-P450-Enzyme – sowie Einnahmehinweise und Patienteninformationen, insbesondere auch für spezielle Patientengruppen und Sondersituationen.

Prof. Dr. Wolf-Dieter Ludwig
Vorstandsvorsitzender der Arzneimittelkommission der deutschen Ärzteschaft (AkdÄ) sowie Chefarzt der Klinik für Hämatologie, Onkologie und Tumorimmunologie, HELIOS Klinikum Berlin-Buch

Vorwort

> Das Leben ist kurz, die Kunst ist lang;
> die Gelegenheit flüchtig,
> die Erfahrung trügerisch,
> das Urteil schwierig.
>
> *Hippokrates von Kos, ca. 400 v. Chr.*

Aktuell ist die klinische Pharmakologie von einem Dilemma geprägt, das sich auf die praktische Tätigkeit nahezu jeder Ärztin und jedes Arztes auswirkt: Einerseits besitzt die Arzneimitteltherapie herausragende Bedeutung für den Therapieerfolg, andererseits ist die Pharmakologie infolge rasanter Entwicklungen und ständiger Innovationen durch immer komplexere Zusammenhänge und gefühlte Unübersichtlichkeit geprägt. Es gibt Wirkstoffe mit völlig neuartigen Wirkmechanismen, völlig neue Wirkstoffe, die jedoch bekannte Wirkmechanismen aufweisen, und eine immer größer werdende Gruppe von Arzneimitteln, die während des eigenen Studiums noch State of the Art waren, die aber bereits wenige Jahre später überholt und nicht mehr leitliniengerecht sind.

Um hier auf dem aktuellen Stand des Wissens zu bleiben, wäre eine kontinuierliche Beschäftigung mit den neuesten Studien und evidenzbasierten Einschätzungen unabdingbar. Uns ist jedoch bewusst, dass dies angesichts der Anforderungen des klinischen Alltags in der Realität praktisch nicht möglich ist. Erschwerend kommt hinzu, dass die Pharmakologie eines der letzten breiten, originär interdisziplinären Fächer ist, während in nahezu allen übrigen Bereichen der Medizin die kleinteilige Spezialisierung Einzug gehalten hat.

Relevanz statt Redundanz. Das Konzept unseres Buches zielt darauf ab, aus der medizinisch-pharmazeutischen Informationsflut genau die Aspekte herauszufiltern, die für die ärztlichen und pharmazeutischen Kolleginnen und Kollegen wirklich wichtig sind – oder anders gesagt, den Blick des Lesers auf das Wichtigste zu richten ohne Wesentliches außer Acht zu lassen. Was wie die Quadratur des Kreises klingt, versuchen wir zu erreichen, indem wir uns im Buch auf die 100 *verordnungshäufigsten* Wirkstoffe konzentrieren. Datengrundlage war die GKV-Verordnungshäufigkeit, ergänzt um jene PKV-Wirkstoffe, die bei den GKV-Verordnungen nicht erscheinen (also z. B. Acetylcystein, Bisacodyl, Dexpanthenol, Ginkgo oder Xylometazolin). Dementsprechend war nicht die Abhandlung sämtlicher verfügbarer Arzneistoffe unser Ziel, sondern die praxisorientierte Eingrenzung auf das therapeutisch Relevante. Die mit Bedacht gewählte Beschränkung auf diese Wirkstoffe ist daher keine Kapitulation vor der aktuellen medizinisch-wissenschaftlichen Datenflut, sondern ein in Kenntnis des klinischen Alltags bewusst gewähltes Konzept. Welchen praktischen Wert besäße eine ausführliche Monographie über das neueste Me-too-Statin? In der Praxis ist es viel wichtiger, über ausgewählte Wirkstoffe detailliert Bescheid zu wissen, um sie so ganz gezielt einsetzen zu können, als sich in der Breite des Faches zu verlieren. Eine medizinisch indizierte Therapie ist sicherlich deutlich erfolgreicher, wenn der Behandelnde drei Betablocker sehr gut kennt, anstatt alle verfügbaren nur unzureichend.

Die getroffene Wirkstoffauswahl folgt daher dem pragmatischen Ansatz „Das Häufige ist häufig", ohne den Anspruch zu erheben, damit das im Einzelfall erforderliche Spezialwissen abdecken zu können. Dennoch werden explizit auch jene Bereiche mit abgehandelt, die in der Praxis zwar ebenfalls besonders häufig sind, die jedoch sonst nur in der Spezialliteratur dargestellt werden, so z. B. die Pharmakotherapie bei geriatrischen Patienten, bei Patienten unterschiedlicher Ethnizitäten sowie bei Schwangeren und Stillenden.

Datenbewertung statt Datensammlung. Mithilfe moderner Informationstechnologien wäre es ein Leichtes, eine auf Vollständigkeit abzielende Datensammlung aller bekannten Wirkstoffe zu liefern; viel schwieriger, für die praktische Anwendung aber auch viel hilfreicher ist es dagegen, eine Auswahl vorzunehmen und die ausgewählten Wirkstoffe nicht nur in Form eines Nachschlagewerkes aneinanderzureihen, sondern sie durch evidenzbasierte Beurteilung und fachliche Einordnung für den therapeutischen Alltag nutzbar zu machen.

In unserem Buch geht es deshalb nur am Rande um Wirkmechanismen und molekulare Pharmakologie; im Mittelpunkt steht vielmehr die rationale und evidenzbasierte Arzneimitteltherapie des individuellen Patienten. Im Sinne der Praktikabilität wurden die Literaturangaben und Verweise auf Originalarbeiten auf ein Minimum beschränkt.

Praxisbuch statt Lehrbuch. Der besondere Wert eines Praxisbuches ergibt sich aus dem Mut, klare Schlussfolgerungen zu ziehen und möglichst eindeutige Empfehlungen zu geben. Daher werden im Buch die Wirkstoffe eben nicht ohne Wertung aneinandergereiht; vielmehr wird stets auch die evidenzbasierte Beurteilung gewagt. Lobbypublikationen werden als solche benannt und kritisch bewertet. Auch die Empfehlungen der Leitlinien werden nicht völlig kritiklos übernommen. Wenn keine stichhaltige Evidenz existiert, wird dies dargestellt, ohne den Hinweis auf mitunter vorhandenes Erfahrungswissen zu scheuen.

Wo immer möglich werden therapeutische Alternativen genannt und vergleichend beurteilt. Beispielsweise wird bei Wechselwirkungen nicht nur auf das formale Interaktionsrisiko hingewiesen, sondern es werden auch Alternativen und Möglichkeiten des therapeutischen Managements vorgeschlagen. Gleiches gilt für die Anwendungen bei geriatrischen Patienten oder bei Schwangeren. Die Nutzen-Risiko-Bewertung erfolgt nicht nur hinsichtlich der evidenzbasierten Wirksamkeit des einzelnen Wirkstoffs, sondern immer auch in Bezug auf alternative Wirkstoffe.

Um den praktischen Wert des Buches zu komplettieren, finden sich bei jedem Wirkstoff wichtige Hinweise, die dem Patienten bei der Verordnung mitgeteilt werden sollten – ganz im Sinne einer Pharmakotherapie, die nicht nur möglichst wirksam, sondern auch möglichst sicher sein soll.

Unser herzlicher Dank gilt neben Frau Martina Kunze für das kompetente Lektorat insbesondere auch Frau Eva Wallstein, die dieses Buch vom ersten Konzept bis zur Fertigstellung in hervorragender Weise konstruktiv und äußert engagiert begleitet hat.

„Das Leben ist kurz, die Kunst ist lang" – was schon Hippokrates beklagte, gilt heute um ein Vielfaches mehr. Unser Buch soll jedem Anwender in der Praxis ein wertvoller Ratgeber sein, der nicht durch breite Masse verunsichert, sondern der durch Kenntnis und gezielte Empfehlungen überzeugt.

Im Sommer 2015

Martin Smollich
Martin Scheel

Inhalt

Benutzerhinweise

Allen 100 Arzneistoffen sind sog. First-Sight-Profile vorangestellt, knappe Steckbriefe, die

- über Wirksamkeit und Nutzen-Risiko-Bewertung des Wirkstoffs informieren,
- die therapeutisch und pharmakologisch wichtigsten Eckdaten beinhalten und
- mit einer kurzen Wirkstoffbeurteilung enden.

Wirksamkeit

↑ = Wirksamkeit mit guter Evidenz belegt

→ = Wirksamkeit zweifelhaft

↓ = fehlende Wirksamkeit belegt

Nutzen-Risiko-Bewertung

(Einschätzung für die allgemeine Anwendung; im Einzelfall kann die Nutzen-Risiko-Abwägung auch anders ausfallen!)

↑ = Nutzen überwiegt Risiko

→ = Nutzen-Risiko-Verhältnis ausgeglichen

↓ = Risiko überwiegt Nutzen

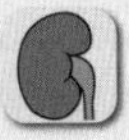
Dosisanpassung bei Niereninsuffizienz

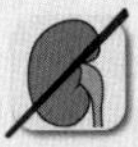
kontraindiziert bei Niereninsuffizienz

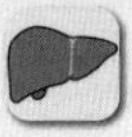
Dosisanpassung bei Leberinsuffizienz

kontraindiziert bei Leberinsuffizienz

QT-Zeit = QT-Zeit-Verlängerung möglich

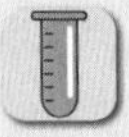
= Laborkontrolle erforderlich

Hinweis auf Wechselwirkungen wegen Metabolisierung über die Cytochrom-P450-Gruppe:

Substrate für
CYP3A4
CYP2D6
CYP2C19
CYP2C9
CYP1A2
P-Gp
CYP2C8

Inhibitoren für
CYP3A4
P-Gp

IND (Indikation)	DOS (Dosis)
Indikation nach Zulassungsstatus Nennung gebräuchlicher Off-Label-Anwendungen	Dosisspanne und Applikationsform bei Erwachsenen, inkl. Maximaldosis
NW (Nebenwirkungen)	hier nur: Nennung der wichtigsten unerwünschten Wirkungen; bei der nachfolgenden detaillierten Wirkstoffdarstellung dann: Differenzierung in die Häufigkeitskategorien „sehr häufig" (≥ 10 %) und „häufig" (≥ 1 % bis < 10 %) sowie „weitere relevante Nebenwirkungen"
WW (Wechselwirkungen)	hier nur: Nennung der klinisch relevanten Wechselwirkungen; bei der nachfolgenden detaillierten Wirkstoffdarstellung dann: Differenzierung in die Kategorien „kontraindiziert" und „problematisch", jeweils mit Begründung und ggf. Vorschlag zum Wechselwirkungsmanagement
CAVE	Besonderheiten, Warnhinweise

Wirkstoffbeurteilung anhand der aktuellsten Studienlage, Einschätzung des Stellenwerts unter Anwendung der Prinzipien evidenzbasierter Medizin.

Literatur zu den Übersichten auf beiden Umschlagsinnenseiten

Die Angaben zu den Wirkstoffinteraktionen mit den Cytochromen P450 3A4 (CYP3A4) und 2D6 (CYP2D6) sowie dem Multidrug-Resistance-Protein 1 (P-Gp) basieren auf den Fachinformationen sowie den beiden folgenden Quellen.

Cascorbi I. Arzneimittelinteraktionen: Prinzipien, Beispiele und klinische Folgen. Dtsch Arztebl Int 2012; 109: 546–56.

Flockhart DA. Drug Interactions: Cytochrome P450 Drug Interaction Table (2007). Indianapolis, USA: Indiana University School of Medicine, Clinical Pharmacology Research Institute. Accessed [11/2013]. Im Internet unter: http://medicine.iupui.edu/clinpharm/ddis/clinical-table/ (letzter Zugriff am 24.06.2015).

Teil 1
Arzneistoffe von A bis Z

Acetylcystein (N-Acetylcystein)

Wirksamkeit ↓	Nutzen-Risiko-Bewertung →
IND	**DOS**
sekretolytische Atemwegs-therapie	600 mg/d
Antidot bei Paracetamol-Intoxikation	300 mg/kg KG innerhalb von 21 h, komplexes Dosierungs-schema
NW	gastrointestinale Beschwerden
WW	Penicilline
CAVE	nicht anwenden bei Patienten mit Ulcus-Anamnese!

Für die sekretolytische Therapie ist die Wirksamkeit nicht belegt und zweifelhaft; dies gilt auch für den Einsatz bei COPD. Der einzige therapeutische Wert von Acetylcystein besteht in seiner Wirksamkeit als Antidot bei Paracetamol-Intoxikation.

Handelsnamen und -formen

- Fluimucil®, NAC (generisch)
- Dosis:
  100 mg / 200 mg / 600 mg Brausetabletten
  200 mg Granulat
  2 % Saft
  10 % / 15 % / 20 % Injektionslösung

Pharmakologie

Wirkmechanismus

- Sekretolytikum
  - sekretolytische und -motorische Wirkung: Mechanismus umstritten, vermutlich Lösung der Disulfidbrücken in den Mukopolysaccharidfasern
- Paracetamol-Antidot
  - Acetylcystein fungiert als Cystein-Donator für die hepatische Glutathion-Synthese; Glutathion dient der Entgiftung toxischer Paracetamol-Metaboliten; daneben weitere Effekte, die die hepatotoxische Wirkung von Paracetamol reduzieren

A

Indikationen und Dosis

- sekretolytische Therapie bei akuten und chronischen bronchopulmonalen Erkrankungen, die mit einer Störung von Schleimbildung und -transport einhergehen
  - Tagesdosis 600 mg, verteilt auf 2–3 Einzelgaben
- Antidot bei Paracetamol-Intoxikation
  - Gesamtdosis 300 mg/kg KG im Gesamtbehandlungszeitraum von 21 h; eine Abschätzung des Risikos eines Leberschadens kann bei bekanntem Zeitpunkt der Intoxikation mittels Bestimmung der Paracetamol-Serumspiegels und des Rumack-Matthew-Normogramms erfolgen; Dosierung (i. v.): initial 150 mg/kg KG über 60 min, im Anschluss 12,5 mg/kg KG/h über 4 h, dann 6,25 mg/kg KG/h über 16 h; Gabe der ersten i. v.-Dosis über 60 min reduziert Anaphylaxie-Risiko im Vergleich zur Bolusgabe über 5–15 min

» Kontraindikationen

- Überempfindlichkeit gegenüber Acetylcystein, Kleinkinder < 2 Jahre
- bei Paracetamol-Intoxikation *keine* Kontraindikation!

Nebenwirkungen

- **sehr häufig:** keine
- **häufig:** keine
- **weitere relevante Nebenwirkungen:** Sodbrennen, gastrointestinale Beschwerden, allergische Reaktionen

Wechselwirkungen

kontraindiziert: keine

problematisch: Ampicillin[1], Amoxicillin[1], Amikacin[1], Benproperin[2], Codein[2], Doxycyclin[1], Dropropizin[2], Gentamicin[1], Glyceroltrinitrat[3], Levodropropizin[2], Minocyclin[1], Pentoxyverin[2], Phenoxymethylpenicillin[1], Tetracyclin[1]

1 Inaktivierung des Antiinfektivums möglich, bei gleichzeitiger Einnahme 2 h Zeitabstand einhalten

2 Sekretstau durch antitussive Wirkung, Infektionsgefahr (Da die sekretolytische Wirkung von Acetylcystein ohnehin zweifelhaft ist, handelt es sich hierbei um keine Wechselwirkung im eigentlichen Sinne; vielmehr sollten bei der Indikation für eine sekretolytische Therapie grundsätzlich keine Antitussiva eingesetzt werden, höchstens im Ausnahmefall zur Nacht bei Pausieren der antitussiven Therapie am Tag, um einen produktiven Husten nicht zu unterdrücken.)

3 Verstärkung der vasodilatatorischen und thrombozytenaggregationshemmenden Wirkung

Pharmakokinetik

- BV: < 10 % (hoher First-Pass-Effekt)
- hepatische Aktivierung zum aktiven Metaboliten Cystein
- t_{max}: 2 h

- HWZ: 1 h
- Plasmaproteinbindung: 50 %
- Elimination: 30 % renal, 70 % extrarenal

Intoxikation

- **Symptome:** peroral sind toxische Spiegel praktisch nicht erreichbar; bei parenteraler Gabe beginnt die Toxizität erst bei sehr hohen Dosierungen (> 20 g i. v.) mit Krampfanfällen/Hirnödem
- **Therapie:** symptomatisch

Einnahmehinweise und Patienteninformationen

- Einnahme möglichst morgens!
- Einnahme mit viel Flüssigkeit!
- Einnahme zu den Mahlzeiten verbessert die gastrointestinale Verträglichkeit!
- eine Einschränkung von Verkehrstüchtigkeit und Reaktionsfähigkeit ist sehr unwahrscheinlich

Spezielle Patientengruppen und Sondersituationen

Geriatrie

geeignet

- PRISCUS: nicht gelistet
- BEERS: nicht gelistet

Pädiatrie

- zugelassen > 2 Jahre
- **2–5 Jahre:** 2–3 × tgl. 100 mg p. o.; falls parenteral: 10 mg/kg KG Tagesdosis
- **6–14 Jahre:** 2 × tgl. 200 mg p. o. oder 1–2 × tgl. 150 mg i. v.
- **> 14 Jahre:** 3 × tgl. 200 mg p. o.oder 1–2 × tgl. 300 mg i. v.

Schwangerschaft

keine schädlichen Wirkungen bekannt; Mukolytikum der Wahl in der Schwangerschaft (bei allerdings fraglicher Wirksamkeit)

Stillzeit

keine schädlichen Wirkungen bekannt; Mukolytikum der Wahl in der Stillzeit (bei allerdings fraglicher Wirksamkeit)

Niere

keine Dosisanpassung erforderlich

Leber

- **leichte Leberfunktionsstörung:** keine Dosisanpassung erforderlich
- **mittelgradige bis schwere Leberfunktionsstörung:** bei Leberinsuffizienz HWZ-Verlängerung bis 8 h, Dosisreduktion um 50 %

Geschlechterspezifika

keine klinisch relevanten Unterschiede bekannt

Ethnien

keine klinisch relevanten Unterschiede bekannt

! Besonderheiten und Cave

- nicht mit Antitussiva (z. B. Codein) kombinieren! Gefahr des Sekretstaus!
- Haut-/Schleimhautveränderungen unter Therapie
  Cave: Stevens-Johnson-Syndrom, Lyell-Syndrom!
- Patienten mit Ulcus-Anamnese: möglichst kein Acetylcystein verwenden (mukolytische Wirkung an der gastrointestinalen Mucosa!)
- Patienten mit Histamin-Intoleranz: partielle Histaminwirkung von Acetylcystein mit Kopfschmerz, Fließschnupfen, Juckreiz möglich
- Patienten mit Asthma-Anamnese: erhöhtes Risiko von Bronchospasmen

Wirkstoffbeurteilung

- Der einzige therapeutische Wert von Acetylcystein besteht in seiner Wirksamkeit als Antidot bei Paracetamol-Intoxikation – diese Indikation ist allerdings wesentlich seltener als der Einsatz als Mukolytikum.
- Für die „breite Indikation" der mukolytischen Therapie ist seine **Wirksamkeit** zweifelhaft, **nicht belegt** und stark **placeboüberlagert**. Dies gilt ebenfalls für die COPD-Therapie, wo die Unwirksamkeit sowohl bei inhalativer als auch bei systemischer Anwendung belegt ist. In keinem Fall besitzt Acetylcystein einen Effekt auf FEV_1, Schleimproduktion, Exazerbationsrate oder Lebensqualität.

Acetylsalicylsäure

Wirksamkeit ↑	Nutzen-Risiko-Bewertung ↑
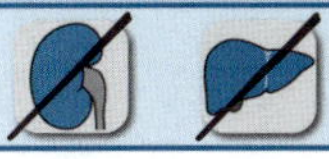	
IND	**DOS**
leichte bis mäßig starke Schmerzen	Einzeldosis 500–1 000 mg p. o., max. 3 000 mg/d p. o.
Fieber	• Einzeldosis 500–1 000 mg p. o., max. 3 000 mg/d p. o. • Einzeldosis 500–1 000 mg i. v., max. 5 000 mg/d i. v.
akute mäßig starke bis starke Schmerzen, wenn orale Anwendung nicht angezeigt	Einzeldosis 500–1 000 mg i. v., max. 5 000 mg/d i. v.
akute Behandlung der Kopfschmerzphasen von Migräneanfällen	einmalig 1 000 mg i. v.
Thrombozytenaggregationshemmung	1 × tgl. 100 mg p. o.
NW	gastrointestinale Beschwerden/Ulcera, Verlängerung der Blutungszeit, Mikroblutungen, Überempfindlichkeitsreaktionen
WW	Antikoagulanzien/Thrombolytika, Thrombozytenaggregationshemmer, andere NSAR, Glucocorticoide (systemisch), Alkohol, Digoxin, Valproinsäure, SSRI, Methotrexat, Antidiabetika, Diuretika, ACE-Hemmer, Urikosurika
CAVE	Überempfindlichkeit gegenüber anderen NSAR, allergische Komorbiditäten, chronische Atemwegserkrankungen, gleichzeitige Antikoagulanzientherapie, gastrointestinale Ulcera in der Anamnese, eingeschränkte Leber- oder Nierenfunktion, verminderte kardiovaskuläre Durchblutung

Acetylsalicylsäure ist wirksam zur symptomatischen Behandlung von Fieber, Schmerzen, Migräne, degenerativen und entzündlichen Gelenkerkrankungen sowie zur Thrombozytenaggregationshemmung.

Handelsnamen und -formen

- Aspirin®, Eudorlin®, Godamed®, Acetylsalicylsäure (generisch)
- Dosis:
  50 mg / 75 mg / 100 mg / 250 mg / 300 mg / 500 mg Tabletten
  100 mg / 300 mg magensaftresistente Tabletten
  400 mg / 500 mg Brausetabletten
  500 mg Kautabletten
  500 mg Granulat
  500 mg Pulver zur Herstellung einer Injektions-/Infusionslösung (enthält 1 g Lysinacetylsalicylat-Glycin, entspricht 500 mg Acetylsalicylsäure)
- zahlreiche Kombinationspräparate (mit: Ascorbinsäure, Clopidogrel, Codein, Coffein, Dipyridamol, Paracetamol)

Pharmakologie

Wirkmechanismus

Analgetikum, Antiphlogistikum und Antipyretikum

- ▸ irreversible (nichtkompetitive) und nichtselektive Hemmung der Cyclooxygenasen COX-1 und COX-2, weitere (zusätzliche) Wirkmechanismen werden diskutiert
- ▸ analgetische, antipyretische und antiphlogistische Wirkung; Thrombozytenaggregationshemmung

Indikationen und Dosis

- leichte bis mäßig starke Schmerzen
  - ▸ Einzeldosis 500–1 000 mg p. o., max. 3 000 mg/d p. o.
- Fieber
  - ▸ Einzeldosis 500–1 000 mg p. o., max. 3 000 mg/d p. o.
  - ▸ Einzeldosis 500–1 000 mg i. v., max. 5 000 mg/d i. v.
- akute mäßig starke bis starke Schmerzen (wenn orale Anwendung nicht angezeigt)
  - ▸ Einzeldosis 500–1 000 mg i. v., max. 5 000 mg/d i. v.
- akute Behandlung der Kopfschmerzphasen von Migräneanfällen (mit oder ohne Aura)
  - ▸ einmalig 1 000 mg i. v.
- Thrombozytenaggregationshemmung bei instabiler Angina pectoris, akutem Myokardinarkt, zur Reinfarktprophylaxe, nach arteriellen gefäßchirurgischen oder interventionellen Eingriffen (ACVB, PTCA), zur Vorbeugung transitorischer ischämischer Attacken (TIA) und von Hirninfarkten (nachdem Vorläuferstadien aufgetreten sind)
  - ▸ 1 × tgl. 100 mg p. o. (bei akutem Myokardinfarkt: Tablette zerkauen und schlucken)

» Kontraindikationen

Tabletten: durch NSAR ausgelöste Asthmaanfälle in der Anamnese; akute gastrointestinale Ulcera; hämorrhagische Diathese; Leberversagen; Nierenversagen; schwere, nicht eingestellte Herzinsuffizienz; Kombination mit Methotrexat (bei Dosierungen ≥ 15 mg/Woche); letztes Schwangerschaftstrimenon

Nebenwirkungen

- **sehr häufig:** keine
- **häufig:** gastrointestinale Beschwerden, Verlängerung der Blutungszeit (z. B. bei Nasenbluten, Zahnfleischbluten), Mikroblutungen
- **weitere relevante Nebenwirkungen:** gastrointestinale Ulcera; Überempfindlichkeitsreaktionen, einschl. schwerer Hautreaktionen; Asthmaanfall; Analgetika-Nephropathie (bei Langzeiteinnahme); Analgetika-Kopfschmerzen (bei Langzeiteinnahme); Reye-Syndrom (sehr selten)

Wechselwirkungen

kontraindiziert: keine

problematisch: **Alkohol**[1], Alteplase[2], Amilorid[3], **Apixaban**[4], **Argatroban**[4], Benazepril[5], Benzbromaron[6], **Betamethason (systemisch)**[1], Captopril[5], **Certoparin**[4], Chlorthalidon[7], Cilazapril[5], Citalopram[9], Clopidogrel[8], **Dabigatran**[4], **Dalteparin**[4], **Danaparoid-Natrium**[4], **Dexamethason (systemisch)**[1], **Diclofenac**[1], Digoxin[10], Enalapril[5], **Enoxaparin**[4], Eplerenon[3], Escitalopram[9], Fluoxetin[9], Fluvoxamin[9], **Fondaparinux**[4], Fosinopril[5], Furosemid[7], **Heparin**[4], Hydrochlorothiazid[7], Hydrocortison (systemisch)[11], Ibuprofen[12], Lisinopril[5], Indapamid[7], **Methotrexat**[13], **Methylprednisolon (systemisch)**[1], Moexipril[5], **Nadroparin**[4], **Naproxen**[1], Paracetamol[14], Paroxetin[9], **Pentosanpolysulfat**[4], Perindopril[5], **Phenprocoumon**[4], Piretanid[7], Prasugrel[8], **Prednisolon (systemisch)**[1], **Prednison (systemisch)**[1], Probenecid[6], Quinapril[5], Ramipril[5], Reteplase[2], **Reviparin**[4], **Rivaroxaban**[4], Sertralin[9], Spirapril[5], Spironolacton[3], Tenecteplase[2], Ticlopidin[8], **Tinzaparin**[4], Torasemid[7], Trandolapril[5], **Triamcinolon (systemisch)**[1], Triamteren[3], Valproinsäure[15], **Warfarin**[4], Xipamid[8], Zofenopril[5]

1 **erhöhtes Risiko gastrointestinaler Komplikationen (Kombination dringend vermeiden)**
2 erhöhtes Blutungsrisiko, wenn ASS vor Beginn der Thrombolytika-Therapie eingenommen wurde (Blutungszeichen beachten)
3 Abschwächung der diuretischen und antihypertensiven Wirksamkeit von Amilorid, erhöhtes Risiko für Hyperkaliämien (dauerhafte Kombination vermeiden; relevant erst ab höheren ASS-Dosierungen)
4 **erhöhtes Blutungsrisiko (Kombination möglichst vermeiden!)**
5 Abschwächung der antihypertensiven Wirksamkeit des ACE-Hemmers (dauerhafte Kombination vermeiden; relevant erst ab höheren ASS-Dosierungen)
6 Abschwächung der urikosurischen Wirksamkeit (ggf. Dosisanpassung)
7 Abschwächung der diuretischen und antihypertensiven Wirksamkeit des Diuretikums (dauerhafte Kombination vermeiden; relevant erst ab höheren ASS-Dosierungen)
8 erhöhtes Blutungsrisiko (Kombination nur zeitlich begrenzt)

A

9 erhöhtes Risiko gastrointestinaler Komplikationen (Kombination vermeiden)
10 Erhöhung der Digoxin-Plasmakonzentration (ggf. Spiegelbestimmung)
11 erhöhtes Risiko gastrointestinaler Komplikationen (Kombination dringend vermeiden; Ausnahme ist die Ersatztherapie bei M. Addison)
12 erhöhtes Risiko gastrointestinaler Komplikationen (möglichst nicht kombinieren); außerdem Reduktion der thrombozytenaggregationshemmenden Wirkung von ASS, falls Ibuprofen zeitlich *vor* ASS eingenommen wird (bei nur gelegentlicher Anwendung von Ibuprofen nicht relevant, ggf. Ibuprofen zwei Stunden nach ASS einnehmen)
13 Verdrängung von Methotrexat aus der Plasmaproteinbindung und Hemmung der Methotrexat-Elimination, dadurch erhöhte Methotrexat-Toxizität (Kombination dringend vermeiden; absolut kontraindiziert bei Methotrexat-Dosierungen ≥ 20 mg/Woche); prophylaktische Einnahme von ASS (100 mg/d) unbedenklich
14 erhöhtes Risiko für nephrotoxische Nebenwirkungen (Kombination vermeiden!)
15 Verdrängung der Valproinsäure aus der Plasmaproteinbindung, dadurch erhöhte Wirkstoffspiegel (Spiegelbestimmung, ggf. Dosisanpassung)

Pharmakokinetik

- BV: 80–100 %
- Metabolisierung bereits in der Darmmucosa (und bei der ersten Leberpassage) zum aktiven Metaboliten Salicylsäure, dann weitere hepatische Metabolisierung zu inaktiven Metaboliten
- t_{max}: 20 min (Acetylsalicylsäure) bzw. 0,5–2 h (Salicylsäure)
- HWZ: 2–3 h, in höheren Dosierungen bis zu 30 h (nichtlineare Kinetik)
- Plasmaproteinbindung: 60–90 %
- Elimination: vollständig renal als Salicylsäure (10 %) bzw. Salicylsäure-Metaboliten

Intoxikation

- **Symptome:** initial Hörstörungen, Schwitzen, Übelkeit/Erbrechen, Kopfschmerzen/Schwindel; später Fieber, Hyperventilation, Ketose, respiratorische Alkalose, metabolische Acidose, schwere Hypoglykämie, Coma, kardiovaskulärer Schock, Atemstillstand
- **Therapie:** Magenspülung und Gabe von Aktivkohlesuspension (1 mg/kg KG), Ausgleich des Säure-Base-Gleichgewichts und der Flüssigkeitsverluste, alkalische Diurese (bei Plasmasalicylsäure > 500 mg/l [3,6 mmol/l]), ggf. Hämodialyse, Symptomkontrolle

Einnahmehinweise und Patienteninformationen

- Einnahme mit viel Flüssigkeit und nicht auf nüchternen Magen!
- eine gewohnheitsmäßige Einnahme von Schmerzmitteln kann zu Analgetika-Kopfschmerzen führen!
- Dauerkonsum kann zu bleibender Nierenschädigung führen!
- eine Einschränkung von Verkehrstüchtigkeit und Reaktionsfähigkeit ist sehr unwahrscheinlich

Spezielle Patientengruppen und Sondersituationen

Geriatrie

- geeignet
  PRISCUS: nicht gelistet
  BEERS: nicht gelistet
- Berücksichtigung der potenziellen nephrotoxischen und gastrointestinalen Risiken
- **Cave:** Anzeichen gastrointestinaler Blutungen

Pädiatrie

- zugelassen ab 6 Jahren; allerdings sollte Acetylsalicylsäure bei Kindern und Jugendlichen nur im Ausnahmefall angewendet werden, wenn andere Therapien nicht wirken. Kommt es während der Acetylsalicylsäure-Therapie zu lang anhaltendem Erbrechen, so kann dies ein Zeichen für das lebensbedrohliche Reye-Syndrom sein!
- **6–14 Jahre:** Einzeldosis 250–500 mg p. o., max. 1 500 mg/d p. o.
- **ab 15 Jahre:** Einzeldosis 500–1 000 mg p. o., max. 3 000 mg/d p. o.
- **intravenöse Gabe (Kinder und Jugendliche):** Gesamttagesdosis 10–25 mg/kg KG, aufgeteilt auf 2–3 Einzelgaben

Schwangerschaft

- **1. und 2. Trimenon:** möglichst nicht verwenden. Für die Indikationen Analgesie und Antipyrese ist Acetylsalicylsäure nach Paracetamol (1. Wahl) eine mögliche Alternative. Nach dem derzeitigen Stand der wissenschaftlichen Erkenntnis gibt es keine Hinweise auf eine teratogene Wirkung von Acetylsalicylsäure. Ein erhöhtes Risiko für Gastroschisis, Nephropathien, Spontanaborte oder Hodenhochstand ist nicht belegt.
  Die **Low-Dose-Therapie** mit Acetylsalicylsäure (100–300 mg/d) kann bei zwingender Indikation während der gesamten Schwangerschaft sicher durchgeführt werden. Die Wirksamkeit dieser Anwendung zur Prävention von Spontanaborten und Präeklampsie ist allerdings nicht gesichert.
- **3. Trimenon:** kontraindiziert. Die Hemmung der Prostaglandinsynthese durch Acetylsalicylsäure kann tokolytisch wirken und die Wehentätigkeit herabsetzen. Gravierend ist der mögliche vorzeitige Schluss des Ductus arteriosus Botalli; bereits Einzeldosen von 500 mg können (insbes. bei Frühgeborenen) das Risiko intracranialer Blutungen erhöhen. Eine Low-Dose-Therapie (100–300 mg/d) dagegen scheint auch im 3. Trimenon sicher zu sein. Analgetikum der Wahl ist auch hier Paracetamol.

Stillzeit

- geeignet
- Es sind keine schädlichen Wirkungen bei Säuglingen bekannt, deren Mütter Acetylsalicylsäure einnahmen; dies gilt auch für analgetische Dosierungen. Bei

A

guter Datenlage konnten keine Gerinnungsstörungen oder ein Reye-Syndrom durch Acetylsalicylsäure-Übergang via Muttermilch gezeigt werden. Die gelegentliche Einnahme in der Stillzeit erscheint daher durchaus vertretbar; eine regelmäßig hoch dosierte Einnahme (antiphlogistische Therapie) sollte jedoch unterbleiben. Die Low-Dose-Therapie (100–300 mg/d) ist unbedenklich. Analgetikum und Antipyretikum der Wahl in der Stillzeit ist Paracetamol.

Niere

- **GFR > 60 ml/min/1,73 m^2:** möglichst niedrig dosieren
- **GFR < 60 ml/min/1,73 m^2:** möglichst nicht einsetzen, kontraindiziert bei Nierenversagen

Leber

- **leichte und mittlere Leberinsuffizienz:** möglichst niedrig dosieren
- **schwere Leberinsuffizienz/-versagen:** kontraindiziert

Geschlechterspezifika

Es gibt zahlreiche Hinweise aus In-vitro- und laborchemischen Untersuchungen, die auf geschlechtsdifferente Effektstärken von Acetylsalicylsäure hinweisen; allerdings ist in keinem Fall eine klinische Relevanz dieser Unterschiede belegt.

Ethnien

keine klinisch relevanten Unterschiede bekannt

! Besonderheiten und Cave

- besondere Vorsicht bei: Überempfindlichkeit gegenüber anderen NSAR, allergischen Komorbiditäten (Asthma, Heuschnupfen), chronischen Atemwegserkrankungen, gleichzeitiger Antikoagulanzientherapie, gastrointestinalen Ulcera in der Anamnese, eingeschränkter Leber- oder Nierenfunktion, verminderter kardiovaskulärer Durchblutung, präoperativer Anwendung (auch kleinere Eingriffe wie Zahnextraktionen), schwerem Glucose-6-Phosphat-Dehydrogenasemangel (hämolytische Anämie durch Acetylsalicylsäure möglich)
- bei Diabetikern kann Acetylsalicylsäure über einen BZ-senkenden Effekt zu häufigeren Hypoglykämien führen, ggf. Dosis der Antidiabetika anpassen
- häufige (gewohnheitsmäßige) Einnahme von NSAR kann zu irreversiblen Nierenschäden führen (Analgetika-Nephropathie); dies gilt insbes. bei der Kombination verschiedener Schmerzmittel
- ASS reduziert die renale Harnsäureausscheidung (Auslösung von Gichtanfällen bei hyperurikämischen Patienten möglich)

Wirkstoffbeurteilung

- Acetylsalicylsäure ist wirksam zur symptomatischen Behandlung von Fieber, Schmerzen (v. a. Kopfschmerzen, weniger viszeralen Schmerzen), Migräne, degenerativen und entzündlichen Gelenkerkrankungen sowie zur Thrombozytenaggregationshemmung. Im Gegensatz zu den meisten anderen NSAR führt Acetylsalicylsäure *nicht* zu einem erhöhten Risiko für kardiovaskuläre Ereignisse, allerdings treten insbes. gastrointestinale Unverträglichkeit und Blutungen relativ häufig auf.
- **Thrombozytenaggregationshemmung:** Bei Patienten mit stabiler KHK ist niedrig dosierte Acetylsalicylsäure Mittel der Wahl; nur bei Unverträglichkeit oder Kontraindikationen sollte sie durch Clopidogrel ersetzt werden. Für die Indikation der chronisch stabilen KHK ohne vorherigen Myokardinfarkt ist Acetylsalicylsäure zwar nicht zugelassen *(off-label)*; die Anwendung ist jedoch leitliniengerecht und entspricht dem medizinischen Standard.
- Das **Nutzen-Risiko-Verhältnis** in der Prävention bei Patienten nach Myokardinfarkt, Schlaganfall oder transitorischen ischämischen Attacken ist ebenfalls positiv und spricht für die Verwendung von Acetylsalicylsäure.
- Durch eine **Dosiserhöhung** > 100 mg/d wird die präventive Wirksamkeit nicht verbessert, allerdings nimmt dann dosisabhängig das Risiko für unerwünschte Wirkungen zu.
- **Darmkrebs-Prävention:** Ein möglicher Vorteil von Acetylsalicylsäure in der Primärprävention gastrointestinaler Tumoren wird seit Langem diskutiert. Aktuell stellt sich die Studienlage so dar, dass Acetylsalicylsäure tatsächlich eine Risikoreduktion um 40–50 % für gastrointestinale Tumoren bedingt. Dieser Effekt tritt bereits bei niedrigen Dosierungen (75–100 mg/d) ein, wird jedoch erst nach ca. 10-jähriger Dauereinnahme signifikant. Demgegenüber steht ein erhöhtes Risiko für gastrointestinale Blutungen.
- Bei **Patienten ohne relevantem kardiovaskulärem Risiko** sollte keine undifferenzierte primärpräventive Gabe von Acetylsalicylsäure erfolgen, weder zur Tumor- noch zur kardiovaskulären Prävention: Hier überwiegt der Schaden den möglichen Nutzen (Sutcliffe et al. 2013). Bei bestehender Indikation für eine Thrombozytenaggregationshemmung kann durch die Wahl von Acetylsalicylsäure der positive Nebeneffekt jedoch „mitgenommen“ werden.
- **Kombinationspräparate zur Analgesie:** Auch wenn in regelmäßigen Abständen Marketingstudien publiziert werden, die einen therapeutischen Vorteil der Kombination von Acetylsalicylsäure mit Paracetamol und Coffein postulieren, so sollten verschiedene NSAR, insbes. aus Gründen des nephrotoxischen Potenzials, nicht miteinander kombiniert werden. Zudem ist unter der Kombination von Acetylsalicylsäure und Paracetamol das Risiko gastrointestinaler Blutungen höher als in der Monotherapie. Ein klinisch relevanter Nutzen der Kombinationspräparate erscheint daher i. d. R. zweifelhaft und sollte Ausnahmen (z. B. bei bestimmten Migräne-Patienten) vorbehalten bleiben.

Literatur

Sutcliffe P et al. Aspirin for prophylactic use in the primary prevention of cardiovascular disease and cancer: a systematic review and overview of reviews. Health Technol Assess 2013; 17: 1–253.

Alendronsäure

Wirksamkeit ↑	**Nutzen-Risiko-Bewertung ↑**

IND	**DOS**
Therapie der Osteoporose	1 × tgl. 10 mg p. o. oder 1 × wöchentlich 70 mg p. o.
NW	Muskel-, Knochen-, Gelenkschmerzen
WW	Resorptionshemmung durch calciumhaltige Lebensmittel
CAVE	nicht anwenden bei Patienten mit aktiven gastrointestinalen Erkrankungen!

Die fraktursenkende Wirksamkeit von Alendronsäure ist im Rahmen der Osteoporosetherapie umfassend belegt. Die Inzidenz der gefürchteten Kieferosteonekrosen ist bei oraler Therapie mit Alendronsäure sehr selten, wenn entsprechende Risikofaktoren vermieden werden.

Handelsnamen und -formen

- Alendromet®, Fosamax®, Tevanate®, Alendronsäure (generisch)
- Dosis: 10 mg / 70 mg Tabletten

Pharmakologie

Wirkmechanismus

Bisphosphonat

- Hemmung der durch Osteoklasten vermittelten Knochenresorption
- antikataboler Effekt am Knochen

Indikationen und Dosis

Therapie der Osteoporose bei postmenopausalen Frauen zur Reduktion des Frakturrisikos; Therapie der Osteoporose bei Männern; Therapie und Prävention der Glucocorticoid-induzierten Osteoporose bei postmenopausalen Frauen, die keine Estrogene erhalten

- 1 × tgl. 10 mg p. o. oder 1 × wöchentlich 70 mg p. o.

» Kontraindikationen

Erkrankungen des Ösophagus (insbes. Strikturen oder Achalasie); Unfähigkeit, für mind. 30 min aufrecht zu sitzen oder zu stehen; Überempfindlichkeit gegen Alendronat; Hypokalzämie

A

Nebenwirkungen

- **sehr häufig:** Muskel-, Knochen-, Gelenkschmerzen
- **häufig:** Asthenie, Schwindel, Kopfschmerzen, Dyspepsie, Alopezie, Pruritus, Obstipation/Diarrhoe, periphere Ödeme
- **weitere relevante Nebenwirkungen:** Kieferosteonekrosen (selten); schwere Hautreaktionen, einschl. Stevens-Johnson-Syndrom und toxischer epidermaler Nekrolyse (selten)

Wechselwirkungen

- keine relevanten Wechselwirkungen mit anderen Arzneimitteln
- Resorptionshemmung durch calciumhaltige Lebensmittel (Mineralwasser, Milchprodukte, Mineralstoffsupplemente)

Pharmakokinetik

- BV: 1 %
- keine Metabolisierung
- t_{max}: 1 h; Wirkungseintritt (in Form eines stabilisierten Knochenstoffwechsels) nach 6–12 Monaten
- HWZ: Plasmakonzentrationen unterhalb der Nachweisgrenze, terminale HWZ ca. 10 Jahre
- Plasmaproteinbindung: 78 %
- Elimination: > 98 % renal

Intoxikation

- **Symptome:** Hypokalzämie, Hypophosphatämie, gastrointestinale Ulcera
- **Therapie:** lokale Resorptionshemmung mit Antacida und Milch, kein Erbrechen auslösen, Patient aufrecht halten

Einnahmehinweise und Patienteninformationen

- Einnahme nüchtern, mind. 30 min vor dem Frühstück
- Einnahme mit Leitungswasser (kein Mineralwasser, keine Säfte oder Milchprodukte)
- Tablette nicht kauen oder zerkleinern (Gefahr von Schleimhautverletzungen im Mund)
- nach Einnahme nicht hinlegen (Gefahr von Schleimhautverletzungen der Speiseröhre)
- regelmäßige zahnärztliche Untersuchung
- eine Einschränkung von Verkehrstüchtigkeit und Reaktionsfähigkeit ist sehr unwahrscheinlich, außer bei Auftreten bestimmter Nebenwirkungen wie Schwindel, Kopfschmerzen oder Asthenie
- bei Patientinnen im gebärfähigen Alter ist auf eine sichere Empfängnisverhütung hinzuweisen!

Spezielle Patientengruppen und Sondersituationen

Geriatrie

geeignet

- PRISCUS: nicht gelistet
- BEERS: nicht gelistet

Pädiatrie

nicht zugelassen

Schwangerschaft

kontraindiziert

Stillzeit

kontraindiziert

Niere

- **GFR > 35 ml/min/1,73 m²:** keine Einschränkung
- **GFR < 35 ml/min/1,73 m²:** Einnahme nicht empfohlen

Leber

keine Dosisanpassung erforderlich

Geschlechterspezifika

keine klinisch relevanten Unterschiede bekannt; die Wochendosis von 70 mg ist allerdings nur für Frauen zugelassen

Ethnien

keine klinisch relevanten Unterschiede bekannt

! Besonderheiten und Cave

- vorbestehende Hypokalzämie muss vor Beginn der Bisphosphonat-Therapie ausgeglichen werden
- im Rahmen der Bisphosphonat-Therapie auch für ausreichende Calcium- und Vitamin-D-Supplementation sorgen
- mögliche ösophageale/gastrale Nebenwirkungssymptomatik beachten!
- möglichst nicht verwenden bei Patienten mit aktiven gastrointestinalen Erkrankungen, insbes. Ösophagitis, Ulcuserkrankungen, Gastritis, Duodenitis, aktive gastrointestinale Blutungen, Barrett-Ösophagus
- die Anwendungsdauer sollte außerhalb von Studien auf 5 Jahre begrenzt werden, bei Langzeitanwendung erhöhte Gefahr atypischer Femurfrakturen
- aufgrund der langen Verweilzeit von Bisphosphonaten im Körper kann eine Exposition des Fetus auch nach längerer Pausierung der Einnahme vor einer Schwangerschaft auftreten, wobei negative Auswirkungen nicht belegt sind → besonders zurückhaltende Indikationsstellung bei Frauen im gebärfähigen Alter

Wirkstoffbeurteilung

- Für Alendronsäure ist eine **fraktursenkende Wirksamkeit** im Rahmen der Osteoporosetherapie umfassend belegt; auch bei *prä*menopausalen Frau entspricht der Off-Label-Einsatz von Bisphosphonaten, einschl. Alendronsäure, der aktuellen S3-Leitlinie „Osteoporose bei Erwachsenen".
- Die Inzidenz therapieassoziierter **Kieferosteonekrosen** bei oraler Therapie mit Alendronsäure ist sehr gering, wenn relevante begünstigende Cofaktoren wie schlechte Mundhygiene, Rauchen oder Glucocorticoide vermieden werden und vor Therapiebeginn eine zahnärztliche Untersuchung mit geeigneten Präventionsmaßnahmen durchgeführt wird. Eine ggf. geplante zahnärztliche Behandlung (Zahnextraktion, Implantate) sollte vor Therapiebeginn abgeschlossen werden.

Allopurinol

Wirksamkeit ↑	Nutzen-Risiko-Bewertung ↑
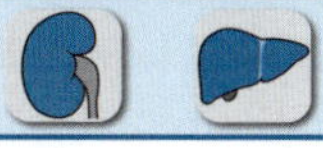	
IND	**DOS**
Hyperurikämie	100–800 mg/d p. o.
NW	reaktiver Gichtanfall, Hautreaktionen
WW	6-Mercaptopurin, Ampicillin/Amoxicillin, Azathioprin, Captopril, Phenprocoumon
CAVE	Allopurinol-Hypersensitivitätssyndrom (lebensbedrohliche dermatologische Symptomatik)

Allopurinol ist das Standardtherapeutikum der urikostatischen Therapie. Seine Indikation sollte sich jedoch vorwiegend am klinischen Bild (Gichtarthritis) und nicht ausschließlich am Harnsäurespiegel orientieren.

Handelsnamen und -formen

- Cellidrin®, Zyloric®, Allopurinol (generisch)
- Dosis: 100 mg / 300 mg Tabletten

Pharmakologie

Wirkmechanismus

Urikostatikum

- Hemmung der Xanthinoxidase
- Senkung der Harnsäure- und Uratspiegel in Körperflüssigkeiten und Urin

Indikationen und Dosis

Hyperurikämie mit Serum-Harnsäurewerten > 500 µmol/l (8,5 mg/100 ml), sofern nicht diätetisch beherrschbar, klinische Komplikationen der Hyperurikämie (manifeste Gicht, Urat-Nephropathie, Auflösung und Verhinderung von Harnsäuresteinen, Verhinderung von Calciumoxalatsteinen)

- **initial:** 1 × tgl. 100 mg p. o.
- **Erhaltung:** 1–3 × tgl. 100 mg p. o. bis max. 800 mg/d p. o.
- **maximal:** 300 mg pro Einzeldosis, Tagesdosis 800 mg
- Bei Dosierung im oberen Dosisbereich kann der Serum-Oxipurinolspiegel bestimmt werden: max. 15 µg/ml (100 µmol)

A

» Kontraindikationen

Überempfindlichkeit gegenüber Allopurinol

Nebenwirkungen

- **sehr häufig:** keine
- **häufig:** reaktiver Gichtanfall zu Beginn der Allopurinol-Therapie, Hautreaktionen (Juckreiz, Purpura-ähnliche Formen, Ekzeme)
- **weitere relevante Nebenwirkungen:** Thrombozytopenie/Agranulozytose (bes. bei Patienten mit eingeschränkter Nierenfunktion), Hypersensitivitätssyndrom (DRESS), generalisierte Überempfindlichkeitsreaktion (besonders bei Patienten mit Nieren-/Leberfunktionsstörungen), Stevens-Johnson-Syndrom und toxische epidermale Nekrolyse (sehr selten)

Wechselwirkungen

kontraindiziert: keine

problematisch: Amoxicillin[1], Ampicillin[1], **Azathioprin[2]**, Benzbromaron[3], Captopril[4], Chlorpropramid[5], Ciclosporin[5], Didanosin[5], **6-Mercaptopurin (6MP)[6]**, Phenprocoumon[7], Phenytoin[5], Probenecid[8], Theophyllin[9], Vidarabin[10], Zytostatika[11]

1 häufig allergische Reaktionen (andere Antiinfektiva wählen)
2 Kombination vermeiden; falls gleichzeitige Therapie unumgänglich, muss die Azathioprin-Dosis auf 25 om reduziert werden; engmaschige Kontrollen
3 reduzierte Wirksamkeit von Allopurinol
4 erhöhtes Risiko für allergische Reaktionen (ggf. anderes Antihypertensivum wählen)
5 Wirkungsverstärkung durch Allopurinol (ggf. Dosisanpassung)
6 Kombination vermeiden; falls gleichzeitige Therapie unumgänglich, muss die 6-MP-Dosis auf 25 % reduziert werden; engmaschige Kontrollen
7 Wirkungsverstärkung durch Allopurinol (INR-Kontrolle, ggf. Dosisreduktion)
8 verlangsamte Elimination durch Allopurinol und reduzierte Wirksamkeit von Allopurinol
9 Wirkungsverstärkung durch Allopurinol (Theophyllin-Spiegelbestimmung, ggf. Dosisreduktion)
10 Halbwertszeit durch Allopurinol verlängert (ggf. Dosisanpassung)
11 unter gleichzeitiger Allopurinol-Therapie kommt es häufiger zu Blutbildveränderungen (Intervall zwischen Blutbildkontrollen verkürzen!)

Pharmakokinetik

- BV: 67–90 %
- aktiver Metabolit (Oxipurinol)
- t_{max}: 1,5 h
- HWZ: 2 h (Allopurinol), 18–43 h (Oxipurinol)
- Plasmaproteinbindung: < 10 %
- Elimination: 80 % renal

Intoxikation

- **Symptome:** Akuttoxizität praktisch nicht bekannt
- **Therapie:** kein spezifisches Antidot verfügbar; bei erheblicher Überdosierung: resorptionsmindernde und eliminationsbeschleunigende Maßnahmen, reichlich Flüssigkeitszufuhr

Einnahmehinweise und Patienteninformationen

- kausale Therapie in Form einer Lebensstilanpassung anstreben (purinarme Diät, Gewichtskontrolle, Alkoholverzicht, Flüssigkeitszufuhr, Bewegung)
- auf mit Fructose/Fructosesirup gesüßte Lebensmittel (Softdrinks) möglichst vollständig verzichten
- Einnahme unabhängig von den Mahlzeiten, möglichst als Mehrfachgaben über den Tag verteilt!
- Patienten über mögliche nichtdermatologische Symptome schwerer Hautreaktionen informieren (Fieber, Augenbrennen, Schluckbeschwerden, Hautläsionen am Körperstamm)!
- unter Allopurinol-Therapie auf reichliche Flüssigkeitszufuhr achten!
- keine Anwendung im akuten Gichtanfall!
- eine Einschränkung von Verkehrstüchtigkeit und Reaktionsfähigkeit ist sehr unwahrscheinlich, außer bei Auftreten von Schwindel oder Ataxie

Spezielle Patientengruppen und Sondersituationen

Geriatrie

geeignet

- PRISCUS: nicht gelistet
- BEERS: nicht gelistet

Pädiatrie

- 10 mg/kg KG tgl. p. o., verteilt auf mehrere Einzeldosen
- **maximal:** 400 mg/d p. o.
- **pädiatrische Zusatzindikationen:** Harnsäure-Nephropathie bei Leukämiebehandlung, Lesch-Nyhan-Syndrom, Adenin-Phosphoribosyl-Transferasemangel

Schwangerschaft

möglichst nicht verwenden

Stillzeit

möglichst nicht verwenden

Niere

- Kreatinin-Clearance
  > 20 ml/min/1,73 m²: Standarddosis
  10–20 ml/min/1,73 m²: max. 200 mg/d
  < 10 ml/min/1,73 m²: max. 100 mg/d

- bei Dosierung im oberen Dosisbereich Serum-Oxipurinolspiegel beachten: max. 15 µg/ml (100 µmol)

Leber

bei eingeschränkter Leberfunktion Dosierung nach Serum-Oxipurinolspiegel (max. 15 µg/ml [100 µmol/l])

Geschlechterspezifika

keine klinisch relevanten Unterschiede bekannt

Ethnien

- Afroamerikaner: Allopurinol weniger wirksam als Febuxostat (Wells et al. 2012)
- Han-Chinesen: Stevens-Johnson-Syndrom unter Allopurinol häufiger als bei anderen Ethnien

! Besonderheiten und Cave

- Risiko potenziell lebensbedrohlicher Hautreaktionen (Stevens-Johnson-Syndrom, toxische epidermale Nekrolyse) ist in den ersten Therapiewochen am höchsten
- bei ersten Anzeichen eines Allopurinol-Hypersensitivitätssyndroms (dermatologische Symptomatik) Allopurinol sofort absetzen!
- zu Beginn der Therapie mit Allopurinol kann es zu vermehrter Harnsäuremobilisierung und in deren Folge zu akuten Gichtanfällen kommen, deshalb in den ersten 4 Behandlungswochen prophylaktische Gabe von Analgetika und/oder Colchicin erwägen
- bei Patienten mit Hypertonie oder Herzinsuffizienz liegt häufig auch eine nicht diagnostizierte Nierenfunktionsstörung vor, die eine Dosisanpassung von Allopurinol erforderlich macht
- Therapie von Gichtniere und Harnsäuresteinen: die Harnmenge unter Allopurinol-Therapie sollte mind. 2 l/d betragen
- ausreichende Diurese sicherstellen zur Vermeidung von Harnsäuresteinen
- Harnalkalisierung kann Ausscheidung von Urat/Harnsäure erhöhen
- kein Therapiebeginn im akuten Gichtanfall!

Wirkstoffbeurteilung

- Die Therapie der Gicht soll sich hauptsächlich am klinischen Bild (Gichtarthritis oder -tophi) und nicht ausschließlich am Harnsäurespiegel orientieren; i. d. R. ist die Therapie mit Allopurinol jedoch erst sinnvoll bei Serumharnsäurewerten >500 µmol/l (8,5 mg/100 ml). Zielwert bei Gichtarthropathie sollte ein Harnsäurespiegel unter 6 mg/100 ml sein, bei tophöser Gicht ist ein Wert von <5 mg/100 ml anzustreben.

- Benzbromaron scheint hinsichtlich der gewünschten Harnsäuresenkung deutlich wirksamer als Allopurinol zu sein (Reinders et al. 2009), allerdings ist es wegen hepatotoxischer Nebenwirkungen in einigen Ländern nicht zugelassen und in den Leitlinien nur Mittel 2. Wahl.

Literatur

Reinders MK et al. Efficacy and tolerability of urate-lowering drugs in gout: a randomised controlled trial of benzbromarone versus probenecid after failure of allopurinol. Ann Rheum Dis 2009; 68: 51–6.

Wells AF et al. African American patients with gout: efficacy and safety of febuxostat vs allopurinol. BMC Musculoskeletal Disorders 2012; 13: 15–24.

A

Amitriptylin

Wirksamkeit
- Depression ↑
- Polyneuropathie ↑

Nutzen-Risiko-Bewertung
- Depression →
- Polyneuropathie ↑

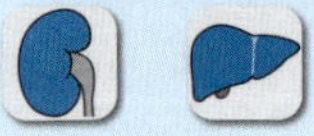

QT-Zeit

CYP2D6
CYP3A4

IND	DOS
Depression	50–150 mg/d p. o. oder i. v.
Koanalgetikum	25–75 mg/d p. o.
NW	Somnolenz, Gewichtszunahme, Hypotonie, Schwindel, Tremor, Akkommodationsstörungen, Schwitzen, Mundtrockenheit, Obstipation, Tachykardie, Herzrhythmusstörungen
WW	Antiarrhythmika (Klasse IA und III), Cisaprid, Gyrasehemmer, Antihistaminika, Neuroleptika, MAO-Hemmer, Azol-Antimykotika
CAVE	sehr langsame Dosissteigerung/-reduktion, Wirkungseintritt erst nach mehreren Wochen, Suizidrisiko zu Therapiebeginn erhöht

Amitriptylin ist ein wirksames Antidepressivum. In der stationären Therapie ist es anderen trizyklischen Antidepressiva überlegen – allerdings bei häufigeren Nebenwirkungen. Besonders gut wirksam ist es bei depressiven Patienten mit chronischer Schmerzkomorbidität.

Handelsnamen und -formen

- Saroten®, Syneudon®, Amitriptylin (generisch)
- Dosis:
  10 mg / 25 mg / 50 mg / 75 mg / 100 mg Tabletten
  25 mg / 50 mg / 75 mg / 100 mg Retardtabletten
  50 mg Injektionslösung

Pharmakologie

Wirkmechanismus

trizyklisches Antidepressivum mit antinozizeptiver und sedierender Wirkkomponente

- Hemmung der neuronalen Aufnahme von Noradrenalin und Serotonin; außerdem antagonistisch an m-Cholinrezeptoren (M_1 und M_2), Histamin-Rezeptoren ($H_1 > H_2$), α-Adrenozeptoren ($\alpha_1 > \alpha_2$) und Serotonin-Rezeptoren ($5\text{-}HT_2 > 5\text{-}HT_1$)
- antidepressive und koanalgetische Wirkung

Indikationen und Dosis

- depressive Erkrankungen, orale Therapie
  - ambulante Therapie depressiver Erkrankungen, Initialdosis: 2–3 × tgl. 25 mg p. o., Dosissteigerung bis zum Wirkungseintritt, max. 150 mg/d
  - ambulante Therapie depressiver Erkrankungen, Erhaltungsdosis: individuell, max. 150 mg/d
  - stationäre Therapie depressiver Erkrankungen: max. 300 mg/d p. o.
  - Therapie chronischer Schmerzen, Initialdosis: 1 × tgl. 25 mg p. o. (abends), Dosissteigerung i. d. R. auf 100 mg/d möglich, max. auf 150 mg/d
  - ist eine schlafanstoßende Wirkung gewünscht, kann der überwiegende Teil der Tagesdosis abends gegeben werden
  - Dosissteigerungen und -reduktionen sehr langsam vornehmen (ein- und ausschleichende Dosierung über einen Zeitraum von mind. 4–6 Wochen!)
- depressive Erkrankungen, parenterale Therapie
  - Anfangstherapie unter stationären Bedingungen: 50–150 mg/d, Applikation als i. v.-Infusion über 2–3 h (Blutdruck- und EKG-Kontrolle!), alternativ i. m.-Injektion möglich, nach 1–2 Wochen Fortsetzung der Therapie mit oralen Darreichungsformen
  - keine Zulassung < 16 Jahren; bei Jugendlichen ab 16 Jahren sind meist bereits um 50 % reduzierte Dosen ausreichend
- langfristige Schmerzbehandlung im Rahmen eines therapeutischen Gesamtkonzeptes
  - initial 10 mg/d retardiert, je nach Wirksamkeit und Verträglichkeit Steigerung um 10–25 mg alle 4 Tage
  - Erhaltung: wirksame Dosierungen liegen unterhalb der antidepressiven Dosierungen, meist zwischen 25–75 mg/d

» Kontraindikationen

- Überempfindlichkeit gegen Amitriptylin, akute Alkohol-, Schlafmittel-, Schmerzmittel- und Psychopharmaka-Intoxikation, Harnretention, Delir, unbehandeltes Engwinkelglaukom, Prostatahyperplasie mit Restharnbildung, Pylorusstenose, paralytischer Ileus, Hypokaliämie, Bradykardie, Long-QT-Syndrom, klinisch relevante kardiologische Störungen (insbes. KHK, Myokardinfarkt, Erregungsleitungsstörung, Arrhythmien), gleichzeitige Therapie mit QT-Zeit-verlängernden oder Hypokaliämie-verursachenden Wirkstoffen, gleichzeitige Therapie mit MAO-Hemmern
- keine Kontraindikation, aber Anwendung möglichst vermeiden:

- Prostatahyperplasie ohne Restharnbildung
- schwere Leber- oder Nierenfunktionsstörung
- erhöhte Krampfneigung
- Störungen der Blutbildung

Nebenwirkungen

- **sehr häufig:** Somnolenz, Gewichtszunahme, Hypotonie, Benommenheit, Schwindel, Tremor, Akkommodationsstörungen, Schwitzen, Mundtrockenheit, Obstipation, Tachykardie, Herzrhythmusstörungen, Aggression, passagere Leberwerterhöhung
- **häufig:** Unruhe, Libidoverlust, Hautausschläge, Miktionsstörungen, Durstgefühl, Hyponatriämie
- **weitere relevante Nebenwirkungen:** Leukopenie, Galaktorrhoe, allergische Reaktionen

Wechselwirkungen

> **Merke**
> Die Komplexität der Arzneimittelinteraktionen von Amitriptylin mit anderen Wirkstoffen kann durch wenige Maßnahmen sicher beherrscht werden:
> - initiale Interaktionsprüfung bei Therapiebeginn mit Amitriptylin
> - regelmäßige Bestimmung der Amitriptylinspiegel
> - Re-Evaluation der Dosierung bei jeder Änderung der medikamentösen Therapie
> - Patient darauf hinweisen, dass unter Amitriptylin-Therapie auf keinen Fall plötzlich mit dem Rauchen aufgehört oder begonnen werden soll

- **zentral dämpfende Arzneimittel** (Sedativa, Hypnotika, Opioid-Analgetika): Verstärkung der zentral dämpfenden Wirkung (Kombination vermeiden!)
- **sympathomimetische Amine:** Wirkungsverstärkung der sympathomimetischen Wirkung
  (**Cave:** vasokonstringierende Zusätze bei Lokalanästhetika!)
- **CYP3A4-Induktoren:** Reduktion der Amitriptylinspiegel (Wirkstoffe: ► vordere Umschlaginnenseite)
- **CYP3A4-Inhibitoren:** Anstieg der Amitriptylinspiegel (Wirkstoffe: ► vordere Umschlaginnenseite)
- **CYP2D6-Inhibitoren:** Anstieg der Amitriptylinspiegel (Wirkstoffe: ► hintere Umschlaginnenseite)
- **Tabakrauch:** Reduktion der Amitriptylin-Plasmakonzentration bis zur Wirkungslosigkeit (CYP1A2-Induktion) (unter Amitriptylin-Therapie nicht plötzlich mit Rauchen beginnen oder aufhören; Bestimmung der Amitriptylinspiegel, ggf. Dosisanpassung)

kontraindiziert: Adrenalin[1], Alfuzosin[1], Amantadin[1], Amiodaron[1], Azithromycin[1], Chinidin[1], Chloralhydrat[1], Chloroquin[1], Ciprofloxacin[1,4], Cisaprid[1], Citalopram[1], Clarithromycin[1], Disopyramid[1], Dobutamin[1], Dolasetron[1], Domperidon[1], Dopamin[1], Doxepin[1,5], Ephedrin[1], Erythromycin[1], Felbamat[1,4], Flecainid[1], Fluconazol[1,4], Flupenthixol[1,4], Foscarnet[1], Galantamin[1], Granisetron[1], Haloperidol[1,4], Imipramin[1,5], Indapamid[1,6], Isradipin[1], Itraconazol[1], Ketoconazol[1], Levofloxacin[1], Levomepromazin[1,4], Linezolid[9], Lithium[1], Mefloquin[1], Methadon[1], Methylphenidat[1], Midodrin[1], Moclobemid[4,9], Moxifloxacin[1], Noradrenalin[1], Nortriptylin[1,5], Octreotid[1], Ofloxacin[1], Olanzapin[1,4], Ondansetron[1], Paroxetin[1], Pentamidin[1], Phenylephrin[1], Pseudoephedrin[1], Quetiapin[1,4], Rasagilin[11], Risperidon[1,4], Salbutamol[1], Salmeterol[1], Selegilin[11], Sertindol[1,4], Sertralin[1], Sibutramin[1], Sotalol[1], Tacrolimus[1], Tamoxifen[1], Terbutalin[1], Thioridazin[1], Tizanidin[1,5], Tranylcypromin[11], Trimethoprim[1], Trimipramin[1,5], Venlafaxin[1], Verdanafil[1], Voriconazol[1]

problematisch: **Alkohol[2]**, Aminoglutethimid[3], **Amisulprid[4]**, **Benperidol[4]**, **Bromperidol[4]**, Carbamazepin[3], Chlorphenamin[5], **Chlorpromazin[4]**, **Chlorprothixen[4]**, **Chlorthalidon[6]**, **Cimetidin[4]**, Clemastin[5], Clomipramin[5], Clonidin[7], **Clozapin[4]**, Darifenacin[5], Dimenhydrinat[5], Dimetinden[5,8], Diphenhydramin[5], Dosulepin[5], **Droperidol[4]**, **Enoxacin[4]**, Enzalutamid[3], **Eslicarbazepin[4]**, **Esomeprazol[4]**, **Ethinylestradiol[4]**, Fesoterodin[5], **Fluoxetin[4]**, **Fluphenazin[4,5]**, **Fluspirilen[4]**, **Fluvoxamin[4]**, **Furosemid[6]**, **Hydrochlorothiazid[6]**, Hydroxyzin[5], **Iloperidon[4]**, **Isoniazid[4]**, Johanniskraut[3], Loratadin[5], Maprotilin[5], **Melperon[4]**, **Miconazol[4]**, **Norfloxacin[4]**, **Omeprazol[4]**, Opipramol[5], **Oxcarbazepin[4]**, Oxybutynin[5], **Paliperidon[4]**, **Penfluridol[4]**, **Perazin[4]**, **Perphenazin[4,5]**, **Phenacetin[4]**, Phenprocoumon[10], Phenytoin[5], **Pimozid[4,5]**, **Pipamperon[4]**, **Piretanid[6]**, Primidon[3], Promethazin[5], **Propafenon[4]**, Rifampicin[3], Scopolamin[5], Solifenacin[5], **Sulpirid[4]**, **Sultiam[4]**, Tabakrauch[3], **Tiaprid[4]**, **Ticlopidin[4]**, **Tocainid[4]**, Tolterodin[5], **Topiramat[4]**, **Torasemid[6]**, **Triflupromazin[4]**, Trospiumchlorid[5], Warfarin[10], **Xipamid[6]**, **Ziprasidon[4]**, **Zotepin[4]**, **Zuclopenthixol[4]**

1 **lebensbedrohliche QT-Zeit-Verlängerung/Torsades de pointes (möglichst nicht kombinieren!)**

2 **Verstärkung der zentral dämpfenden Wirkung (Kombination vermeiden!)**

3 Reduktion der Amitriptylin-Plasmakonzentration durch CYP2C19- und CYP1A2-Induktoren (Bestimmung der Amitriptylinspiegel, ggf. Dosisanpassung!)

4 **Anstieg der Amitriptylin-Plasmakonzentrationen durch CYP2C19- und CYP1A2-Inhibitoren (Bestimmung der Amitriptylinspiegel, ggf. Dosisanpassung!)**

5 Verstärkung der anticholinergen Wirkungen, Delirgefahr (Kombination vermeiden!)

6 **erhöhtes Risiko kardialer Amitriptylin-Nebenwirkungen durch hypokaliämisierende Diuretika (Kaliumspiegel kontrollieren)**

7 Wirkungsabschwächung der antihypertensiven Wirkung durch Amitriptylin

8 erhöhtes Risiko für Glaukomanfall bei gefährdeten Patienten

9 **erhöhte Serotonintoxizität, Serotonin-Syndrom (reversible MAO-Hemmer mind. 1 Tag vor Beginn der Amitriptylin-Therapie absetzen)**

10 veränderte Blutgerinnung (engmaschige INR-Kontrolle!)

11 **erhöhte Serotonintoxizität, Serotonin-Syndrom (irreversible MAO-Hemmer mind. 14 Tage vor Beginn der Amitriptylin-Therapie absetzen)**

A

Pharmakokinetik

- BV: 40–90 % (interindividuell sehr verschieden)
- hepatische Metabolisierung (CYP2D6 und CYP2C19, auch CYP3A4, CYP1A2), Amitriptylin und Hauptmetabolit Nortriptylin pharmakologisch aktiv, weitere Folgemetabolite mit reduzierter Aktivität; bei ca. 5 % der Bevölkerung als genetische „poor metabolizer" kommt es zu sehr hohen Plasmaspiegeln mit Toxizität
- t_{max}: 1–5 h
- HWZ: 10–28 h (aktive Metaboliten bis >40 h)
- Plasmaproteinbindung: 95 %
- Elimination: renal 25–50 % in Form der Metaboliten; Rest biliär

Intoxikation

- **Symptome:** ZNS-Beeinträchtigung (Delir, Bewusstseinseintrübung bis Coma, Atemdepression bis Atemstillstand), Herz-Kreislauf-Symptomatik (Hypotonie, Tachykardie, QT-Zeit-Verlängerung, Torsades de pointes, AV-Block), anticholinerge Symptomatik (trockene Schleimhäute, Sehstörungen, Obstipation, Oligurie/Anurie), metabolische Acidose
- **Therapie:** wiederholte Gabe von Aktivkohlesuspension (1 g/kg KG), Harnalkalisierung mit Natriumhydrogencarbonat, symptomatische Therapie (Volumen, Antikonvulsiva, Antiarrhythmika), Magenspülung nur in Ausnahmefällen, forcierte Diurese/Hämodialyse nicht sinnvoll; von dem früher empfohlenen Einsatz von Physostigmin als Antidot wird aktuell abgeraten
- **Cave:** ausgeprägter enterohepatischer Kreislauf, Resorptionshemmung mit Aktivkohle über mind. 4–6 Tage fortführen

Einnahmehinweise und Patienteninformationen

- nie gleichzeitige Einnahme mit Schwarztee, Kaffee, Milchprodukten (Unwirksamkeit!)
- keine Selbstmedikation mit frei verkäuflichen Antidepressiva wie Johanniskraut (erhebliches Interaktionsrisiko!)
- Einnahme unabhängig von den Mahlzeiten, wegen sedierender Nebenwirkung möglichst abends
- Alkohol im gesamten Therapieverlauf mit Amitriptylin meiden
- während der Amtriptylin-Therapie nie plötzlich mit dem Rauchen aufhören (oder beginnen)!
- eine Einschränkung von Verkehrstüchtigkeit und Reaktionsfähigkeit ist möglich, insbes. bei Neueinstellung, Erhöhung der Dosis oder in Kombination mit Alkohol
- antidepressiver Effekt setzt erst nach mehreren Wochen ein, unerwünschte Wirkungen (Sedierung) jedoch bereits in den ersten Stunden

Spezielle Patientengruppen und Sondersituationen

Geriatrie

- PRISCUS: Negativ-Wertung (möglichst nicht verwenden)
- BEERS: Negativ-Wertung (möglichst nicht verwenden)
  - ungünstiges geriatrisches Risikoprofil
  - besser geeignete Alternativen: Citalopram, Sertralin, Mirtazapin
  - besser geeignete Alternativen innerhalb der trizyklischen Antidepressiva: Nortriptylin (bessere Verträglichkeit)

Pädiatrie

- Anwendung bei Patienten < 18 Jahren nur im Ausnahmefall (negatives Nutzen-Risiko-Verhältnis)
- kontraindiziert < 16 Jahren
- kein Nachweis eines therapeutischen Vorteils bei Kindern und Jugendlichen
- erhöhtes Risiko kardiovaskulärer Nebenwirkungen, vermutlich erhöhtes Risiko für Suizidalität, Aggressivität und Autoaggression
- 2 × tgl. 12,5 mg p. o. – 3 × tgl. 50 mg p. o.
- max.: 5 mg/kg KG/d

Schwangerschaft

- Anwendung in der gesamten Schwangerschaft möglichst vermeiden
- bei Gabe vor der Geburt:
  - **Cave:** Entzugserscheinungen beim Neugeborenen
  - besser geeignete Alternativen: Sertralin, Citalopram

Stillzeit

- möglichst vermeiden, bei zwingender Indikation möglichst abstillen; systemische Aufnahme von Amitriptylin bei stillender Mutter unter Therapie < 1 % der mütterlichen Dosis
- besser geeignete Alternativen: Sertralin, Citalopram

Niere

GFR < 30 ml/min/1,73 m^2: Dosisreduktion um 50 % (Richtwert)

Leber

- **leichte bis mittelgradige Leberfunktionsstörung:** Dosisreduktion um 25 % (Richtwert)
- **schwere Leberfunktionsstörung:** Dosisreduktion um 50 % (Richtwert)

Geschlechterspezifika

bei Frauen höhere Plasmaspiegel von Amitriptylin und aktiven Metaboliten als bei Männern

A

Ethnien

bei Afrikanern und Arabern erhöhte Rate an CYP2D6-poor-Metabolizern, dadurch überdurchschnittlich hohe Plasmaspiegel/Toxizität

! Besonderheiten und Cave

- sehr langsame Dosissteigerung/-reduktion
- plötzliches Absetzen nach längerfristiger Behandlung vermeiden (Entzugssymptomatik)
- stimmungsaufhellende Wirkung setzt erst nach 3–6 Wochen ein; Sedierung ab Erstgabe
- Suizidrisiko zu Therapiebeginn erhöht (insbes. Patienten < 25 Jahren)
- bei manischer Verstimmung: sofort absetzen
- Krampfschwellensenkung
- bestehende Hypokaliämie vor Therapiebeginn ausgleichen
- eine bestehende Herzinsuffizienz kann sich durch Amitriptylin verschlechtern
- Amitriptylinoxid ist ebenfalls als Arzneimittel erhältlich (= Prodrug von Amitriptylin), Dosierungen sind nicht ineinander umrechenbar!

Wirkstoffbeurteilung

- Bei Amitriptylin handelt es sich um ein **wirksames Antidepressivum**. Im Rahmen der *ambulanten* Therapie depressiver Patienten gibt es hinsichtlich der antidepressiven Wirksamkeit keine klinisch relevanten Unterschiede zwischen Amitriptylin, anderen trizyklischen Antidepressiva und SSRI. Bei der *stationären* Therapie schwer depressiver Patienten dagegen scheint Amitriptylin anderen trizyklischen Antidepressiva hinsichtlich der antidepressiven Wirksamkeit überlegen zu sein. Allerdings besteht bei kardiovaskulären Komorbiditäten unter Amitritptylin (und allen Tetrazyklen) ein signifikant höheres Myokardinfarktrisiko als bei SSRI.
- Für die **Ersttherapie der mittelschweren und schweren Depression** sind SSRI wie Citalopram/Escitalopram und Sertralin aufgrund des günstigen Nutzen-Risiko-Verhältnisses Wirkstoffe der 1. Wahl ; bei Unverträglichkeit oder unzulänglicher Wirksamkeit sollte als 2. Wahl auf das SSNRI Venlafaxin oder eben auf Amitriptylin umgestellt werden (Cipriani et al. 2009; IQWiG 2009).
- Die Wirksamkeit bei depressiven Patienten mit **chronischer Schmerzkomorbidität** ist gut belegt.
- Im Rahmen der antidepressiven Therapie von nicht dementen **Parkinson-Patienten** können die anticholinergen Nebenwirkungen durchaus erwünscht sein.
- Bei chronischem **Spannungskopfschmerz** und **Fibromyalgie** gehört Amitriptylin zu den Medikamenten der 1. Wahl, für die **Migräneprophylaxe** ist Amitriptylin entsprechend der aktuellen Leitlinie „Akuttherapie und Prophylaxe der Migräne" (Evers et al. 2008) Mittel der 2. Wahl (off-label).
- **weiterführende Informationen:** Nationale Versorgungsleitlinie Depression (http://www.depression.versorgungsleitlinien.de/)

Literatur

Cipriani A et al. Comparative efficacy and acceptability of 12 new-generation antidepressants: a multiple-treatments meta-analysis. Lancet 2009; 373: 746–58.

Evers S et al. Akuttherapie und Prophylaxe der Migräne. Leitlinie der Deutschen Migräne- und Kopfschmerzgesellschaft und der Deutschen Gesellschaft für Neurologie. Nervenheilkunde 2008; 27: 933–94.

IQWiG, Institut für Qualität und Wirtschaftlichkeit im Gesundheitswesen. Antidepressiva auf dem Prüfstand. In: Jahresbericht 2009, S. 24–26.

Amlodipin

Wirksamkeit ↑	Nutzen-Risiko-Bewertung ↑
CYP3A4	
IND	**DOS**
Hypertonie, chronische stabile Angina pectoris, vasospastische (Prinzmetal-)Angina	5–10 mg/d p. o.
NW	Somnolenz, Schwindel, Kopfschmerzen, Palpitationen, Hautrötung, Übelkeit, Ödeme
WW	Azol-Antimykotika, Makrolid-Antibiotika, Grapefruit und grapefruithaltige Produkte, Simvastatin, Verapamil
CAVE	–

Amlodipin als Calciumkanalblocker sollte bevorzugt eingesetzt werden zur antihypertensiven Therapie bei isolierter systolischer Hypertension, linksventrikulärer Hypertrophie, asymptomatischer Atherosklerose oder pAVK.

Handelsnamen und -formen

- Amparo®, Norvasc®, Amlodipin (generisch)
- Dosis: 5 mg / 10 mg Tabletten

Pharmakologie

Wirkmechanismus

- langwirksamer Calciumkanalblocker (Dihydropyridin-Typ) mit vorwiegender Gefäßwirkung
  - Hemmung des Calcium-Einstroms in Gefäß- und weniger ausgeprägt in Herzmuskelzellen
  - Vasodilatation der glatten Gefäßmuskulatur, dadurch Blutdrucksenkung
  - Senkung des peripheren Widerstandes (Nachlast), dadurch Ökonomisierung der Herzarbeit
  - Dilatation der Koronararterien und -arteriolen, dadurch antiischämisch
  - negativ inotrop
- aufgrund des langsamen Wirkungseintritts kein akuter Blutdruckabfall/keine Reflextachykardie bei Erstgabe!

Indikationen und Dosis

Hypertonie, chronische stabile Angina pectoris, vasospastische (Prinzmetal-)-Angina

- ▸ initial 1 × tgl. 5 mg p. o., ggf. Dosiserhöhung auf max. 1 × tgl. 10 mg p. o.

» Kontraindikationen

schwere Hypotonie, Schock (einschl. kardiogener Schock), Obstruktion des linksventrikulären Ausflusstraktes (z. B. höhergradige Aortenstenose), hämodynamisch instabile Herzinsuffizienz nach akutem Myokardinfarkt

Nebenwirkungen

- **sehr häufig:** keine
- **häufig:** Somnolenz, Schwindel, Kopfschmerzen, Palpitationen, Hautrötung, Übelkeit, Bauchschmerzen, Knöchelschwellung, Ödeme
- **weitere relevante Nebenwirkungen:** Alopezie (bis 1 % der Patienten), Schlaflosigkeit, Stimmungsschwankungen, Synkopen, Nykturie, Gewichtsschwankungen, Arthralgien/Myalgien

Wechselwirkungen

CYP3A4-Substrat

kontraindiziert: keine

problematisch: Diltiazem[1], Simvastatin[2], Verapamil[3]

1 Verstärkung der Amlodipin-Wirkung

2 Anstieg der Simvastatinkonzentration und -Toxizität (unter Amlodipin-Therapie Simvastatin-Dosis auf max. 20 mg/d beschränken)

3 Konzentrationsanstieg von Amlodipin und Verapamil, dadurch überadditive hypotensive Effekte (Kombination selten sinnvoll)

Pharmakokinetik

- BV: 64–80 %
- hepatische Metabolisierung (überwiegend CYP3A4), inaktive Metaboliten
- t_{max}: 6–12 h
- HWZ: 35–50 h
- Plasmaproteinbindung: 98 %
- Elimination: extrarenal 10 %

Intoxikation

- **Symptome:** ausgeprägte Hypotonie mit Reflextachykardie, Schock
- **Therapie:** Gabe von Aktivkohlesuspension (1 g/kg KG), ggf. medikamentöse Vasokonstriktion und Calciumgluconat i. v., Dialyse nicht sinnvoll

A

Einnahmehinweise und Patienteninformationen

- Einnahme zu den Mahlzeiten
- Grapefruit und grapefruithaltige Produkte vermeiden!
- eine Einschränkung von Verkehrstüchtigkeit und Reaktionsfähigkeit ist möglich, insbes. bei Neueinstellung, Erhöhung der Dosis, beim Auftreten von Schwindel und Blutdruckschwankungen oder in Kombination mit Alkohol
- bei Frauen im gebärfähigen Alter auf sichere Kontrazeption während der Therapie hinweisen!

Spezielle Patientengruppen und Sondersituationen

Geriatrie

geeignet

- PRISCUS: nicht gelistet
- BEERS: bei älteren Patienten mit chronischer Obstipation Symptomverschlechterung durch Amlodipin möglich

Pädiatrie

- zugelassen ab 6 Jahren
- **initial:** 1 × tgl. 2,5 mg p. o.
- **Erhaltung:** Dosissteigerung auf 5 mg/d p. o. möglich
- **maximal:** Zulassung bis 5 mg/d, in Studien bis 0,5 mg/kg KG/d (bis 10 mg/d)
- 1 × tgl. Dosierung ausreichend

Schwangerschaft

- strenge Indikationsstellung, kein Mittel der 1. Wahl
- geeignete Antihypertensiva in der Schwangerschaft: Alpha-Methyldopa (1. Wahl), Nifedipin (Alternative), Metoprolol (Alternative)

Stillzeit

- strenge Indikationsstellung, kein Mittel der 1. Wahl
- geeignete Antihypertensiva in der Stillzeit: Alpha-Methyldopa (1. Wahl), Nifedipin (Alternative), Metoprolol (Alternative)

Niere

keine Dosisanpassung; bei Niereninsuffizienz erforderlich; ACE-Hemmer für antihypertensive Therapie bevorzugen

Leber

- **leichte bis mäßige Einschränkung der Leberfunktion:** vorsichtig dosieren
- **schwere Einschränkung der Leberfunktion:** max. 50 % der Standarddosis

Geschlechterspezifika

keine klinisch relevanten Unterschiede bekannt

Ethnien

Patienten afrikanischer Abstammung: Calciumkanalblocker (wie Amlodipin) und Thiaziddiuretika sind Wirkstoffe der 1. Wahl in der antihypertensiven Therapie

Wirkstoffbeurteilung

- Amlodipin ist ein wirksamer Calciumkanalblocker; grundsätzlich sollte diese Wirkstoffgruppe bevorzugt werden bei isolierter systolischer Hypertension, linksventrikulärer Hypertrophie, asymptomatischer Atherosklerose oder pAVK (Mancia et al. 2013). Hochrisikopatienten profitieren von der Dreierkombination Amlodipin und ACE-Hemmer und Diuretikum. Für die Kombinationstherapie gibt es fixe Kombinationspräparate, die die Compliance erhöhen (z. B. Zweierkombinationen Amlodipin und Valsartan, Amlodipin und Ramipril; Dreierkombination Amlodipin und Valsartan und Hydrochlorothiazid).
- Bei Patienten mit **pAVK** ist Amlodipin Wirkstoff der 1. Wahl; bei Diabetes oder Adipositas sollten statt Amlodipin vorzugsweise ACE-Hemmer gewählt werden.

Literatur

Mancia G et al. ESH/ESC guidelines for the management of arterial hypertension: the task force for the management of arterial hypertension of the European Society of Hypertension (ESH) and the European Society of Cardiology (ESC). Eur Heart J 2013; 34: 2159–219.

A

Amoxicillin

Wirksamkeit ↑ **Nutzen-Risiko-Bewertung ↑**

IND	DOS
Infektionen mit Amoxicillin-empfindlichen Erregern	1 500–3 000 mg/d p. o.
NW	allergische Hautreaktionen, gastrointestinale Störungen
WW	Allopurinol, Makrolid-Antibiotika, Digoxin, Diuretika, hormonelle Kontrazeptiva, Methotrexat, Phenprocoumon
CAVE	anhaltende schwere Durchfälle deuten auf pseudomembranöse Colitis hin (Differenzialdiagnostik)!

Amoxicillin ist ein gut wirksames, oral verfügbares Antiinfektivum mit mittelbreitem Wirkspektrum und sehr gutem Nutzen-Risiko-Verhältnis. Wirksam gegen zahlreiche grampositive Erreger und gegen einen Teil der gramnegativen Stäbchen.

Handelsnamen und -formen

- Infectomox®, Amoxicillin (generisch)
- Dosis:
  500 mg / 750 mg / 1 000 mg Tabletten
  1 000 mg Brausetabletten
  50 mg/ml / 150 mg/ml / 200 mg/ml Suspension

Pharmakologie

Wirkmechanismus

Mittelspektrum-Aminopenicillin

- Hemmung der bakteriellen Zellwandsynthese durch Blockade der Penicillin-bindenden Proteine (PBPs)
- wirkt bakterizid auf empfindliche Erreger
  Wirkspektrum: üblicherweise empfindliche Erreger sind *E. faecalis*, *L. monocytogenes*, *S. aureus*, *S. pneumoniae*, *S. pyogenes*, *H. influenzae* und *H. pylori*

Indikationen und Dosis

- Infektionen durch Betalactamase-negative, Amoxicillin-empfindliche Erreger, die einer oralen Therapie zugänglich sind, insbes. HNO-Infektionen, Atemwegsinfektionen, Urogenitalinfektionen, Gallenwegsinfektionen, gastrointes-

tinale Infektionen (inkl. *Helicobacter pylori*), Haut- und Weichteilinfektionen, Listeriose, Osteitis und Osteomyelitis (nach initial parenteraler Applikation), Endokarditis-Prophylaxe
Die Dosierung orientiert sich im Einzelfall am Schweregrad der Infektion und am klinischen Bild:
- ▸ Jugendliche und Erwachsene (> 40 kg KG):
  - **leichte bis mittelschwere Infektionen:** 3 × tgl. 500 mg p. o.
  - **schwere Infektionen:** 3 × tgl. 1 000–2 000 mg p. o., max.: 6 000 mg/d p. o. oder Ampicillin i. v.
- *Helicobacter-pylori*-Eradikationstherapie
  - ▸ 2 × tgl. 1 000 mg p. o. über 7 Tage im Rahmen der Triple-Therapie

›› Kontraindikationen

Überempfindlichkeit gegenüber Amoxicillin oder Penicillin

Nebenwirkungen

- **sehr häufig:** keine
- **häufig:** allergische Hautreaktionen (urticarielle Sofortreaktion deutet auf echte Betalactam-Allergie hin und zwingt zum Therapieabbruch), gastrointestinale Störungen (bei anhaltenden schweren Durchfällen Differenzialdiagnostik pseudomembranöse/hämorrhagische Colitis)
- **weitere relevante Nebenwirkungen:** hämatologische Veränderungen (Leukopenie, Thrombozytopenie, Panzytopenie), Leberfunktionsstörungen, akutes Nierenversagen, Lyell-Syndrom, angioneurotisches Ödem

Wechselwirkungen

kontraindiziert: keine

problematisch: Allopurinol[1], Amilorid[2], Azithromycin[3], Chlorthalidon[2], Clarithromycin[3], Cotrimoxazol[3], Digoxin[4], Doxycyclin[3], Eplerenon[2], Erythromycin[3], Furosemid[2], hormonelle Kontrazeptiva[5], Hydrochlorothiazid[2], Indapamid[2], Methotrexat (Hochdosis)[6], Phenprocoumon[8], Piretanid[2], Probenecid[7], Spironolacton[2], Torasemid[2], Triamteren[2], Warfarin[8], Xipamid[2]

1 erhöhtes Risiko allergischer Hautreaktionen (Kombination vermeiden)
2 beschleunigte Elimination von Amoxicillin, dadurch reduzierte Plasmaspiegel (ggf. Dosisanpassung)
3 Wirkungsabschwächung von Amoxicillin (Kombination vermeiden, ggf. Dosisanpassung)
4 Hemmung der Digoxin-Resorption durch Amoxicillin, andererseits erhöhte Resorptionsrate von Digoxin durch antibiotische Schädigung des gastrointestinalen Mikrobioms (bei kurzfristiger Komedikation klinische Symptome für Digitoxin-Über- oder Unterdosierung beachten)
5 Abschwächung der kontrazeptiven Wirkung (alternative Methoden zur Empfängnisverhütung anwenden)

6 erhöhte hämatopoetische Toxizität von Methotrexat (Kombination vermeiden, bei zwingender Indikation klinische Sympotome für Methotrexat-Toxizität beachten, Methotrexatspiegel bestimmen und ggf. Dosis reduzieren)
7 Anstieg der Amoxicillinspiegel (Kombination vermeiden, ggf. Dosisanpassung)
8 Wirkungsverstärkung der antikoagulativen Wirkung (Dosisanpassung nach INR)

Pharmakokinetik

- BV: 72–94 %
- gute Gewebegängigkeit mit wirksamen Konzentrationen in Mittelohrsekret, Kieferhöhlensekret, Galle, Fruchtwasser, im fetalen Kreislauf und in Synovial- und Aszitesflüssigkeit; Liquorgängigkeit mäßig, bei entzündeten Meningen erhöht und in hohen Dosierungen ausreichend
- keine relevante Metabolisierung, keine aktiven Metaboliten
- t_{max}: 1 h
- HWZ: 1,3 h
- Plasmaproteinbindung: 20 %
- Elimination: 90 % renal

Intoxikation

- **Symptome:** gastrointestinale und zentralnervöse Symptomatik (Krampfanfälle), oligurisches Nierenversagen
- **Therapie:** symptomatisch, antikonvulsive Therapie mit Diazepam, Elimination von Amoxicillin durch Hämodialyse möglich

Einnahmehinweise und Patienteninformationen

- Einnahme zu den Mahlzeiten verbessert Verträglichkeit, ohne Wirksamkeit zu beeinträchtigen
- Filmtabletten nicht zerkauen (wirkstoffspezifischer Eigengeruch/-geschmack)
- bei hormoneller Kontrazeption alternative Verhütungsmethoden anwenden
- Amoxicillin-bedingter Zahnverfärbung bei Kindern kann durch intensive Zahnpflege vorgebeugt werden
- eine Einschränkung von Verkehrstüchtigkeit und Reaktionsfähigkeit ist sehr unwahrscheinlich; im Zusammenwirken mit Alkohol können jedoch vermehrt Nebenwirkungen auftreten, die zu einer entsprechenden Einschränkung führen können

Spezielle Patientengruppen und Sondersituationen

Geriatrie

geeignet

- PRISCUS: nicht gelistet
- BEERS: nicht gelistet

Pädiatrie

- grundsätzliche pädiatrische Tagesdosierung: 50 mg/kg KG p. o., verteilt auf 3–4 Einzeldosen; maßgeblich für die Dosierung bei Kindern (bis 40 kg KG) ist das Körpergewicht:
  bis 5 kg (bis 3 Monate): 250–500 mg/d p. o.
  bis 7 kg (3–6 Monate): 375–500 mg/d p. o.
  bis 10 kg (6–12 Monate): 500–1 000 mg/d p. o.
  bis 15 kg (1–3 Jahre): 750–1 500 mg/d p. o.
  bis 20 kg (3–6 Jahre): 1 000–2 000 mg/d p. o.
  bis 25 kg (6–8 Jahre): 1 5000–2 000 mg/d p. o.
  bis 30 kg (8–10 Jahre): 1 500–2 000 mg/d p. o.
  bis 40 kg (10–12 Jahre): 2 000 mg/d p. o.
- **Cave:** Gründliche Zahnreinigung reduziert Inzidenz der Amoxicillin-assoziierten Zahnverfärbungen!
- **Cave:** nicht geeignet zur Therapie des Keuchhustens!
- **Cave:** „Amoxicillin-Exanthem" häufig (> 5 Tage, ohne Anaphylaxie)

Schwangerschaft

geeignet

Stillzeit

geeignet

Niere

- **GFR > 30 ml/min/1,73 m²:** keine Einschränkung
- **GFR 20–30 ml/min/1,73 m²:** Dosisreduktion auf 66 % der Normdosis
- **GFR < 20 ml/min/1,73 m²:** Dosisreduktion auf 33 % der Normdosis

Leber

keine Dosisanpassung erforderlich

Geschlechterspezifika

keine klinisch relevanten Unterschiede bekannt

Ethnien

keine klinisch relevanten Unterschiede bekannt

! Besonderheiten und Cave

- Kreuzallergie bei anamnestischer Betalactam-Allergie möglich
- möglichst nicht einsetzen bei Patienten mit vorbestehenden Mykosen (erhöhtes Risiko allergischer Reaktionen)
- möglichst nicht einsetzen bei gleichzeitig vorliegenden viralen Infektionen, insbes. EBV (erhöhtes Risiko allergischer Reaktionen)
- allergische Reaktion häufiger bei Patienten mit Asthma oder ausgeprägten Allergien

- Wirksamkeit abhängig von der Dauer des Wirkstoffspiegels über der minimalen Hemmkonzentration (1–2 µg/ml)
- nicht geeignet zur Therapie des Keuchhustens (keine ausreichenden Wirkstoffspiegel im Bronchialsekret)
- Amoxicillin ist die oral verfügbare Variante des nur parenteral appliziert wirksamen Ampicillins; beide Substanzen sind in ihrer mikrobiologischen Wirksamkeit identisch
- **Cave:** anhaltende schwere Durchfälle können ein Zeichen für pseudomembranöse Colitis oder hämorrhagische Colitis sein (potenziell lebensbedrohlich, Differenzialdiagnostik!)

Wirkstoffbeurteilung

- Amoxicillin ist ein **gut wirksames Antiinfektivum** mit sehr gutem Nutzen-Risiko-Verhältnis; es ist das Betalactam-Antibiotikum der Wahl bei ambulant erworbener Pneumonie, Enterokokken-Endokarditis (wenn empfindlich im Kombination mit Gentamicin), Listeriose, Endokarditisprophylaxe und Infektionen mit Proteus mirabilis. Wegen seiner Listerien-Wirksamkeit ist es auch gut geeignet für die empirische Initialtherapie bei Früh-/Neugeborenen.
- Falsche Indikationen sind unklares Fieber, Angina, Wundinfektion, perioperative Prophylaxe, nachgewiesene Staphylokokken- oder Streptokokkeninfektion.

Apixaban

Wirksamkeit ↑	Nutzen-Risiko-Bewertung ↑
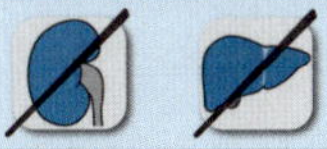	CYP3A4 P-Gp
IND	**DOS**
Prävention von venösen Thromboembolien nach Hüft- oder Kniegelenksersatz	2 × tgl. 2,5 mg p. o.
Prävention von Schlaganfall und systemischer Embolie bei nichtvalvulärem Vorhofflimmern	2 × tgl. 5 mg p. o.
Behandlung von TVT und LE	über 7 Tage 2 × tgl. 10 mg p. o., dann 2 × tgl. 5 mg p. o.
Prophylaxe von rez. TVT und LE	2 × tgl. 2,5 mg p. o.
NW	Blutungen und Hämatome
WW	Atazanavir, Boceprevir, Darunavir, Dronedaron, Fosamprenavir, Indinavir, Itraconazol, Ketoconazol, Lopinavir, Miconazol, Posaconazol, Ritonavir, Saquinavir, Telaprevir, Tiprinavir, Voriconazol
CAVE	Patientenaufklärung über erhöhtes Blutungsrisiko

Apixaban ist eine geeignete Alternative zur Prävention von Schlaganfällen bei Vorhofflimmern sowie zur Therapie von TVT und Lungenembolien, insbes. bei Patienten, die unter Vitamin-K-Antagonisten schlecht einzustellen sind. Zur Prophylaxe von venösen Thromboembolien nach Knie- oder Hüftgelenksersatz ist Apixaban ähnlich gut geeignet wie niedermolekulare Heparine.

Handelsnamen und -formen

- Eliquis®
- Dosis: 2,5 mg / 5 mg Tabletten

Pharmakologie

Wirkmechanismus

orales Antikoagulans

- direkter Faktor-Xa-Inhibitor
- antithrombotische Wirksamkeit

A

Indikationen und Dosis

- Prophylaxe von Schlaganfällen und systemischen Embolien bei Erwachsenen mit nichtvalvulärem Vorhofflimmern mit mind. einem Risikofaktor (Schlaganfall oder TIA in der Anamnese, Alter ≥75 Jahre, Hypertonie, Diabetes mellitus, NYHA ≥II)
  - ▶ 2 × tg. 5 mg p. o.; Dosisreduktion auf 2 × tgl. 2,5 mg p. o., falls mind. 2 der 3 Kriterien „Alter ≥80 Jahre“, „Körpergewicht ≤60 kg“ oder „Serumkreatinin ≥1,5 mg/dl“ vorliegen
- Behandlung von tiefen Venenthrombosen und Lungenembolien, Prophylaxe von rezidivierenden Venenthrombosen und Lungenembolien
  - ▶ 2 × tgl. 10 mg p. o. über 7 Tage, dann 2 × tgl. 5 mg p. o. über (3–)6 Monate
- Prophylaxe von rezidivierenden Venenthrombosen und Lungenembolien im Anschluss an eine (3–)6-monatige Therapie
  - ▶ 2 × tgl. 2,5 mg p. o.
- Prophylaxe venöser Thromboembolien bei Erwachsenen nach elektiver Hüft- oder Kniegelenkersatzoperation
  - ▶ 2 × tgl. 2,5 mg p. o. über 10–14 Tage (Knie) bzw. 32–38 Tage (Hüfte)

» Kontraindikationen

klinisch relevante akute Blutung, Lebererkrankungen mit Koagulopathie und klinisch relevantem Blutungsrisiko, Läsionen oder klinische Situation mit hohem Blutungsrisiko (z. B. gastrointestinale Ulcera, maligne Neoplasien mit hohem Blutungsrisiko, Hirn- oder Rückenmarksverletzung, chirurgische Eingriffe an Gehirn, Rückenmark oder Augen, intracraniale Blutungen, Ösophagusvarizen, arteriovenöse Fehlbildungen, Aneurysmen, intraspinale oder intracerebrale vaskuläre Anomalien), gleichzeitige Anwendung anderer Antikoagulazien (Ausnahme: Umstellung der Antikoagulanzien-Therapie von oder auf Apixaban, Heparinisierung von Kathetern)

Nebenwirkungen

- **sehr häufig:** keine
- **häufig:** Blutungen und Hämatome, Hämaturie, Epistaxis, Kontusion, Übelkeit
- **weitere relevanten Nebenwirkungen:** Thrombozytopenie, Überempfindlichkeitsreaktion, intracraniale Blutungen

Wechselwirkungen

CYP3A4- und P-Gp-Substrat, Veränderung des Apixabanspiegels und erhöhtes Risiko für Blutungen oder thromboembolische Ereignisse möglich (▶ vordere Umschlaginnenseite)

kontraindiziert: Argatroban[1], Bivalirudin[1], Certoparin[1], Dabigatran[1], Dalteparin[1], Danaparoid[1], Desirudin[1], Dipyramidol[1], Enoxaparin[1], Fondaparinux[1], Heparin[1], Nadroparin[1], Phenprocoumon[2], Reviparin[1], Rivaroxaban[1], Warfarin[2]

problematisch: Acemetacin[3], Acetylsalicylsäure[3], **Atazanavir**[4], **Boceprevir**[4], Celecoxib[3], Citalopram[5], Clopidogrel[3], **Darunavir**[4], Diclofenac[3], **Dronedaron**[4], Escitalopram[5], Etoricoxib[3], Fluoxetin[5], Fluvoxamin[5], **Fosamprenavir**[4], Ibuprofen[3], **Indinavir**[4], Indometacin[3], **Itraconazol**[4], **Ketoconazol**[4], Ketoprofen[3], **Lopinavir**[4], **Miconazol**[4], Naproxen[3], Parecoxib[3], Paroxetin[5], Piroxicam[3], **Posaconazol**[4], Prasugrel[3], **Ritonavir**[4], **Saquinavir**[4], Sertralin[5], **Telaprevir**[4], Ticagrelor[3], Ticlopidin[3], **Tiprinavir**[4], **Voriconazol**[4]

1 **erhöhtes Blutungsrisiko (gleichzeitige Anwendung kontraindiziert)**

2 **erhöhtes Blutungsrisiko (gleichzeitige Anwendung kontraindiziert, außer zur Umstellung der Antikoagulation)**

3 erhöhtes Risiko (gastrointestinaler) Blutungen, Daueranwendung vermeiden

4 **erhöhte Spiegel von Apixaban (gleichzeitige Anwendung nicht empfohlen)**

5 erhöhtes Blutungsrisiko möglich

Pharmakokinetik

- BV: 50 %
- keine wirksamen Metaboliten
- t_{max}: 3,5 h
- HWZ: 12 h
- Plasmaproteinbindung: 87 %
- Elimination: > 75 % biliär und direkt intestinal

Intoxikation

- **Symptome:** schwere Blutungen
- **Therapie:** Ein spezifisches Antidot für Apixaban ist nicht verfügbar, die Empfehlungen beruhen hauptsächlich auf theoretischen Überlegungen oder laborchemischen und tierexperimentellen Studien.
  1. **allgemeine Maßnahmen:** Pausierung der Therapie mit Apixaban, Gabe von Aktivkohlesuspension (1 g/kg KG) bei Überdosierung, lokale Blutstillung; Überprüfung und evtl. Absetzen von interagierender Komedikation
  2. **bei mittelschweren Blutungen zusätzlich:** Transfusion von Erythrozytenkonzentraten und FFP bei hämodynamisch relevanten Blutungen
  3. evtl. Tranexamsäure (0,5–1 g langsam i. v.) oder Desmopressin (0,3–0,4 µg/kg KG über 30 min); bei Thrombozytopenie oder Thrombozytenfunktionsstörung Transfusion von gepooltem Thrombozytenkonzentrat
  4. **bei lebensbedrohlichen Blutungen zusätzlich:** Gabe von Prothrombinkomplex-Konzentrat (PPSB: 25–50 IE/kg KG) oder aktiviertem Prothrombinkomplex-Konzentrat (FEIBA NF: 50 IE/kg KG) oder Faktor VIIa (NovoSeven® 100 µg/kg KG) empfohlen (Heidbuchel et al. 2013)

Einnahmehinweise und Patienteninformationen

- Einnahme unabhängig von den Mahlzeiten
- bei Anzeichen einer Blutung (häufige Hämatome, auch Verfärbung von Stuhl oder Urin, plötzliche starke Kopfschmerzen, Ohnmacht und Schwäche) sollte ein Arzt oder Krankenhaus aufgesucht werden

- Grapefruit und grapefruithaltige Produkte vermeiden
- vor geplanten oder notfallmäßigen Eingriffen sollte der behandelnde Arzt oder Zahnarzt über die Einnahme von Rivaroxaban unterrichtet werden
- eine Einschränkung von Verkehrstüchtigkeit und Reaktionsfähigkeit ist sehr unwahrscheinlich

Spezielle Patientengruppen und Sondersituationen

Geriatrie

- geeignet
  PRISCUS: nicht gelistet
  BEERS: nicht gelistet
- **Cave:** Kriterien für Dosisanpassung beachten (► Anhang, S. 576)

Pädiatrie

- nicht zugelassen
- geeignete Alternativen: Phenprocoumon, Heparin

Schwangerschaft

- keine ausreichenden Daten (Anwendung nicht empfohlen)
- geeignete Alternativen: niedermolekulares Heparin, ggf. Low-Dose-Acetylsalicylsäure

Stillzeit

- keine ausreichenden Daten (möglichst abstillen)
- geeignete Alternativen: niedermolekulares Heparin, ggf. Low-Dose-Acetylsalicylsäure

Niere

- **GFR < 15 ml/min/1,73 m²:** Anwendung nicht empfohlen
- **VTE-Prophylaxe nach Hüft- oder Knie-TEP:**
  GFR > 30 ml/min/1,73 m²: keine Dosisanpassung
  GFR 15–29 ml/min/1,73 m²: nur mit Vorsicht einsetzen
- **Prophylaxe bei NVAF:**
  GFR > 30 ml/min/1,73 m²: keine Dosisanpassung
  GFR 15–29 ml/min/1,73 m²: 2 × tgl. 2,5 mg p. o.

Leber

- **leichte bis mäßige Einschränkung der Leberfunktion:** Dosisanpassung nicht erforderlich
- **schwere Einschränkung der Leberfunktion:** Anwendung nicht empfohlen
- **Cave:** Kontraindikation bei Lebererkrankungen mit Koagulopathie und klinisch relevantem Blutungsrisiko!

Geschlechterspezifika

Wirkstoffspiegel bei Frauen um ca. 20 % höher als bei Männern, vermutlich ohne klinische Relevanz

Ethnien

keine klinisch relevanten Unterschiede bekannt

! Besonderheiten und Cave

- vor Therapiebeginn Kontrolle von Leber- und Nierenwerten zum Ausschluss relevanter Einschränkungen
- wie bei allen Antikoagulanzien erhöhtes Blutungsrisiko unter Therapie mit Apixaban, angemessene klinische und ggf. laborchemische Kontrollen empfohlen, Patienten sollten bei Therapiebeginn entsprechend aufgeklärt werden
- zusätzliche Risikofaktoren für Blutungen sind gleichzeitige Therapie mit CYP3A4- und P-Gp-Inhibitoren (► vordere Umschlaginnenseite), NSAR oder Thrombozytenaggregationshemmern, angeborene oder erworbene Blutgerinnungsstörungen, schlecht eingestellte und höhergradige arterielle Hypertonie, Erkrankungen des Gastrointestinaltraktes (entzündliche Darmerkrankung, Ösophagitis, Gastritis und gastroösophageale Refluxkrankheit), vaskuläre Retinopathie, Bronchiektasien oder pulmonale Blutung in der Anamnese
- Therapieabbruch bei Blutungskomplikationen
- das Ausmaß der Antikoagulation kann durch auf Apixaban geeichte Bestimmung der Anti-Faktor-Xa-Aktivität bestimmt werden
- Bei Umstellung von Apixaban auf Vitamin-K-Antagonisten sollte Apixaban überlappend gegeben werden, bis ein therapeutischer INR-Wert erreicht ist, da es sonst zu einem erhöhten Risiko für Schlaganfälle kommen kann (Patel et al. 2013). Der INR-Wert kann 12–24 h nach Einnahme von Apixaban verfälscht sein, die Bestimmung sollte daher am Ende des Dosisintervalls erfolgen.
- Bei Umstellung von Vitamin-K-Antagonisten auf Apixaban sollte Apixaban gegeben werden, sobald der INR-Wert unter 2 absinkt.
- Apixaban ist nicht zur Antikoagulation bei künstlichen Herzklappen zugelassen.
- Bei geplanten chirurgischen Eingriffen sollte Apixaban mind. 24–48 h präoperativ pausiert werden (► Anhang, S. 576).
- Notfalleingriffe sollten, wenn möglich, bis auf 12 h nach der letzten Einnahme verschoben werden.

A

Wirkstoffbeurteilung

- In den ADVANCE-2 und -3-Studien war Apixaban in der Dosierung 2 × 2,5 mg zur Prävention aller venöser Thromboembolien signifikant wirksamer als Enoxaparin 40 mg. Blutungsereignisse traten signifikant seltener auf.
- Zur Schlaganfallprävention bei nichtvalvulärem Vorhofflimmern war Apixaban in der ARISTOTELE-Studie Warfarin signifikant überlegen (RR: 0,79, KI: 0,66–0,95), was hauptsächlich auf eine Reduktion hämorrhagischer Schlaganfälle zurückzuführen ist. Blutungen traten unter Apixaban insgesamt signifikant seltener auf, auch konnte eine signifikante Reduktion der Mortalität gezeigt werden (Granger et al. 2011).
- Die Qualität der Antikoagulation der Warfaringruppe, die durchschnittlich zu 62 % der Behandlungszeit im therapeutischen INR-Bereich lag, wurde kritisiert.
- Die aufgeführten Werte für das relative Risiko (0,66–0,95) sind nicht zu beanstanden, die beeindruckenden Werte für die Nichtunterlegenheit von Apixaban (meist $p < 0{,}001$) kommen jedoch durch die recht vorsichtige Formulierung der Nichtunterlegenheitshypothese zustande: Eine Nichtunterlegenheit wird angenommen, wenn das relative Risiko eines Schlaganfalls unter Apixaban < 1,44-fach als unter VKA ist (Darby-Stewart et al. 2012). Der Statistiker, der zufrieden ist, wenn seine neue Internetverbindung nur 44 % langsamer als die alte ist, möge sich bei den Autoren melden.
- In der AMPLIFY-Studie war Apixaban einer Therapie mit Enoxaparin gefolgt von Warfarin in der Prävention erneuter thromboembolischer Ereignisse nach TVT oder Lungenembolie nicht unterlegen, Blutungsereignisse traten signifikant seltener auf. Die Mortalität in beiden Armen unterschied sich nicht signifikant (Agnelli et al. 2013a). Die Warfaringruppe lag zu durchschnittlich 62 % der Behandlungszeit im therapeutischen INR-Bereich.
- Zur erweiterten Prophylaxe nach Ablauf der 6-monatigen Therapiephase nach thromboembolischen Ergeignissen ist Apixaban in der Dosierung 2 × tgl. 2,5 mg wenig überraschend wirksamer als Placebo (Agnelli et al. 2013b). Klinisch relevante Blutungen traten relativ selten auf (3,2 % vs. 2,7 % bei Placebo).
- Zusammengefasst stellt Apixaban bei der Studienpopulation entsprechenden Patienten eine Alternative zu einer oralen Antikoagulation mit Vitamin-K-Antagonisten dar. Ein Vorteil besteht in den fehlenden Laborkontrollen und der einfachen Handhabung.
- Die Empfehlung der neuen Antikoagulanzien als Mittel der 1. Wahl zur Schlaganfallprävention bei Vorhofflimmern in den kardiologischen Leitlinien ist nicht unumstritten (Camm et al. 2012). Bei Patienten, die unter Vitamin-K-Antagonisten sehr gut eingestellt sind, ist ein Vorteil von Apixaban nicht erwiesen (AkdÄ 2012).
- Apixaban erreicht in der Zulassungsstudie als einziges neues Antikoagulans eine Reduktion der Gesamtmortalität gegenüber Warfarin, direkte Vergleiche der neuen Substanzen fehlen jedoch.
- Für alle neuen Antikoagulanzien befinden sich spezifische Antidote in der fortgeschrittenen Entwicklung und dürften bald zu einer Zulassung kommen.

Literatur

Agnelli G et al. Apixaban for extended treatment of venous thromboembolism. N Engl J Med 2013a; 368: 699–708. doi:10.1056/NEJMoa1207541.

Agnelli G et al. Oral apixaban for the treatment of acute venous thromboembolism. N Engl J Med 2013b; 369: 799–808. doi:10.1056/NEJMoa1302507.

AkdÄ. Leitfaden der AkdÄ: Orale Antikoagulation bei nicht valvulärem Vorhofflimmern. Empfehlungen zum Einsatz der Antikoagulantien Dabigatran (Pradaxa®) und Rivaroxaban (Xarelto®). Version 1.0, September 2012. Im Internet unter: http://www.akdae.de/Arzneimitteltherapie/TE/LF/PDF/OAKVHF.pdf (zuletzt abgerufen am 17.06.2014).

Camm AJ et al. 2012 focused update of the ESC Guidelines for the management of atrial fibrillation: an update of the 2010 ESC Guidelines for the management of atrial fibrillation. Developed with the special contribution of the European Heart Rhythm Association. Eur Heart J 2012; 33: 2719–47. doi:10.1093/eurheartj/ehs253.

Granger CB et al. Apixaban versus warfarin in patients with atrial fibrillation. N Engl J Med 2011; 365: 981–92.

Heidbuchel H et al. European Heart Rhythm Association Practical Guide on the use of new oral anticoagulants in patients with non-valvular atrial fibrillation. Europace 2013; 15: 625–51. doi:10.1093/europace/eut083.

Patel MR et al. Outcomes of discontinuing rivaroxaban compared with warfarin in patients with nonvalvular atrial fibrillation: analysis from the ROCKET AF trial (Rivaroxaban Once-Daily, Oral, Direct Factor Xa Inhibition Compared With Vitamin K Antagonism for Prevention of Stroke and Embolism Trial in Atrial Fibrillation). J Am Coll Cardiol 2013; 61: 651–8.

A

Atenolol

Wirksamkeit →	Nutzen-Risiko-Bewertung →
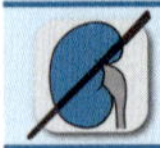	
IND	**DOS**
funktionelle Herz-Kreislauf-Beschwerden	1 × tgl. 25 mg p. o.
Angina pectoris	1 × tgl. 50–100 mg p. o.
arterielle Hypertonie	1 × tgl. 50–100 mg p. o.
Arrhythmien	1 × tgl. 50–100 mg p. o.
NW	Somnolenz, Schwindel, Bradykardie, Schwitzen, Kältegefühl an den Extremitäten
WW	Antiarrhythmika, Antidiabetika, Calciumkanalblocker, Moclobemid, Digitalis-Glykoside
CAVE	nie abrupt absetzen, strenge Indikation bei Patienten mit allergologischer Anamnese, bei Patienten mit obstruktiven Atemwegserkrankungen bronchospastische Reaktionen möglich

Atenolol ist in der Hochdrucktherapie kein β-Rezeptoren-Blocker der 1. Wahl und sollte allenfalls als Alternative nach Bisoprolol oder Metoprolol eingesetzt werden.

Handelsnamen und -formen

- Tenormin®, Atenolol (generisch)
- Dosis: 25 mg / 50 mg / 100 mg Tabletten

Pharmakologie

Wirkmechanismus

β_1-selektiver („kardioselektiver"), hydrophiler β-Rezeptoren-Blocker ohne intrinsische sympathomimetische Aktivität; β_1-Selektivität nimmt mit steigender Dosis ab

- negativ chronotrop, negativ inotrop, Senkung der AV-Überleitungsgeschwindigkeit
- in höherer Dosierung Tonuserhöhung der glatten Muskulatur (zunehmende β_2-Blockade)

Indikationen und Dosis

- funktionelle Herz-Kreislauf-Beschwerden (hyperkinetisches Herzsyndrom, hypertone Regulationsstörungen)
  - ▸ 1 × tgl. 25 mg p. o.
- chronisch stabile oder instabile Angina pectoris
  - ▸ 1 × tgl. 50 mg–100 mg p. o.
- arterielle Hypertonie
  - ▸ initial 1 × tgl. 50 mg p. o., Steigerung auf 1 × tgl. 100 mg p. o. möglich
- supraventrikuläre und ventrikuläre Arrhythmien
  - ▸ 1 × tgl. 50–100 mg p. o.

» Kontraindikationen

Überempfindlichkeit gegenüber Atenolol oder anderen β-Rezeptoren-Blockern, manifeste Herzinsuffizienz, Schock, AV-Block II. oder III. Grades, Sinusknotensyndrom, sinuatrialer Block, Bradykardie (< 50 Schläge/min), Hypotonie (systolisch < 90 mmHg), Acidose, bronchiale Hyperreagibilität (z. B. Asthma bronchiale), Spätstadien peripherer Durchblutungsstörungen, gleichzeitige Gabe von MAO-A-Hemmern (Moclobemid)

Nebenwirkungen

- **sehr häufig:** keine
- **häufig:** Somnolenz, Schwindel, Bradykardie, Schwitzen, Kältegefühl an den Extremitäten
- **weitere relevante Nebenwirkungen:** Psychosen/Depressionen, Albträume, Halluzinationen, Manifestation eines latenten Diabetes mellitus

Wechselwirkungen

kontraindiziert: Moclobemid[1], Tranylcypromin[1]

problematisch: Ajmalin[2], Alpha-Methyldopa[3], Amiodaron[2], Chinidin[2], Clonidin[4], Digitalis-Glykoside[6], **Diltiazem[11]**, Disopyramid[2,7], Dronedaron[2], Exetanide[8], Flecainid[2], Glibenclamid[8], Gliclazid[8], Glimepirid[8], Gliquidon[8], Guanfacin[4], Ibuprofen[9], Indometacin[9], Insulin[8], Lidocain[2], Metoprolol[2], Mexiletin[2], Nifedipin[10], Procainamid[2], Propafenon[2], Phenytoin[2], Propafenon[2], Propranolol[2], Reserpin[4], Sotalol[2], **Verapamil[11]**

1 **Blutdruckkrisen möglich (gemeinsame Gabe kontraindiziert, klinische Relevanz allerdings fraglich)**
2 Verstärkung der kardiodepressiven Wirksamkeit von Atenolol (Kombination vermeiden, ggf. EKG-Kontrollen)
3 verstärkte Bradykardie, verzögerte kardiale Erregungsleitung
4 verstärkte Bradykardie, verzögerte kardiale Erregungsleitung
5 verstärkte Bradykardie, Hypotonie, Herzrhythmusstörungen
6 verzögerte kardiale Erregungsleitung
7 Verstärkung der negativen Inotropie

A

8 Verstärkung der BZ-senkenden Wirkung, erhöhtes Hypoglykämie-Risiko, mögliche Maskierung der Symptome einer Hypoglykämie (Patient aufklären, regelmäßige BZ-Kontrolle, auf Hypoglykämie-Zeichen achten, ggf. Dosis reduzieren)
9 reduzierte antihypertensive Wirksamkeit von Atenolol
10 verstärkte Hypotonie, Manifestation einer latenten Herzinsuffizienz
11 erhöhtes Risiko für bradykarde Herzrhythmusstörungen, AV-Block III. Grades; nicht kombinieren, insbes. i. v.

Pharmakokinetik

- BV: 50 %
- kein First-Pass-Effekt, keine Metabolisierung
- t_{max}: 3 h
- HWZ: 6–10 h
- Plasmaproteinbindung: 3 %
- Elimination: 90 % renal

Intoxikation

- **Symptome:** schwere Hypotonie, Bradykardie bis Herzstillstand, kardiogener Schock, Bewusstseinsstörungen, Bronchospasmus, Erbrechen, gelegentlich generalisierte Krampfanfälle
- **Therapie:** allgemeine Maßnahmen (Gabe von Aktivkohlesuspension [1 g/kg KG]) und symptomatische Schocktherapie; zur Therapie einer schweren Bradykardie: Atropin 0,5–2 mg i. v. (Bolus) und Glucagon 1–10 mg i. v. (Bolus), anschließend Glucagon 2–2,5 mg/h (Dauerinfusion), ggf. zusätzlich Dobutamin 2,5–10 µg/kg KG pro Minute (Dauerinfusion); bei therapierefraktärer Bradykardie temporäre Schrittmachertherapie; bei Bronchospasmen β_2-Sympathomimetika (inhalativ und/oder i. v.); bei generalisierten Krampfanfällen Diazepam; Atenolol ist dialysierbar

Einnahmehinweise und Patienteninformationen

- Einnahme vor den Mahlzeiten!
- nicht gemeinsam mit Fruchtsäften einnehmen!
- eine Einschränkung von Verkehrstüchtigkeit und Reaktionsfähigkeit ist *möglich*, insbes. bei Neueinstellung, Erhöhung der Dosis, bei Auftreten von Schwindel und Blutdruckschwankungen oder in Kombination mit Alkohol; bei regelmäßiger, dosiskonstanter Einnahme ist eine Beeinträchtigung unwahrscheinlich
- Diabetiker: auf mögliche Kaschierung von Unterzuckerung durch Atenolol hinweisen!
- bei Frauen im gebärfähigen Alter auf sichere Kontrazeption während der Therapie hinweisen!

Spezielle Patientengruppen und Sondersituationen

Geriatrie

geeignet

- PRISCUS: nicht gelistet
- BEERS: nicht gelistet

Pädiatrie

nicht zugelassen

Schwangerschaft

- möglichst nicht verwenden (wirksame Plasmaspiegel auch im Fetus), bei Schwangeren unter Atenolol-Therapie diese spätestens 24 h vor der Entbindung beenden (neonatale Asphyxie)
- geeignete Alternativen: Alpha-Methyldopa (als Antihypertensivum), Metoprolol (als β-Rezeptoren-Blocker)

Stillzeit

- möglichst abstillen
- geeignete Alternativen: Alpha-Methyldopa (als Antihypertensivum), Metoprolol (als β-Rezeptoren-Blocker)

Niere

- **GFR > 30 ml/min/1,73 m²:** keine Einschränkung
- **GFR 10–30 ml/min/1,73 m²:** Dosisreduktion auf 50 % der entsprechenden Standarddosis
- **GFR < 10 ml/min/1,73 m²:** Dosisreduktion auf 25 % der entsprechenden Standarddosis

Leber

keine Anpassung erforderlich (Leberwerte regelmäßig kontrollieren!)

Geschlechterspezifika

keine klinisch relevanten Unterschiede bekannt

Ethnien

Bei Patienten afrikanischer Abstammung sollten in der Hochdrucktherapie vorzugsweise Thiaziddiuretika oder Calciumkanalblocker eingesetzt werden.

! Besonderheiten und Cave

- abruptes Absetzen kann zu Herzischämie und Herzinfarkt führen (ausschleichen!)
- keine intravenöse Gabe von Calciumkanalblockern (z. B. Verapamil, Diltiazem) oder Antiarrhythmika bei Patienten unter Atenolol-Therapie (außer Intensivmedizin)

A

- strenge Indikation bei Patienten mit allergologischer Anamnese: Atenolol erhöht (wie alle β-Rezeptoren-Blocker) die Empfindlichkeit gegenüber Allergenen!
- **Cave:** bei Diabetikern hypoglykämisierender und Hypoglykämie-kaschierender Effekt von Atenolol! Warnzeichen einer Hypoglykämie (insbes. Tremor, Tachykardie) sind abgemildert! Diabetogener Effekt von Atenolol stärker als bei anderen β-Rezeptoren-Blockern (z. B. Metoprolol, Bisoprolol)
- Psoriasis: β-Rezeptoren-Blocker können die Krankheitsaktivität verstärken
- **Cave:** Patienten mit obstruktiven Atemwegserkrankungen: bronchospastische Reaktionen durch Atenolol möglich
- regelmäßige Leberwert-Kontrolle

Wirkstoffbeurteilung

Atenolol ist in der Hochdrucktherapie kein β-Rezeptoren-Blocker der 1. Wahl; die β-Rezeptoren-Blocker Bisoprolol und Metoprolol schützen vermutlich wirksamer vor kardiovaskulären Komplikationen und sind deshalb zu bevorzugen.

Literatur

Aronow WS. Might losartan reduce sudden cardiac death in diabetic patients with hypertension? Lancet 2003; 362: 591–2.

Carlberg B et al. Atenolol in Hypertension: is it a wise choice? Lancet 2004; 364: 1684–9.

Atorvastatin

Wirksamkeit ↑	Nutzen-Risiko-Bewertung ↑
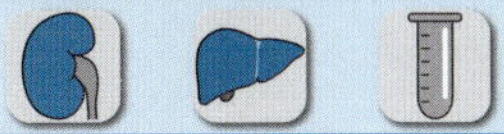	CYP3A4
IND	**DOS**
primäre Hypercholesterinämie	1 × tgl. 10 mg p. o. (abends)
kombinierte Hyperlipidämie	1 × tgl. 10 mg p. o. (abends)
heterozygote familiäre Hypercholesterinämie	1 × tgl. 10–80 mg p. o. (abends)
homozygote familiäre Hypercholesterinämie	1 × tgl. 10–80 mg p. o. (abends)
Primärprävention kardiovaskulärer Ereignisse	1 × tgl. 10 mg p. o. (abends)
NW	Myalgie, Arthralgie, Muskelspasmen, Leberwerterhöhung, Nasopharyngitis, allergische Reaktion, Hyperglykämie, gastrointestinale Beschwerden
WW	Fibrate, Digoxin, Grapefruit und grapefruithaltige Produkte, CYP3A4-Induktoren und -Inhibitoren
CAVE	Indikation zurückhaltend stellen und Atorvastatin niedrig dosieren bei Lebererkrankungen in der Anamnese, relevantem Alkoholkonsum, eingeschränkter Nierenfunktion, Frauen und geriatrischen Patienten

Atorvastatin senkt in der Sekundärprävention das Schlaganfallrisiko und die kardiovaskuläre Mortalität, der positive Effekt auf die Gesamtmortalität in der Primärprävention ist eindeutig belegt, jedoch geringer ausgeprägt als früher angenommen. Besondere zurückhaltende Indikationsstellung gilt für Patienten mit geringem kardiovaskulärem Risiko. Es besteht kein klinischer Vorteil durch die Kombination mit Ezetimib.

A

Handelsnamen und -formen

- Atoris®, Sortis®, Atorvastatin (generisch)
- Dosis:
  10 mg / 20 mg / 40 mg / 80 mg Tabletten
  5 mg / 10 mg / 20 mg / 40 mg Kautabletten

Pharmakologie

Wirkmechanismus

CSE-Hemmer (Statin)

- kompetitive Hemmung der hepatischen HMG-CoA-Reduktase (Cholesterin-Synthese-Enzym)
- Cholesterin –40 %, Triglyceride –20 %, LDL –50 %, HDL-Erhöhung variabel

Indikationen und Dosis

- primäre Hypercholesterinämie
  - 1 × tgl. 10 mg p. o. (abends)
- kombinierte Hyperlipidämie
  - 1 × tgl. 10 mg p. o. (abends)
- heterozygote familiäre Hypercholesterinämie
  - initial 1 × tgl. 10 mg p. o. (abends), ggf. individuelle Dosissteigerung im Abstand von 4 Wochen bis 1 × tgl. 40 mg p. o. (abends), bei unzureichender Wirkung Dosissteigerung auf 1 × tgl. 80 mg p. o. (abends) oder Kombination von 1 × tgl. 40 mg Atorvastatin mit Colestyramin
- homozygote familiäre Hypercholesterinämie
  - 1 × tgl. 10–80 mg p. o. (abends)
- Prävention kardiovaskulärer Ereignisse bei Erwachsenen mit hohem Risiko für ein erstes kardiovaskuläres Ereignis (Primärprävention)
  - 1 × tgl. 10 mg p. o. (abends), ggf. Dosissteigerung je nach angestrebtem Zielwert

» Kontraindikationen

aktive Lebererkrankung, Leberwerterhöhung auf mehr als das 3-Fache des Normwertes, Schwangerschaft und Stillzeit, Frauen im gebärfähigen Alter ohne geeignete Methoden der Empfängnisverhütung

Nebenwirkungen

- **sehr häufig:** keine
- **häufig:** Myalgie, Arthralgie, Muskelspasmen, Leberwerterhöhung, Nasopharyngitis, allergische Reaktion, Hyperglykämie, Kopfschmerzen, Nasenbluten, Dyspepsie, Übelkeit, Diarrhoe, Obstipation
- **weitere relevante Nebenwirkungen:** Parästhesien, Hypästhesien, Geschmacksveränderungen, Asthenie, Myalgie/Rhabdomyolyse (selten)

Wechselwirkungen

- **starke und mittelstarke CYP3A4-Inhibitoren:** Wirkstoffe: ▸ vordere Umschlaginnenseite
  erhöhtes Myopathie-Risiko (Kombination vermeiden, bei zwingender Komedikation Atorvastatin begrenzen auf 10 mg/d [Ciclosporin] bzw. 20 mg/d [übrige], regelmäßige klinische Kontrolle)
- **CYP3A4-Induktoren:** Wirkstoffe: ▸ vordere Umschlaginnenseite
  Reduktion der Atorvastatin-Plasmakonzentrationen (bei kurzfristiger Komedikation unproblematisch, sonst ggf. Dosisanpassung)

kontraindiziert: keine

problematisch: Bezafibrat[1], Colchicin[1], Digoxin[2], Ezetimib[1], Fenofibrat[1], Gemfibrozil[1], **Grapefruit und grapefruithaltige Produkte**[3], Fusidinsäure[1], Phenprocoumon[4], Warfarin[4]

1 Rhabdomyolyse-Risiko (Atorvastatin möglichst niedrig dosieren)
2 erhöhte Digoxin-Plasmaspiegel (Spiegelbestimmung, ggf. Dosisanpassung)
3 erhöhtes Rhabdomyolyse-Risiko (Grapefruit und grapefruithaltige Produkte vermeiden)
4 geringere Reduktion der Prothrombinzeit durch Atorvastatin (nur relevant bei Therapiebeginn [erste Tage] bzw. Dosisveränderungen von Atorvastatin, hier engmaschige Gerinnungskontrolle)

Pharmakokinetik

- BV: 12 %
- hepatische Metabolisierung über CYP3A4; Metaboliten sind wie Atorvastatin wirksam und machen ca. 70 % der Gesamtwirkung aus
- t_{max}: 1–2 h
- HWZ: 14 h (aktive Metaboliten: 25 h)
- Plasmaproteinbindung: 98 %
- Elimination: 70 % biliär

Intoxikation

- **Symptome:** keine spezifische Symptomatik bekannt
- **Therapie:** nicht bekannt

Einnahmehinweise und Patienteninformationen

- Einnahme immer abends, unabhängig von den Mahlzeiten!
- Grapefruit und grapefruithaltige Produkte vermeiden!
- Alkohol vermeiden!
- Aufklärung über Myopathie-Risiko: bei unerklärlichen Muskelschmerzen, Krämpfen oder Muskelschwäche sofort den Arzt aufsuchen!
- bei Frauen im gebärfähigen Alter auf sichere Kontrazeption während der Therapie hinweisen!
- eine Einschränkung von Verkehrstüchtigkeit und Reaktionsfähigkeit ist sehr unwahrscheinlich

A

Spezielle Patientengruppen und Sondersituationen

Geriatrie

- geeignet
  PRISCUS: nicht gelistet
  BEERS: nicht gelistet
- bei Indikation für ein Statin und Polymedikation Pravastatin bevorzugen (geringeres Interaktionspotenzial)
- auch geriatrische Patienten profitieren von einer Statin-Therapie, wenn kardiovaskuläres Risikoprofil, individuelle Gesamtsituation (Risikofaktoren für Myopathie?) und allgemeine Grundsätze der geriatrischen Pharmakologie („start low, go slow") berücksichtigt werden (ESC/EAS-Leitlinienempfehlung)
- erhöhtes Diabetes-Risiko durch Statin-Einnahme in der Primärprävention; daher Primärprävention mit Statin bei geriatrischen Patienten erst bei hohem kardiovaskulärem Risiko (ARRIBA-Score > 20 %); in der Sekundärprävention ist das erhöhte Diabetes-Risiko nachrangig zum kardiovaskulären Benefit (Carter et al. 2013)
- grundlegende Ernährungsumstellung: bei geriatrischen Patienten strikte Diätformen hinsichtlich eines erhöhten Malnutritionsrisikos prüfen
- reversible Reduktion der Muskelkraft (Mobilitätseinschränkung) bei geriatrischen Patienten häufiger
- die aktuellen Leitlinienempfehlungen (ESC/EAS) sehen keine altersabhängige Adaptierung der LDL-Zielwerte vor
- positiver Effekt einer Statin-Therapie hinsichtlich kardiovaskulärer Ereignisse und Mortalität auch bei Patienten > 65 Jahren, dabei kein Anstieg von Tumorrate oder Tumormortalität (Langzeitanalyse der HPS-Studie [HPS 2011])

Pädiatrie

- zugelassen ab 10 Jahren
- **initial:** 1 × tgl. 10 mg p. o. (abends)
- **Erhaltung:** ggf. Dosiserhöhung bis 1 × tgl. 20 mg p. o. (abends)
- bei Indikation für ein Statin Pravastatin bevorzugen (Pravastatin wird als einziges Statin nicht über CYP-System metabolisiert und ist kein Substrat/Inhibitor des P-Gp: keine metabolischen Interaktionen; zugelassen ab 8 Jahren)

Schwangerschaft

- kontraindiziert
- Atorvastatin absetzen, falls Patientin schwanger wird; Nachteile für die Mutter durch Therapieunterbrechung während der Schwangerschaft sind nicht zu erwarten
- versehentliche Therapie in der Frühschwangerschaft rechtfertigt keinen Schwangerschaftsabbruch oder invasive Diagnostik, Ultraschallfeindiagnostik anbieten

- erscheint eine Statin-Therapie auch in der Schwangerschaft zwingend, Simvastatin bevorzugen (Colestyramin ist wegen der Gefahr fetaler Hypovitaminosen keine geeignete Alternative!)

Stillzeit

- kontraindiziert
- Atorvastatin während der Stillzeit pausieren; Nachteile für die Mutter durch Therapieunterbrechung während der Schwangerschaft sind nicht zu erwarten
- bei dringender Indikation Colestyramin bevorzugen; erscheint eine Statin-Therapie auch in der Stillzeit zwingend, Simvastatin bevorzugen

Niere

- **GFR > 30 ml/min/1,73 m²:** keine Einschränkung
- **GFR < 30 ml/min/1,73 m²:** max. 10 mg/d

Leber

- **leichte bis mittelgradige Einschränkung der Leberfunktion:** vorsichtig dosieren
- **schwere Einschränkung der Leberfunktion:** Anwendung nicht empfohlen
- bei Transaminase-Anstieg unter Atorvastatin-Therapie auf das 3-Fache des oberen Normwertes Dosisreduktion oder Therapieabbruch
- geeignete Alternative: Colestyramin

Geschlechterspezifika

Nutzen der Primärprävention bei Frauen vermutlich geringer als bei Männern (bei Nutzen-Risiko-Abwägung berücksichtigen)

Ethnien

keine klinisch relevanten Unterschiede bekannt

! Besonderheiten und Cave

- Laborkontrollen (inkl. Kreatinphosphokinase): ► Anhang, S. 568
- Die numerische LDL-Zielwert-Definition der ESC-Leitlinien ist willkürlich und kaum evidenzbasiert. Aktuell existieren zwei mögliche Ansätze der präventiven Therapie mit Statinen:
  1. Orientierung an Cholesterin-Grenzwerten und Dosistitration für unterschiedliche Risikokonstellation („treat to target") → entsprechend der europäischen Leitlinie (ESC/EAS Guidelines: European Association for Cardiovascular Prevention & Rehabilitation et al. 2011)
  2. feste Dosierungen für unterschiedliche Risikokonstellation ohne Anpassung an die Höhe der gemessenen Cholesterinwerte („fire and forget") → entsprechend der US-amerikanischen Leitlinie (ACC/AHA-Guideline: Stone et al. 2014)
- **sehr hohes Risiko (Score ≥ 10 %):** LDL-Cholesterin < 70 mg/dl (Atherosklerose im koronaren, cerebrovaskulären oder peripheren arteriellen Gefäßbett), Typ-2-Diabetes, Typ-1-Diabetes mit Organschäden, GFR < 60 ml/min/1,73 m²

A

- **hohes Risiko (Score > 5 % bis < 10 %):** LDL-Cholesterin < 100 mg/dl
- **mäßig hohes Risiko (Score ≤ 5 %):** LDL-Cholesterin < 115 mg/dl
- **Lebererkrankungen** in der Anamnese oder relevanter Alkoholkonsum: Indikation besonders vorsichtig stellen, zurückhaltend dosieren
- Patienten mit **Risikofaktoren für eine Myopathie** (> 65 Jahre, Frauen, Nierenfunktionsstörung, unbehandelte Hypothyreose, hereditäre Muskelerkrankung, muskuläre Symptomatik in der Anamnese, Alkoholabusus): zurückhaltend dosieren oder direkt hydrophiles Statin mit niedrigerem Myopathie-Risiko bevorzugen (Rosuvastatin oder Fluvastatin)
- **gleichzeitige Anwendung** von **Fibraten** oder **Nicotinsäure erhöht das Risiko einer Rhabdomyolyse**; insbes. bei Vorliegen weiterer Risikofaktoren für eine Myopathie (► Anhang, S. 568)
- Statine senken auch bei Patienten mit **pAVK** die Häufigkeit kardiovaskulärer Ereignisse, verlängern bei symptomatischen Patienten die schmerzfreie Gehstrecke (auch bei Patienten mit normwertigen Cholesterinwerten) und reduzieren vermutlich auch die Gesamtmortalität (HPS 2002).
- bei Einnahme von **Vitamin-K-Antagonisten** (Phenprocoumon, Warfarin): engmaschige Gerinnungskontrolle in den ersten Therapiewochen der Statin-Therapie, da eine verstärkte Gerinnungshemmung möglich ist (INR-/Quick-Bestimmung alle 2 Tage)
- Bei gegebener Indikation für ein Statin sollte bei Patienten mit **Polymedikation Pravastatin** bevorzugt werden, da dieses innerhalb der Statine das geringste Interaktionspotenzial besitzt.

Wirkstoffbeurteilung

- Eine Therapieentscheidung in der Primärprävention sollte unter Berücksichtigung des individuellen Risikos für kardiovaskuläre Ereignisse erfolgen. Ein positiver Effekt auf die Gesamtmortalität in der Primärprävention konnte zuletzt durch eine Cochrane-Analyse belegt werden (Taylor et al. 2013), zurückhaltend angewendet werden sollten Statine jedoch bei Patienten mit geringem kardiovaskulärem Risiko (< 5 %/10 Jahre).
- Die Kombination mit Ezetimib liefert keinen klinischen Vorteil (Kastelein et al. 2005), führt aber möglicherweise zu einem erhöhten Krebsrisiko (Rossebø et al. 2008).
- **pAVK:**
  - Statine senken bei Patienten mit pAVK die Häufigkeit kardiovaskulärer Ereignisse, verlängern bei symptomatischen Patienten die schmerzfreie Gehstrecke (auch bei Patienten mit normwertigem Cholesterin) und reduzieren vermutlich auch die Gesamtmortalität (HPS 2002)
  - die aktuelle leitliniengerechte Therapie der pAVK umfasst bereits ab Fontaine-Stadium I die kombinierte Gabe eines Statins mit Acetylsalicylsäure oder Clopidogrel (DGA 2009)

- Ziel bei pAVK-Patienten sollte ein LDL-Cholesterin < 100 mg/dl sein (DGA 2009)
- Die aktuelle Leitlinie der amerikanischen Fachgesellschaften American College of Cardiology (ACC) und American Heart Association (AHA) empfiehlt die Abkehr von der Orientierung an LDL-Zielwerten („Treat to target“-Strategie), stattdessen feste Statin-Dosis in Abhängigkeit vom individuellen Risikoprofil („Fire and forget“-Strategie) (Stone et al. 2014).

Literatur

Carter AA et al. Risk of incident diabetes among patiens treated with statins: population based study. BMJ 2013; 346: f2610.

Deutsche Gesellschaft für Angiologie, Gesellschaft für Gefäßmedizin (DGA). Leitlinien zur Diagnostik und Therapie der peripheren arteriellen Verschlusskrankheit (PAVK). AWMF-Registernummer 065-003. 2009.

European Association for Cardiovascular Prevention & Rehabilitation et al. ESC/EAS Guidelines for the management of dyslipidaemias: the Task Force for the management of dyslipidaemias of the European Society of Cardiology (ESC) and the European Atherosclerosis Society (EAS). Eur Heart J 2011; 32: 1769–818.

Heart Protection Study Collaborative Group (HPS). MRC/BHF Heart protection study of cholesterol lowering with simvastatin in 20,536 high-risk individuals: a randomised placebo-controlled trial. Lancet 2002; 360: 7–22.

Heart Protection Study Collaborative Group (HPS). Effects on 11-years mortality and morbidity for lowering LDL-cholesterol with simvastatin for about 5 years in 20536 high-risk individuals: a randomized controlled trial. Lancet 2011; 378: 2013–20.

Kastelein JJ et al. Comparison of ezetimibe plus simvastatin versus simvastatin monotherapy on atherosclerosis progression in familial hypercholesterolemia. Design and rationale of the ezetimibe and simvastatin in hypercholesterolemia enhances atherosclerosis regression (ENHANCE) trial. Am Heart J 2005; 149: 234–9.

Rossebø AB et al. Intensive lipid lowering with simvastatin and ezetimibe in aortic stenosis. N Engl J Med 2008; 359: 1343–56.

Stone NJ et al. 2013 ACC/AHA guideline on the treatment of blood cholesterol to reduce atherosclerotic cardiovascular risk in adults: a report of the American College of Cardiology/American Heart Association Task Force on Practice Guidelines. J Am Coll Cardiol 2014; 63: 2889–934.

Taylor F et al. Statins for the primary prevention of cardiovascular disease. Cochrane Database Syst Rev 2013; CD004816.

Bisacodyl

B

Wirksamkeit ↑	Nutzen-Risiko-Bewertung ↑
IND	**DOS**
Obstipation, diagnostische und therapeutische Eingriffe am Darm	1 × tgl. 5–10 mg p. o. oder 1 × tgl. 10 mg rektal
NW	Bauchkrämpfe, Übelkeit
WW	Antacida, Glucocorticoide, Digitalis-Glykoside, Diuretika, Milch und Milchprodukte
CAVE	Komedikation mit Digitalis-Glykosiden, Diuretika und Glucocorticoiden vermeiden

Bisacodyl ist ein gut wirksames Laxans; aufgrund seines Risikoprofils (insbes. bei geriatrischen Patienten) jedoch nur als 2. Wahl nach milden Laxanzien wie Lactulose oder Macrogol.

Handelsnamen und -formen

- Bekunis®, Drix®, Dulcolax®, Laxans-ratiopharm®, Mediolax®, Bisacodyl (generisch)
- Dosis:
  5 mg Tabletten/Dragees
  10 mg Suppositorien

Pharmakologie

Wirkmechanismus

hydragoges Laxans

- Hemmung der Wasser-/Elektrolytresorption sowie Stimulation der Wasser-/Elektrolytsekretion im Colon; direkte kontraktionsfördernde Wirkung fraglich
- Zunahme von Stuhlvolumen und Peristaltik

Indikationen und Dosis

kurzfristige Anwendung bei Obstipation und Erkrankungen, die eine erleichterte Defäkation erfordern, Darmentleerung bei diagnostischen und therapeutischen Eingriffen am Darm

- 1 × tgl. 5–10 mg p. o. (abends) oder 1 × tgl. 10 mg rektal (abends)

» Kontraindikationen

Überempfindlichkeit gegenüber Bisacodyl, Darmverschluss, akute Erkrankung des Magen-Darm-Traktes, starke Bauchschmerzen im Zusammenhang mit Übelkeit und Erbrechen, Störungen des Wasser-/Elektrolythaushaltes, orale Arzneiformen kontraindiziert < 2 Jahren, Suppositorien kontraindiziert < 10 Jahren

Nebenwirkungen

- **sehr häufig:** keine
- **häufig:** Bauchkrämpfe, Übelkeit
- **weitere relevante Nebenwirkungen:** Wasser- und Elektrolytverluste

Wechselwirkungen

kontraindiziert: keine

problematisch: Almasilat[1], Aluminiumhydroxit[1], Aluminiumoxid[1], Amilorid[2], Betamethason[3], Carbaldrat[1], Chlorthalidon[2], Dexamethason[3], **Digitalis-Glykoside[4]**, Eplerenon[2], Furosemid[2], Hydrochlorothiazid[2], Hydrocortison[3], Hydrotalcit[1], Indapamid[2], Magaldrat[1], Magnesiumhydroxit[1], Methylprednisolon[3], Milch/Milchprodukte[1], Prednison[3], Prednisolon[3], Spironolacton[2], Torasemid[2], Triamcinolon[3], Triamteren[2], Piretanid[2], Xipamid[2]

1 nicht gleichzeitig mit oralem Bisacodyl einnehmen (> 1 h Abstand)

2 erheblich erhöhtes Risiko von Elektrolytverschiebungen bei übermäßigem Gebrauch von Bisacodyl (regelmäßige Kontrolle der Elektrolyte)

3 erhöhtes Risiko von Elektrolytverschiebungen bei übermäßigem Gebrauch von Bisacodyl (regelmäßige Kontrolle der Elektrolyte)

4 erhöhte kardiale Empfindlichkeit gegenüber Digitalis (bei regelmäßiger Einnahme Elektrolytkontrolle)

Pharmakokinetik

- BV: < 5 %
- intestinale Hydrolyse zur diphenolischen Wirkform (identisch wie bei Natriumpicosulfat)
- t_{max}: 5 h
- HWZ (des aktiven Metaboliten): 17 h
- Plasmaproteinbindung: nicht bekannt (lokal-intestinale Wirksamkeit)
- Elimination: nur geringfügige Resorption, Elimination > 90 % über die Faeces

Intoxikation

- **akute Intoxikation:**
  Symptome: Diarrhoe, abdominale Krämpfe, klinisch relevante Verluste an Flüssigkeit und Elektrolyten (Kalium)
  Therapie: allgemeine Maßnahmen (Gabe von Aktivkohlesuspension [1 g/kg KG]), bilanzierende Maßnahmen, Volumen- und Elektrolytsubstitution, ggf. Spasmolytika

B

- **chronische Intoxikation:**
  Symptome: abdominale Schmerzen, Hypokaliämie, sekundärer Hyperaldosteronismus, renale Calculi, metabolische Alkalose, Muskelschwäche durch Hypokaliämie
  Therapie: Absetzen von Bisacodyl

Einnahmehinweise und Patienteninformationen

- Einnahme nicht mit Milchprodukten!
- Dragees nicht zerkauen oder zerkleinern!
- Einnahme mit viel Flüssigkeit!
- laxierende Wirkung (orale Applikation) erst nach 6–12 h, bei Suppositorien nach 20–60 min
- Gefahr der raschen Gewohnheitsbildung! Auf kurze Therapiedauer hinweisen (max. 5 Tage)!
- eine Einschränkung von Verkehrstüchtigkeit und Reaktionsfähigkeit ist sehr unwahrscheinlich; allerdings kann eine vasovagale Antwort auf als Nebenwirkung auftretende gastrointestinale Krämpfe zu entsprechenden Einschränkungen führen

Spezielle Patientengruppen und Sondersituationen

Geriatrie

- PRISCUS: nicht gelistet
- BEERS: Kurzzeitanwendung möglich
- **Cave:** Dehydratation und Elektrolytverlust möglich!
  besser geeignete Alternative: Macrogol

Pädiatrie

- Dragees zugelassen ab 2 Jahren, Suppositorien zugelassen ab 10 Jahren
- **Kinder 2–10 Jahre:** 1 × tgl. 5 mg p. o. (abends)
- **Kinder > 10 Jahre:** 1 × tgl. 5–10 mg p. o. oder 1 × tgl. 10 mg rektal (abends)

Schwangerschaft

geeignet; besser: Lactulose oder Macrogol

Stillzeit

geeignet; besser: Lactulose oder Macrogol

Niere

- keine Dosisanpassung erforderlich
- **Cave:** intestinale Flüssigkeits- und Elektrolytverluste durch Bisacodyl erhöht

Leber

keine Dosisanpassung erforderlich

Geschlechterspezifika

keine klinisch relevanten Unterschiede bekannt

Ethnien

keine klinisch relevanten Unterschiede bekannt

! Besonderheiten und Cave

- vor Anwendung differenzialdiagnostische Abklärung der Obstipation
- Anwendung erst, wenn Umstellung von Ernährung und Lebensstil ohne Effekt
- bei unsachgemäßer Anwendung (Therapiedauer!) kann es zu relevanten Wasser- und Elektrolytverlusten (v. a. Kalium) kommen, dadurch Herzrhythmusstörungen
- Einnahme peroraler Arzneiformen abends, unabhängig von den Mahlzeiten
- so kurz wie möglich anwenden
- längerfristige hoch dosierte Komedikation mit Diuretika und Glucocorticoiden vermeiden (vermehrte Elektrolytverluste)
- längerfristige hoch dosierte Komedikation mit Digitalis-Glykosiden vermeiden (erhöhte Glykosid-Empfindlichkeit bei Hypokaliämie)

Wirkstoffbeurteilung

- Bisacodyl ist ein gut wirksames Laxans; aufgrund seines Risikoprofils (insbes. bei geriatrischen Patienten) ist es jedoch nur **2. Wahl nach milden Laxanzien** wie Lactulose oder Macrogol und einer geeigneten Ernährungsumstellung.
- Bei **chronischer Obstipation** ist Bisacodyl Wirkstoff der 1. Wahl, wie allerdings auch Natriumpicosulfat und das meist gut verträgliche Macrogol (S2k-Leitlinie „Chronische Obstipation“).
- Der **Langzeitkonsum** mit dem Risiko von Gewöhnungseffekten und vermehrten intestinalen Elektrolytverlusten ist offensichtlich weniger bedenklich als bislang angenommen; eine individuelle und regelmäßige Elektrolytkontrolle ist in diesem Fall jedoch trotzdem dringend zu empfehlen.

Literatur

Bengtsson M et al. Retrospective study of long-term treatment with sodium picosulfate. Eur J Gastroenterol Hepatol 2004; 16: 433–4.

Müller-Lissner SA et al. Myths and misconceptions about chronic constipation. Am J Gastroenterol 2005; 100: 232–42.

S2k-Leitlinie „Chronische Obstipation: Definition, Pathophysiologie, Diagnostik und Therapie“ der Deutschen Gesellschaft für Neurogastroenterologie und Motilität (DGNM) und der Deutschen Gesellschaft für Verdauungs- und Stoffwechselkrankheiten (DGVS). AWMF-Registriernummer 021/019. 2013.

Bisoprolol

Wirksamkeit ↑	Nutzen-Risiko-Bewertung ↑
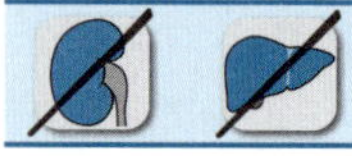	
IND	**DOS**
Hypertonie, chronisch stabile Angina pectoris	1 × tgl. 5–20 mg p. o.
stabile chronische mittelgradige bis schwere Herzinsuffizienz	1 × tgl. 1,25–10 mg p. o.
NW	Bradykardie, Verschlechterung der Herzinsuffizienz, Schwindel, Kopfschmerz, gastrointestinale Beschwerden, periphere Durchblutungsstörungen
WW	Calciumantagonisten vom Verapamil- und Diltiazem-Typ, Klasse-I-Antiarrhythmika, zentral wirksame Antihypertensiva, Digitialis-Glykoside, Moclobemid, Tranylcypromin
CAVE	nie abrupt absetzen; besondere Vorsicht bei Komorbiditäten: obstruktive Atemwegserkrankungen, Asthma bronchiale, Diabetes mellitus mit häufigen Hypoglykämien, AV-Block, pAVK

Bisoprolol gehört in der Hochdrucktherapie und bei chronischer Herzinsuffizienz zu den β-Rezeptoren-Blockern der 1. Wahl.

Handelsnamen und -formen

- Concor®, Bisoprolol (generisch)
- Dosis: 1,25 mg / 2,5 mg / 3,75 mg / 5 mg / 7,5 mg / 10 mg Tabletten

Pharmakologie

Wirkmechanismus

β_1-selektiver („kardioselektiver“) β-Rezeptoren-Blocker ohne intrinsische sympathomimetische Aktivität

- ▸ negativ chronotrop, Abnahme des peripheren Widerstandes, kaum negativ inotrop

Indikationen und Dosis

- Hypertonie, chronisch stabile Angina pectoris
  - initial 1 × tgl. 5–10 mg p. o., bei unzureichender Wirkung Steigerung auf bis zu 1 × tgl. 20 mg p. o.
- stabile chronische mittelgradige bis schwere Herzinsuffizienz
  - zunächst Therapie mit ACE-Hemmer einleiten, dann Beginn der Bisoprolol-Therapie
  - initial 1 × tgl. 1,25 mg p. o., Dosisverdoppelung alle 2–4 Wochen bis zum Erreichen der Zieldosis von 10 mg/d oder der höchsten verträglichen Dosis

›› Kontraindikationen

akute oder dekomprimierte Herzinsuffizienz, kardiogener Schock, AV-Block (II./III.), Sick-Sinus-Syndrom, sinuatrialer Block, Bradykardie, Hypotonie, schweres Asthma bronchiale, schwere COPD, Spätstadien der pAVK, unbehandeltes Phäochromozytom, metabolische Acidose

Nebenwirkungen

- **sehr häufig:** Bradykardie
- **häufig:** Verschlechterung der Herzinsuffizienz, Schwindel, Kopfschmerz, gastrointestinale Beschwerden, periphere Durchblutungsstörungen, Somnolenz
- **weitere relevante Nebenwirkungen:** Schlafstörungen, Muskelkrämpfe

Wechselwirkungen

kontraindiziert: keine

problematisch: Acemetacin[4], Acetylsalicylsäure[4], **Alpha-Methyldopa[1]**, **Amiodaron[3]**, Amitriptylin[5], Amlodipin[6], Carbachol[7], Carteolol[8], Celecoxib[4], **Chinidin[2]**, Chlorpromazin[9], Clomipramin[5], **Clonidin[1]**, Diclofenac[4], **Digitalis-Glykoside[3]**, **Diltiazem[3]**, **Disopyramid[2]**, Distigmin[7], Dosulepin[5], Doxepin[5], Etoricoxib[4], Exetanide[10], Felodipin[6], **Flecainid[2]**, Fluphenazin[9], Glibenclamid[10], Gliclazid[10], Glimepirid[10], Gliquidon[10], Ibuprofen[4], Imipramin[5], Indometacin[4], Insulin[10], Ketoprofen[4], Levobunolol[8], Levomepromazin[9], **Lidocain[2]**, Maprotilin[5], Meloxicam[4], Metipranolol[8], Moclobemid[7], **Moxonidin[1]**, Naproxen[4], Neostigmin[7], Nortriptylin[5], Opipramol[5], Parecoxib[4], Perphenazin[9], **Phenytoin[2]**, Physostigmin[7], Pilocarpin[7], Piroxicam[4], **Propafenon[2]**, Pyridostigmin[7], Thioridazin[9], Timolol[8], Tranylcypromin[7], Trimipramin[5], **Verapamil[3]**

1 **Verschlechterung der Herzinsuffizienz**
2 **Verstärkung der negativen Inotropie**
3 **erhöhtes Risiko für bradykarde Herzrhythmusstörungen, AV-Block III. Grades; nicht kombinieren, insbes. i. v.**
4 reduzierte blutdrucksenkende Wirkung von Bisoprolol; bei längerfristiger Komedikation ggf. Dosisanpassung
5 verstärkter hypotensiver Effekt von Bisoprolol (ggf. Dosis anpassen)
6 Verschlechterung der ventrikulären Pumpfunktion

7 erhöhtes Bradykardie-Risiko, klinische Symptome beachten, ggf. Dosis reduzieren
8 topische β-Rezeptoren-Blocker als Augentropfen: Wirkungsverstärkung von Bisoprolol möglich; bei der Applikation der Augentropfen Tränenkanal abdrücken
9 verstärkter hypotensiver Effekt von Bisoprolol (ggf. Dosis anpassen)
10 Verstärkung der BZ-senkenden Wirkung, erhöhtes Hypoglykämie-Risiko (Patient aufklären, auf Hypoglykämie-Zeichen achten, ggf. Dosis reduzieren)

Pharmakokinetik

- BV: > 90 %
- t_{max}: 3 h
- HWZ: 12 h
- Plasmaproteinbindung: 30 %
- Elimination: 50 % biliär nach hepatischer Metabolisierung, 50 % unverändert renal

Intoxikation

- **Symptome:** schwere Hypotonie, AV-Block (III), Bradykardie bis Herzstillstand, kardiogener Schock, Bewusstseinsstörungen, Bronchospasmus, Erbrechen, gelegentlich generalisierte Krampfanfälle
- **Therapie:** allgemeine Maßnahmen (Gabe von Aktivkohlesuspension [1 g/kg KG]) und symptomatische Schocktherapie; zur Therapie einer schweren Bradykardie: Atropin 0,5–2 mg i. v. (Bolus) und Glucagon 1–10 mg i. v. (Bolus), anschließend Glucagon 2–2,5 mg/h (Dauerinfusion), ggf. zusätzlich Dobutamin 2,5–10 µg/kg KG pro Minute (Dauerinfusion); bei therapierefraktärer Bradykardie temporäre Schrittmachertherapie; bei Bronchospasmen β_2-Sympathomimetika (inhalativ und/oder i. v.); bei generalisierten Krampfanfällen Diazepam; kaum dialysierbar

Einnahmehinweise und Patienteninformationen

- Einnahme morgens zum Frühstück, nicht zerkauen!
- eine Einschränkung von Verkehrstüchtigkeit und Reaktionsfähigkeit ist möglich, insbes. bei Neueinstellung, Erhöhung der Dosis oder in Kombination mit Alkohol

Spezielle Patientengruppen und Sondersituationen

Geriatrie

geeignet

- PRISCUS: nicht gelistet
- BEERS: nicht gelistet

Pädiatrie

pädiatrisch besser erprobte β-Rezeptoren-Blocker sind Metoprolol und Propranolol

Schwangerschaft

- **1. Trimenon:** keine Hinweise auf Teratogenität
- **2. und 3. Trimenon:** Tonuserhöhung des Uterus und BZ-senkende Wirkung können möglicherweise zu einem verminderten Geburtsgewicht führen (strittig)
- geeignete Alternativen: Alpha-Methyldopa (als Antihypertensivum der 1. Wahl), Metoprolol (als β-Rezeptoren-Blocker)

Stillzeit

- relevanter Spiegel beim gestillten Kind, möglichst nicht verwenden
- geeignete Alternativen: Alpha-Methyldopa (als Antihypertensivum), Metoprolol (als β-Rezeptoren-Blocker)

Niere

GFR < 20 ml/min/1,73 m^2: max. 10 mg/d

Leber

- **leichte bis mittelschwere Leberfunktionsstörung:** keine Dosisanpassung
- **schwere Leberfunktionsstörung:** max. 10 mg/d

Geschlechterspezifika

keine klinisch relevanten Unterschiede bekannt

Ethnien

- bei Patienten afrikanischer Abstammung in der Hochdrucktherapie vorzugsweise Thiaziddiuretika oder Calciumkanalblocker einsetzen
- bei Patienten asiatischer Abstammung erhöhte Sensitivität gegenüber β-Rezeptoren-Blocker, klinische Relevanz fraglich

! Besonderheiten und Cave

- nicht abrupt absetzen
- besondere Vorsicht bei Komorbiditäten: obstruktive Atemwegserkrankungen (insbes. Asthma bronchiale, weniger COPD), Diabetes mellitus mit häufigen Hypoglykämien, AV-Block (I. Grades), pAVK
- bei Patienten mit obstruktiven Atemwegserkrankungen kann unter gleichzeitiger Bisoprolol-Therapie der Bedarf an bronchodilatativen β_2-Sympathomimetika erhöht sein
- vor Allgemeinanästhesie Bisoprolol nicht absetzen (Reduktion perioperativer myokardialer Ischämien)
- Bisoprolol verstärkt anaphylaktische Reaktionen gegenüber anderen Allergenen
- Psoriasis/Psoriasis in der Anamnese: Bisoprolol kann Symptomatik verstärken

B

Wirkstoffbeurteilung

- Bisoprolol (und Metoprolol) sind Leitsubstanzen innerhalb der β_1-selektiven β-Rezeptoren-Blocker und Wirkstoffe der 1. Wahl für die Indikationen Hypertonie und Herzinsuffizienz. Im Rahmen der kombinierten Hochdrucktherapie kann die Therapiecompliance durch fixe Kombinationspräparate (z. B. Zweierkombination Bisoprolol und Hydrochlorothiazid) erhöht werden.
- Bisoprolol wird in den europäischen Leitlinien zusammen mit anderen β-Rezeptoren-Blockern zusätzlich zu der Gabe eines ACE-Hemmers zur Behandlung der **chronischen Herzinsuffizienz** empfohlen (Authors/Task Force Members et al. 2012). In der CIBIS-II-Studie konnte eine Reduktion der Mortalität in dieser Indikation gezeigt werden (CIBIS-II Investigators 1999).
- Bisoprolol wird zusammen mit anderen β-Rezeptoren-Blockern zur Behandlung der **arteriellen Hypertonie**, insbes. bei **kardialen Komorbiditäten** (chronische Herzinsuffizienz und stattgehabter Myokardinfarkt), von den europäischen Leitlinien empfohlen (Mancia et al. 2013). Andere Autoren zählen β-Rezeptoren-Blocker nicht zu den Mitteln 1. Wahl, da einige Metaanalysen eine geringere Wirksamkeit bei der Verhinderung von Schlaganfällen in Vergleich zu anderen Antihypertensiva zeigten (Wiysonge et al. 2012).
- Zusammen mit den anderen β-Rezeptoren-Blockern wird Bisoprolol als Mittel der 1. Wahl zur Behandlung der **stabilen Angina pectoris** von den europäischen Leitlinien empfohlen (Task Force Members et al. 2013).
- Aufgrund des möglichen diabetogenen Effektes und einer Kaschierung der Symptome einer Hypoglykämie sind β-Rezeptoren-Blocker *nicht* Mittel der 1. Wahl bei **metabolischem Syndrom** und **Diabetes mellitus**.

Literatur

Authors/Task Force Members et al. ESC Guidelines for the diagnosis and treatment of acute and chronic heart failure 2012: The Task Force for the Diagnosis and Treatment of Acute and Chronic Heart Failure 2012 of the European Society of Cardiology. Developed in collaboration with the Heart Failure Association (HFA) of the ESC. EurHeart J 2012; 33: 1787–847. doi:10.1093/eurheartj/ehs104.

CIBIS-II Investigators. The Cardiac Insufficiency Bisoprolol Study II (CIBIS-II): a randomised trial. Lancet 1999; 353: 9–13. doi:10.1016/S0140-6736(98)11181-9.

Mancia G et al. 2013 ESH/ESC Guidelines for the Management of Arterial Hypertension The Task Force for the Management of Arterial Hypertension of the European Society of Hypertension (ESH) and of the European Society of Cardiology (ESC). Eur Heart J 2013; 34: 2159–219.

Task Force Members et al. 2013 ESC Guidelines on the Management of Stable Coronary Artery Disease: The Task Force on the Management of Stable Coronary Artery Disease of the European Society of Cardiology. European Heart Journal 2013; 34: 2949–3003. doi:10.1093/eurheartj/eht296.

Wiysonge CS et al. Beta-blockers for hypertension. Cochrane Database Syst Rev 2012; CD002003.

Budesonid (zur Inhalation)

Wirksamkeit ↑	Nutzen-Risiko-Bewertung ↑
CYP3A4	
IND	**DOS**
Langzeitbehandlung persistierender Atemwegserkrankungen	1–2 × tgl. 200–800 µg (max. 1 600 µg/d)
NW	Reizungen von Mund-/Rachenschleimhaut, Heiserkeit, oropharyngeale Candidose
WW	CYP3A4-Inhibitoren
CAVE	nicht zur Therapie akuter Atemnotzustände geeignet!

Budesonid ist als inhalatives Glucocorticoid essenzieller und wirksamer Bestandteil der Asthma-Stufentherapie. Bei COPD verbessert es die Lungenfunktion allenfalls geringfügig.

Handelsnamen und -formen

- Budecort®, Budenobronch®, Budiair®, Cyclocaps®, Miflonide®, Novopulmon®, Pulmicort®
- Dosis:
  100 mg/Dosis / 200 µg/Dosis / 400 µg/Dosis Pulver zur Inhalation
  0,5 mg/2 ml / 1 mg/2 ml Suspension für einen Vernebler

Pharmakologie

Wirkmechanismus

synthetisches Glucocorticoid mit überwiegend topischer Wirkung

- Bindung an intrazelluläre Rezeptoren, Glucocorticoid-typische genomische und nichtgenomische Effekte
- antiphlogistisch und immunmodulatorisch, reduzierte Schleimproduktion, verbesserte mukoziliäre Clearance, vermehrte Expression von Beta-Adrenozeptoren

Indikationen und Dosis

Langzeitbehandlung persistierender Atemwegserkrankungen mit Indikation für ein Glucocorticoid (z. B. Asthma bronchiale, chronisch obstruktive Bronchitis)

- 1–2 × tgl. 200 µg bis 800 µg (max. 1 600 µg/d)
- bei Behandlungsbeginn möglichst zweimal tägliche Dosierung

- bei Umstellung von der zweimal täglichen auf eine einmal tägliche Dosierung sollte die Gesamttagesdosis gleich bleiben (Applikation der Einmal-pro-Tag-Dosis am Abend!)

» Kontraindikationen

akute Atemnot/Status asthmaticus

Nebenwirkungen

- **sehr häufig:** keine
- **häufig:** Reizungen von Mund-/Rachenschleimhaut, Schluckbeschwerden, Heiserkeit, oropharyngeale Candidose
- **weitere relevante Nebenwirkungen:** anaphylaktische Reaktion (selten), Bronchospasmus (selten), Depression

Wechselwirkungen

- **CYP3A4-Inhibitoren:** Wirkstoffe: ► vordere Umschlaginnenseite
- Erhöhung der systemischen Exposition von Budesonid (ggf. Budesonid-Dosis reduzieren)

Pharmakokinetik

- BV nach Inhalation: ca. 40 %
- Großteil des verschluckten Budesonids wird bereits bei der ersten Leberpassage metabolisiert (ausgeprägter First-Pass-Effekt), dadurch geringe systemische Wirkung; gleichzeitige Gabe von CYP3A4-Inhibitoren (Wirkstoffe: ► vordere Umschlaginnenseite) kann die systemische Budesonid-Exposition signifikant erhöhen
- t_{max}: 30 min
- HWZ: 3 h
- Plasmaproteinbindung: 90 %
- Elimination: > 99 % biliär

Intoxikation

- **Symptome:** nicht bekannt
- **Therapie:** –

Einnahmehinweise und Patienteninformationen

- regelmäßige Einnahme, auch wenn keine Symptome vorhanden sind!
- Einnahme vor den Mahlzeiten oder Mund nach Inhalation ausspülen (Prophylaxe oraler Candidiasis)
- bei Einmal-pro-Tag-Dosierungsschema Applikation am Abend!
- zur Linderung akuter Atemnot sollte jederzeit ein Notfallmedikament zur Verfügung stehen (z. B. Salbutamol, Fenoterol oder Formoterol)
- eine Einschränkung von Verkehrstüchtigkeit und Reaktionsfähigkeit ist sehr unwahrscheinlich

Spezielle Patientengruppen und Sondersituationen

Geriatrie

geeignet

- PRISCUS: nicht gelistet
- BEERS: nicht gelistet

Pädiatrie

- zugelassen ab 6 Jahren
- **6–12 Jahre:** 1–2 × tgl. 200 µg bis 400 µg (max. 800 µg/d)
- **ab 12 Jahre:** 1–2 × tgl. 200 µg bis 800 µg (max. 1 600 µg/d)
- bei Langzeitanwendung in der Pubertät regelmäßig das Längenwachstum kontrollieren; pädiatrische Patienten möglichst an einen Spezialisten überweisen

Schwangerschaft

- geeignet
- Budesonid gehört bei Indikation nach Asthma-Therapiestufenplan zu den Wirkstoffen der Wahl in der Schwangerschaft
- aufgrund der umfangreichsten Erfahrung sind für die Asthmatherapie in der Schwangerschaft Mittel der Wahl (bei entsprechender Indikation nach Asthma-Therapiestufenplan):
  - kurzwirksame β_1-Rezeptor-Agonisten (SABA): Salbutamol
  - langwirksame β_2-Rezeptor-Agonisten (LABA): Formoterol, Salmeterol
  - inhalative Glucocorticoide: Budesonid (alternativ: Beclometason, Fluticason)
  - systemische Glucocorticoide: Prednisolon

Stillzeit

geeignet

Niere

keine Anpassung erforderlich

Leber

keine Anpassung erforderlich

Geschlechterspezifika

keine klinisch relevanten Unterschiede bekannt

Ethnien

keine klinisch relevanten Unterschiede bekannt

! Besonderheiten und Cave

- zur Linderung akuter Atemnot sollte jederzeit ein schnell wirksames, inhalatives β_2-Sympathomimetikum zur Verfügung stehen (z. B. Salbutamol, Fenoterol oder Formoterol)

B

- korrekte Anwendung des Inhalationsgerätes sicherstellen! Häufigste Ursache für ausbleibenden Therapieerfolg ist die fehlerhafte Handhabung!
- Anwendung von Budesonid bei aktiver Lungentuberkulose sowie Pilz-, Virus- und bakteriellen Infektionen der Lunge nur dann, wenn gleichzeitig auch eine tuberkulostatische/antiinfektive Therapie erfolgt
- Therapie oraler Candidose unter Budesonid-Anwendung: lokale Therapie mit Nystatin (Suspension); Patient außerdem auf Budesonid-Applikation vor den Mahlzeiten und Mundausspülen/Zähneputzen nach der Anwendung hinweisen

Wirkstoffbeurteilung

- In der Therapie des **Asthma bronchiale** sind inhalative Glucocorticoide wie Budesonid essenzielle und wirksame Komponenten der leitliniengerechten Stufentherapie.
- Bei **COPD** ist die Indikation für ein inhalatives Glucocorticoid zusätzlich zur bronchodilatativen Therapie gegeben, wenn symptomatische Patienten der Schweregrade III und IV ein $FEV_1 < 50\,\%$ aufweisen und es in den vorangegangenen 12 Monaten zu mind. einer therapiebedürftigen Exazerbation gekommen ist (Leitlinie der Deutschen Atemwegsliga 2007). Die Langzeitanwendung inhalativer Glucocorticoide verbessert die Lungenfunktion allenfalls geringfügig (Senderovitz et al. 1999; Rice et al. 2000), und bei COPD-Patienten mit negativem Reversibilitätstest nach Inhalation von Bronchodilatatoren besitzen inhalative Glucocorticoide keinen positiven Effekt auf die Abnahme des FEV_1 (Leitlinie der Deutschen Atemwegsliga 2007). Eine direkte Dosis-Wirkungs-Beziehung ist für inhalative Glucocorticoide nicht belegt; die Langzeitanwendung höhere Dosierungen korreliert jedoch mit der Entwicklung von Mundsoor, einer erhöhten Inzidenz von Pneumonien und einer Abnahme der Knochendichte (The Lung Health Study Research Group 2000; Kardos et al. 2007). Die Fixkombination von Budesonid mit Formoterol scheint hinsichtlich der Exazerbationsrate und Symptomkontrolle der jeweiligen Monotherapie überlegen (Calverley et al. 2003; Szafranski et al. 2003). Eine Monotherapie mit Budenosid ist bei COPD nicht indiziert.

Literatur

Calverley PM et al. Maintenance therapy with budesonide and formoterol in chronic obstructive pulmonary disease. Eur Respir J 2003; 22: 912–9.

Kardos P et al. Impact of salmeterol/fluticasone versus salmeterol on exacerbations in severe chronic obstructive pulmonary disease. Am J Respir Crit Care Med 2007; 175: 144–9.

Leitlinie der Deutschen Atemwegsliga und der Deutschen Gesellschaft für Pneumologie und Beatmungsmedizin zur Diagnostik und Therapie von Patienten mit chronisch obstruktiver Bronchitis und Lungenemphysen (COPD). 2007. Im Internet unter: http://www.atemwegsliga.de/tl_files/eigene-dateien/copd/COPD-Leitlinie.pdf (zuletzt abgerufen am 17.06.2014).

Rice KL et al. Withdrawal of chronic systemic corticosteroids in patients with COPD: a randomized trial. Am J Respir Crit Care Med 2000; 162: 174–8.
Senderovitz T et al. Steroid reversibility test followed by inhaled budesonide or placebo in outpatients with stable chronic obstructive pulmonary disease. Respir Med 1999; 93: 715–8.
Szafranski W et al. Efficacy and safety of budesonide/formoterol in the management of chronic obstructive pulmonary disease. Eur Respir J 2003; 21: 74–81.
The Lung Health Study Research Group. Effect of inhaled triamcinolone on the decline in pulmonary function in chronic obstructive pulmonary disease. N Engl J Med 2000; 343: 1902–9.

Butylscopolamin

B

Wirksamkeit ↑ bis →	Nutzen-Risiko-Bewertung ↑
IND	**DOS**
Spasmen des Gastrointestinaltraktes	3 × tgl. 10–20 mg p. o.
NW	vernachlässigbar
WW	Antidepressiva, Antihistaminika, Neuroleptika
CAVE	bei parenteraler Anwendung Hinweise auf Glaukomsymptomatik beachten!

Standardarzneistoff bei unspezifisch-spastischen Unterbauchbeschwerden, wofür zumindest eine schwache Wirkung belegt scheint.

Handelsnamen und -formen

- Buscopan®, Butylscopolamin (generisch)
- Dosis:
  10 mg Dragees
  20 mg/ml Ampullen / 200 mg/10 ml Ampullen

Pharmakologie

Wirkmechanismus

peripher wirksames neurotropes Spasmolytikum

- ▸ anticholinerge Wirkung an nicotinischen und muscarinischen Rezeptoren
- ▸ Spasmolyse durch Tonusverminderung der glatten Muskulatur des Gastrointestinaltraktes

Indikationen und Dosis

- leichte bis mäßig starke Spasmen des Gastrointestinaltraktes, spastische Abdominalschmerzen beim Reizdarmsyndrom
  - ▸ 3 × tgl. 10–20 mg (max. 60 mg/d) p. o.
- nur parenterale Applikationsform: Spasmen im Bereich des Gastrointestinaltraktes, der Gallenwege, der ableitenden Harnwege und des weiblichen Genitales; bei endoskopischen Untersuchungen; zur Funktionsdiagnostik des Gastrointestinaltraktes

›› Kontraindikationen

Ileus, Megacolon, Harnverhalt bei subvesikaler Obstruktion, Engwinkelglaukom, Tachykardie, Myasthenia gravis

B

Nebenwirkungen

- **sehr häufig:** keine
- **häufig:** keine
- **weitere relevante Nebenwirkungen:** Tachykardie, Schwindel, Mundtrockenheit, Miktionsstörungen

Wechselwirkungen

kontraindiziert: keine

problematisch: Amantadin[1], Amisulprid[1], Amitriptylin[1], Azelastin[1], Bambuterol[2], Benperidol[1], Bromperidol[1], Cetirizin[1], Chlorpromazin[1], Chlorprothixen[1], Clemastin[1], Clenbuterol[2], Clozapin[1], Clomipramin[1], Desloratadin[1], Dimetinden[1], Disopyramid[1], Dosulepin[1], Doxepin[1], Droperidol[1], Ebastin[1], Fexofenadin[1], Fluphenazin[1], Fluspirilen[1], Haloperidol[1], Hydroxyzin[1], Iloperidon[1], Imipramin[1], Indacaterol[2], Ipratropiumbromid[1], Levocetirizin[1], Levomepromazin[1], Loratadin[1], Maprotilin[1], Melperon[1], Mianserin[1], Mizolastin[1], Nortriptylin[1], Opipramol[1], Promethazin[1], Rupatadin[1], Sertindol[1], Sulpirid[1], Tiotropiumbromid[1], Trimipramin[1], Triflupromazin[1], Olanzapin[1], Orciprenalin[2], Paliperidon[1], Penfluridol[1], Perazin[1], Perphenazin[1], Pimozid[1], Pipamperon[1], Quetiapin[1], Reproterol[2], Risperidon[1], Salbutamol[2], Terbutalin[2], Tiaprid[1], Ziprasidon[1], Zotepin[1], Zuclopenthixol[1]

1 Verstärkung der anticholinergen Wirkungen
2 Verstärkung der tachykarden Wirkung

Pharmakokinetik

- BV: 1–8 % (bei p. o.-Gabe fast vollständig lokal-enterale Wirkung)
- t_{max}: nicht bekannt
- HWZ: 6–10 h
- Plasmaproteinbindung: 4 %
- Metabolisierung: unspezifische Esterhydrolyse
- Elimination: 90 % biliär

Intoxikation

- **Symptome:** anticholinerge Symptomatik (Sehstörungen, Tachykardie, Hautrötung, Harnverhalt, Mundtrockenheit)
- **Therapie:** symptomatisch, bei Glaukompatienten Pilocarpin-Augentropfen, bei Harnverhalt Katheterisierung, falls erforderlich Gabe von Parasympathomimetika (Neostigmin 0,5–2,5 mg i. m. oder i. v.)

Einnahmehinweise und Patienteninformationen

- Einnahme unabhängig von den Mahlzeiten
- eine Einschränkung von Verkehrstüchtigkeit und Reaktionsfähigkeit ist sehr unwahrscheinlich, außer bei Auftreten von Schwindel

B

Spezielle Patientengruppen und Sondersituationen

Geriatrie

geeignet (bei oraler Gabe unerwünschte anticholinerge Wirkungen aufgrund minimaler systemischer Verfügbarkeit [Bioverfügbarkeit < 8 %] vernachlässigbar)

- PRISCUS: nicht gelistet
- BEERS: Negativ-Wertung (möglichst nicht verwenden)

Pädiatrie

zugelassen > 6 Jahre (Dosierung wie Erwachsene)

Schwangerschaft

- Spasmolytikum der Wahl in der gesamten Schwangerschaft; p. o.-Gabe unbedenklich
- Einzelberichte über Krampfanfälle bei Schwangeren nach parenteraler Butylscopolamin-Applikation, die an Präeklampsie litten; Beeinflussung der fetalen Herzfrequenz bei parenteraler Butylscopolamin-Gabe möglich

Stillzeit

geeignet, p. o.-Gabe unbedenklich, bei wiederholter parenteraler Gabe Säugling auf anticholinerge Symptome beobachten; Hemmung der Lactation durch Butylscopolamin möglich (wiederholte parenterale Gabe)

Niere

keine Anpassung erforderlich

Leber

keine Anpassung erforderlich

Geschlechterspezifika

keine klinisch relevanten Unterschiede bekannt

Ethnien

keine klinisch relevanten Unterschiede bekannt

! Besonderheiten und Cave

- Hinweise auf Glaukomsymptomatik nach parenteraler Gabe beachten (schmerzhafte Augenrötung mit Sehverlust)
- Die häufig verwendeten Butylscopolamin-Zäpfchen sind seit dem 1.1.2015 nicht mehr im Handel.

Wirkstoffbeurteilung

- Für die Beurteilung der Wirksamkeit bei **unspezifischen Unterbauchschmerzen** und gastrointestinalen Krämpfen ist das verfügbare Studienmaterial zur Monotherapie mit Butylscopolamin qualitativ wenig hochwertig, diese methodisch meist nicht besonders guten Studien deuten jedoch auf eine zumindest schwache spasmolytische Wirkung hin (Tytgat 2007). Die **Wirkstärke** scheint dabei vergleichbar mit Paracetamol zu sein (Remington-Hobbs et al. 2012).
- Beim obstipationsprädominanten **Reizdarmsyndrom** ist Butylscopolamin vermutlich zumindest schwach wirksam (Schäfer et al. 1990), sodass ein Therapieversuch sinnvoll erscheinen kann (S3-Leitlinie Reizdarmsyndrom: DGVS 2010).

Literatur

Deutsche Gesellschaft für Gastroenterologie, Verdauungs- und Stoffwechselkrankheiten (DGVS). Reizdarmsyndrom: Definition, Pathophysiologie, Diagnostik und Therapie. Gemeinsame Leitlinie der Deutschen Gesellschaft für Verdauungs- und Stoffwechselkrankheiten (DGVS) und der Deutschen Gesellschaft für Neurogastroenterologie und Motilität (DGNM). AWMF-Registriernummer: 021/016. Stand: 01.10.2010, gültig bis 31.10.2015.

Remington-Hobbs J et al. Emergency department management of undifferentiated abdominal pain with hyoscine butylbromide and paracetamol: a randomised control trial. Emerg Med J 2012; 29: 989–94.

Schäfer E et al. The treatment of irritable colon. Efficacy and tolerance of buscopan plus, buscopan, paracetamol and placebo in ambulatory patients with irritable colon. Fortschr Med 1990; 108: 488–92.

Tytgat GN. Hyoscine butylbromide: a review of its use in the treatment of abdominal cramping and pain. Drug 2007; 67: 1343–57.

Candesartan

Wirksamkeit ↑	Nutzen-Risiko-Bewertung ↑

IND	DOS
arterielle Hypertonie	1 × tgl. 8–16 (max. 32) mg/d
Herzinsuffizienz	1 × tgl. 4–32 mg/d
NW	Hypotonie, Schwindel, Hyperkaliämie
WW	ACE-Hemmer, Aliskiren
CAVE	symptomatische Hypotonie nach Erstgabe möglich

Candesartan ist in den jeweiligen Indikationen Mittel der 2. Wahl, wenn eine Therapie mit ACE-Hemmern nicht vertragen wird.

Handelsnamen und -formen

- Atacand®, Blopress®, Candecor®, Candesartan (generisch)
- Dosis: 4 mg / 8 mg / 16 mg / 32 mg Tabletten

Pharmakologie

Wirkmechanismus

Angiotensin-II-Rezeptor-Antagonist: nichtkompetitiver, selektiver Antagonist am AT_1-Rezeptor

- ▸ Hemmung der Angiotensin-II-vermittelten Effekte am AT_1-Rezeptor
- ▸ anhaltende Senkung des arteriellen Blutdrucks und des pulmonalen kapillaren Drucks ohne reflektorischen Anstieg der Herzfrequenz, Reduktion des renalen Gefäßwiderstandes

Indikationen und Dosis

- essenzielle Hypertonie bei Erwachsenen
  - ▸ initial 1 × tgl. 8 mg p. o., ggf. Dosisanpassung nach 4 Wochen auf 1 × tgl. 16 mg p. o., max. 32 mg/d; bei Patienten mit Volumenmangel kann eine Anfangsdosierung von 1 × 4 mg/d ausreichend sein
- erwachsene Patienten mit Herzinsuffizienz und linksventrikulärer Ejektionsfraktion ≤ 40 % (wenn ACE-Hemmer nicht vertragen werden oder zusätzlich zu ACE-Hemmer)
  - ▸ Anfangsdosis 1 × tgl. 4 mg p. o., Dosisverdopplung in Intervallen von mind. 2 Wochen bis Zieldosis von 1 × tgl. 32 mg oder der höchsten tolerierten Dosis

» Kontraindikationen

Schwangerschaft im 2. oder 3. Trimenon, schwere Leberinsuffizienz, Cholestase, Kinder < 1 Jahr

Nebenwirkungen

- **sehr häufig:** keine
- **häufig:** Schwindel, Kopfschmerzen, Hyperkaliämie, Hypotonie, Einschränkung der Nierenfunktion, Atemwegsinfektionen
- **weitere relevante Nebenwirkungen:** keine

Wechselwirkungen

kontraindiziert: keine

problematisch: Acemetacin[1], Acetylsalicylsäure[1], **Aliskiren[2]**, Amilorid[3], **Benazepril[2]**, **Captopril[2]**, Celecoxib[1], Chlorthalidon[4], Ciclosporin[3], **Cilazapril[2]**, Cotrimoxazol[3], Diclofenac[1], **Enalapril[2]**, Eplerenon[3], Etoricoxib[1], **Fosinopril[2]**,Furosemid[4], Hydrochlorothiazid[4], Ibuprofen[1], Indapamid[4], Indometacin[1], Kalium[5], Ketoprofen[1], **Lisinopril[2]**, Lithium[6], Meloxicam[1], **Moexipril[2]**, Naproxen[1], Parecoxib[1], **Perindopril[2]**, Piretanid[4], Piroxicam[1], **Quinapril[2]**, **Ramipril[2]**, **Spirapril[2]**, Spironolacton[3], Tacrolimus[3] Torasemid[4], **Trandolapril[2]**, Triamteren[3], Trimethoprim[3], Xipamid[4], **Zofenopril[2]**

1 NSAR und Coxibe: Verminderung der antihypertensiven Wirkung, erhöhtes Risiko einer Verschlechterung der Nierenfunktion und einer Hyperkaliämie, ggf. Laborkontrollen
2 ACE-Hemmer und Aliskiren: erhöhtes Risiko einer Verschlechterung der Nierenfunktion und eines dialysepflichtigen Nierenversagens, Kombination vermeiden
3 kaliumsparende Diuretika und potenziell nephrotoxische Substanzen: erhöhtes Risiko einer Hyperkaliämie und leicht erhöhtes Risiko einer Verschlechterung der Nierenfunktion, ggf. Laborkontrollen
4 Diuretika: leicht erhöhtes Risiko einer Verschlechterung der Nierenfunktion und überschießende Blutdrucksenkung, vorsichtige Eindosierung
5 erhöhtes Risiko einer Hyperkaliämie
6 erhöhter Serumspiegel von Lithium, Spiegelkontrolle empfohlen

Pharmakokinetik

- BV: 14 %
- hepatische Metabolisierung vernachlässigbar (auch keine Interaktionen!)
- t_{max}: 3,5 h
- HWZ: 9 h
- Plasmaproteinbindung: > 99 %
- Elimination: 70 % biliär, 30 % renal

Intoxikation

- **Symptome:** Hypotonie, Schock, Nierenversagen
- **Therapie:** Wiederherstellung stabiler Kreislaufverhältnisse (Volumentherapie); Candesartan lässt sich nicht durch Hämodialyse entfernen

C

Einnahmehinweise und Patienteninformationen

- Einnahme unabhängig von den Mahlzeiten
- eine Einschränkung von Verkehrstüchtigkeit und Reaktionsfähigkeit ist sehr unwahrscheinlich, außer bei Auftreten von Schwindel, Sehstörungen oder Blutdruckschwankungen
- bei Frauen im gebärfähigen Alter auf sichere Kontrazeption während der Therapie hinweisen!

Spezielle Patientengruppen und Sondersituationen

Geriatrie

- geeignet
  PRISCUS: nicht gelistet
  BEERS: nicht gelistet
- **Cave:** bei eingeschränkter Nierenfunktion sehr vorsichtig dosieren, auf ausreichende Hydrierung achten, Komedikation mit NSAR vermeiden!

Pädiatrie

- zugelassen für die Hypertonie-Therapie bei Kindern ab 6 Jahren
- **initial:** 1 × tgl. 4 mg p. o.
- **Patienten < 50 kg KG:** Maximaldosis 1 × tgl. 8 mg p. o.
- **Patienten ≥ 50 kg KG:** Maximaldosis 1 × tgl. 16 mg p. o.
- **Kinder zwischen 1–5 Jahren:** nicht zugelassen
- **Kinder < 1 Jahr:** kontraindiziert

Schwangerschaft

- **1. Trimenon:** möglichst nicht anwenden (nach versehentlicher Therapie in die Frühschwangerschaft hinein Umstellung auf antihypertensive Therapie mit geringerem Risiko, z. B. Alpha-Methyldopa [1. Wahl], Nifedipin [Alternative] oder Metoprolol [Alternative])
- **2. und 3. Trimenon:** kontraindiziert (Berichte über Fetopathien mit fetaler Anurie, Lungenhypoplasie, Kontrakturen der Extremitäten, Hypoplasien der Schädelkalotte, Thrombosen der V. cava inferior und Oligo-/Anhydramnion); bei Exposition bis ins 2. Trimenon hinein Umstellung der antihypertensiven Therapie (► 1. Trimenon) sowie Ausschluss eines Oligohydramnions und Kontrolle des Neugeborenen hinsichtlich Nierenfunktion und Hypotonie

Stillzeit

- möglichst nicht anwenden
- geeignete Antihypertensiva in der Stillzeit: Alpha-Methyldopa (1. Wahl), Nifedipin (Alternative), Metoprolol (Alternative)

Niere

- **GFR 30–60 ml/min/1,73 m^2:** vorsichtig dosieren
- **GFR < 30 ml/min/1,73 m^2:** Initialdosis 4 mg/d p. o.
- **Cave:** erhöhtes Hyperkaliämie-Risiko bei eingeschränkter Nierenfunktion

Leber

- **leichte bis mittelgradige Leberfunktionsstörung:** vorsichtig dosieren (Anfangsdosis 1 × tgl. 4 mg p. o.)
- **schwere Einschränkung der Leberfunktion:** kontraindiziert

Geschlechterspezifika

keine klinisch relevanten Unterschiede bekannt

Ethnien

Bei Patienten afrikanischer Abstammung sollten in der Hochdrucktherapie vorzugsweise Thiaziddiuretika oder Calciumkanalblocker eingesetzt werden.

! Besonderheiten und Cave

- 25 % der Maximaldosis eines Angiotensin-II-Rezeptor-Antagonisten erzielen etwa 65 % der maximalen Blutdrucksenkung, 50 % der Maximaldosis ca. 80 % der Blutdrucksenkung. Eine Kombinationstherapie mit einem Calciumantagonisten oder Diuretikum ist der Sartan-Monotherapie in Maximaldosierung in der Indikation Hypertonie vorzuziehen.
- symptomatische Hypotonie nach Erstgabe möglich bei Kombination mit einem Diuretikum, Patienten mit schwerer Hypertonie, dekompensierter Herzinsuffizienz, Aorten- oder Mitralklappenstenose, obstruktiver hypertropher Kardiomyopathie, Nierenarterienstenose und Leberzirrhose, latentem oder manifestem Volumen- oder Salzmangel
  - niedrigste Initialdosis wählen (4 mg), ggf. erste Einnahme unter Beobachtung
- Anwendung bei bilateraler Nierenarterienstenose oder Nierenarterienstenose bei (funktioneller) Einzelniere mit initial niedrigster Dosierung unter engmaschiger Kontrolle möglich (Chrysochou et al. 2012)
- Kombination Aliskiren/Sartan/ACE-Hemmer („duale RAAS-Blockade"): In den meisten Fällen überwiegen die Risiken (Hyperkaliämie, Nierenversagen) den möglichen Nutzen bei dieser Kombination; sinnvoll lediglich in besonderen Ausnahmefällen (Herzinsuffizienz NYHA II–IV mit LVEF ≤ 40 % und persistierender Symptomatik unter kombinierter ACE-Hemmer- und β-Rezeptoren-Blocker-Therapie, falls Spironolacton oder Eplerenon nicht vertragen werden)
- Patienten mit einem primären Hyperaldosteronismus sprechen auf eine Behandlung mit Angiotensin-II-Rezeptor-Antagonisten schlecht an.
  - Alternativen: Spironolacton, Eplerenon
- vor Operationen mit Allgemeinanästhesie Angiotensin-II-Antagonist pausieren
- empfohlene Laborkontrollen: ► Anhang, S. 566

C

Wirkstoffbeurteilung

- Candesartan ist in der Behandlung der arteriellen Hypertonie wirksam und wird zusammen mit anderen Angiotensin-II-Rezeptor-Antagonisten von den europäischen Leitlinien empfohlen. Die SCOPE-Studie konnte keine signifikante Überlegenheit von Candesartan gegenüber Amlodipin bzgl. kardiovaskulärer Mortalität nachweisen (Lithell et al. 2003).
- Aufgrund des nephroprotektiven Effektes werden Antagonisten des RAAS zur Behandlung einer **arteriellen Hypertonie** bei Vorliegen eines **Diabetes mellitus** sowie Erkrankungen der Nieren, die mit einer Proteinurie einhergehen, besonders empfohlen.
- Candesartan ist in der Behandlung der **chronischen Herzinsuffizienz** wahrscheinlich wirksam und wird zusammen mit anderen Angiotensin-II-Rezeptor-Antagonisten von den europäischen Leitlinien empfohlen. In der CHARM-Studie zeigte sich eine signifikante Senkung der Hospitalisierungen und der kardiovaskulären Mortalität, jedoch nicht der Gesamtmortalität (McMurray et al. 2003).
- Es gibt **keine Evidenz für eine überlegende Wirksamkeit gegenüber ACE-Hemmern** und anderen Antihypertensiva in den jeweiligen Indikationen; in der Therapie der Herzinsuffizienz sieht ein Cochrane Review von 2012 keine ausreichende Evidenz für eine Therapie mit Angiotensin-II-Rezeptor-Antagonisten (Heran et al. 2012). Husten und Angioödem treten im Vergleich zu den ACE-Hemmern deutlich seltener auf. Die Verordnung von Candesartan kommt insbes. dann infrage, wenn ACE-Hemmer nicht vertragen werden.
- **Sinnvolle Kombinationspartner** in der antihypertensiven Therapie sind Calciumantagonisten und Diuretika; diese Wirkstoffe sind teilweise auch in fixer Kombination verfügbar (Single-Pill-Konzept), wodurch sich häufig eine verbesserte Therapieadhärenz erzielen lässt.

Literatur

Chrysochou C et al. Dispelling the myth: the use of renin-angiotensin blockade in atheromatous renovascular disease. Nephrol Dial Transplant 2012; 27: 1403–9.

Heran BS et al. Angiotensin receptor blockers for heart failure. Cochrane Database Syst Rev 2012; 4: CD003040.

Lithell H et al. The Study on Cognition and Prognosis in the Elderly (SCOPE): principal results of a randomized double-blind intervention trial. J Hypertens 2003; 21: 875–86.

McMurray JJ et al. Effects of candesartan in patients with chronic heart failure and reduced left-ventricular systolic function taking angiotensin-converting-enzyme inhibitors: the CHARM-Added trial. Lancet 2003; 362: 767–71.

Captopril

Wirksamkeit ↑	Nutzen-Risiko-Bewertung ↑
IND	**DOS**
arterielle Hypertonie	25–150 mg in 2 Einzeldosen
chronische Herzinsuffizienz	12,5–150 mg in 2–3 Einzeldosen
NW	Hyperkaliämie, Hypotonie, Reizhusten
WW	Aliskiren, Angiotensin-II-Rezeptor-Antagonisten (Sartane)
CAVE	angioneurotisches Ödem (0,3 %)

Captopril war der erste oral verfügbare ACE-Hemmer und ist wie die Nachfolgesubstanzen in seinen Indikationen nachgewiesen wirksam. Aufgrund der relativ kurzen Halbwertszeit ist eine zwei- bis dreimal tägliche Einnahme erforderlich.

Handelsnamen und -formen

- ACE-Hemmer-ratiopharm®, Captobeta®, Captopril® (generisch)
- Dosis: 6,25 mg / 12,5 mg / 25 mg / 50 mg / 100 mg Tabletten

Pharmakologie

Wirkmechanismus

ACE-Hemmer

- kompetitive Hemmung des Angiotensin-I-Converting-Enzyms
- reduzierte plasmatische Angiotensin-II-Konzentration → Vasodilatation
- Blutdrucksenkung (ohne signifikanten Effekt auf die Herzfrequenz)

Indikationen und Dosis

- Hypertonie
  - initial 2 × tgl. 12,5–25 mg p. o.; in zweiwöchigen Schritten Dosistitration bis max. 150 mg/d p. o.; in Kombination mit Thiaziddiuretika auch Einmalgabe der Tagesdosis (morgens) möglich
- chronische Herzinsuffizienz
  - initial 2–3 × tgl. 6,25–12,5 mg p. o.; Dosisverdoppelung alle 2–4 Wochen bis zum Erreichen der Zieldosis von 3 × tgl. 50 mg p. o. oder der max. verträglichen Dosis
- Myokardinfarkt, Kurzzeitbehandlung
  - Therapiebeginn bei ersten Symptomen, initiale Testdosis von 6,25 mg p. o., 2 h später 12,5 mg p. o., 12 h später 25 mg p. o., danach für 4 Wochen 2 × tgl. 50 mg p. o.

- Myokardinfarkt, Langzeitprävention einer symptomatischen Herzinsuffizienz
  - falls innerhalb der ersten 24 h nach Myokardinfarkt keine Behandlung mit Captopril erfolgt, Beginn der Langzeitprävention zwischen 3. und 16. Tag nach dem Infarkt, Therapiebeginn unter stationären Bedingungen, initial 6,25 mg p. o., danach 3 × tgl. 12,5 mg p. o. für 2 Tage, danach 3 × tgl. 25 mg p. o., ggf. Dosissteigerung auf max. 3 × tgl. 50 mg p. o.
- diabetische Nephropathie bei Typ-1-Diabetikern mit Makroproteinurie
  - 2–3 × tgl. 25–50 mg p. o., max. 75–100 mg/d

» Kontraindikationen

Angioödeme in der Anamnese (assoziiert mit einer früheren ACE-Hemmer-Therapie), hereditäre oder idiopathische Angioödeme, 2. und 3. Schwangerschaftstrimenon

Nebenwirkungen

- **sehr häufig:** keine
- **häufig:** trockener Husten („ACE-Hemmer-Husten"), Schlafstörungen, metallischer Geschmack, Schwindel, Übelkeit, Dyspepsie, Pruritus
- **weitere relevante Nebenwirkungen:** Blutbildveränderungen, Bronchospasmus, Pancreatitis, Verschlechterung der Nierenfunktion, angioneurotische Ödeme, Erhöhung der Leberwerte, Leberzellschaden

Wechselwirkungen

kontraindiziert: keine

problematisch: Acemetacin[1], Acetylsalicylsäure[1], **Aliskiren[2]**, Allopurinol[3], Amilorid[4], **Azilsartan[2]**, **Candesartan[2]**, Celecoxib[1], Chlorthalidon[5], Ciclosporin[4], Cotrimoxazol[4], Diclofenac[1], Eplerenon[4], **Eprosartan[2]**, Etoricoxib[1], Furosemid[5], Glibenclamid[6], Gliclazid[6], Glimepirid[6], Gliquidon[6], Hydrochlorothiazid[5], Ibuprofen[1], Indapamid[5], Indometacin[1], Insulin[6], **Irbesartan[2]**, Kalium[7], Ketoprofen[1], Lithium[8], **Losartan[2]**, Meloxicam[1], Naproxen[1], Nateglinid[6], **Olmesartan[2]**, Parecoxib[1], Piretanid[5], Piroxicam[1], Repaglinid[6], Spironolacton[4], Tacrolimus[4], **Telmisartan[2]**, Torasemid[5], Triamteren[4], Trimethoprim[4], **Valsartan[2]**, Xipamid[5]

1 NSAR und Coxibe: Verminderung der antihypertensiven Wirkung, erhöhtes Risiko einer Verschlechterung der Nierenfunktion und einer Hyperkaliämie, ggf. Laborkontrollen

2 Sartane und Aliskiren: erhöhtes Risiko einer Verschlechterung der Nierenfunktion und eines dialysepflichtigen Nierenversagens, Kombination vermeiden

3 Allopurinol: erhöhtes Risiko für allergische Reaktionen (ggf. anderes Antihypertensivum wählen, keinen ACE-Hemmer)

4 kaliumsparende Diuretika und potenziell nephrotoxische Substanzen: erhöhtes Risiko einer Hyperkaliämie und leicht erhöhtes Risiko einer Verschlechterung der Nierenfunktion, ggf. Laborkontrollen

5 Diuretika: leicht erhöhtes Risiko einer Verschlechterung der Nierenfunktion und überschießender Blutdrucksenkung, vorsichtige Eindosierung

6 verstärkte BZ-Senkung möglich, ggf. Dosisanpassung

7 erhöhtes Risiko einer Hyperkaliämie
8 erhöhter Serumspiegel von Lithium, Spiegelkontrolle empfohlen

Pharmakokinetik

- BV: 75 %
- t_{max}: 1–1,5 h
- HWZ: 2 h
- Plasmaproteinbindung: 30 %
- Elimination: >95 % renal

Intoxikation

- **Symptome:** Hypotonie, Schock, Elektrolytstörungen und Nierenversagen
- **Therapie:** frühe Gabe von Aktivkohlesuspension (1 g/kg KG), Kreislaufstabilisierung; Captopril kann durch Hämodialyse aus dem Kreislauf entfernt werden

Einnahmehinweise und Patienteninformationen

- eine Einschränkung von Verkehrstüchtigkeit und Reaktionsfähigkeit ist möglich, insbes. bei Neueinstellung, Erhöhung der Dosis oder in Kombination mit Alkohol
- verstärkte antihypertensive Wirkung durch Alkohol
- Diabetiker: verstärkt auf Hypoglykämien achten (gehäuftes Auftreten innerhalb der ersten Wochen nach Therapiebeginn mit Captopril)
- bei Frauen im gebärfähigen Alter auf sichere Kontrazeption während der Therapie hinweisen!

Spezielle Patientengruppen und Sondersituationen

Geriatrie

geeignet

- PRISCUS: nicht gelistet
- BEERS: nicht gelistet

Pädiatrie

- Captopril ist der einzige ACE-Hemmer mit pädiatrischer Zulassung
- **Früh-/Neugeborene, Säuglinge, Kinder mit Niereninsuffizienz:** initial 3 × tgl. 0,15 mg/kg KG, dann Dosistitration
- **Kinder und Jugendliche:** initial 3 × tgl. 0,3–0,5 mg/kg KG, dann Dosistitration

Schwangerschaft

- **1. Trimenon:** möglichst nicht anwenden (nach versehentlicher Therapie in die Frühschwangerschaft hinein Umstellung auf antihypertensive Therapie mit geringerem Risiko [s. u.])
- **2. und 3. Trimenon:** kontraindiziert (Berichte über Fetopathien mit fetaler Anurie, Lungenhypoplasie, Kontrakturen der Extremitäten, Hypoplasien der Schädelkalotte, Thrombosen der V. cava inferior und Oligo-/Anhydramnion);

bei Exposition bis ins 2. Trimenon hinein Umstellung der antihypertensiven Therapie (s. u.) sowie Ausschluss eines Oligohydramnions und Kontrolle des Neugeborenen hinsichtlich Nierenfunktion und Hypotonie beim Neugeborenen beachten
- geeignete Antihypertensiva in der Schwangerschaft: Alpha-Methyldopa (1. Wahl), Metoprolol (Alternative) oder Nifedipin (Alternative)

Stillzeit

- in den ersten Wochen nach der Entbindung bei Captopril-Therapie nicht stillen (kardiovaskuläre und renale Effekte beim Säugling); ab 2 Monaten kann auch unter Captopril-Therapie gestillt werden (Säugling auf Hypotonie beobachten)
- geeignete Antihypertensiva in der Stillzeit: Alpha-Methyldopa (1. Wahl), Metoprolol (Alternative)

Niere

- Nephroprotektion: evtl. keine Dosisanpassung bei eingeschränkter Nierenfunktion
- Hypertonie: Dosisanpassung sinnvoll
- **GFR >40 ml/min/1,73 m^2:** Anfangsdosis ≤2 × tgl. 12,5–25 mg p. o., max. 150 mg/d
- **GFR 21–40 ml/min/1,73 m^2:** Anfangsdosis ≤2 × tgl. 12,5 mg p. o., max. 100 mg/d
- **GFR 10–20 ml/min/1,73 m^2:** Anfangsdosis ≤2 × tgl. 6,25 mg p. o., max. 75 mg/d
- **GFR <10 ml/min/1,73 m^2:** Anfangsdosis 1 × tgl. 6,25 mg p. o., max. 37,5 mg/d

Leber

- keine Dosisanpassung erforderlich
- bei Ikterus, Cholestase oder deutlichem Leberwert-Anstieg Therapie mit ACE-Hemmer sofort beenden (Gefahr eines hepatisch-nekrotischen Syndroms)

Geschlechterspezifika

keine klinisch relevanten Unterschiede bekannt

Ethnien

- Patienten afrikanischer Abstammung: erhöhtes Risiko für ACE-Hemmer-assoziiertes Angioödem, antihypertensiver Effekt schwächer ausgeprägt als bei anderen Ethnien (ACE-Hemmer-typisch)
- Bei Patienten afrikanischer Abstammung sollten in der Hochdrucktherapie vorzugsweise Thiaziddiuretika oder Calciumkanalblocker eingesetzt werden.

! Besonderheiten und Cave

- 25 % der Maximaldosis eines ACE-Hemmers erzielen etwa 65 % der maximalen Blutdrucksenkung, 50 % der Maximaldosis ca. 90 % der Blutdrucksenkung. Eine Kombinationstherapie mit einem Calciumantagonisten oder Diuretikum ist in der Indikation Hypertonie einer ACE-Hemmer-Monotherapie in Maximaldosierung vorzuziehen.

- symptomatische Hypotonie nach Erstgabe möglich bei Kombination mit einem Diuretikum, Patienten mit schwerer Hypertonie, dekompensierter Herzinsuffizienz, Aorten- oder Mitralklappenstenose, obstruktiver hypertropher Kardiomyopathie, Nierenarterienstenose und Leberzirrhose, latentem oder manifestem Volumen- oder Salzmangel
  - niedrigste Initialdosis (2 × tgl. 6,25 mg) wählen, ggf. erste Einnahme unter Beobachtung
- bei persistierendem Reizhusten (bis zu 10 % der Patienten) Umstellung üblicherweise auf einen Angiotensin-II-Rezeptor-Antagonisten
- **angioneurotisches Ödem** als seltene, aber schwerwiegende Komplikation bei der Behandlung mit einem ACE-Hemmer
  - Behandlung: ACE-Hemmer sofort absetzen, Antihistaminika nur wenig wirksam, Atemwege sichern, intensivmedizinische Betreuung, Rescue-Medikation (off-label): Firazyr® (Icatibant) 1 × 30 mg s. c. oder Berinert® (humaner C1-Esterase-Inhibitor) 1 × 20 IE/kg KG i. v.
- Kombination Aliskiren/Sartan und ACE-Hemmer („duale RAAS-Blockade"): In den meisten Fällen überwiegen die Risiken (Hyperkaliämie, Nierenversagen) den möglichen Nutzen bei dieser Kombination; sinnvoll lediglich in besonderen Ausnahmefällen (Herzinsuffizienz NYHA II–IV mit LVEF ≤ 40 % und persistierender Symptomatik unter kombinierter ACE-Hemmer- und β-Rezeptoren-Blocker-Therapie, falls Spironolacton oder Eplerenon nicht vertragen werden).
- vor Operationen mit Allgemeinanästhesie ACE-Hemmer pausieren
- Verstärkung anaphylaktischer Reaktionen bei Hyposensibilisierung/Desensibilierungstherapien möglich, ACE-Hemmer bei hohem Risiko pausieren
- Anwendung bei bilateraler Nierenarterienstenose oder Nierenarterienstenose bei (funktioneller) Einzelniere mit initial niedrigster Dosierung unter engmaschiger Kontrolle möglich (Chrysochou et al. 2012)
- Hämodialyse mit High-Flux-Polyacrylnitrilmembranen (AN69) oder LDL-Apharese wegen schwerer anaphylaktischer Reaktionen kontraindiziert
- verbesserte BZ-Einstellung, aber auch verstärkte Hypoglykämieneigung bei medikamentös therapierten Diabetikern möglich
- klinische Chemie: Captopril kann falsch positiven Urintest auf Aceton bewirken.
- empfohlene Laborkontrollen: ▸ Anhang, S. 566

Wirkstoffbeurteilung

- ACE-Hemmer sind nachgewiesen wirksam in der Behandlung der **arteriellen Hypertonie** und senken bei dieser Indikation die kardiovaskuläre Mortalität. In der CAPPP-Studie war die kardiovaskuläre Mortalität unter Captopril ähnlich hoch wie bei einer Kombinationstherapie aus Atenolol und Hydrochlorothiazid, bei geringfügig schlechterer Blutdruckeinstellung unter Captopril waren Schlaganfälle allerdings etwas häufiger (Hansson et al. 1999). Captopril wird zusammen mit anderen ACE-Hemmern von den europäischen Leitlinien zur Behandlung der arteriellen Hypertonie empfohlen.

C

- Als **Kombinationspartner** sind **Calciumantagonisten** Mittel der 1. Wahl, da in der ACCOMPLISH-Studie eine gegenüber Hydrochlorothiazid leicht überlegene Senkung der Mortalität gezeigt werden konnte.
- Captopril (und andere ACE-Hemmer) führen in der Behandlung **einer symptomatischen Herzinsuffizienz** zu einer Reduktion von Mortalität und Hospitalisierungen (Garg et al. 1995) und sind in dieser Indikation in Kombination mit β-Rezeptoren-Blockern Mittel der Wahl.
- Captopril wirkt bei Patienten mit **diabetischer Nephropathie** und **Proteinurie** nephroprotektiv (Viberti et al. 1994) und ist daher zusammen mit anderen ACE-Hemmern Mittel der Wahl bei der Behandlung der arteriellen Hypertonie bei Diabetikern sowie verschiedenen nephrologischen Erkrankungen (Mancia et al. 2013).
- In der **Akuttherapie nach Myokardinfarkt** senkt Captopril die Mortalität. Die Studiendaten stammen allerdings aus Zeiten, in denen eine Thrombolyse Behandlung der Wahl des Myokardinfarktes war. Aktuell werden ACE-Hemmer in jedem Fall bei Hochrisikopatienten und bei frühen Anzeichen einer Herzinsuffizienz nach Myokardinfarkt empfohlen.
- Captopril war in den Studien ELITE II, OPTIMAAL und VAILANT in der Behandlung einer Herzinsuffizienz und der Behandlung nach Myokardinfarkt sowohl Valsartan als auch Losartan mind. ebenbürtig, lediglich Nebenwirkungen (insbes. Husten) traten unter Captopril häufiger auf. Diese Studien festigten den Stellenwert von ACE-Hemmern als Mittel 1. Wahl in den jeweiligen Indikationen.
- Gegenüber den neueren ACE-Hemmern hat Captopril den Nachteil einer deutlich **kürzeren Halbwertszeit**, die täglich 2 oder 3 Einzelgaben notwendig macht, was die Therapieadhärenz verschlechtern dürfte. Ein **metallischer Geschmack** als Nebenwirkung tritt häufiger als bei anderen ACE-Hemmern auf.

Literatur

Chrysochou C et al. Dispelling the myth: the use of renin-angiotensin blockade in atheromatous renovascular disease. Nephrol Dial Transplant 2012; 27: 1403–9.

Garg R, Yusuf S. Overview of randomized trials of angiotensin-converting enzyme inhibitors on mortality and morbidity in patients with heart failure. Collaborative Group on ACE Inhibitor Trials. JAMA 1995; 273: 1450–6.

Hansson L et al. Effect of angiotensin-converting-enzyme inhibition compared with conventional therapy on cardiovascular morbidity and mortality in hypertension: the Captopril Prevention Project (CAPPP) randomised trial. Lancet 1999; 353: 611–6.

Mancia G et al. 2013 ESH/ESC Guidelines for the Management of Arterial Hypertension The Task Force for the Management of Arterial Hypertension of the European Society of Hypertension (ESH) and of the European Society of Cardiology (ESC). Eur Heart J 2013; 34: 2159–219.

Viberti G et al. Effect of captopril on progression to clinical proteinuria in patients with insulin-dependent diabetes mellitus and microalbuminuria. European Microalbuminuria Captopril Study Group. JAMA 1994; 271: 275–9.

Carvedilol

Wirksamkeit ↑	Nutzen-Risiko-Bewertung →
CYP2D6 CYP2C9	
IND	**DOS**
essenzielle Hypertonie	1–2 × tgl. 25 mg p. o.
chronisch stabile Angina pectoris	2 × tgl. 25–50 mg p. o.
Zusatztherapie bei mäßiger bis schwerer stabiler Herzinsuffizienz	2 × tgl. 3,125–25 mg p. o.
NW	Hypotonie, Schwindel, Kopfschmerzen, Herzinsuffizienz, Asthenie
WW	MAO-Hemmer, Diltiazem, Verapamil, CYP2D6-Inhibitoren, CYP2C9-Inhibitoren/-Induktoren, Amiodaron, Digitalis-Glykoside, Neuroleptika, trizyklische Antidepressiva
CAVE	nie abrupt absetzen, Dosiseskalation bei Herzinsuffizienz sehr vorsichtig, kontraindiziert bei Asthmatikern, möglichst nicht verwenden bei pAVK

Carvedilol ist ein wirksamer β-Rezeptoren-Blocker, der allerdings die Nachteile fehlender β-Rezeptoren- und Kardioselektivität sowie genotypisch bedingter, intraindividuell stark unterschiedlicher Wirkung aufweist. Falls möglich, sollten statt Carvedilol die Standardsubstanzen Bisoprolol oder Metoprolol verwendet werden.

Handelsnamen und -formen

- Dilatrend®, Querto®, Carvedilol (generisch)
- Dosis: 3,125 mg / 6,25 mg / 12,5 mg / 25 mg Tabletten

Pharmakologie

Wirkmechanismus

nichtselektiver β-Rezeptoren-Blocker ohne intrinsische sympathomimetische Aktivität, zusätzlich selektiver α_1-Antagonismus

- negativ chronotrop, negativ inotrop, negativ dromotrop (β_1-Antagonismus)
- Bronchokonstriktion (β_2-Antagonismus)

- Vasodilatation und Senkung des peripheren Gefäßwiderstandes (α_1-Antagonismus)

Indikationen und Dosis

- essenzielle Hypertonie
  - initial 1 × tgl. 12,5 mg p. o. an den ersten beiden Tagen, danach 1 × tgl. 25 mg p. o., ggf. Dosissteigerung nach frühestens 14 Tagen auf 2 × tgl. 25 mg p. o. (max. 50 mg/d)
- chronisch stabile Angina pectoris
  - initial 2 × tgl. 12,5 mg p. o. an den ersten beiden Tagen, danach 2 × tgl. 25 mg p. o., ggf. Dosissteigerung nach frühestens 14 Tagen auf 2 × tgl. 50 mg p. o.
- Zusatztherapie bei mäßiger bis schwerer stabiler Herzinsuffizienz
  - initial 2 × tgl. 3,125 mg p. o., Dosisverdoppelung in Intervallen von mind. 2 Wochen bis auf 2 × tgl. 25 mg p. o. oder der höchsten vom Patienten tolerierten Dosierung; bei Patienten mit leichter/mittelschwerer chronischer Herzinsuffizienz und Körpergewicht > 85 kg kann ggf. auf eine Maximaldosierung von 2 × tgl. 50 mg p. o. erhöht werden

» Kontraindikationen

kardiogener Schock, instabile/dekompensierte Herzinsuffizienz, akute Lungenembolie, Prinzmetal-Angina, schwere Bradykardie, schwere Hypotonie, AV-Block II. oder III. Grades, Sinusknotensyndrom, Cor pulmonale, Asthma bronchiale, COPD, unbehandeltes Phäochromozytom, klinisch relevante Leberfunktionsstörung, metabolische Acidose, Komedikation mit unselektiven MAO-Hemmern oder mit und MAO-A-Hemmern, gleichzeitige intravenöse Behandlung mit Verapamil oder Diltiazem, Stillzeit

Nebenwirkungen

- **sehr häufig:** Hypotonie, Schwindel, Kopfschmerzen, Herzinsuffizienz, Asthenie
- **häufig:** Infektionen der oberen Atemwege, Dyspnoe, Harnwegsinfekte, Anämie, Gewichtszunahme, Hypercholesterinämie, bei Patienten mit Diabetes veränderte Insulinempfindlichkeit, Depression, Sehstörungen, verminderter Tränenfluss, Bradykardie, (Lungen)ödem, Hypervolämie, periphere Durchblutungsstörungen, Asthma, Übelkeit/Erbrechen, Diarrhoe, Dyspepsie/Bauchschmerzen, Gliederschmerzen, Nierenversagen, Miktionsstörungen
- **weitere relevante Nebenwirkungen:** AV-Block/Angina pectoris (bis 1 % der Patienten), Alopezie (bis 1 % der Patienten), Hautreaktionen, Thrombozytopenie, Albträume, Halluzinationen, Präsynkopen/Synkopen, Parästhesien

Wechselwirkungen

kontraindiziert: Diltiazem (i. v.)[1], Linezolid[2], Moclobemid[2], Tranylcypromin[2], Verapamil (i. v.)[1]

problematisch: CYP2D6-Inhibitoren: erhöhte Plasmakonzentration von Carvedilol (bei Dosissteigerungen berücksichtigen) (Wirkstoffe: ► hintere Umschlaginnenseite)

Alkohol[2], Alpha-Methyldopa[3], Amiodaron[4], Amitriptylin[5], Aprepitant[6], Benzbromaron[7], Bosentan[6], Capecitabin[7], Carbamazepin[6], Chorpromazin[5], Ciclosporin[8], Cimetidin[9], Clomipramin[5], Clonidin[10], Colchicin[7], Cotrimoxazol[7], Darunavir[6], **Digitalis-Glykoside**[12], **Diltiazem**[13], Dosulepin[5], Doxepin[5], Exetanide[11], Fenofibrat[7], Fluconazol[7], Fluoruracil[7], Fluphenazin[5], Glibenclamid[11], Gliclazid[11], Glimepirid[11], Gliquidon[11], Imipramin[5], Insulin[11], Johanniskraut[6], Leflunomid[7], Levomepromazin[5], Maprotilin[5], Miconazol[7], Nortriptylin[5], Noscapin[7], Opipramol[5], Perphenazin[5], Phenobarbital[6], Phenylbutazon[7], Primidon[6], Reserpin[3], Rifampicin[6], Ritonavir[6], Sultiam[7], Tamoxifen[7], Thioridazin[5], Trimipramin[5], Valproat[7], **Verapamil**[13], Voriconazol[7]

1 **Verstärkung der negativen Inotropie, Reizleitungsstörungen, AV-Block**
2 **erhöhtes Risiko hypotoner Wirkungen (auf Alkohol verzichten)**
3 verstärkte blutdruck- und herzfrequenzsenkende Wirkung (sorgfältige Überwachung)
4 verstärkte kardiodepressive Wirkung (sorgfältige Überwachung inkl. EKG-Kontrolle, ggf. Dosisanpassung)
5 verstärkter hypotensiver Effekt von Carvedilol (ggf. Dosis anpassen)
6 CYP2C9-Induktion, dadurch erniedrigte Plasmakonzentration von Carvedilol (bei Dosissteigerungen berücksichtigen)
7 CYP2C9-Inhibition, dadurch erhöhte Plasmakonzentration von Carvedilol (bei Dosissteigerungen berücksichtigen)
8 Erhöhung der Ciclosporin-Plasmakonzentration bei erheblicher interindividueller Variabilität, tritt nur auf bei oraler Ciclosporin-Gabe, nicht bei intravenöser Applikation (Bestimmung des Ciclosporinspiegels zu Beginn, bei Dosisänderungen und am Ende einer Carvedilol-Therapie, Ciclosporin-Dosis ggf. anpassen)
9 Erhöhung der Carvedilol-Plasmakonzentration (sorgfältige Überwachung, ggf. Dosisreduktion)
10 verstärkte blutdruck- und herzfrequenzsenkende Wirkung (sorgfältige Überwachung; zum Beenden der Kombinationstherapie mit Clonidin und Carvedilol zuerst Carvedilol absetzen, Clonidin dann mehrere Tage später ausschleichend absetzen)
11 Verstärkung der BZ-senkenden Wirkung, erhöhtes Hypoglykämie-Risiko, mögliche Maskierung der Symptome einer Hypoglykämie (Patient aufklären, regelmäßige BZ-Kontrolle, auf Hypoglykämie-Zeichen achten, ggf. Dosis reduzieren)
12 **Erhöhung der Digitalis-Plasmakonzentration und additive Verlängerung der AV-Überleitung (Bestimmung des Digitalisspiegels zu Beginn, bei Dosisänderungen und am Ende einer Carvedilol-Therapie, Digitalis-Dosis ggf. anpassen)**
13 **erhöhtes Risiko für bradykarde Herzrhythmusstörungen, AV-Block III. Grades; nicht kombinieren, insbes. i. v.**

Pharmakokinetik

- BV: 25 %
- komplexer, stereoselektiver hepatischer Metabolismus mit Bildung aktiver (β-Rezeptor-blockierender) Metaboliten, die stärker wirksam sind als Carvedilol selbst; beteiligt sind überwiegend CYP2D6 (Hauptweg) und CYP2C9

(Nebenweg), abhängig vom Genotyp unterschiedliche individuelle Wirksamkeit, bei langsamen Metabolisierern von CYP2D6 kommt es zu verstärkter α_1-antagonistischer Wirkung
- t_{max}: 1 h
- HWZ: 6–10 h
- Plasmaproteinbindung: 99 %
- Elimination: 98 % biliär

C

Intoxikation

- **Überdosierung:** schwere Hypotonie, AV-Block (III), Bradykardie bis Herzstillstand, kardiogener Schock, Bewusstseinsstörungen, Bronchospasmus, Erbrechen, gelegentlich generalisierte Krampfanfälle
- **Therapie:** allgemeine Maßnahmen (Gabe von Aktivkohlesuspension [1 g/kg KG]) und symptomatische Schocktherapie; zur Therapie einer schweren Bradykardie: Atropin 0,5–2 mg i. v. (Bolus) und Glucagon 1–10 mg i. v. (Bolus), anschließend Glucagon 2–2,5 mg/h (Dauerinfusion), ggf. zusätzlich Dobutamin 2,5–10 µg/kg KG pro Minute (Dauerinfusion); bei therapierefraktärer Bradykardie temporäre Schrittmachertherapie; bei Bronchospasmen β_2-Sympathomimetika (inhalativ und/oder i. v.); bei generalisierten Krampfanfällen Diazepam; Carvedilol ist nicht dialysierbar

Einnahmehinweise und Patienteninformationen

- Einnahme zu den Mahlzeiten (verhindert orthostatische Effekte durch zu schnelles Anfluten)
- niemals abrupt absetzen!
- Schwindel, Ohnmacht, Kopfschmerzen und Asthenie treten häufig zu Behandlungsbeginn auf und lassen im Therapieverlauf nach.
- Alkohol vermeiden (Verstärkung der Carvedilol-Wirkung mit Ohnmachtsgefahr)
- Diabetiker: Carvedilol kann (wie andere β-Rezeptoren-Blocker) die Symptome einer Unterzuckerung maskieren (Tachykardie!) (regelmäßige BZ-Kontrolle, stabile diätetische Einstellung)
- Kontaktlinsenträger: häufig Probleme durch verminderten Tränenfluss (wie bei allen β-Rezeptoren-Blockern)
- bei Frauen im gebärfähigen Alter auf sichere Kontrazeption während der Therapie hinweisen!
- eine Einschränkung von Verkehrstüchtigkeit und Reaktionsfähigkeit ist möglich, insbes. bei Neueinstellung, Erhöhung der Dosis oder in Kombination mit Alkohol
- unter Carvedilol kann es zu Harninkontinenz kommen; Patienten darauf hinweisen, dass es sich dabei um eine Nebenwirkung handelt, die durch Wirkstoffwechsel behoben werden kann

Spezielle Patientengruppen und Sondersituationen

Geriatrie

- geeignet
  PRISCUS: nicht gelistet
  BEERS: nicht gelistet
- **essenzielle Hypertonie:** initial 1 × tgl. 12,5 mg p. o., was bei einigen Patienten auch für die Dauertherapie ausreichend hoch dosiert ist; bei ungenügender Wirkung Dosissteigerung in Intervallen von mind. 14 Tagen bis max. 2 × tgl. 25 mg p. o.
- **chronisch stabile Angina pectoris:** Maximaldosis 2 × tgl. 25 mg p. o.

Pädiatrie

nicht zugelassen

Schwangerschaft

- möglichst nicht verwenden
- besser geeignete Antihypertensiva bevorzugen: Alpha-Methyldopa (1. Wahl), Metoprolol (Alternative), Nifedipin (Alternative)

Stillzeit

- kontraindiziert
- besser geeignete Antihypertensiva bevorzugen: Alpha-Methyldopa (1. Wahl), Metoprolol (Alternative), Nifedipin (Alternative)

Niere

keine Dosisanpassung erforderlich

Leber

kontraindiziert bei klinisch relevanten Leberfunktionsstörungen

Geschlechterspezifika

keine klinisch relevanten Unterschiede bekannt

Ethnien

Bei Patienten afrikanischer Abstammung sollten in der Hochdrucktherapie vorzugsweise Thiaziddiuretika oder Calciumkanalblocker eingesetzt werden.

! Besonderheiten und Cave

- Dosiseskalation bei Herzinsuffizienz: Dosis nur steigern, wenn klinischer Zustand stabil ist und keine relevanten unerwünschten Wirkungen auftreten, die auf Vasodilatation hindeuten (Blutdruckabfall, Schwindel)
- bei Therapiebeendigung niemals abrupt absetzen, sondern über 1–2 Wochen ausschleichen

- Patienten mit Herzinsuffizienz: In der Phase der Dosissteigerung kann es vermehrt zur Verschlechterung der Herzinsuffizienz und zu Flüssigkeitsretention kommen.
- Asthmatiker: Carvedilol ist kontraindiziert, nichtselektive β-Rezeptoren-Blocker wie Carvedilol reduzieren die Wirksamkeit β_2-agonistischer Bronchodilatatoren (bei Asthmatikern mit zwingender Indikation für einen β-Rezeptoren-Blocker [in der Hochdrucktherapie bei Asthmatikern eher alternative Wirkstoffgruppen wählen!] überwiegend kardioselektive Wirkstoffe wie Bisoprolol oder Metoprolol bevorzugen!).
- Patienten mit peripheren Gefäßerkrankungen: bei zwingender Indikation niedrig dosieren, Verschlechterung der Durchblutungsstörungen und Verstärkung der Symptomatik möglich
- Kommt es während der Therapie zu Harninkontinenz, sollte nicht von altersbedingter Symptomatik ausgegangen, sondern mit einer Nebenwirkung der Carvedilol-Therapie gerechnet werden (α_1-Blockade!). In diesem Fall lohnt die Therapieumstellung auf einen β_1-selektiven β-Rezeptoren-Blocker (Bisoprolol, Metoprolol).

Wirkstoffbeurteilung

- Carvedilol ist ein wirksamer β-Rezeptoren-Blocker.
- Ein gravierender **Nachteil** von Carvedilol ist die intraindividuell stark unterschiedliche Wirkung, da diese maßgeblich vom (nahezu immer unbekannten) individuellen Genotyp abhängt. Da bei der Metabolisierung weder von Bisoprolol noch von Metoprolol aktive Metaboliten wie bei Carvedilol entstehen, erscheinen diese Wirkstoffe vergleichsweise dosissicherer.
- Bei klinisch stabilen, symptomatischen Patienten mit **Herzinsuffizienz** gehört Carvedilol gemeinsam mit Bisoprolol und Metoprolol zu den leitliniengerechten Wirkstoffen der Wahl; allerdings besitzt Carvedilol gegenüber Bisoprolol und Metoprolol den Nachteil der unvorhersehbaren Bildung aktiver Metaboliten.
- **Zur Behandlung der Hypertonie sollte ein nichtselektiver β-Rezeptoren-Blocker wie Carvedilol nicht eingesetzt werden**, da es hier zu deutlich mehr unerwünschten Wirkungen als bei kardioselektiven Wirkstoffen kommt (u. a. Harninkontinenz). Standardsubstanzen für die Indikation „Hypertonie“ sind die β_1-selektiven β-Rezeptoren-Blocker Bisoprolol und Metoprolol.

Cefuroximaxetil

Wirksamkeit ↑	Nutzen-Risiko-Bewertung ↑
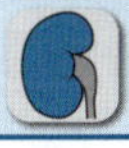	
IND	**DOS**
Infektionen mit Cefuroxim-empfindlichen Erregern	2 × tgl. 250–500 mg p. o.
NW	Mundsoor, Eosinophilie, Anstieg der Leberenzymwerte, gastrointestinale Beschwerden
WW	Protonenpumpenhemmer, hormonelle Kontrazeptiva, Schleifendiuretika, Phenprocoumon
CAVE	Kreuzallergie bei anamnestischer Betalactam-Allergie möglich

Cefuroximaxetil ist die oral verfügbare Variante des sehr gut wirksamen, aber nur parenteral verfügbaren Cefuroxim. Das per os angewendete Cefuroximaxetil ist bei keiner der zugelassenen Indikationen Wirkstoff der 1. Wahl, sondern meist nur geeignete Alternative bei Unverträglichkeit oder Kontraindikation der Erstlinien-Therapie.

Handelsnamen und -formen

- Elobact®, Cefuroximaxetil (generisch)
- Dosis:
  125 mg / 250 mg / 500 mg Tabletten
  125 mg/5 ml Suspension zum Einnehmen

Pharmakologie

Wirkmechanismus

oral verfügbares, Betalactamase-stabiles Cephalosporin der 2. Generation

- Hemmung der bakteriellen Zellwandsynthese durch Blockade der Penicillin-bindenden Proteine (PBPs)
- bakterizide Wirksamkeit auf empfindliche Erreger
- **Wirkspektrum:** üblicherweise empfindliche Erreger sind Staphylokokken (einschl. *S. aureus*), A- und B-Streptokokken (einschl. Pneumokokken), Meningokokken, Gonokokken, *Borrelia burgdorferi*, *Haemophilus influenzae* (Cefuroximaxetil wirksam auch bei Ampicillin-Resistenz)

C

Indikationen und Dosis

- akute Streptokokken-Tonsillits und -Pharyngitis
  - ▶ 2 × tgl. 250 mg p. o.
- akute bakterielle Sinusitis
  - ▶ 2 × tgl. 250 mg p. o.
- akute Otitis media
  - ▶ 2 × tgl. 500 mg p. o. (über 7–10 Tage)
- akute Exazerbationen einer chronischen Bronchitis
  - ▶ 2 × tgl. 500 mg p. o.
- Zystitis
  - ▶ 2 × tgl. 250 mg p. o.
- Pyelonephritis
  - ▶ 2 × tgl. 250 mg p. o.
- unkomplizierte Infektionen der Haut und des Weichteilgewebes
  - ▶ 2 × tgl. 250 mg p. o.
- Lyme-Borreliose (*Borrelia burgdorferi*) im Frühstadium
  - ▶ 2 × tgl. 500 mg p. o. (über 14–21 Tage)

›› Kontraindikationen

Überempfindlichkeit gegenüber Cefuroxim sowie gegenüber anderen Cephalosporinen, Penicillinen, Carbapenemen oder Monobactamen

Nebenwirkungen

- **sehr häufig:** keine
- **häufig:** vermehrtes Wachstum von Candida (Mundsoor), Eosinophilie, vorübergehender Anstieg der Leberenzymwerte, Kopfschmerzen, Schwindel, Diarrhoe, Übelkeit, Bauchschmerzen
- **weitere relevante Nebenwirkungen:** Hautausschläge, pseudomembranöse Colitis

Wechselwirkungen

kontraindiziert: keine

problematisch: Amikacin[1], Esomeprazol[2], Furosemid[1], Gentamicin[1], hormonelle Kontrazeptiva[3], Lansoprazol[2], Omeprazol[2], Pantoprazol[2], Phenprocoumon[4], Probenecid[5], Rabeprazol[2], Torasemid[1], Warfarin[4]

1 verstärkte Nephrotoxizität (engmaschige Nierenfunktionskontrolle und ggf. Dosisanpassung)
2 reduzierte Bioverfügbarkeit von Cefuroximaxetil (Cefuroximaxetil-Dosis erhöhen)
3 Abschwächung der kontrazeptiven Wirkung durch Cefuroximaxetil (alternative Methoden zur Empfängnisverhütung anwenden)
4 Wirkungsverstärkung der antikoagulativen Wirkung (Dosisanpassung nach INR)
5 Anstieg des Cefuroximspiegels (kombinierte Anwendung nicht empfohlen)

Pharmakokinetik

- Cefuroximaxetil ist die oral verfügbare Form von Cefuroxim; es wird in der Darmmucosa hydrolysiert und so in das wirksame Cefuroxim umgewandelt; die pharmakokinetischen Angaben beziehen sich auf die orale Gabe von Cefuroxim in Form von Cefuroximaxetil
- BV: 30–50 %
- gute Gewebegängigkeit mit wirksamen Konzentrationen in Tonsillen, Nebenhöhlengewebe, Bronchialschleimhaut, Sputum, Pleurasekret, Knochen, Synovialflüssigkeit, Galle, Kammerwasser
- keine Metabolisierung
- t_{max}: 2–3 h
- HWZ: 1,5 h
- Plasmaproteinbindung: 33–50 %
- Elimination: 99 % renal

Intoxikation

- **Symptome:** neurologische Symptomatik (Krampfanfälle, Enzephalopathie, Coma)
- **Therapie:** symptomatisch, antikonvulsive Therapie mit Diazepam, beschleunigte Elimination von Cefuroxim durch Hämodialyse und Peritonealdialyse (weniger wirksam als Hämodialyse) möglich

Einnahmehinweise und Patienteninformationen

- Einnahme mit den Mahlzeiten erhöht die Bioverfügbarkeit (empfehlenswert)
- verordnete Dosierung und Therapiedauer unbedingt einhalten, auch bei rascher Symptomverbesserung
- Wirksamkeit hormoneller Kontrazeptiva kann beeinträchtigt sein
- eine Einschränkung von Verkehrstüchtigkeit und Reaktionsfähigkeit ist sehr unwahrscheinlich, außer bei Auftreten von Schwindel als Nebenwirkung

Spezielle Patientengruppen und Sondersituationen

Geriatrie

- geeignet
  PRISCUS: nicht gelistet
  BEERS: nicht gelistet
- möglicherweise eingeschränkte Nierenfunktion bei der Dosierung berücksichtigen!

Pädiatrie

- zugelassen für Kinder ab 3 Monaten
- **Kinder ≥ 40 kg:** Dosierung wie bei Erwachsenen

- **Kinder < 40 kg:**
  - *akute Streptokokken-Tonsillitis und -Pharyngitis:* 2 × tgl. 10 mg/kg p. o. bis max. 2 × tgl. 125 mg p. o.
  - *akute bakterielle Sinusitis:* 2 × tgl. 10 mg/kg p. o. bis max. 2 × tgl. 125 mg p. o.
  - *akute Otitis media* (Kinder > 2 Jahre): 2 × tgl. 15 mg/kg p. o. bis max. 2 × tgl. 250 mg p. o.
  - *Zystitis:* 2 × tgl. 15 mg/kg p. o. bis max. 2 × tgl. 250 mg p. o.
  - *Pyelonephritis:* 2 × tgl. 15 mg/kg p. o. bis max. 2 × tgl. 250 mg p. o. (über 10–14 Tage)
  - *unkomplizierte Infektionen der Haut und des Weichteilgewebes:* 2 × tgl. 15 mg/kg p. o. bis max. 2 × tgl. 250 mg p. o.
  - *Lyme-Borreliose (Borrelia burgdorferi):* 2 × tgl. 15 mg/kg p. o. bis max. 2 × tgl. 250 mg p. o. (über 14–21 Tage)
- **Cave:** nicht geeignet zur Therapie des Keuchhustens!

C

Schwangerschaft

- ohne Einschränkungen geeignet (Cefuroximaxetil gehört in der Schwangerschaft unter dem Aspekt der pränataltoxikologischen Sicherheit zu den Antiinfektiva der Wahl)
- Cefuroximaxetil ist Wirkstoff der Wahl bei Sinusitis acuta, Otitis media, Pyelonephritis
- **asymptomatische Bakteriurie/unkomplizierte Zystitis:** in der Schwangerschaft immer antibiogrammgerechte (nicht empirische) Therapie; pränataltoxikologisch geeignet sind orale Cephalosporine (wie Cefuroximaxetil), Amoxicillin oder Fosfomycin-Trometamol
- **GBS-Bakteriurie:** Cefuroximaxetil als orale Therapiealternative geeignet (2 × tgl. 500 mg p. o.); besser ist die parenterale Therapie mit Benzylpenicillin oder Ampicillin
- **Influenza-Infektion:** neben effektiver Fiebersenkung (Paracetamol) und ggf. virustatischer Therapie auch Indikation zur kurzfristigen Antibiotika-Prophylaxe mit Cefuroximaxetil gegeben (2 × tgl. 500 mg p. o.)

Stillzeit

ohne Einschränkungen geeignet (Cefuroximaxetil gehört in der Stillzeit zu den Antiinfektiva der Wahl)

Niere

Kreatinin-Clearance

- **≥ 30 ml/min/1,73 m²:** keine Dosisanpassung erforderlich
- **10–29 ml/min/1,73 m²:** Gabe der jeweiligen Einzeldosis alle 24 h
- **< 10 ml/min/1,73 m²:** Gabe der jeweiligen Einzeldosis alle 48 h

Leber

eingeschränkte Leberfunktion: keine Dosisanpassung erforderlich

Geschlechterspezifika

keine klinisch relevanten Unterschiede bekannt

Ethnien

keine klinisch relevanten Unterschiede bekannt

! Besonderheiten und Cave

- Kreuzallergie bei anamnestischer Betalactam-Allergie möglich
- Patienten vor Therapiebeginn nach Überempfindlichkeitsreaktionen auf Cefuroxim, andere Cephalosporine oder andere Betalactame befragen; bei definitiver Anaphylaxie in der Anamnese ist Cefuroximaxetil kontraindiziert
- Cefuroximaxetil ist die oral verfügbare Variante des nur parenteral appliziert wirksamen Cefuroxim; beide Substanzen sind daher in ihrer mikrobiologischen Wirksamkeit identisch
- primär resistente Erreger: Enterokokken, Methicillin-resistenter *S. aureus* (MRSA), Mycoplasmen, Chlamydien, Mycobakterien, Legionellen, *Campylobacter ssp.*, *Pseudomonas aeruginosa*, *Serratia marcescens*

Wirkstoffbeurteilung

- Cefuroximaxetil ist die oral verfügbare Variante des sehr gut wirksamen, aber nur parenteral verfügbaren Cefuroxim. Beide Substanzen zeichnen sich durch ein sehr gutes Nutzen-Risiko-Verhältnis aus. Allerdings ist das per os angewendete Cefuroximaxetil eine Variante ohne primären therapeutischen Stellenwert, während das parenterale Cefuroxim eine feste Bedeutung im Rahmen unterschiedlicher antiinfektiver Therapiekonzepte besitzt: Abgesehen von der akuten bakteriellen Sinusitis ist Cefuroximaxetil bei *keiner* der zugelassenen Indikationen Wirkstoff der 1. Wahl, sondern meist nur geeignete Alternative bei Unverträglichkeit oder Kontraindikation der Erstlinien-Therapie.
- Erstlinien-Therapien bei den genannten Indikationen sind:
  - **akute Tonsillopharyngitis:** Benzylpenicillin (Penicillin V) (Brodt et al. 2013; Deutsche Gesellschaft für Hals-Nasen-Ohren-Heilkunde, Kopf und Hals-Chirurgie 2010)
  - **akute bakterielle Sinusitis:** Cefuroximaxetil oder Amoxicillin (leichtere Formen), parenterale Therapie (schwerere Formen) (Deutsche Gesellschaft für Hals-Nasen-Ohren-Heilkunde, Kopf- und Hals-Chirurgie 2011; Brodt et al. 2013)
  - **akute Otitis media:** Amoxicillin (leichtere Formen), Amoxicillin/Clavulansäure (schwerere Formen) (Brodt et al. 2013; Deutsche Gesellschaft für Hals-Nasen-Ohren-Heilkunde, Kopf und Hals-Chirurgie 2010)
  - **akute Exazerbationen einer chronischen Bronchitis:** Amoxicillin, Makrolide, Fluorchinolone und Doxycyclin (Paul-Ehrlich-Gesellschaft für Chemotherapie 2009; Brodt et al. 2013)

- **Zystitis:** Fosfomycin, Nitrofurantoin oder Pevmecillinam (Wagenlehner et al. 2010)
- **Pyelonephritis:** Ciprofloxacin oder Levofloxacin (Wagenlehner et al. 2010)
- **unkomplizierte Infektionen der Haut und des Weichteilgewebes:** Amoxicillin/Clavulansäure (ggf. kombiniert mit Clindamycin)
- **Lyme-Borreliose** (*Borrelia burgdorferi*): Doxycyclin oder Amoxicillin (Brodt et al. 2013; Deutsche Borreliose-Gesellschaft 2011)

Literatur

Brodt HR et al. Antibiotika-Therapie. Klinik und Praxis der antiinfektiösen Behandlung. 12. Aufl. Stuttgart: Schattauer 2013.

Deutsche Borreliose-Gesellschaft e. V. Diagnostik und Therapie der Lyme-Borreliose. Leitlinien 2011.

Deutsche Gesellschaft für Hals-Nasen-Ohren-Heilkunde, Kopf und Hals-Chirurgie. Antibiotikatherapie der Infektionen an Kopf und Hals. AWMF-Register-Nr. 017/066. 2010.

Deutsche Gesellschaft für Hals-Nasen-Ohren-Heilkunde, Kopf- und Hals-Chirurgie. Leitlinie Rhinosinusitis. AWMF-Register-Nr. 017/049. 2011.

Paul-Ehrlich-Gesellschaft für Chemotherapie. Epidemiologie, Diagnostik, antimikrobielle Therapie und Management von erwachsenen Patienten mit ambulant erworbenen tiefen Atemwegsinfektionen (akute Bronchitis, akute Exazerbation einer chronischen Bronchitis, Influenza und andere respiratorische Virusinfektionen) sowie ambulant erworbener Pneumonie. AWMF-Register-Nr. 082/001. 2009.

Wagenlehner FME et al. Epidemiologie, Diagnostik, Therapie und Management unkomplizierter bakterieller ambulant erworbener Harnwegsinfektionen bei erwachsenen Patienten. S-3 Leitlinie der Arbeitsgemeinschaft Wissenschaftlicher Medizinischer Fachgesellschaften (AWMF). AWMF-Register-Nr. 043/044. 2010.

Cetirizin/Levocetirizin

Wirksamkeit ↑	Nutzen-Risiko-Bewertung ↑
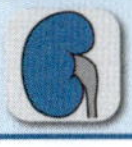	
IND	**DOS**
allergische Rhinitis, chronische idiopathische Urticaria	1 × tgl. 10 mg p. o. (abends)
NW	Somnolenz
WW	keine klinisch relevanten Wechselwirkungen bekannt
CAVE	Patienten mit Epilepsie: Krampfschwellensenkung durch Cetirizin möglich
Cetirizin ist ein gut wirksames, gut verträgliches und kaum sedierendes Antiallergikum.	

Handelsnamen und -formen

- Cetiderm®, Reactine®, Zyrtec®, Cetirizin (generisch)
- Dosis (Cetirizin): 10 mg Tabletten, 10 mg/ml Tropfen, 1 mg/ml Sirup
  Die hier gemachten Angaben beziehen sich auf Cetirizin. Bei Levocetirizin handelt es sich um eine Pseudoinnovation in Form der pharmakologisch aktiven Molekülvariante. Cetirizinhaltige Arzneimittel enthalten überlicherweise das 1 : 1-Gemisch aus *R*-Enantiomer (Levocetirizin) und *S*-Enantiomer (Dextrocetirizin). Aufgrund seiner erheblich höheren Rezeptoraffinität stellt Levocetiricin die wirksame Form dar, weshalb 5 mg Levocetiricin ca. 10 mg des razemischen Gemisches entsprechen. Bezüglich ihrer klinisch-therapeutischen Parameter sind das Razemat Cetirizin (10 mg) und Levocetirizin (5 mg) vollständig identisch und daher austauschbar.

Pharmakologie

Wirkmechanismus

H_1-Antihistaminikum der 2. Generation

- kompetitiv-selektiver Antagonismus am H_1-Rezeptor, nur minimal ZNS-gängig (dadurch wenig bis nicht sedierend)
- antihistaminische und antiallergische Wirkung

Indikationen und Dosis

allergische Rhinitis, chronische idiopathische Urticaria

- 1 × tgl. 10 mg p. o. (abends)

» Kontraindikationen

schwere Niereninsuffizienz (GFR < 10 ml/min/1,73 m^2)

Nebenwirkungen

- **sehr häufig:** keine
- **häufig:** keine
- **weitere relevante Nebenwirkungen:** Somnolenz, Schwindel, Kopfschmerzen

C

Wechselwirkungen

keine klinisch relevanten Wechselwirkungen bekannt

Pharmakokinetik

- BV: 70 %
- t_{max}: 1 h
- HWZ: 10 h
- Plasmaproteinbindung: 93 %
- Elimination: 70 % renal

Intoxikation

- **Symptome:** anticholinerge Effekte, Somnolenz, Schwindel, Kopfschmerzen
- **Therapie:** symptomatisch, nur unvollständig dialysierbar

Einnahmehinweise und Patienteninformationen

- Einnahme unabhängig von den Mahlzeiten
- Einnahme möglichst abends (mögliche sedierende Wirkung wird so kaschiert)
- bei Dauertherapie erhöhtes Karies-Risiko, auf gründliche Zahnpflege achten
- eine Einschränkung von Verkehrstüchtigkeit und Reaktionsfähigkeit ist sehr unwahrscheinlich; bei Patienten, die auf Cetirizin mit Somnolenz oder Schwindel reagieren, ist eine derartige Einschränkung durchaus möglich; dies gilt insbes. für die Kombination mit Alkohol
- Verstärkung der sedierenden Effekte durch Alkohol

Spezielle Patientengruppen und Sondersituationen

Geriatrie

geeignet

- PRISCUS: nicht gelistet
- BEERS: nicht gelistet

Pädiatrie

- zugelassen ≥ 6 Jahre
- **6–12 Jahre:** 2 × tgl. 5 mg p. o.
- **> 12 Jahre:** 1 × tgl. 10 mg p. o.

Schwangerschaft

geeignet

Stillzeit
geeignet

Niere
- **GFR > 50 ml/min/1,73 m²:** keine Einschränkung
- **GFR 30–49 ml/min/1,73 m²:** 1 × tgl. 5 mg p. o.
- **GFR 10–29 ml/min/1,73 m²:** 1 × tgl. 5 mg p. o. alle 2 Tage
- **GFR < 10 ml/min/1,73 m²:** kontraindiziert

Leber
keine Dosisanpassung erforderlich

Geschlechterspezifika
keine klinisch relevanten Unterschiede bekannt

Ethnien
keine klinisch relevanten Unterschiede bekannt

! Besonderheiten und Cave
- Patienten mit Epilepsie: Krampfschwellensenkung durch Cetirizin möglich
- bei ausgeprägt sedierender Nebenwirkung: abendliche Einnahme sinnvoll
- sollte die i. d. R. geringe sedierende Wirkung störend sein, kann auf das nicht sedierende Loratadin umgestellt werden
- bei chronischer Urticaria Dosissteigerung bis auf das 2- bis 4-Fache der maximalen Tagesdosis möglich

Wirkstoffbeurteilung
- Cetirizin ist ein gut wirksames, gut verträgliches und kaum sedierendes **Antiallergikum**. Bei relevanter/störender Somnolenz als unerwünschter Wirkung kann auf das ebenso gut wirksame, aber nicht-sedierende Loratadin umgestellt werden.
- Bei allergischer Rhinitis sind topische Steroide den Antihistaminika in der Wirksamkeit überlegen und gut verträglich (Kaszuba et al. 2001; Sastre et al. 2012), sie eignen sich daher auch bei stärkerer Symptomatik als Kombinationspartner oder Monotherapie.

Literatur

Hansen GR. Loratadine in the high performance aerospace environment. Aviat Space Environ Med 1999; 70: 919–24.

Kaszuba SM et al. Superiority of an intranasal corticosteroid compared with an oral antihistamine in the as-needed treatment of seasonal allergic rhinitis. Arch Intern Med 2001; 161: 2581–7.

Salmun LM et al. Loratadine versus cetirizine: assessment of somnolence and motivation during the workday. Clin Therap 2000; 22: 573–82.

Sastre J et al. Local and systemic safety of intranasal corticosteroids. J Investig Allergol Clin Immunol 2012; 22: 1–12.

Citalopram

Wirksamkeit ↑	Nutzen-Risiko-Bewertung ↑
QT-Zeit	CYP2C19 CYP2D6 CYP3A4

IND	DOS
depressive Erkrankungen	1 × tgl. 20–40 mg p. o.
Panikstörungen	1 × tgl. 10–40 mg p. o.
NW	Somnolenz, Asthenie, Apathie, Schlaflosigkeit, Kopfschmerzen, Tremor, Mundtrockenheit, Übelkeit, Obstipation, vermehrtes Schwitzen, Fieber
WW	Antiarrhythmika, andere Antidepressiva, Neuroleptika, MAO-Hemmer, NSAR, Triptane, Protonenpumpeninhibitoren
CAVE	erhöhtes Suizidrisiko und paradoxe Angstreaktionen (insbes. zu Behandlungsbeginn), dosisabhängige QT-Zeit-Verlängerung, möglichst nicht verwenden bei Patienten mit Epilepsie, nie abrupt absetzen

Citalopram ist ein wirksames Antidepressivum; ebenso wie Sertralin ist es bei der Indikation für einen SSRI Wirkstoff der Wahl. Citalopram sollte bevorzugt werden bei depressiven Patienten mit komorbiden Zwangsstörungen.

Handelsnamen und -formen

- Cipramil®, Citalon®, Citalopram (generisch)
- Dosis:
  10 mg / 20 mg / 30 mg / 40 mg Tabletten
  20 mg/0,5 ml Ampullen

Pharmakologie

Wirkmechanismus

Antidepressivum aus der Gruppe der selektiven Serotonin-Wiederaufnahmehemmer (SSRI)

- Erhöhung der Serotoninkonzentration im synaptischen Spalt
- Modulation des serotonergen Systems

Indikationen und Dosis

- depressive Erkrankungen (Episoden einer Major Depression)
  - ▸ 1 × tgl. 20 mg p. o. oder i. v.-Infusion, ggf. Dosiserhöhung auf max. 40 mg/d
- Panikstörungen
  - ▸ 1 × tgl. 10 mg p. o., ggf. Dosiserhöhung auf 20 mg/d bis max. 40 mg/d

» Kontraindikationen

Kombination mit MAO-Hemmern (Tranylcypromin, Moclobemid, Linezolid, Selegilin), bekannte Verlängerung des QT-Intervalls oder angeborenes Long-QT-Syndrom, gleichzeitige Anwendung mit QT-Zeit-verlängernden Wirkstoffen (▸ Wechselwirkungen)

Nebenwirkungen

- **sehr häufig:** Asthenie/Somnolenz, Apathie, Schlaflosigkeit, Kopfschmerzen, Tremor, Mundtrockenheit, Übelkeit, Obstipation, vermehrtes Schwitzen, Fieber
- **häufig:** verminderter Appetit/Gewichtsabnahme, Agitiertheit/Verwirrtheit, Ängstlichkeit/Nervosität, anormale Träume, Schwindel, Parästhesien, Geschmacksstörungen, Orgasmusstörungen, Impotenz, EPS-Störungen, Sehstörungen, Tinnitus, Tachykardie, Hypotonie, Rhinitis, Hypersalivation, Diarrhoe, Erbrechen, Flatulenz, Abdominalschmerzen, Juckreiz, Hautausschlag, Myalgie, Arthralgie, Harnretention
- **weitere relevante Nebenwirkungen:** inadäquate ADH-Sekretion, Alopezie, Synkopen, Krampfanfälle, Hämorrhagien, Husten/Atemnot, Hepatitis, Ödeme

Wechselwirkungen

kontraindiziert: Ajmalin[1], Amiodaron[1], Amisulpirid[1], Amitriptylin[2], Benperidol[3], Bromperidol[3], Chlorpromazin[2], Chlorprothixen[3], Chinidin[1], Disopyramid[1], Doxepin[2], Dronedaron[1], Droperidol[3], Erythromycin (perenteral)[2], Flupentixol[3], Fluphenazin[2], Halofantrin[1], Haloperidol[1], Imipramin[2], Levomepromazin[2], Linezolid[5], Melperon[3], Moclobemid[6], Moxifloxacin[1], Opipramol[2], Paliperidon[1], Perazin[2], Perphenazin[2], Pimozid[1], Pipamperon[3], Procainamid[1], Propafenon[1], Quetiapin[1], Rasagilin[7], Risperidon[8], Selegilin[9], Sotalol[1], Sulpirid[1], Tranylcypromin[10], Tiaprid[1], Triflupromazin[2], Trimipramin[2], Ziprasidon[1], Zuclopenthixol[3]

problematisch: Acetylsalicylsäure[11], Almotriptan[12], Bupropion[13], Celecoxib[11], Cimetidin[15], Clomipramin[16], Clozapin[17], Desipramin[4], Diclofenac[11], Dipyridamol[11], Eletriptan[12], Esomeprazol[15], Etoricoxib[11], Flecainid[18], Fluvoxamin[15], Frovatriptan[12], Ibuprofen[11], Indometacin[11], Johanniskraut[19], Ketoprofen[11], Lansoprazol[15], Mefloquin[13], Meloxicam[11], Metoprolol[20], Naproxen[11], Naratriptan[12], Nortriptylin[4], Omeprazol[15], Phenylbutazon[11], Piroxicam[11], Propafenon[18], Propyphenazon[11], Rizatriptan[12], Sumatriptan[12], Thioridazin[18], Ticlopidin[21], Tramadol[14], Tryptophan[12], Zolmitriptan[12]

1 **kritische QT-Zeit-Verlängerung (Kombination kontraindiziert)**

2 **kritische QT-Zeit-Verlängerung, Krampfschwellenerniedrigung und erhöhtes Blutungsrisiko (Kombination kontraindiziert)**

3 **kritische QT-Zeit-Verlängerung und Krampfschwellenerniedrigung (Kombination kontraindiziert)**

4 kritische QT-Zeit-Verlängerung, Krampfschwellenerniedrigung und erhöhtes Blutungsrisiko (möglichst nicht kombinieren!)

5 **Auslösung eines lebensgefährlichen Serotonin-Syndroms möglich (unter Linezolid-Therapie keine Citalopram-Therapie beginnen; bei zwingender Indikation für Linezolid Citalopram absetzen)**

6 **Auslösung eines lebensgefährlichen Serotonin-Syndroms möglich (Therapie mit Citalopram darf erst 1 Tag nach Absetzen von Moclobemid begonnen werden; Therapie mit Moclobemid darf frühestens 1 Woche nach Absetzen von Citalopram begonnen werden)**

7 **Auslösung eines lebensgefährlichen Serotonin-Syndroms möglich (Therapie mit Citalopram darf erst 1 Tag nach Absetzen von Rasagilin begonnen werden; Therapie mit Rasagilin darf frühestens 1 Woche nach Absetzen von Citalopram begonnen werden)**

8 **kritische QT-Zeit-Verlängerung, Hemmung des Citalopram-Abbaus durch Citalopram (Kombination kontraindiziert)**

9 **Auslösung eines lebensgefährlichen Serotonin-Syndroms möglich (Therapie mit Citalopram darf erst 1 Tag nach Absetzen von Selegilin begonnen werden; Therapie mit Selegilin darf frühestens 1 Woche nach Absetzen von Citalopram begonnen werden)**

10 **Auslösung eines lebensgefährlichen Serotonin-Syndroms möglich (Therapie mit Citalopram darf frühestens 2 Wochen nach Absetzen von Tranylcypromin begonnen werden; Therapie mit Tranylcypromin darf frühestens 1 Woche nach Absetzen von Citalopram begonnen werden)**

11 erhöhtes Blutungsrisiko (möglichst nicht kombinieren!)

12 verstärkte serotonerge Wirkung (möglichst nicht kombinieren!)

13 verstärke Krampfschwellenerniedrigung (möglichst nicht kombinieren!)

14 verstärke Krampfschwellenerniedrigung (möglichst nicht kombinieren! Kombination mit Tilidin möglich!)

15 Anstieg des Citalopram-Plasmaspiegels (ggf. Dosisreduktion von Citalopram; alternativ kann Pantoprazol als PPI verwendet werden)

16 kritische QT-Zeit-Verlängerung, Hemmung des Clomipramin-Abbaus durch Citalopram, verstärke Krampfschwellenerniedrigung und erhöhtes Blutungsrisiko (möglichst nicht kombinieren!)

17 Verstärkung der Clozapin-Nebenwirkungen (möglichst nicht kombinieren!)

18 Abbauhemmung durch Citalopram (bei Kombination: Spiegelbestimmung und ggf. Dosisanpassung!)

19 erhöhte Nebenwirkungsrate (möglichst nicht kombinieren!)

20 Hemmung des Metoprolol-Abbaus durch Citalopram (bei Kombination: Spiegelbestimmung und ggf. Dosisanpassung!)

21 Anstieg des Citalopram-Plasmaspiegels und erhöhtes Blutungsrisiko (möglichst nicht kombinieren, ggf. Dosisreduktion von Citalopram)

Pharmakokinetik

- BV: 80 %
- hepatische Metabolisierung (Hauptweg über CYP2C19, relevante Nebenwege über CYP2D6 und CYP3A) zu verschiedenen aktiven Metaboliten (schwächer wirksam als Citalopram selbst)

- t_{max}: 3 h
- HWZ: 1,5 Tage
- Plasmaproteinbindung: < 80 %
- Elimination: 85 % biliär

Intoxikation

Überdosierungen mit letalem Ausgang nach ausschließlicher Einnahme von Citalopram möglich, meist jedoch nur bei Mischintoxikation

- **Symptome:**
  - **kardiale Symptomatik:** Tachy- oder Bradykardie, QT-Zeit-Verlängerung/Torsade de pointes oder QRS-Verlängerung, Schenkelblock, Vorhof- und Kammerarrhythmien, Herzstillstand
  - **Serotonin-Syndrom:** Hypertonie oder Hypotonie, Schüttelfrost, Schwitzen/Fieber, Mydriasis, Übelkeit/Erbrechen, Diarrhoe, Muskelrigidität/Krampfanfälle, Hyperreflexie, Somnolenz/Stupor/Coma oder Agitiertheit, Rhabdomyolyse, Hyperventilation/metabolische Acidose/Zyanose, hirnorganisches Psychosyndrom
- **Therapie:** kein spezifisches Antidot vorhanden; nach oraler Intoxikation Resorptionshemmung (Gabe von Aktivkohlesuspension [1 g/kg KG], Magenspülung nur in Ausnahmefällen); EKG-Kontrolle, Überwachung der Vitalzeichen und ggf. symptomatische Therapie; Antidot bei Serotonin-Syndrom ist Cyproheptadin (Initialdosis 12 mg, gefolgt von 2 mg alle 2 h bis zur Symptomkontrolle), Hyperthermie spricht *nicht* auf Antipyretika (z. B. Paracetamol) an

Einnahmehinweise und Patienteninformationen

- eine relevante Einschränkung von Verkehrstüchtigkeit und Reaktionsfähigkeit ist möglich, insbes. bei Neueinstellung, Erhöhung der Dosis oder in Kombination mit Alkohol
- Einnahme unabhängig von den Mahlzeiten
- Alkohol vermeiden
- bei Anzeichen für anormale Herzfrequenz Arzt aufsuchen (EKG-Kontrolle!)
- zu Beginn der Therapie können häufiger Suizidgedanken aufkommen (Patient und Umfeld informieren)
- antidepressive Wirkung setzt erst nach 2–4 Wochen ein
- kein plötzliches Absetzen!
- Patienten über Symptomatik des Serotonin-Syndroms informieren (bei Anzeichen: Arzt aufsuchen!)

Spezielle Patientengruppen und Sondersituationen

Geriatrie

- Dosisbeschränkung (Maximaldosis bei Patienten > 65 Jahre: 20 mg/d)
- verlängerte Halbwertszeit

- erhöhtes Risiko für Hyponatriämie bei weiblichen geriatrischen Patienten
- PRISCUS: geeignet
- BEERS: weniger geeignet bei Patienten mit Syndrom der inadäquaten ADH-Sekretion (SIADH)/Hyponatriämie möglichst kein Citalopram (oder einen anderen SSRI) verwenden (Verschlechterung der Hyponatriämie möglich), gilt für alle SSRI

C

Pädiatrie

Anwendung < 18 Jahren nicht empfohlen (erhöhtes Suizidrisiko)

Schwangerschaft

- innerhalb der Wirkstoffgruppe der SSRI ist Citalopram (neben Sertralin) Mittel der Wahl in der Schwangerschaft
- bei mit Citalopram stabil eingestellten Patientinnen sollte die Therapie bei Eintritt einer Schwangerschaft unverändert fortgesetzt werden, um keine bedrohlichen Krisen zu provozieren
- falls vertretbar, Dosisreduktion in den Wochen vor Entbindungstermin, um Anpassungsstörungen des Neugeborenen zu vermeiden
- **1. Trimenon:** keine eindeutigen Hinweise auf erhöhte Fehlbildungsrate
- **2. und 3. Trimenon:**
  - häufig funktionelle Auswirkungen beim Neugeborenen, die meist selbstlimitierend sind und nicht länger als die ersten 2 Lebenswochen anhalten (Übererregbarkeit, Tremor, Trinkstörungen, erhöhter Muskeltonus, Atemnotsyndrom, Hypoglykämien, auffälliges Schlafverhalten)
  - möglicherweise persistierender pulmonaler Hochdruck (Risikoerhöhung fraglich)

Stillzeit

- bei zwingender Indikation geeignet (kein Abstillen erforderlich)
- innerhalb der SSRI ist Citalopram (neben Sertralin) Mittel der Wahl in der Stillzeit
- vereinzelt kann es bei den gestillten Kindern zu Somnolenz, Trinkschwäche oder Unruhe kommen (Kinderarzt konsultieren)

Niere

- **GFR > 30 ml/min/1,73 m^2:** keine Einschränkung
- **GFR < 30 ml/min/1,73 m^2:** Anwendung nicht empfohlen aufgrund unzureichender Datenlage

Leber

- **leichte bis mittelgradige Einschränkung der Leberfunktion:** Anfangsdosis 10 mg/d in den ersten 2 Behandlungswochen; ggf. Dosissteigerung auf max. 20 mg/d
- **starke Einschränkung der Leberfunktion:** Anfangsdosis 10 mg/d, besonders zurückhaltene Dosissteigerung

Geschlechterspezifika

keine Unterschiede hinsichtlich des therapeutischen Ansprechens (inkonsistente Studienlage), bei weiblichen geriatrischen Patienten erhöhtes Risiko für Hyponatriämie

Ethnien

keine klinisch relevanten Unterschiede bekannt

! Besonderheiten und Cave

- erhöhtes Suizidrisiko, insbes. zu Behandlungsbeginn (Angehörige informieren; besonders engmaschige Überwachung bei Therapiebeginn, Dosissteigerung und bei jüngeren Patienten!)
- antidepressive Wirkung setzt erst nach 2–4 Wochen Therapiedauer ein; nicht beschleunigbar durch rasche Dosissteigerung!
- QT-Zeit-Verlängerung durch Citalopram ist dosisabhängig (möglichst niedrig dosieren!)
- kein linearer Zusammenhang zwischen Plasmaspiegel und therapeutischer Wirkung
- Citalopram (wie andere SSRI) erniedrigt die Krampfschwelle!
- Elektrolytstörungen (insbes. Hypokaliämie und Hypomagnesiämie) müssen vor Therapiebeginn mit Citalopram korrigiert werden (erhöhtes Risiko für maligne Arrhythmien)
- Patienten mit kardialen Vorerkrankungen: EGK-Kontrolle der QT-Zeit vor Therapiebeginn mit Citalopram (verlängerte QT-Zeit ist Kontraindikation!)
- möglichst nicht verwenden bei Patienten mit Epilepsie (erniedrigte Krampfschwelle durch Citalopram)
- Patienten mit Diabetes: BZ-Einstellung kann durch Citalopram verändert werden (engmaschige Kontrolle bei An- und Absetzen von Citalopram und ggf. Dosisanpassung der BZ-senkenden Medikation [orale Antidiabetika/Insulin])
- Patienten mit Engwinkelglaukom: bei prädisponierten Patienten Erhöhung des Augeninnendrucks durch Citalopram möglich (bei Citalopram-Therapie regelmäßige augenärztliche Kontrolle!)
- paradoxe Angstsymptome in den ersten 2 Behandlungswochen möglich
- Patienten mit eingeschränkter CYP2C19-Funktion (poor metabolizer): erhöhte Citalopram-Plasmaspiegel (Initialdosis 10 mg/d, besonders vorsichtig dosieren!)
- Absetzen von Citalopram:
  - nicht abrupt absetzen, sonst Absetzreaktion möglich (dosisreduziertes Ausschleichen über mehrere Wochen)
  - Absetzreaktion: Schlafstörungen, Agitiertheit, Angstzustände, Sehstörungen, Übelkeit/Erbrechen, Suizidgedanken

C

Wirkstoffbeurteilung

Depression

- Citalopram ist ein wirksames Antidepressivum, wobei die Rate des Therapieversagens mit ca. 40–50 % in für Antidepressiva üblichen Größenordnungen liegt (Arroll et al. 2005; MacGillivray et al. 2003; Cipriani et al. 2012). Bei der **Indikation für einen SSRI** sind Citalopram und Sertralin Mittel der Wahl: Beide Substanzen zeichnen sich aus durch höchste Rezeptorselektivität, fehlende Toleranzentwicklung bei Langzeiteinnahme, geringere CYP-inhibierende Wirkung als Fluoxetin sowie kürzere Halbwertszeit und geringere Entzugssymptomatik als bei älteren SSRI. Bei Unverträglichkeit oder unzulänglicher Wirksamkeit von Citalopram (oder Sertralin) sollte als 2. Wahl auf das SSNRI Venlafaxin oder auf Trizyklika (Amitriptylin) umgestellt werden (Cipriani et al. 2009; IQWiG 2009). Bei agitierten oder schlafgestörten Patienten bieten sich wegen der sedierenden Wirkkomponente Amitripytlin oder Mirtazapin an; ob diese Wahl im Einzelfall allerdings sinnvoll ist, muss individuell entschieden werden.
- Für die Wirkstoffwahl sollte die individuelle Anwendungserfahrung des behandelnden Arztes mitbestimmend sein (Papakostas et al. 2007). Bei leichten depressiven Episoden stellen psychotherapeutische Maßnahmen eine gleichwertige Behandlungsoption dar, bei schweren Episoden sollte immer eine kombinierte Therapie erfolgen. Citalopram sollte bevorzugt werden bei **depressiven Patienten mit komorbiden Zwangsstörungen** (Ackerman et al. 2002).
- **Nachteile** von Citalopram gegenüber trizyklischen Antidepressiva (wie Amitriptylin) sind die schlechtere Wirksamkeit bei schwer depressiven Patienten (Anderson 2000), die nichtlineare Dosis-Wirkungs-Beziehung sowie die erhöhte Suizidalität (Donovan et al. 2000; Juurlink et al. 2006; Shoval et al. 2011).
- **Vorteile** gegenüber trizyklischen Antidepressiva sind die nahezu fehlende Sedierung (Fahrtauglichkeit selten beeinträchtigt), die bessere Überdosierungssicherheit (NICE 2004) sowie die bessere Verträglichkeit mit einer (bei ambulanten Patienten) vergleichbaren Wirksamkeit (Cipriani et al. 2012). SSRI wie Citalopram besitzen zwar ein problematisches Nebenwirkungsprofil, das sich aber qualitativ vom Nebenwirkungsprofil der trizyklischen Antidepressiva (Delir, kardiale Blockbildung, Harnverhalt) unterscheidet; bei Unverträglichkeit der Trizyklen kann daher auf Citalopram (oder Sertralin) gewechselt werden.
- Die **Diskussion um fragliche Unterschiede zwischen Citalopram und Escitalopram** wird seit Jahren geführt. Citalopram ist ein Gemisch (Razemat), das zu gleichen Teilen aus dem wirksamen *S*-Enantiomer (Escitalopram) und dem nahezu unwirksamen *R*-Enantiomer (R-Citalopram) besteht. Escitalopram stellt daher den eigentlich wirksamen Anteil im 1 : 1-Gemisch Citalopram dar, sodass 20 mg Citalopram 10 mg Escitalopram entsprechen. Auch wenn immer wieder diskutiert wird, ob R-Citalopram möglicherweise die Aktivität von Escitalopram reduziert, so konnten bislang **keine relevanten Wirksamkeitsunterschiede** zwischen dem „reinen" Escitalopram und dem razemischen Gemisch Citalopram gezeigt werden (Colonna et al. 2005); auch hinsichtlich der Inzidenz von

unerwünschten Wirkungen gibt es keine signifikanten Unterschiede zwischen beiden „Substanzen" (Cipriani et al. 2012).

- Sämtliche Studien, die signifikante Unterschiede zwischen beiden „Substanzen" belegen, weisen deutliche methodische Mängel und erhebliche Verdachtsmomente für eine Einflussnahme durch den Sponsor (Sponsorship-Bias) auf (Cipriani et al. 2012). Die Datengrundlage eines Escitalopram positiv wertenden Cochrane-Reviews sind 6 heterogene und kaum vergleichbare Studien, von denen 5 durch den Hersteller von Escitalopram gesponsort wurden (Cipriani et al. 2012); zudem gibt es deutliche Hinweise auf selektive Publikationspraxis (Publikations-Bias). Auch ein sorgfältiger Cochrane-Review kann nicht besser sein als die eingeschlossenen methodisch mangelhaften Originalstudien. Die einzige unabhängige Studie zeigt keinen klinisch relevanten Wirksamkeitsunterschied zwischen Citalopram und Escitalopram (Colonna et al. 2005; Cipriani et al. 2012).
- **weiterführende Informationen:** Nationale Versorgungsleitlinie Depression (http://www.depression.versorgungsleitlinien.de/)

Panikstörungen

In der Therapie von Panikstörungen sind Psychotherapie und Pharmakotherapie gleichberechtigt und müssen sich in den meisten Fällen ergänzen. Für diese Indikation gibt es keine Unterschiede bzgl. der Effektstärken zwischen Clomipramin, Imipramin und verschiedenen SSRI (Paroxetin, Citalopram, Fluoxetin, Sertralin). Entscheidend für die Wirkstoffwahl sind daher das Nebenwirkungsprofil bezogen auf den individuellen Patienten und die persönliche Anwendungserfahrung des Arztes. Benzodiazepine oder Venlafaxin sind hier nur Wirkstoffe der Reserve bzw. zur Überbrückung geeignet (AkdÄ 2003). Bei sozialen Phobien sollte kein Citalopram, sondern in erster Linie Sertralin, Paroxetin, Fluvoxamin oder Moclobemid verwendet werden (AkdÄ 2003).

Agitation bei Alzheimer-Demenz

Die in Überarbeitung befindliche S3-Leitlinie „Demenzen" (2009) diskutiert eine schwache Wirksamkeit von Citalopram bei agitiertem Verhalten von Demenz-Patienten und sieht im Einzelfall einen Behandlungsversuch (off-label) als gerechtfertigt an (DGPPN u. DGN 2009). Aufgrund der CitAD-Studie kann diese Empfehlung nicht aufrechterhalten werden (Porsteinsson et al. 2014): Zwar senkte Citalopram mit 20–30 mg/d in dieser Studie die Agitation von Alzheimer-Patienten signifikant besser als Placebo, wobei die klinische Relevanz der gewählten Endpunkte jedoch fraglich war (Schucany u. Bschor 2015). Allerdings profitierten in der Citalopram-Gruppe weniger als die Hälfte der Patienten (40 %) mit einer Verbesserung, die darüber hinaus mit signifikant höheren Nebenwirkungen erkauft wurde (Abnahme der kognitiven Leistungen, Stürze, Infektionen, QT-Zeit-Verlängerung). Zur Behandlung von Agitation bei Alzheimer-Patienten kann Citalopram daher nicht empfohlen werden; vielmehr muss die entsprechende Therapie gezielt auf pflegerische Maßnahmen und Umgebungsfaktoren abzielen.

C

Literatur

Ackerman DL et al. Multivariate meta-analysis of controlled drug studies for obsessive-compulsive disorder. J Clin Psychopharmacol 2002; 22: 309–17.

AkdÄ, Arzneimittelkommission der deutschen Ärzteschaft. Empfehlungen zur Therapie von Angst- und Zwangsstörungen. Arzneiverordnung in der Praxis. Sonderheft 2, 2003.

Anderson IM. Selective serotonin reuptake inhibitors versus tricyclic antidepressants: a metaanalysis of efficacy and tolerability. J Affect Disord 2000; 58: 19–36.

Arroll B et al. Efficacy and tolerability of tricyclic antidepressants and SSRIs compared with placebo for treatment of depression in primary care: a meta-analysis. Ann Fam Med 2005; 3: 449–56.

Cipriani A et al. Comparative efficacy and acceptability of 12 new-generation antidepressants: a multiple-treatments meta-analysis. Lancet 2009; 373: 746–58.

Cipriani A et al. Citalopram versus other anti-depressive agents for depression. Cochrane Database Syst Rev 2012; CD006534.

Colonna L et al. A randomized, double-blind, 24-week study of escitalopram (10 mg/day) versus citalopram (20 mg/day) in primary care patients with major depressive disorder. Curr Med Res Opin 2005; 21: 1659–68.

Deutsche Gesellschaft für Psychiatrie und Psychotherapie, Psychosomatik und Nervenheilkunde (DGPPN), Deutsche Gesellschaft für Neurologie (DGN). S3-Leitlinie „Demenzen"; http://www.dgn.org/images/stories/dgn/pdf/s3_leitlinie-demenzen.pdf. Langversion: 23. November 2009. Letzter Zugriff: 30.01.2015.

Donovan S et al. Deliberate self-harm and antidepressant drugs. Investigation of a possible link. Brit J Psychiatry 2000; 177: 551–6.

IQWiG, Institut für Qualität und Wirtschaftlichkeit im Gesundheitswesen. Antidepressiva auf dem Prüfstand. In: Jahresbericht 2009, S. 24–26.

Juurlink DN et al. The risk of suicide with selective serotonin reuptake inhibitors in the elderly. Am J Psychiatry 2006; 163: 813–21.

MacGillivray S et al. Efficacy and tolerability of selective serotonin reuptake inhibitors compared with tricyclic antidepressants in depression treated in primary care: systematic review and meta-analysis. BMJ 2003; 326: 1014.

National Collaborating Centre for Mental Health, National Institute for Clinical Excellence (NICE) Depression: Management of depression in primary and secondary care. Clinical Guideline 23, 2004.

Papakostas GI et al. Comparing the rapidity of response during treatment of major depressive disorder with bupropion and the SSRIs: a pooled survival analysis of 7 double-blind, randomized clinical trials. J Clin Psychiatry 2007; 68: 1907–12.

Porsteinsson AP et al. Effect of citalopram on agitation in Alzheimer disease: the CitAD randomized clinical trial. JAMA 2014; 311: 682–91.

Schucany M, Bschor T. Citalopram zur Behandlung von Unruhe und Agitation bei Alzheimer-Demenz? Riskant und mäßig wirksam. AVP 2015; 42(1): 25–8.

Shoval G et al. Effectiveness and safety of citalopram in hospitalized adolescents with major depression: a preliminary, 8-week, fixed-dose, open-label, prospective study. Clin Neuropharmacol 2011; 34: 182–5.

Clopidogrel

Wirksamkeit ↑ **Nutzen-Risiko-Bewertung →**

CYP2C19 (Aktivierung!)

IND	DOS
Prävention atherothrombotischer Ereignisse bei Herzinfarkt, ischämischem Schlaganfall oder pAVK	1 × tgl. 75 mg p. o
Prävention atherothrombotischer Ereignisse bei akutem Koronarsyndrom ohne ST-Strecken-Hebung	1 × 300 mg p. o. (loading dose), gefolgt von 1 × tgl. 75 mg p. o. (in Kombination mit ASS) über 3–12 Monate
Prävention atherothrombotischer Ereignisse bei akutem Myokardinfarkt mit ST-Strecken-Hebung	1 × tgl. 300 mg p. o. (loading dose), gefolgt von 1 × tgl. 75 mg p. o. (in Kombination mit ASS und ggf. mit Thrombolytika) über mind. 4 Wochen
Prävention atherothrombotischer und thromboembolischer Ereignisse bei Vorhofflimmern	1 × tgl. 75 mg p. o., in Kombination mit ASS (Beurteilung dieser Indikation: ► S. 118!)
NW	Hämatome, gastrointestinale Blutungen, Blutungskomplikationen, Blutbildveränderungen, akutes Leberversagen
WW	Protonenpumpeninhibitoren (außer Pantoprazol), Antiepileptika, Antikoagulanzien, NSAR
CAVE	bei gleichzeitiger Gabe eines Protonenpumpeninhibitors Pantoprazol verwenden

Clopidogrel (bzw. dessen aktive Wirkform) ist eine wirksame Substanz; besonders nachteilig ist jedoch die starke Abhängigkeit der klinischen Wirkung vom meist unbekannten Genotyp des Patienten. Sowohl beim akuten Koronarsyndrom ohne ST-Strecken-Hebung als auch beim STEMI ist Clopidogrel nur 2. Wahl (nach Prasugrel oder Ticagrelor). In der Sekundärprävention bei pAVK ist Clopidogrel ebenfalls nur 2. Wahl (nach Acetylsalicylsäure).

Handelsnamen und -formen

- Iscover®, Plavix®, Clopidogrel (generisch)
- Dosis: 75 mg / 300 mg Tabletten

Pharmakologie

C

Wirkmechanismus

- Thrombozytenaggregationshemmer
- Clopidogrel ist ein inaktives Prodrug → hepatische Metabolisierung zur Wirkform
  - irreversible nichtkompetitive Hemmung des thrombozytären ADP-Rezeptors P2Y12
  - Thrombozytenaggregationshemmung für den Rest der Lebenszeit der Thrombozyten (ca. 7–10 Tage)

Indikationen und Dosis

- Prävention atherothrombotischer Ereignisse bei Erwachsenen mit Herzinfarkt (weniger als 35 Tage zurückliegend), ischämischem Schlaganfall (7 Tage bis weniger als 6 Monate zurückliegend) oder pAVK
  - 1 × tgl. 75 mg p. o.
- Prävention atherothrombotischer Ereignisse bei Erwachsenen mit akutem Koronarsyndrom ohne ST-Strecken-Hebung, einschl. Patienten, denen bei einer perkutanen Korononarintervention ein Stent implantiert wurde
  - 1 × tgl. 300 mg p. o. (loading dose), gefolgt von 1 × tgl. 75 mg p. o. (in Kombination mit 1 × tgl. 75–100 mg Acetylsalicylsäure) über 3–12 Monate
- Prävention atherothrombotischer Ereignisse bei Erwachsenen mit akutem Myokardinfarkt mit ST-Strecken-Hebung (in Kombination mit Acetylsalicylsäure, falls eine thrombolytische Therapie infrage kommt)
  - 1 × tgl. 300 mg p. o. (loading dose; nicht bei Patienten > 75 Jahren!), gefolgt von 1 × tgl. 75 mg p. o. (in Kombination mit Acetylsalicylsäure und ggf. mit Thrombolytika) über mind. 4 Wochen
- Prävention atherothrombotischer und thromboembolischer Ereignisse bei Vorhofflimmern (in Kombination mit Acetylsalicylsäure) bei Patienten mit mind. einem Risikofaktor für vaskuläre Ereignisse, die keinen Vitamin-K-Antagonisten erhalten können und die ein geringes Blutungsrisiko aufweisen
  - 1 × tgl. 75 mg p. o., in Kombination mit 1 × tgl. 75–100 mg Acetylsalicylsäure

» Kontraindikationen

schwere Leberfunktionsstörung, akute Blutung

Nebenwirkungen

- **sehr häufig:** keine
- **häufig:** Hämatome, Epistaxis, gastrointestinale Blutungen, Blutungen an Punktionsstellen, Diarrhoe, Bauchschmerzen/Dyspepsie

- **weitere relevante Nebenwirkungen:** Thrombozytopenie, Leukopenie, Eosinophilie, Neutropenie, intracraniale Blutungen, okulare Blutungen, akutes Leberversagen

Wechselwirkungen

kontraindiziert: keine

problematisch: Abciximab[1], Acemetacin[2], Acetylsalicylsäure[3], Celecoxib[2], Diclofenac[2], Efavirenz[4], Eslicarbazepinacetat[4], Esomeprazol[4], Ethinylestradiol[4], Etoricoxib[2], Fluconazol[4], Fluoxetin[4], Fluvoxamin[4], Felbamat[4], Heparin[5], Ibuprofen[2], Indometacin[2], Isoniazid[4], Ketoconazol[4], Ketoprofen[2], Lansoprazol[4], Meloxicam[2], Miconazol[4], Moclobemid[4], Naproxen[2], Omeprazol[4], Oxcarbazepin[4], Parecoxib[2], Phenprocoumon[6], Piroxicam[2], Rabeprazol[4], Sultiam[4], Ticlopidin[4], Tirofiban[1], Topiramat[4], Warfarin[6]

1 erhöhtes Blutungsrisiko
2 erhöhtes Blutungsrisiko, insbes. okkulte gastrointestinale Blutungen
3 erhöhtes Blutungsrisiko (Kombinationstherapie nur zeitlich begrenzt)
4 CYP2C19-Inhibitor, führt zu reduzierter Wirksamkeit von Clopidogrel (nicht kombinieren!)
5 erhöhtes Blutungsrisiko (Kombinationstherapie nur mit Vorsicht!)
6 erhöhtes Blutungsrisiko (Kombination vermeiden)

Pharmakokinetik

- BV: 50 %
- hepatische Aktivierung zur Wirkform (überwiegend durch CYP2C19), Abbau überwiegend durch CYP1A2
- t_{max} (des aktiven Metaboliten): 60 min
- HWZ: 8 h
- Plasmaproteinbindung: > 90 %
- Elimination: 50 % renal, 50 % biliär

Intoxikation

- **Symptome:** verlängerte Blutungszeit und Blutungskomplikationen
- **Therapie:** kein spezifisches Antidot verfügbar; ggf. Transfusion von Thrombozyten

Einnahmehinweise und Patienteninformationen

- Einnahme unabhängig von den Mahlzeiten
- ungewöhnliche Blutungen dem Arzt mitteilen
- Arzt oder Zahnarzt über Einnahme informieren, wenn ein operativer Eingriff geplant ist
- eine Einschränkung von Verkehrstüchtigkeit und Reaktionsfähigkeit ist sehr unwahrscheinlich

C

Spezielle Patientengruppen und Sondersituationen

Geriatrie

- geeignet
  PRISCUS: nicht gelistet
  BEERS: nicht gelistet
- bei STEMI-Patienten > 75 Jahren keine Initialdosis von 300 mg, sondern direkt mit 75 mg beginnen!

Pädiatrie

- kontraindiziert
- Dosierung in Studien (PICOLO, CLARINET): 0,2 mg/kg KG/d bei Neugeborenen und Kleinkindern

Schwangerschaft

- bei unzureichender Datenlage keine Hinweise auf Teratogenität, Anwendung in der Schwangerschaft möglich
- besser erprobte Alternative: Acetylsalicylsäure (low-dose), die während der gesamten Schwangerschaft eingesetzt werden kann, sofern dadurch das Therapieziel erreicht wird
- bei Clopidogrel-Therapie während der Schwangerschaft: Clopidogrel, wenn möglich, 7 Tage vor der Geburt absetzen (Blutungskomplikationen!)

Stillzeit

- unzureichende Datenlage, unter Clopidogrel-Therapie möglichst abstillen
- besser erprobte Alternative: Acetylsalicylsäure (low-dose)

Niere

keine Dosisanpassung erforderlich

Leber

- **leichte bis mittelgradige Einschränkung der Leberfunktion:** keine Dosisanpassung erforderlich
- **schwere Einschränkung der Leberfunktion:** kontraindiziert

Geschlechterspezifika

keine klinisch relevanten Unterschiede bekannt

Ethnien

Da die Clopidogrel-Wirkung relevant vom CYP2C19-Genotyp abhängt und die Prävalenz der CYP2C19-langsam-Metabolisierer in unterschiedlichen Ethnien unterschiedlich hoch ist, kann mit einer statistisch verteilten reduzierten Wirksamkeit gerechnet werden (Anteil der Langsam-Metabolisierer in Europa [2 %], Afrikaner [4 %], Asiaten [14 %]). Konkrete Aussagen für den individuellen Patienten sind jedoch nur mithilfe eines CYP2C19-Gentests oder einer Quantifizierung der Thrombozytenaggregationshemmung während der Therapie möglich.

! Besonderheiten und Cave

- bei gleichzeitiger Gabe eines PPI Pantoprazol verwenden (nicht Omeprazol!): alle PPIs, außer Pantoprazol, reduzieren die Clopidogrel-Wirkung signifikant und führen zu erhöhten Reinfarkt-Raten! (Angiolillo et al. 2011; Juurlink et al. 2009)
- elektive Operationen: Clopidogrel 7 Tage vorher absetzen
- eine duale Thrombozytenaggregationshemmung mit Acetylsalicylsäure und einem ADP-Antagonisten (Clopidogrel, Prasugrel, Ticagrelor) 6 Wochen nach Implantation eines koronaren Bare-metal-Stents (BMS) und 12 Monate nach Implantation eines Drug-eluting-Stents (DES) wegen des deutlich erhöhten Risikos für eine In-Stent-Thrombose mit erheblicher Mortalität möglichst fortführen. Elektive Eingriffe sollten in diesem Zeitraum nicht stattfinden. Bei dringenden Eingriffen kann ab 6 Monaten nach Implantation eines DES eine kurzfristige Pausierung des ADP-Antagonisten unter Fortführung der Therapie mit Acetylsalicylsäure erfolgen.
- Kreuzreaktivität gegen Thienopyridine: bei allergischen Reaktionen auf einen Wirkstoff aus der Gruppe der Thienopyridine (Clopidogrel, Ticlopidin, Prasugrel) kann es auch bei anderen Wirkstoffen dieser Gruppe zu entsprechenden Reaktionen kommen
- Ausmaß der Bildung des wirksamen Metaboliten (also der klinischen Wirkung!) ist stark vom individuellen CYP2C19-Genotyp abhängig; bei Langsam-Metabolisierern (ca. 2 % der Europäer) ist eine reduzierte Clopidogrel-Wirkung zu erwarten

C

Wirkstoffbeurteilung

- Clopidogrel ist eine in den zugelassenen Indikationen wirksame Substanz. Besonders nachteilig an Clopidogrel ist jedoch die – im Vergleich zu Prasugrel, insbes. aber zu Ticagrelor – starke Abhängigkeit der klinischen Wirkung vom meist unbekannten Genotyp des Patienten.
- **Akutes Koronarsyndrom ohne ST-Strecken-Hebung:** Entsprechend der aktuellen ESC-Leitlinie soll Clopidogrel nur bei Kontraindikationen für die neueren $P2Y_{12}$-Inhibitoren Prasugrel oder Ticagrelor gegeben werden – und zwar trotz erhöhter Rate an Blutungskomplikationen und identischer Gesamtmortalität (Hamm et al. 2011). Während sich die Gesamtmortalität beim akuten Koronarsyndrom (mit oder ohne ST-Strecken-Hebung) zwischen Clopidogrel und Prasugrel nicht unterscheidet, reduziert Ticagrelor die Gesamtmortalität im Vergleich zu Clopidogrel um ca. 1 %; **ungeklärt ist bislang, welche Subgruppen von welcher Substanz am meisten profitieren** (Wiviott et al. 2007; Wallentin et al. 2009).
- **Akuter Myokardinfarkt mit ST-Strecken-Hebung:** Zur dualen Thrombozytenaggregationshemmung bei STEMI ist Clopidogrel nur 2. Wahl – nach Acetylsalicylsäure plus Prasugrel oder Ticagrelor (Steg et al. 2012).

C

- **pAVK:** Bislang gibt es für keinen Thrombozytenaggregationshemmer Belege zur wirksamen Primärprävention von pAVK. In der Sekundärprävention kardiovaskulärer Ereignisse bei asymptomatischer und symptomatischer pAVK sollte bei gleicher klinischer Wirksamkeit von Acetylsalicylsäure und Clopidogrel die kostengünstigere Acetylsalicylsäure (100 mg/d) bevorzugt werden.
  Clopidogrel sollte hier nur dann gegeben werden, wenn Acetylsalicylsäure nicht vertragen wird oder wenn Kontraindikationen vorliegen.
  Anders als Clopidogrel ist aktuell zwar kein Acetylsalicylsäure-Präparat für die Indikation „pAVK" zugelassen; ihr Einsatz bei pAVK-Patienten mit und ohne kardiovaskuläre Begleiterkrankungen folgt aber den Empfehlungen nationaler und internationaler Leitlinien (First line vor Clopidogrel) und entspricht daher dem akutellen Stand der medizinischen Wissenschaft.
  Die **Kombinationstherapie** mit Clopidogrel und Acetylsalicylsäure besitzt keinerlei Vorteile im Vergleich zur Acetylsalicylsäure-Monotherapie (DGAGG 2009; Sobel et al. 2008).
- **Sekundärprävention ischämischer Schlaganfall:** Clopidogrel ist in der Sekundärprävention ischämischer Schlaganfälle wirksam, jedoch nur 2. Wahl hinter Acetylsalicylsäure.
- **Prävention thromboembolischer Ereignisse bei Vorhofflimmern:** Clopidogrel + Acetylsalicylsäure ist einer oralen Antikoagulation in der Prävention thromboembolischer Ereignisse unterlegen und hat bzgl. Blutungsereignissen keine Vorteile. Der Einsatz von Clopidogrel bei dieser Indikation ist nicht empfehlenswert.
- Anders als häufig diskutiert gibt es keine klinisch relevanten Wirksamkeitsunterschiede zwischen den in verschiedenen **Original- und Generika-Präparaten** enthaltenen, unterschiedlichen Salzformen (Clopidogrel-Besiat, -Hydrochlorid und -Hydrogensulfat) (Neubauer et al. 2009).

Literatur

Angiolillo DJ et al. Differential effects of omeprazole and pantoprazole on the pharmacodynamics and pharmacokinetics of clopidogrel in healthy subjects: randomized, placebo-controlled, crossover comparison studies. Clin Pharmacol Ther 2011; 89: 65–74.

DGAGG, Deutsche Gesellschaft für Angiologie und Gesellschaft für Gefäßmedizin. Leitlinien zur Diagnostik und Therapie der peripheren arteriellen Verschlusskrankheit (PAVK). AWMF-Register Nr. 065/003. 2009.

Hamm CW et al. ESC Guidelines for the management of acute coronary syndroms in patients presenting without persistent ST-segment elevation. Eur Heart J 2011; 32: 2999–3054.

Juurlink DN et al. A population-based study of the drug interaction between proton pump inhibitors and clopidogrel. CMAJ 2009; 180: 713–8.

Neubauer H et al. Comparing the antiplatelet effect of clopidogrel hydrogensulfate and clopidogrel besylate: a crossover study. Clin Res Cardiol 2009; 98: 533–40.

Sobel M et al. Antithrombotic therapy for peripheral artery occlusive disease: American College of Chest Physicians Evidence-Based Clinical Practice Guidelines. 8th ed. Chest 133: 815S–43S.
Steg PG et al. ESC Guidelines for the management of acute myocardial infarction in patients presenting with ST-segment elevation. Eur Heart J 2012; 33: 2569–619.
Wallentin L et al. Ticagrelor versus clopidogrel in patients with acute coronary syndroms. N Engl J Med 2009; 361: 1045–57.
Wiviott SD et al. Prasugrel versus clopidogrel in patients with acute coronary syndroms. N Engl J Med 2007; 357: 2001–15.

Codein

Wirksamkeit ➔ **Nutzen-Risiko-Bewertung ➔**

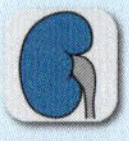 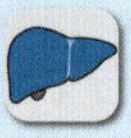

CYP2D6
CYP3A4

IND	**DOS**
Reizhusten	1× tgl. 30–50 mg p. o., ggf. 3 × tgl. 30 mg p. o.
NW	Übelkeit/Erbrechen, Obstipation
WW	CYP2D6-Inhibitoren, Alkohol, zentral dämpfende Arzneimittel, Opioide
CAVE	Abhängigkeitspotenzial vorhanden, nicht verwenden bei Opiat-Abhängigkeit in der Anamnese; möglichst auch nicht bei Hypotonie, COPD und ausgeprägten Atemwegsbeeinträchtigungen; kontraindiziert bei Kindern < 12 Jahren

Für Codein ist die antitussive Wirksamkeit nicht überzeugend belegt, daher sollten bei entsprechender Indikation sicherere Alternativen bevorzugt werden. Dies gilt insbes. für die Verwendung bei Kindern und Jugendlichen (ab 12 Jahren) mit ausgeprägten Atemwegsbeschwerden.

Handelsnamen und -formen

- Bronchicum® Mono Codein, Codicaps®, Optipect®, Tussoret®
- Dosis:
  30 mg Kapseln und Tabletten
  50 mg Tabletten
  50 mg Retardtabletten
  20 mgl/ml, 24 mg/ml Tropfen
  2 mg/ml Lösung (Kindersaft)

Pharmakologie

Wirkmechanismus

Antitussivum

- Agonismus am µ-Opioidrezeptor (während Codein selbst nur sehr geringe µ-Rezeptor-Affinität besitzt [Pro-Drug], kommt die pharmakologische Hauptwirkung durch den Codein-Metaboliten Morphin zustande [ca. 10 % einer Codein-Dosis werden zu Morphin metabolisiert])
- antitussive und analgetische Wirkung (stark von individueller CYP2D6-Genetik abhängig)

Indikationen und Dosis

symptomatische Therapie von Reizhusten (unproduktiver Husten)

▸ initial 1 × tgl. 30–50 mg p. o. (abends), ggf. 3 × tgl. 30 mg p. o., max. 200 mg/d

» Kontraindikationen

Ateminsuffizienz/-depression, Pneumonie, akuter Asthmaanfall, Coma, drohende Frühgeburt oder nahende Geburt, Kinder < 12 Jahren, Kinder und Jugendliche zwischen 12 und 18 Jahren mit ausgeprägten Atemwegsbeeinträchtigungen, Jugendliche < 18 Jahren (nach Tonsillektomie und/oder Adenektomie zur Therapie obstruktiver Schlafapnoe); Stillzeit, Patienten, die bekanntermaßen ultraschnelle Metabolisierer vom CYP2D6-Phänotyp sind

Nebenwirkungen

- **sehr häufig:** Übelkeit/Erbrechen (insbes. zu Therapiebeginn), Obstipation
- **häufig:** Kopfschmerzen, Somnolenz
- **weitere relevante Nebenwirkungen:** Pruritus, Kurzatmigkeit

Wechselwirkungen

- **CYP2D6-Inhibitoren:** Wirkungsabschwächung von Codein; Wirkstoffe: ▸ hintere Umschlaginnenseite
- **zentral dämpfende Arzneimittel** (Sedativa, Hypnotika, Psychopharmaka mit sedierender Partialwirkung, Antihistaminika, Antihypertonika): Verstärkung der sedierenden und atemdepressiven Wirkungen (Kombination vermeiden, Codein möglichst niedrig dosieren)

kontraindiziert: keine

problematisch: **Alkohol**[1], Buprenorphin[2], Moclobemid[3], Morphin[4], **Paracetamol**[5], Pentazocin[2], Tranylcypromin[3]

1 **Verstärkung der sedierenden und atemdepressiven Wirkungen (auf Alkohol unter Codein-Therapie verzichten!)**
2 Abschwächung der antitussiven Wirkung von Codein
3 Verstärkung der zentralnervösen Wirkungen von Codein (Kombination vermeiden, Codein möglichst niedrig dosieren)
4 Hemmung des Morphin-Metabolismus durch Codein (Anstieg der Morphin-Plasmakonzentration)
5 **Hörverlust bei längerem, hoch dosiertem Konsum beider Wirkstoffe**

Pharmakokinetik

- BV: 50 %
- hepatische Metabolisierung (große interindividuelle Unterschiede!) zu aktiven Metaboliten: über CYP2D6 zu Morphin (10 % einer Codein-Dosis) und über CYP3A4 zu Norcodein; außerdem zu Codein-6-, Morphin-3- und Morphin-6-Glucuronid

- **Cave:** ca. 9 % der Europäer sind CYP2D6-poor-Metabolizer (Codein nahezu unwirksam); ca. 5 % sind CYP2D6-ultrarapid-Metabolizer (überdurchschnittliche Morphin-Bildung!)
- t_{max}: 1 h
- HWZ: 4 h
- Plasmaproteinbindung: 10–20 %
- Elimination: > 90 % renal (Metaboliten); < 10 % des Codeins einer Dosis werden unmetabolisiert renal eliminiert

C

Intoxikation

- **Symptome:** typische Symptomatik einer Opioid-Intoxikation (Atemdepression, Somnolenz bis Coma, Erbrechen, Kopfschmerzen, Miosis, Harn- und Stuhlverhalt, Bradykardie, Hypotonie), bei Kindern auch Krämpfe
- **Therapie:** in leichten Fällen symptomatisch, spezifisches Antidot Naloxon (0,1–0,2 mg i. v. als Bolus, gefolgt von weiteren Dosen à 0,1 mg i. v., bis ausreichende Atemfunktion/Vigilanz erreicht ist; da die Wirkdauer von Codein länger ist als die des Antidots Naloxon, muss mit erneutem Auftreten einer Ateminsuffizienz gerechnet werden, ggf. Naloxon-Dauerinfusion)

Einnahmehinweise und Patienteninformationen

- Einnahme unabhängig von den Mahlzeiten, möglichst abends (durch intermittierende Einnahme wird Wirksamkeit erhalten)
- auf Alkohol verzichten!
- eine Einschränkung von Verkehrstüchtigkeit und Reaktionsfähigkeit ist möglich, insbes. bei Einzeldosen > 20 mg oder in Kombination mit Alkohol
- Einnahme über max. 2 Wochen (bei länger anhaltenden Beschwerden weitere Diagnostik!)
- bei der Verschreibung an Kinder (ab 12 Jahren) die Erziehungsberechtigten über Symptomatik einer Überdosierung aufklären!

Spezielle Patientengruppen und Sondersituationen

Geriatrie

geeignet

- PRISCUS: nicht gelistet
- BEERS: nicht gelistet

Pädiatrie

- **kontraindiziert** bei Kindern < 12 Jahren sowie bei Kindern und Jugendlichen zwischen 12 und 18 Jahren mit ausgeprägten Atemwegsbeeinträchtigungen
- nur im Ausnahmefall einsetzen (Toxizitätsrisiko durch unbekannten CYP2D6-Status!)
- nicht verwenden bei Atemwegsinfektionen, Polytraumata oder größeren operativen Eingriffen

- Tropfen oder Lösung (zugelassen für Kinder > 12 Jahren)
  initial: 15–40 mg p.o. alle 6–8 h
  maximal: 200 mg/d
- Kapseln (zugelassen für Kinder > 12 Jahren)
  initial: 1 × tgl. 30 mg p. o. (abends), ggf. 3 × tgl. 30 mg p. o.
  maximal: 200 mg/d

Schwangerschaft

- kurzfristige Anwendung während der gesamten Schwangerschaft unbedenklich
- kontraindiziert bei drohender Frühgeburt oder nahender Geburt (Atemdepression und Entzugssymptomatik beim Neugeborenen)

Stillzeit

- kontraindiziert (bei ultraschnellen CYP2D6-Metabolisierern wirksame Morphinkonzentration in der Muttermilch!)
- geeignete Alternativen: Noscapin (Capval®) (zugelassen) oder im Ausnahmefall Dextromethorphan (formal kontraindiziert)

Niere

- **GFR > 60 ml/min/1,73 m²:** keine Einschränkung
- **GFR 30–60 ml/min/1,73 m²:** vorsichtig dosieren, ggf. Dosisintervall verlängern
- **GFR < 30 ml/min/1,73 m²:** möglichst nicht einsetzen

Leber

bei stark eingeschränkter Leberfunktion vorsichtig dosieren und ggf. Dosisintervall verlängern

Geschlechterspezifika

keine klinisch relevanten Unterschiede bekannt

Ethnien

- unterschiedliches Toxizitätsrisiko durch ethnisch bedingte, unterschiedliche Prävalenz von ultraschnellen CYP2D6-Metabolisierern (gesteigerte Morphin-Bildung aus Codein): Afrikaner 30 %, Kaukasier 5 %, Asiaten 1 %
- bei Afrikanern möglichst nicht einsetzen, bei zwingender Indikation sehr niedrig dosieren

! Besonderheiten und Cave

- durch relevante genetische CYP2D6-Polymorphismen individuell drastisch erhöhtes Toxizitätsrisiko
- nur im Ausnahmefall anwenden bei Hypotonie und COPD
- nicht verwenden bei Opiatabhängigkeit in der Anamnese (starke Rückfallgefahr)
- Codein besitzt primäres Abhängigkeitspotenzial, bei längerem hoch dosiertem Gebrauch entwickeln sich physische und psychische Abhängigkeit

- Codein wird von Heroinabhängigen als Ersatzdroge verwendet; auch Abhängige von Alkohol und Sedativa neigen zur missbräuchlichen Anwendung von Codein

C

Wirkstoffbeurteilung

- Für die antitussive Wirksamkeit ist **kein relevanter Unterschied zwischen Codein und Placebo belegt** – bei allerdings überraschend schlechter verfügbarer Datenbasis (Smith et al. 2009). Die analgetische Wirksamkeit ist zwar vorhanden, allerdings unsicher in der Wirkstärke, da sie in gravierendem Maß von der individuellen CYP2D6-Genetik abhängig ist. Zudem sind für diese Indikation ausschließlich Kombinationspräparate mit Paracetamol, Acetylsalicylsäure oder Diclofenac im Handel. Als sichere und gut antitussiv wirksame Alternative steht Noscapin (Capval®) zur Verfügung. *Nicht* verwendet werden sollten sedierende Antihistaminika wie Diphenhydramin oder Chlorphenamin, da sie gleichzeitig die Sekretviskosität erhöhen (!). Ebenfalls *nicht* verwendet werden sollte Dextromethorphan wegen seines ausgeprägten euphorisierenden und abhängigkeitserzeugenden Potenzials. Für pflanzliche Antitussiva ist die Wirksamkeit nicht belegt.
- Besonderes **riskant** ist die Verwendung von Codein bei **pädiatrischen Patienten**: Es wird immer wieder von toxizitätsbedingten Todesfällen aufgrund des unbekannten CYP2D6-Status berichtet, und die Konversionsrate von Codein zu Morphin ist im Einzelfall nicht vorhersehbar. Daher ist Codein seit 2015 bei Kindern < 12 Jahren kontraindiziert. Auch bei Kindern und Jugendlichen > 12 Jahren sollte Codein vorsichtig und zurückhaltend eingesetzt werden. Bei der pädiatrischen Verwendung als Analgetikum müssen zudem die speziellen Kontraindikationen beachtet werden (nicht nach Tonsillektomie und/oder Adenektomie zur Therapie von obstruktiver Schlafapnoe).

Literatur

Smith et al. Over-the-counter (OTC) medications for acute cough in children and adults in ambulatory settings. Cochrane Database Syst Rev 2012; CD001831.

Colecalciferol (Vitamin D_3)

Wirksamkeit ↑ Nutzen-Risiko-Bewertung ↑

IND	DOS
Vorbeugung gegen Rachitis	1 × tgl. 400–500 IE p. o.
Vorbeugung einer Vitamin-D-Mangelerkrankung bei erkennbarem Risiko, ohne Resorptionsstörung	1 × tgl. 400–500 IE p. o.
Vorbeugung einer Vitamin-D-Mangelerkrankung bei erkennbarem Risiko, bei Malabsorption	3 000–5 000 IE/d p. o.
Behandlung von Vitamin-D-Mangelzuständen	1 000–5 000 IE/d p. o.
unterstützende Behandlung der Osteoporose	1 × tgl. 800–1 000 IE p. o.
Behandlung von Hypoparathyreoidismus	10 000–200 000 IE/d p. o.
NW	keine
WW	Digitalis-Glykoside, Diuretika
CAVE	bei Langzeitanwendung oder Tagesdosierungen > 500 IE regelmäßige Kontrolle der Calciumspiegel in Serum und Urin und der Nierenfunktion

Colecalciferol ist Mittel der Wahl zur Prophylaxe und Therapie von Rachitis und Osteoporose sowie Vitamin-D-Mangelzuständen. Bei gesunden (asymptomatischen) Personen, die nicht in Gemeinschaftseinrichtungen leben, sollte keine unspezifische (!) Prophylaxe mit Colecalciferol- und Calcium-Supplementation erfolgen.

Handelsnamen und -formen

- Dekristol®, Vigantoletten®, Vigantol® Öl
- Dosis:
  400 IE / 500 IE / 1 000 IE Tabletten
  20 000 IE Weichkapseln
  20 000 IE/ml Lösung zum Einnehmen
  100 000 IE Injektionslösung
  zahlreiche Kombinationspräparate mit Calcium

Pharmakologie

Wirkmechanismus

Vorstufe des biologisch aktiven Vitamin D

- Bildung der wirksamsten Form des Vitamin-D-Steroidhormons 1,25-Dihydroxy-Colecalciferol (Calcitriol) aus Colecalciferol in Leber und Niere
- Regulation der Calcium- und Phosphat-Homöostase

C

Indikationen und Dosis

- Vorbeugung gegen Rachitis
  - 1 × tgl. 400–500 IE p. o.
- Vorbeugung einer Vitamin-D-Mangelerkrankung bei erkennbarem Risiko, ohne Resorptionsstörung
  - 1 × tgl. 400–500 IE p. o.
- Vorbeugung einer Vitamin-D-Mangelerkrankung bei erkennbarem Risiko, bei Malabsorption:
  - 1 × tgl. 3 000–5 000 IE p. o.; falls orale Therapie nicht möglich oder nicht ausreichend: 50 000–100 000 IE i. m. (alle 3 Monate)
- Behandlung von Vitamin-D-Mangelzuständen
  - 1 × tgl. 1 000–5 000 IE p. o. oder einmalig 20 000 IE (Anfangsbehandlung)
- unterstützende Behandlung der Osteoporose
  - 1 × tgl. 800–1 000 IE p. o.
- Behandlung von Hypoparathyreoidismus
  - 10 000–200 000 IE/d p. o.

» Kontraindikationen

Hyperkalzämie, Hyperkalziurie

Nebenwirkungen

- **sehr häufig:** keine
- **häufig:** keine
- **weitere relevante Nebenwirkungen:** keine
- Nebenwirkungen treten nur im Zusammenhang mit Überdosierung und Toxizität auf (Hyperkalzämie-Syndrom)

Wechselwirkungen

kontraindiziert: keine

problematisch: Chlorthalidon[1], Digitalis-Glykoside[2], Hydrochlorothiazid[1], Indapamid[1], Phenobarbital[3], Phenytoin[3], Xipamid[1]

1 erhöhtes Risiko einer Hyperkalzämie (Kontrolle der Serumelektrolyte, inkl. Calcium, ggf. Dosisreduktion von Colecalciferol)

2 Steigerung der Calcium-Resorption durch Vitamin D, dadurch erhöhte Toxizität der Digitalis-Glykoside (bei Kombination regelmäßige EKG-Kontrolle sowie Kontrolle von Nierenfunktion und Serumelektrolyten, inkl. Calcium)

3 reduzierte Wirksamkeit von Vitamin D durch vermehrten Abbau (ggf. Dosisanpassung)

Pharmakokinetik

- BV: 70–99 %
- hepatisch-renale Aktivierung zur wirksamsten Form 1,25-Dihydroxy-Colecalciferol (Calcitriol)
- t_{max}: nicht aussagekräftig
- HWZ: nicht aussagekräftig
- Plasmaproteinbindung: keine
- Elimination: biliär

Intoxikation

- Einsetzen toxischer Wirkungen bei Erwachsenen (mit normaler Funktion der Nebenschilddrüsen) bei Dosierungen zwischen 40 000–100 000 IE/d über 1–2 Monate; Säuglinge und Kleinkinder können auf erhebliche geringere Dosierungen empfindlich reagieren; in sehr seltenen Einzelfällen tödliche Verläufe
- **Symptome:** Anstieg von Phosphor in Serum und Harn, Hyperkalzämie-Syndrom mit akuten Folgen (Herzrhythmusstörungen, Übelkeit/Erbrechen, Bewusstseinsstörungen) und chronischen Folgen (Polydipsie und Polyurie, Anorexie, Nephrolithiasis/Nephrocalcinose); charakteristische biochemische Befunde (Hyperkalzämie, Hyperkalziurie, erhöhte Serumwerte für 25-Hydroxy-Calciferol)
- **Therapie:** Vitamin-D-Präparat absetzen, calciumarme/-freie Ernährung, reichlich Flüssigkeitszufuhr, bei ausreichender Nierenfunktion Infusion von 0,9 % NaCl (3–6 l/24 h) mit Zusatz von Natriumedetat (15 mg/kg KG/h) und Furosemid (dabei fortlaufende Calcium- und EKG-Kontrolle), bei Oligo-/Anurie ist Hämodialyse indiziert (Calcium-freies Dialysat), ggf. Gabe von Bisphosphonat (z. B. Pamidronat), Glucocorticoiden und Calcitonin (100–400 IE alle 6 h), kein spezifisches Antidot verfügbar, eine Normalisierung der Hyperkalzämie nach Vitamin-D-Intoxikation kann mehrere Wochen dauern

Einnahmehinweise und Patienteninformationen

- Einnahme zu den Mahlzeiten
- zur Einnahme von anderen Medikamenten einen Abstand von mind. 2 h einhalten
- auf ergänzende Einnahme freiverkäuflicher „Vitaminpräparate“ verzichten
- eine Einschränkung von Verkehrstüchtigkeit und Reaktionsfähigkeit ist ausgeschlossen

Spezielle Patientengruppen und Sondersituationen

Geriatrie

- geeignet
  PRISCUS: nicht gelistet
  BEERS: nicht gelistet

- regelmäßige Kontrolle der Calciumspiegel in Serum und Urin und der Nierenfunktion, um Überdosierungen zu vermeiden (**Cave:** Hyperkalzämie, ggf. Colecalciferol-Dosis reduzieren)

Pädiatrie

- Rachitis-Prophylaxe beim Säugling: 500 IE/d ab der 2. Lebenswoche bis zum Ende des 1. Lebensjahres; Prophylaxe im Herbst oder Winter nicht beenden, sondern dann bis ins 2. Lebensjahr fortführen
- bei Verwendung vitaminisierter Säuglingsnahrung darin enthaltene Vitamin-D-Menge berücksichtigen

Schwangerschaft

- Tagesdosen bis 500 IE: uneingeschränkt geeignet
- Tagesdosen > 500 IE: Dosierung so wählen, dass bestehender Mangel behoben wird, Überdosierung jedoch unbedingt vermeiden (resultierende dauerhafte Hyperkalzämie kann zu Fehlbildungen und Entwicklungsstörungen des Ungeborenen führen)

Stillzeit

geeignet

Niere

- **GFR > 30 ml/min/1,73 m²:** keine Einschränkung
- **GFR < 30 ml/min/1,73 m²:** renale Bildung von 1,25-Dihydroxy-Colecalciferol (Calcitriol) findet nicht mehr ausreichend statt, in der Vitamin-D-Therapie daher direkt Calcitriol verwenden

Leber

keine Einschränkungen

Geschlechterspezifika

keine klinisch relevanten Unterschiede

Ethnien

keine klinisch relevanten Unterschiede

! Besonderheiten und Cave

- bei Langzeitanwendung oder Tagesdosierungen > 500 IE regelmäßige Kontrolle der Calciumspiegel in Serum und Urin und der Nierenfunktion, um Überdosierungen zu vermeiden (bei Hyperkalzämie oder verminderter Nierenfunktion Dosis reduzieren oder Therapie unterbrechen)
- vorsichtige Anwendung bei Neigung zu calciumhaltigen Nierensteinen
- Patienten mit Sarkoidose: verstärkte Umwandlung von Colecalciferol in die aktiven Metaboliten (Kontrolle der Calciumspiegel in Serum und Urin, ggf. Dosisreduktion von Colecalciferol)
- Patienten mit Pseudohypoparathyreoidismus: kein Colecalciferol, sondern das besser steuerbare 1,25-Dihydroxy-Colecalciferol (Calcitriol) einsetzen

Wirkstoffbeurteilung

- Colecalciferol ist Mittel der Wahl zur Prophylaxe und Therapie der Rachitis und von Vitamin-D-Mangelzuständen. Bei **Osteoporose** bilden Colecalciferol (800–2 000 IE/d) und Calcium (max. 1 500 mg/d aus Nahrung und ggf. Supplementen) die Basistherapie (Dachverband Osteologie 2009). Bei Calcium- und Vitamin-D-defizienten Personen reduziert die Supplementierung mit Calcium (1 200 mg/d) und Colecalciferol (800 IE/d) das Risiko nichtvertebraler Frakturen, insbes. proximaler Femurfrakturen (Dachverband Osteologie 2009). Allerdings liefert die aktuelle Datenlage keine belastbare Evidenz dafür, dass bei einer prophylaktischen Gabe von Colecalciferol und Calcium bei gesunden (asymptomatischen) Personen, die nicht im Gemeinschaftseinrichtungen leben, der Nutzen die Risiken überwiegt; eine **unspezifische Prophylaxe mit Colecalciferol- und Calcium-Supplementation** sollte daher *nicht* erfolgen (Moyer et al. 2013).
- Eine übermäßige Calciumzufuhr erhöht das kardiovaskuläre Risiko, bei ausreichender Aufnahme über die Nahrung (≥ 1 000 mg/d) ist eine Monotherapie mit Colecalciferol angemessen.
- Bei **Hypoparathyreoidismus** sollte kein Colecalciferol, sondern 1,25-Dihydroxy-Colecalciferol (Calcitriol) – kombiniert mit Calciumcarbonat – verwendet werden (DGKJ et al. 2010).
- Hinweise auf positive Effekte einer präventiven Supplementation mit Colecalciferol hinsichtlich der Inzidenz von Herz-Kreislauf-Erkrankungen, Krebs, Diabetes und Multipler Sklerose oder der Gesamtmortalität sind in Publikumsmedien zwar immer wieder postuliert, jedoch nicht belegt und ohne evidenzbasierte Grundlage (Bjelakovic et al. 2014; Shapses et al. 2011; Chung et al. 2011; Avenell et al. 2012).

Literatur

Avenell A et al. Long-term follow-up for mortality and cancer in a randomized placebo-controlled trial of vitamin D(3) and/or calcium (RECORD trial). J Clin Endocrinol Metab 2012; 97: 614–22.

Bjelakovic G et al. Vitamin D supplementation for prevention of mortality in adults. Cochrane Database Syst Rev 2014; CD007470.

Chung IH et al. Vitamin D with or without calcium supplementation for prevention of cancer and fractures: an updated meta-analysis for the U. S. Preventive Services Task Force. Ann Intern Med 2011; 155: 827–38.

Dachverband Osteologie. DVO-Leitlinie 2009 zur Prophylaxe, Diagnostik und Therapie der Osteoporose bei Erwachsenen. Osteologie 2009; 18: 304–28.

Deutsche Gesellschaft für Kinderheilkunde und Jugendmedizin (DGKJ) und Deutsche Gesellschaft für Endokrinologie (DGE). Hypoparathyreoidismus. AMWF-Register-Nr. 027/035. 2010.

Moyer VA et al. Vitamin D and calcium supplementation to prevent fractures in adults: U. S. Preventive Services Task Force recommendation statement. Ann Intern Med 2013; 158: 691–6.

Shapses SA et al. Vitamin D and prevention of cardiovascular disease and diabetes: why the evidence falls short. JAMA 2011; 305: 2565–6.

Dabigatran

Wirksamkeit ↑ **Nutzen-Risiko-Bewertung ↑**

P-Gp

IND	DOS
Prävention von venösen Thromboembolien	1 × tgl. 220 mg p. o.
Prävention von Schlaganfall und systemischer Embolie bei VHF	2 × tgl. 150 mg p. o.
Behandlung tiefer Venenthrombosen und Lungenembolien	2 × tgl. 150 mg p. o. nach mind. 5-tägiger parenteraler Antikoagulation
NW	Blutungen und Hämatome, gastrointestinale Unverträglichkeit
WW	Makrolid-Antibiotika, Amiodaron, Chinidin, Ciclosporin, Dronedaron, Itraconazol, Tacrolimus, Ticagrelor, Verapamil
CAVE	Patientenaufklärung über erhöhtes Blutungsrisiko, Dosisanpassung bei älteren Patienten

Dabigatran ist eine geeignete Alternative zur Prävention von Schlaganfällen bei Vorhofflimmern und zur Behandlung einer tiefen Venenthrombose oder einer Lungenembolie, insbes. bei Patienten, die unter Vitamin-K-Antagonisten schlecht einzustellen sind. Zur Prophylaxe von venösen Thromboembolien nach Knie- oder Hüftgelenksersatz ist Dabigatran ähnlich gut geeignet wie niedermolekulare Heparine. Gastrointestinale Unverträglichkeitsreaktionen sind relativ häufig.

Handelsnamen und -formen

- Pradaxa®
- Dosis: 75 mg / 110 mg / 150 mg Hartkapseln

Pharmakologie

Wirkmechanismus

- Antithrombotika, direkter Thrombin-Inhibitor
- Dabigatranmesilat wird nach Resorption rasch zu Dabigatran hydrolisert. Dabigatran hemmt die Gerinnungskaskade durch kompetitive Inhibition des Thrombins und verhindert so u. a. die Umwandlung von Fibrinogen zu Fibrin.

Indikationen und Dosis

- Prävention von venösen Thromboembolien nach Hüft- oder Kniegelenksersatz
  - initial 110 mg p. o. 1–4 h postoperativ, dann 1 × tgl. 220 mg p. o. bis zur vollständigen Remobilisation 10–35 Tage postoperativ
  - bei mäßig eingeschränkter Nierenfunktion (eGFR 30–50 ml/min/1,73 m²), gleichzeitiger Einnahme von Amiodaron, Verapamil oder Chinidin oder Patienten > 75 Jahren Dosisreduktion auf 1 × tgl. 150 mg p. o.
- Prävention von Schlaganfall und systemischer Embolie bei nichtvalvulärem Vorhofflimmern
- Behandlung tiefer Venenthrombosen und Lungenembolien sowie Prävention von rezidivierenden Venenthrombosen und Lungenembolie
  - 2 × tgl. 150 mg p. o.
  - bei Patienten ≥ 80 Jahren oder gleichzeitiger Einnahme von Verapamil und Dabigatran Dosisreduktion auf 2 × tgl. 110 mg p. o. obligat
  - bei mäßig eingeschränkter Nierenfunktion (eGFR 30–50 ml/min/1,73 m²), Patienten > 75 Jahren, erhöhtem Blutungsrisiko oder gastrointestinalen Vorerkrankungen (Gastritis, Ösophagitis, gastroösophagealer Reflux) Dosisreduktion auf 2 × tgl. 110 mg p. o. optional
  - bei TVT und LE Therapiebeginn in Anschluss an eine mind. 5-tägige parenterale Antikoagulation

» Kontraindikationen

stark eingeschränkte Nierenfunktion (GFR < 30 ml/min/1,73 m²), akute Blutung, Risikofaktoren für eine schwere Blutung (gastrointestinale Ulzerationen, maligne Neoplasien, Hirn- oder Rückenmarkverletzung, stattgehabte intracraniale Blutung, chirurgische Eingriffe an ZNS oder Augen, Ösophagusvarizen, vaskuläre Anomalien), gleichzeitige Anwendung anderer Antikoagulanzien (außer bei Umstellung), Beeinträchtigung der Leberfunktion, gleichzeitige Anwendung mit Ketoconazol, Ciclosporin, Itraconazol, Tacrolimus und Dronedaron, Patienten mit künstlichen Herzklappen

Nebenwirkungen

- **sehr häufig:** Blutungen und Hämatome unterschiedlicher Lokalisation
- **häufig:** Anämie, gastrointestinale Unverträglichkeit, Leberwerterhöhung
- **weitere relevante Nebenwirkungen:** gastrointestinale Ulzerationen

Wechselwirkungen

Inhibitoren von P-Gp (▸ vordere Umschlaginnenseite): erhöhter Dabigatranspiegel, erhöhtes Blutungsrisiko; evtl. Dosisanpassung von Dabigatran oder alternatives Antikoagulans wählen

kontraindiziert: Ciclosporin[1], Dronedaron[1], Itraconazol[1], Ketoconazol[1], Tacrolimus[1]

problematisch: Acemetacin[2], Acetylsalicylsäure > 1 g/d[2,3], Acetylsalicylsäure < 1 g/d[3], Apixaban[5], Argatroban[5], Bivalirudin[5], Certoparin[5], Citalopram[6], Clopidogrel[3], Dalteparin[5], Danaparoid[5], Desirudin[5], Diclofenac[2], Dipyridamol[3], Duloxetin[6], Enoxaparin[5], Escitalopram[6], Etoricoxib[2], Fluoxetin[6], Fluvoxamin[6], Fondaparinux[5], Grapefruit und grapefruithaltige Produkte[4], Heparin[5], Ibuprofen[2], Indometacin[2], Ketoprofen[2], Meloxicam[2], Nadroparin[5], Naproxen[2], Paroxetin[6], Phenprocoumon[5], Piroxicam[2], Prasugrel[3], Reviparin[5], Rivaroxaban[5], Sertralin[6], Ticagrelor[3,4], Ticlopidin[3], Venlafaxin[6], Verapamil[7], Warfarin[5]

1 **stark erhöhter Dabigatranspiegel, Kombination kontraindiziert**
2 erhöhtes Risiko gastrointestinaler Blutungen, Daueranwendung vermeiden
3 erhöhtes Blutungsrisiko; Kombination, wenn möglich, vermeiden
4 erhöhter Dabigatranspiegel, erhöhtes Blutungsrisiko; während der Therapie auf Grapefruit und grapefruithaltige Lebensmittel verzichten
5 erhöhtes Blutungsrisiko, Kombination – außer zur Umstellung der Antikoagulation – vermeiden
6 erhöhtes Blutungsrisiko möglich
7 erhöhter Dabigatranspiegel durch Inhibition des P-Gp. Dosisanpassung von Dabigatran auf 2 × tgl. 110 mg oder alternatives Antikoagulans wählen

Pharmakokinetik

- BV: 6,5 %
- Zeitpunkt des Spitzenspiegels (t_{max}): 0,5–2 h
- HWZ: 12–14 h
- Plasmaproteinbindung: 35 %
- Elimination überwiegend (85 %) über den Urin

Intoxikation

Verhalten bei Überdosierung oder spontanen Blutungen

Ein spezifisches Antidot für Dabigatran ist nicht verfügbar, die Empfehlungen beruhen hauptsächlich auf theoretischen Überlegungen oder laborchemischen und tierexperimentellen Studien.

1. **allgemeine Maßnahmen:** Pausieren der Therapie mit Dabigatran, Gabe von Aktivkohle (1 g/kg KG) bei Überdosierung, lokale Blutstillung. Überprüfung und evtl. Absetzen von interagierender Komedikation; ausreichende Diurese sicherstellen, evtl. Dialyse zur beschleunigten Elimination
2. **bei mittelschweren Blutungen zusätzlich:** Transfusion von Erythrozytenkonzentraten und FFP bei hämodynamisch relevanten Blutungen
   evtl. Tranexamsäure (0,5–1 g langsam i. v.) oder Desmopressin (0,3–0,4 µg/kg

KG über 30 min); bei Thrombozytopenie oder Thrombozytenfunktionsstörung Transfusion von gepooltem Thrombozytenkonzentrat
3. **bei lebensbedrohlichen Blutungen zusätzlich:** Gabe von aktiviertem Prothrombinkomplex-Konzentrat (FEIBA NF: 50 IE/kg KG) oder Faktor VIIa (100 µg/kg KG) empfohlen (Fawole et al. 2013)

Einnahmehinweise und Patienteninformationen

- Einnahme der verordneten Dosis morgens und abends unabhängig von den Mahlzeiten; die Kapseln dürfen nicht geöffnet werden
- bei Anzeichen einer Blutung (auch Verfärbung von Stuhl oder Urin, plötzliche starke Kopfschmerzen, Ohnmacht und Schwäche) sollte ein Arzt oder Krankenhaus aufgesucht werden
- vor geplanten oder notfallmäßigen Eingriffen sollte der behandelnde Arzt oder Zahnarzt über die Einnahme von Dabigatran unterrichtet werden
- eine Einschränkung von Verkehrstüchtigkeit und Reaktionsfähigkeit ist sehr unwahrscheinlich

Spezielle Patientengruppen und Sondersituationen

Geriatrie

- Dosisreduktion zur Prävention venöser Thromboembolien auf 1 × tgl. 150 mg p. o. bei Patienten > 75 Jahren
- Dosisreduktion auf 2 × tgl. 110 mg p. o. zur Prävention von Schlaganfällen bei Patienten > 75 Jahren optional, bei Patienten > 80 Jahren obligat
- BEERS: erhöhtes Blutungsrisiko bei Patienten > 75 Jahren
- PRISCUS: nicht gelistet

Pädiatrie

- nicht zugelassen
- geeignete Alternativen: Phenprocoumon, Heparin

Schwangerschaft

- nicht zugelassen, nicht empfohlen
- geeignete Alternativen: niedermolekulares Heparin, evtl. Low-Dose-Acetylsalicylsäure

Stillzeit

- nicht zugelassen, nicht empfohlen
- geeignete Alternativen: niedermolekulares Heparin, evtl. Low-Dose-Acetylsalicylsäure

Niere

- **GFR < 50 ml/min/1,73 m²:** Dosisreduktion auf 150 mg/d p. o. zur Prävention von VTE und und optional auf 220 mg/d p. o. zur Prävention von Schlaganfällen
- **GFR < 30 ml/min/1,73 m²:** kontraindiziert

Leber

- keine ausreichende Erfahrung, bei eingeschränkter Leberfunktion nicht empfohlen
- geeignete Alternativen: (niedermolekulares) Heparin

Geschlechterspezifika

keine klinisch relevanten Unterschiede bekannt

D

Ethnien

keine klinisch relevanten Unterschiede bekannt

! Besonderheiten und Cave

- vor Therapiebeginn sowie einmal jährlich Bestimmung der Nierenfunktion, z. B. mittels Cockcroft-Gault-Formel, außerdem in Situationen, die ein Risiko für eine Verschlechterung der Nierenfunktion darstellen (z. B. Hypovolämie)
- wie bei allen Antikoagulanzien erhöhtes Blutungsrisiko unter Therapie mit Dabigatran, angemessene klinische und ggf. laborchemische Kontrollen empfohlen, Patienten sollten bei Therapiebeginn entsprechend aufgeklärt werden
- zusätzliche Faktoren für ein erhöhtes Blutungsrisiko: Alter > 75 Jahre, Beeinträchtigung der Nierenfunktion (GFR 30–50 ml/min/1,73 m^2), gleichzeitige Behandlung mit P-Gp-Inhibitoren, niedriges Körpergewicht, Behandlung mit Thrombozytenaggregationshemmern, NSAR und SSRI/SSNRI, angeborene oder erworbene Störungen der Gerinnung und der Thrombozytenfunktion, Endokarditis, gastrointestinale Erkrankungen
- bei Vorliegen eines oder mehrerer Risikofaktoren Dosisreduktion auf 1 × tgl. 150 mg p. o. zur Prävention von venösen Thromboembolien und Dosisreduktion auf 2 × tgl. 110 mg p. o. zur Schlaganfallprävention erwägen
- routinemäßige Gerinnungskontrolle nicht notwendig, die aPTT (wenig präzise, aber gute Verfügbarkeit) erlaubt orientierende Einschätzung, z. B. bei Blutungsereignissen
- für quantitative Aussage Messung von dTT (Hemoclot®) oder Ecarin Clotting Time
- INR-Wert eignet sich nicht zu Therapiekontrolle von Dabigatran, kann aber durch die Einnahme von Dabigatran verfälscht werden
- ein Einsatz von Fibrinolytika, z. B. bei stattgehabtem Schlaganfall, wird nur bei Nachweis eines normwertigen Gerinnungstestes empfohlen
- vor operativen Eingriffen sollte Dabigatran in Abhängigkeit von Nierenfunktion und Blutungsrisiko 1–4 Tage präoperativ abgesetzt werden (► Anhang, S. 575)
- bei Umstellung auf Vitamin-K-Antagonisten Dabigatran für 2 Tage (GFR < 50 ml/min/1,73 m^2) oder 3 Tage (GFR > 50 ml/min/1,73 m^2) überlappend geben, sonst erhöhtes Schlaganfallrisiko; der INR-Wert kann noch bis 2 Tage nach Einnahme von Dabigatran verfälscht sein

Wirkstoffbeurteilung

- Dabigatran ist in der Dosierung von 1 × tgl. 220 mg p. o. zur Prophylaxe von venösen Thromboembolien nach Knie- oder Hüftgelenksersatz ebenso wirksam und sicher wie Enoxaparin, diesem aber nicht überlegen (Gómez-Outes et al. 2012).
- In der RE-LY-Studie war Dabigatran in der Dosierung 150 mg 2 × tgl. Warfarin in der Prävention von (ischämischen und insbes. hämorrhagischen) Schlaganfällen signifikant überlegen, auch lebensbedrohliche Blutungen traten unter Dabigatran seltener auf, gastrointestinale Blutungen waren häufiger. In der Dosierung von 110 mg 2 × tgl. war Dabigatran Warfarin nicht unterlegen bei signifikant weniger Blutungsereignissen.
- Bezüglich der Gesamtmortalität gibt es einen Trend zugunsten von Dabigatran bei beiden Dosierungen, der das Signifikanzniveau jedoch verfehlte (Connolly et al. 2009). Therapieabbrüche waren unter Dabigatran häufiger, u. a. aufgrund gastrointestinaler Beschwerden. Unter der Therapie mit Dabigatran treten Koronarereignissen geringfügig, aber signifikant häufiger auf (Uchino et al. 2012).
- Die Qualität der Antikoagulation der Warfaringruppe, die durchschnittlich zu 65 % der Behandlungszeit im therapeutischen INR-Bereich lagen, und die unverblindete Durchführung der Studie wurden kritisiert.
- Die aufgeführten Werte für das relative Risiko (0,74–1,11 bzw. 0,53–0,82) sind nicht zu beanstanden, die beeindruckenden Werte für die Nichtunterlegenheit von Dabigatran (meist $p < 0{,}001$) kommen jedoch durch die Formulierung der Nichtunterlegenheitshypothese zustande: Eine Nichtunterlegenheit wird angenommen, wenn das relative Risiko eines Schlaganfalles unter Dabigatran < 1,46-fach als unter VKA ist (Darby-Stewart et al. 2012). Der Statistiker, der zufrieden ist, wenn sein neuer Computer nur 46 % langsamer als das 20 Jahre alte Vormodell ist, möge sich bei den Autoren melden.
- In den RECOVER-, RECOVER-II-, REMEDY- und RESONATE-Studien war Dabigatran mit 2 × tgl. 150 mg in der Verhinderung von Rezidiven bei tiefer Venenthrombose oder Lungenembolie Warfarin nicht unter-, aber auch nicht überlegen. Klinisch relevante Blutungen, insbes. intracranialer Blutungen, traten unter Dabigatran seltener auf, gastrointestinale Blutungen waren häufiger. Ein Unterschied in der Gesamtmortalität bestand nicht, Koronarereignisse traten unter Warfarin etwas seltener auf (Schulman et al. 2013, 2014).
- Auch bei den Indikationen tiefe Venenthrombose und Lungenembolie wird eine Dosisreduktion entsprechend der Dosierung bei VHF empfohlen, diese wurde in den Studien jedoch nicht getestet.
- Zusammengefasst stellt Dabigatran bei der Studienpopulation entsprechenden Patienten eine Alternative zu einer oralen Antikoagulation mit Vitamin-K-Antagonisten dar. Ein Vorteil besteht in den nicht erforderlichen Laborkontrollen und in der einfachen Handhabung.

- Die Empfehlung der neuen Antikoagulanzien als Mittel der 1. Wahl zur Schlaganfallprävention bei Vorhofflimmern in den kardiologischen Leitlinien ist nicht unumstritten (Camm et al. 2012). Bei Patienten, die sich unter Vitamin-K-Antagonisten zu mehr als ca. 72 % der Behandlungszeit im therapeutischen Bereich befinden, ist ein Vorteil von Dabigatran nicht erwiesen (AkdÄ 2012).
- Einige Besonderheiten wie die Dosisanpassung an Patientenalter und Nierenfunktion sowie die Bedenken bzgl. der kardiovaskulären Sicherheit sind bei der Patientenauswahl zu beachten.
- Für alle neuen Antikoagulanzien befinden sich spezifische Antidote in der fortgeschrittenen Entwicklung und dürften bald zu einer Zulassung kommen.

Literatur

AkdÄ. Leitfaden der AkdÄ: Orale Antikoagulation bei nicht valvulärem Vorhofflimmern. Empfehlungen zum Einsatz der Antikoagulantien Dabigatran (Pradaxa®) und Rivaroxaban (Xarelto®). Version 1.0, September 2012. Im Internet unter: http://www.akdae.de/Arzneimitteltherapie/TE/LF/PDF/OAKVHF.pdf (zuletzt abgerufen am 18.06.2014).

Camm AJ et al. 2012 focused update of the ESC Guidelines for the management of atrial fibrillation: an update of the 2010 ESC Guidelines for the management of atrial fibrillation. Developed with the special contribution of the European Heart Rhythm Association. Eur Heart J 2012; 33: 2719–47.

Connolly SJ et al. Dabigatran versus Warfarin in patients with atrial fibrillation. NEIJM 2009; 361: 1139–51. doi:10.1056/NEJMoa0905561.

Darby-Stewart A et al. Rivaroxaban vs. warfarin for stroke prevention in patients with nonvalvular atrial fibrillation. Am Fam Physician 2012; 85: 577–86.

Fawole A et al. Practical management of bleeding due to the anticoagulants dabigatran, rivaroxaban, and apixaban. Cleve Clin J Med 2013; 80: 443–51.

Gómez-Outes A et al. Dabigatran, rivaroxaban, or apixaban versus enoxaparin for thromboprophylaxis after total hip or knee replacement: systematic review, meta-analysis, and indirect treatment comparisons. BMJ 2012; 344: e3675.

Schulman S et al. Extended use of dabigatran, warfarin, or placebo in venous thromboembolism. N Engl J Med 2013; 368: 709–18.

Schulman S et al. of acute venous thromboembolism with dabigatran or warfarin and pooled analysis. Circulation 2014; 129: 764–72.

Uchino K et al. Dabigatran association with higher risk of acute coronary events: meta-analysis of noninferiority randomized controlled trials. Arch Intern Med 2012; 172: 397–402. doi:10.1001/archinternmed.2011.1666.

Dexpanthenol

Wirksamkeit ↓	Nutzen-Risiko-Bewertung →
IND	**DOS**
Haut- und Schleimhautläsionen, nichtentzündliche Keratopathien, Tränensekretionsstörung, Hornhaut-/Bindehautschädigung nach Verätzung und Verbrennung, infektiöse Hornhautprozesse	entsprechende Arzneiform mehrmals täglich anwenden
Pantothensäure-Mangelzustände	1 × tgl. 100 mg p. o.
NW	keine
WW	keine
CAVE	Verwendung allenfalls als Adjuvans, nicht zur kausalen Therapie einsetzen

Der therapeutische Stellenwert von Dexpanthenol ist lediglich als „traditionelles Hausmittel" zu bewerten, da das Therapieprinzip zweifelhaft und die klinische Wirksamkeit in keiner kontrollierten Studie belegt ist.

Handelsnamen und -formen

- Bepanthen®, Pan-Ophtal®, Panthenol (generisch)
- Dosis:
  5%ig Dermatika (Salbe, Schaum), Ophthalmika (Augengel/-salbe/-tropfen), Nasalia (Nasenspray/-salbe), Lösung zur äußerlichen Anwendung
  100 mg Tabletten

Pharmakologie

Wirkmechanismus

nicht bekannt; postuliert sind die gesteigerte Proliferation von Bindegewebs- und Epidermiszellen, die Förderung der Differenzierung von Fibroblasten sowie antiinflammatorische Wirkungen

Indikationen und Dosis

- Adjuvans bei Haut- und Schleimhautläsionen
  - ▸ Dermatika mehrmals täglich anwenden
- Läsionen der Nasenschleimhaut
  - ▸ Nasalia mehrmals täglich anwenden

- nichtentzündliche Keratopathien, Tränensekretionsstörung, Adjuvans bei Hornhaut-/Bindehautschädigung nach Verätzung und Verbrennung, Adjuvans bei infektiösen Hornhautprozessen
  - ▸ Ophthalmika mehrmals täglich anwenden
- Entzündungen der Mund-/Rachenschleimhaut
  - ▸ 3 × tgl. 100 mg p. o. (Tabletten)
- Pantothensäure-Mangelzustände
  - ▸ 1 × tgl. 100 mg p. o. (Tabletten)

» Kontraindikationen

keine

Nebenwirkungen

keine bekannt

Wechselwirkungen

keine bekannt

Pharmakokinetik

Zu den pharmakokinetischen Kenngrößen von Dexpanthenol liegen keine ausreichenden Daten vor.

Intoxikation

keine Symptome einer Überdosierung bekannt

Einnahmehinweise und Patienteninformationen

- bei der „Augen- und Nasensalbe“ die als Nasensalbe verwendete Tube nicht am Auge weiterbenutzen!
- eine Einschränkung von Verkehrstüchtigkeit und Reaktionsfähigkeit ist bei der systemischen Anwendung unwahrscheinlich; die Anwendung der Augensalbe kann zu kurzfristigen Sehstörungen führen, weshalb direkt nach Applikation die aktive Teilnahme am Straßenverkehr unterbleiben sollte

Spezielle Patientengruppen und Sondersituationen

Geriatrie

geeignet

- PRISCUS: nicht gelistet
- BEERS: nicht gelistet

Pädiatrie

geeignet, Dosierung wie Erwachsene

Schwangerschaft

geeignet

Stillzeit
geeignet

Niere
keine Dosisanpassung

Leber
keine Dosisanpassung

Geschlechterspezifika
keine klinisch relevanten Unterschiede bekannt

Ethnien
keine klinisch relevanten Unterschiede bekannt

! Besonderheiten und Cave
Verwendung allenfalls als Adjuvans, nicht zur kausalen Therapie einsetzen!

Wirkstoffbeurteilung
Insbesondere bei der cutanen Anwendung von Dexpanthenol handelt es sich um ein **zweifelhaftes Therapieprinzip**, dessen therapeutischer Stellenwert lediglich als „traditionelles Hausmittel“ zu bewerten ist. Die klinische Wirksamkeit ist in keiner kontrollierten Studie belegt. Die häufig in Fallberichten und nichtkontrollierten Studien beschriebenen „positiven Effekte“ – insbes. der dexpanthenolhaltigen Dermatika – dürften wesentlich durch die verwendete Salbengrundlage und nicht durch den Wirkstoff zustande kommen. Einziger „Vorteil“ von Dexpanthenol sind die fehlenden Nebenwirkungen, was in der Pharmakologie jedoch fast immer auch ein Indiz für die fehlenden Hauptwirkungen ist.

Diclofenac

Wirksamkeit ↑	Nutzen-Risiko-Bewertung →
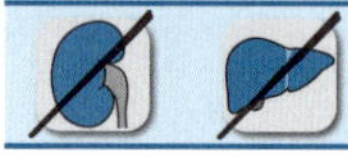	CYP2C8
IND	**DOS**
Schmerzen und Entzündungen	1–3 × tgl. 50 mg p. o.
NW	gastrointestinale Blutungen, Leberwerterhöhung, erhöhtes kardiovaskuläres Risiko
WW	ACE-Hemmer, Angiotensin-II-Rezeptor-Antagonisten, Diuretika, SSRI
CAVE	nicht verwenden bei hohem kardiovaskulärem Risiko, bei schwerer Herzinsuffizienz oder bei eingeschränkter Nierenfunktion; bei Risiko für gastrointestinale Blutungen Kombination mit PPI

Diclofenac weist ein vergleichsweise hohes Risiko für gastrointestinale und kardiovaskuläre Komplikationen auf und sollte bei Patienten mit entsprechenden Vorerkrankungen gemieden werden. Bei Patienten mit wenigen Komorbiditäten ist es für eine zeitlich begrenzte analgetische Therapie geeignet.

Handelsnamen und -formen

- Voltaren®, Diclofenac (generisch)
- Dosis:
  12,5 mg / 25 mg / 50 mg Tabletten
  75 mg / 100 mg Retardkapseln
  25 mg / 50 mg / 100 mg Suppositorien
  50 mg/ml Lösung zum Einnehmen
  140 mg Pflaster
  10 mg/g Gel
  75 mg/2 ml Injektionslösung

Pharmakologie

Wirkmechanismus

Analgetikum, Antiphlogistikum und Antipyretikum

- reversible, nichtselektive COX-1- und COX-2-Hemmung mit leichter COX-2-Präferenz
- Hemmung der ADP- und der Kollagen-induzierten Plättchenaggregation
- analgetisch, antipyretisch, antiphlogistisch, antirheumatisch

Indikationen und Dosis

- **innerlich:** symptomatische Behandlung von Schmerzen und Entzündung (bei akuten Arthritiden, chronischen Arthritiden, entzündlich-rheumatischen Wirbelsäulenerkrankungen, Reizzuständen bei Arthrosen und Spondylarthrosen, entzündlichen weichteilrheumatischen Erkrankungen, schmerzhaften Schwellungen oder Entzündungen nach Verletzungen), Migräneanfälle, Fieber
  - ▸ Tabletten, Kapseln, Suppositorien: Gesamttagesdosis 1–3 × tgl. 50 mg p. o. oder rektal, max. 150 mg/d, verteilt auf 1–3 Einzeldosen
  - ▸ Lösung zum Einnehmen (Indikation akuter Migräneanfall): Initialdosis 50 mg, ggf. weitere Dosen je 50 mg, max. 200 mg/d
  - ▸ Injektionslösung: einmalige Gabe von 75 mg/2 ml Injektionslösung, tief intraglutäal injizieren, Injektion nicht wiederholen, sondern bei Indikation Therapie mit oralen/rektalen Arzneiformen fortsetzen; Gesamttagesdosis am Injektionstag max. 150 mg
- **äußerlich:** symptomatische Behandlung von Schmerzen, Entzündungen und Schwellungen (bei rheumatischen Erkrankungen der Weichteile, degenerativen Erkrankungen der Extremitätengelenke und im Bereich der Wirbelsäule, Sport- und Unfallverletzungen)
  - ▸ Gel zur Anwendung auf der Haut: 3 × tgl. 3 g Gel auftragen, max. 9 g/d (entsprechen 90 mg/d)
  - ▸ wirkstoffhaltiges Pflaster: 2 × tgl. 1 Pflaster (max. 2 Pflaster/d, auch wenn mehr als ein verletzter Bereich zu behandeln ist)

» Kontraindikationen

allergische Reaktionen oder Reaktionen von Bronchospasmus, Asthma, Rhinitis oder Urticaria nach Einnahme von Acetylsalicylsäure oder anderen NSAR in der Anamnese, akute oder vorhergehende peptische Ulcera oder Hämorrhagien, gastrointestinale Blutungen im Zusammenhang mit NSAR-Therapie in der Anamnese, ungeklärte Blutbildungs- oder Blutgerinnungsstörung, cerebrovaskuläre oder andere aktive Blutungen, schwere Herzinsuffizienz, KHK, pAVK oder cerebrovaskuläre Erkrankung, schwere Leber- oder Nierenfunktionsstörung; Dermatika außerdem kontraindiziert für die Anwendung auf Schleimhäuten oder offenen Wunden, letztes Schwangerschaftstrimenon (gilt auch für Dermatika!)

Nebenwirkungen

- **sehr häufig:** Übelkeit/Erbrechen, Diarrhoe, gastrointestinale Blutungen
- **häufig:** gastrointestinale Ulcera, Dyspepsie, abdominale Schmerzen, Inappetenz, Bauchkrämpfe, Überempfindlichkeitsreaktion mit Pruritus und Urticaria, zentralnervöse Störungen (Kopfschmerzen, Schwindel, Benommenheit, Reizbarkeit, Somnolenz), Anstieg der Serumtransaminasen, bei Verwendung der Suppositorien außerdem lokale Reizungen oder schmerzhafte Defäkationen
- **weitere relevante Nebenwirkungen:** Erhöhung des kardiovaskulären Risikos

D

Wechselwirkungen

kontraindiziert: keine

problematisch: Acemetacin[1], Acetylsalicylsäure[2], Alkohol[3], Aliskiren[4], Amilorid[5], Azilsartan[4], Benazepril[4], Candesartan[4], Captopril[4], Celecoxib[1], Chlorthalidon[6], Ciclosporin[7], Cilazapril[4], Ciprofloxacin[8], Citalopram[1], Dexamethason[11], Digitalis-Glykoside[9], Enalapril[4], Eplerenon[5], Eprosartan[4], Escitalopram[1], Etoricoxib[1], Fluoxetin[1], Fluvoxamin[1], Fosinopril[4], Furosemid[6], Glibenclamid[10], Glimepirid[10], Heparin/niedermolekulare Heparine[12], Hydrochlorothiazid[6], Hydrocortison[11], Ibuprofen[1], Indapamid[6], Irbesartan[4], Ketoprofen[1], Levofloxacin[8], Lisinopril[4], Lithium[13], Losartan[4], Meloxicam[1], Metformin[10], Methotrexat[14], Methylprednisolon[11], Moexipril[4], Moxifloxacin[8], Naproxen[1], Norfloxacin[8], Ofloxacin[8], Olmesartan[4], Parecoxib[1], Paroxetin[1], Perindopril[4], Phenprocoumon[12], Phenytoin[15], Piretanid[6], Piroxicam[1], Prednisolon[11], Prednison[11], Probenecid[16], Quinapril[4], Ramipril[4], Sertralin[1], Spirapril[4], Spironolacton[5], Telmisartan[4], Torasemid[6], Trandolapril[4], Triamteren[5], Valsartan[4], Warfarin[12], Xipamid[6], Zofenopril[4]

1 erhöhtes Risiko gastrointestinaler und nephrologischer Komplikationen (Kombination vermeiden; Kombination zweier verschiedener NSAR phamakologisch ohnehin nicht sinnvoll!)
2 erhöhtes Risiko gastrointestinaler Komplikationen bei Daueranwendung, kurzfristige Kombination wird meist gut vertragen
3 Verstärkung gastrointestinaler und ZNS-Nebenwirkungen (Patienten von Alkoholkonsum unter Diclofenac-Therapie abraten!)
4 Abschwächung der antihypertensiven Wirksamkeit durch Diclofenac, bei eingeschränkter Nierenfunktion außerdem erhöhtes Risiko eines akuten Nierenversagens durch die Kombination (regelmäßige Kontrolle der Nierenfunktion)
5 Abschwächung der diuretischen Wirksamkeit durch Diclofenac, erhöhtes Risiko für Hyperkaliämie (regelmäßige Kontrolle der Kaliumwerte!)
6 Abschwächung der diuretischen Wirksamkeit durch Diclofenac
7 erhöhte Nephrotoxizität durch Diclofenac
8 erhöhte Krampfneigung (bei Krampfanfällen in der Anamnese möglichst nicht kombinieren; beim Auftreten von Krampfanfällen unter der Kombination Diclofenac absetzen)
9 erhöhter Serumspiegel durch Diclofenac (Spiegelkontrolle der Digitalis-Glykoside!)
10 Beeinflussung des BZ-Spiegels durch Diclofenac (Kontrolle des BZ-Spiegels und ggf. Dosisanpassung des Antidiabetikums)
11 erhöhtes Risiko gastrointestinaler Blutungen (bei zwingender Kombination Magenschutz mit PPI!)
12 erhöhtes Blutungsrisiko
13 erhöhter Serumspiegel durch Diclofenac (Spiegelkontrolle von Lithium!)
14 erhöhter Serumspiegel durch Diclofenac (Methotrexat-Toxizität bei Hochdosistherapie!)
15 erhöhter Serumspiegel durch Diclofenac (Spiegelkontrolle von Phenytoin!)
16 reduzierte renale Elimination von Diclofenac (Diclofenac-Dosis reduzieren!)

Pharmakokinetik

- orale Arzeiformen
- BV: 40–60 % (ausgeprägter First-Pass-Effekt über CYP2C8)

- t_{max}: 2–3 h
- HWZ: 2 h
- Plasmaproteinbindung: 99 %
- Elimination: 70 % renal
- **Lösung zum Einnehmen:** sehr schneller Wirkungseintritt (t_{max}: 15–30 min)
- **Suppositorien:** schnellerer Wirkungseintritt als Tabletten (t_{max}: 30–60 min)
- **Pflaster:** pharmakokinetische Daten unbekannt
- **Dermatika:** perkutane Resorptionsquote max. 5 %

Intoxikation

- **Symptome:** zentralnervöse Störungen (Kopfschmerzen, Schwindel, Benommenheit bis Bewusstlosigkeit), bei Kindern myoklonische Krämpfe, Abdominalschmerzen, Übelkeit/Erbrechen, gastrointestinale Blutungen, Hypotension, Atemdepression, Zyanose, Funktionsstörungen von Leber und Nieren
- **Therapie:** symptomatisch, kein spezifisches Antidot verfügbar

Einnahmehinweise und Patienteninformationen

- Analgetika-Kopfschmerz: längerfristige Einnahme kann Kopfschmerzen verursachen, die nicht durch erneute Einnahme von Schmerzmitteln der Selbstmedikation therapiert werden können
- Einnahme möglichst zu den Mahlzeiten (Ausnahme: magensaftresistente Tabletten müssen nüchtern – mind. 1 h vor der Mahlzeit! – eingenommen werden)
- keine mineralischen Antacida zum Magenschutz einsetzen (verschlechtern Diclofenac-Verfügbarkeit)
- bei stärkeren Oberbauchschmerzen oder Anzeichen für gastrointestinale Blutverluste (Teerstuhl) Diclofenac absetzen und Arzt aufsuchen
- Alkohol vermeiden (Verstärkung gastrointestinaler und ZNS-Nebenwirkungen)
- bei ersten Anzeichen von Hautausschlägen oder Schleimhautläsionen Diclofenac sofort absetzen und Arzt aufsuchen (Ausschluss schwerwiegender Hautreaktionen wie Stevens-Johnson-Syndrom oder toxischer epidermaler Nekrolyse)
- eine Einschränkung von Verkehrstüchtigkeit und Reaktionsfähigkeit ist sehr unwahrscheinlich, außer bei Auftreten von Schwindel als Nebenwirkung oder in Kombination mit Alkohol

Spezielle Patientengruppen und Sondersituationen

Geriatrie

- unter Vorsichtsmaßnahmen bedingt geeignet (niedrigstmögliche Dosis, kurze Therapiedauer, Magenschutz mit Protonenpumpeninhibitor [z. B. Pantoprazol])
- PRISCUS: nicht gelistet
- BEERS: längerfristige Therapie in regulärer Dosierung nicht empfohlen
- bei älteren Patienten kommt es noch häufiger als sonst zu gastrointestinalen Blutungen und Perforationen, auch mit letalem Ausgang

- sorgfältig auf Symptome von (gastrointestinalem) Blutverlust achten
- ggf. geeignetere Alternativen sind Paracetamol, schwache Opioide (Tramadol) oder Metamizol
- bei eingeschränkter Nierenfunktion oder exsikkierten Patienten kann die Kombination von Diclofenac mit einem ACE-Hemmer oder Sartan die Nierenfunktion weiter verschlechtern (akutes Nierenversagen); bei zwingender Kombination regelmäßige Kontrolle der Nierenfunktion, auf ausreichende Flüssigkeitsaufnahme achten

Pädiatrie

- Diclofenac ist nicht zugelassen für Kinder und Jugendliche < 15 Jahren
- ab 15 Jahren zugelassen sind nur Arzneiformen mit Wirkstoffgehalt von ≤ 75 mg
- Gesamttagesdosis 50–150 mg, verteilt auf 1–3 Einzeldosen
- wirkstoffhaltiges Pflaster: zugelassen ab 16 Jahren
- Lösung zum Einnehmen und Gel: nicht zugelassen < 18 Jahren

Schwangerschaft

- **1. und 2. Trimenon:** geeignet
  - in umfangreichen Untersuchungen zeigte sich kein Zusammenhang zwischen Diclofenac-Einnahme und erhöhtem Fehlbildungsrisiko; einzelne Fall-Kontroll-Studien deuten auf eine mögliche Risikoerhöhung für kardiovaskuläre (Septum-)Defekte und Fehlgeburten hin, was bislang jedoch nicht bestätigt werden konnte
  - bei Indikation für ein NSAR (falls nicht Paracetamol) Ibuprofen bevorzugen
- **3. Trimenon:** kontraindiziert (auch auf lokal-dermale Anwendung verzichten!)
  - fetale und neonatale Gefährdung durch kardiopulmonale Toxizität, Nierenfunktionsstörungen (bis Anurie), fraglich auch erhöhte Inzidenz von nekrotisierender Enterocolitis (NEC)
  - wiederholte Einnahme im 3. Trimenon: Kontrolle des fetalen Kreislaufs auf hämodynamische Veränderungen im Ductus arteriosus Botalli (Dopplersonografie), Ausschluss Oligohydramnion
  - Alternative: Paracetamol

Stillzeit

- gelegentliche, niedrig dosierte Anwendung unbedenklich
- bei Indikation für ein NSAR (falls nicht Paracetamol) Ibuprofen bevorzugen

Niere

- **GFR > 60 ml/min/1,73 m^2:** keine Einschränkung
- **GFR 60–30 ml/min/1,73 m^2:** Anwendung vermeiden wegen potenzieller nephrotoxischer Effekte
- **GFR < 30 ml/min/1,73 m^2:** kontraindiziert
- geeignete Alternativen: Paracetamol, Metamizol, Tilidin

Leber

- **leichte bis mittelgradige Einschränkung der Leberfunktion:** keine Dosisanpassung erforderlich, Kontrolle der Leberwerte unter Therapie
- **schwere Einschränkung der Leberfunktion:** kontraindiziert

Geschlechterspezifika

keine klinisch relevanten Unterschiede bekannt

Ethnien

keine klinisch relevanten Unterschiede bekannt

! Besonderheiten und Cave

- keine Retardpräparate verwenden, wenn zu Behandlungsbeginn rascher Wirkungseintritt gewünscht ist
- Patienten mit erhöhtem gastrointestinalem Risiko (Ulcera in der Anamnese, ältere Patienten, Begleitmedikation mit ebenfalls bekannter gastrointestinaler Toxizität, z. B. Antikoagulanzien, Glucocortocoide oder Thrombozytenaggregationshemmer): Indikation sehr zurückhaltend stellen, Kombinationstherapie mit Protonenpumpeninhibitor
- chronisch entzündliche Darmerkrankungen (Morbus Crohn, Colitis ulcerosa): möglichst kein Diclofenac (oder andere NSAR) verwenden, da Verschlechterung des Krankheitszustands möglich
- Patienten mit kardiovaskulären oder cerebrovaskulären Risikofaktoren (Hypertonie, Herzinsuffizienz, pAVK, cerebrovaskuläre Erkrankungen, Hyperlipidämie, Diabetes mellitus, Raucher): dosisabhängige Risikoerhöhung thrombotischer Ereignisse durch Diclofenac (strenge Indikation, Therapie möglichst kurzzeitig und niedrig dosiert)
- angeborene Störungen des Porphyrinstoffwechsels: möglichst kein Diclofenac verwenden, da Verschlechterung des Krankheitszustandes möglich
- COPD, Heuschnupfen oder andere allergische Erkrankungen, Nasenpolypen: möglichst kein Diclofenac verwenden (erhöhtes Risiko allergischer Reaktionen [„Analgetika-Asthma", Quincke-Ödem])
- Analgetika-Kopfschmerz: längerfristige Einnahme kann Kopfschmerzen verursachen, die nicht durch erneute Einnahme von Schmerzmitteln der Selbstmedikation therapiert werden können
- topisches Diclofenac (Solaraze® Gel) ist zur Behandlung von aktinischen Keratosen wirksam
- **kardiovaskuläres Risiko:** auch bei Patienten ohne besondere kardiovaskuläre Risikofaktoren erhöht die längerfristige Behandlung mit hoch dosiertem Diclofenac das Risiko für vaskuläre Ereignisse und vaskulären Tod; innerhalb der NSAR birgt Diclofenac das höchste kardiovaskuläre Risiko (vergleichbar mit dem Risiko der selektiven COX-2-Hemmer) (CNT Collaboration 2013)

- **gastrointestinales Risiko:** die Risikoerhöhung gastrointestinaler Komplikationen durch Diclofenac ist etwa doppelt so groß wie durch Ibuprofen (AkdÄ 2013); es gibt Hinweise darauf, dass Diclofenac der einzige Wirkstoff aus der Gruppe der NSAR ist, bei dem es auch unter gastroprotektiver Begleitmedikation zu einer signifikanten Risikoerhöhung kommt (Hippisley-Cox et al. 2005)

Wirkstoffbeurteilung

Systemische Anwendung von Diclofenac

- Diclofenac ist wirksam zur symptomatischen Therapie von Arthrose (Pincus et al. 2001), bei postoperativen Schmerzen (Moore et al. 2011) und Migräneattacken (Derryet al. 2013). Die Wirksamkeit von Diclofenac bei Arthrose ist besser als die von Paracetamol, allerdings auf Kosten häufigerer und schwererer Nebenwirkungen.
- NSAR hemmen die Krankheitsprogression bei axialer Spondyloarthritis (Morbus Bechterew), im direkten Vergleich kontrolliert Diclofenac die Krankheitsaktivität ähnlich gut wie Celecoxib, gastrointestinale Nebenwirkungen treten häufiger auf (Sieper et al. 2008; Wanders et al. 2005).
- Aufgrund des erhöhten Risikos für kardiovaskuläre Ereignisse sollte Diclofenac bei Patienten mit hohem Risiko (bekannte KHK, stattgehabter Myokardinfarkt oder Schlaganfall) nicht eingesetzt werden. Bezüglich des kardiovaskulären Risikos scheint Naproxen das geeignetste NSAR zu sein, allerdings bei nochmals höherem Risiko für gastrointestinale Komplikationen.
- Aufgrund des erhöhten Risikos für gastrointestinale Blutungen sollte Diclofenac bei Patienten mit hohem Risiko (Ulcera in der Anamnese, ältere Patienten, Begleitmedikation mit ebenfalls bekannter gastrointestinaler Toxizität, Antikoagulanzien, Cortison oder Thrombozytenaggregationshemmern) nicht oder nur in Kombination mit einem Protonenpumpeninhibitor eingesetzt werden. Bezüglich des gastrointestinalen Risikos sind Paracetamol, Celecoxib und Ibuprofen besser geeignet als NSAR, allerdings nicht frei von Risiken.
- Da die genannten Risiken auch bei der Anwendung ansonsten gesunder Patienten bestehen, sollte Diclofenac (und andere NSAR) so niedrig wie möglich dosiert und so kurz wie möglich eingesetzt werden.

Intramuskukäre Injektion von Diclofenac

- Die intramuskuläre Injektion von Diclofenac ist vollständig obsolet: Es besteht kein Vorteil gegenüber p. o.- oder rektaler Applikation, dafür jedoch die Gefahr der lokalen Gewebeschädigung und einer nekrotisierenden Fasziitis sowie ein drastisch erhöhtes Anaphylaxie-Risiko (die Fachinformation schreibt nach Injektion eine mind. einstündige Beobachtung des Patienten in der Praxis vor!), eine sinnvolle Anwendungsnische für i. m.-Applikation ist nicht erkennbar.

Topische Anwendung als Diclofenac-Gel

- Die Studienqualität von topisch applizierten NSAR wie Diclofenac bei unterschiedlichen Indikationen ist meist schlecht (herstellerabhängig, kurze Studiendauer, geringe Patientenzahl, Heterogenität) und ein Publikationsbias mit Nichtpublikation negativer Studien ist anzunehmen. Dennoch kann ein Versuch mit topischen NSAR häufig empfohlen werden, da so die gravierenden unerwünschten Wirkungen bei systemischer Anwendung vermieden werden.

- Als belegt angesehen werden kann die Wirksamkeit von topischem Diclofenac bei weichteilrheumatischen Symptomen (besonders Tendinitis), Fingergelenkpolyarthrose und Gonarthrose (Derry et al. 2012).

Literatur

AkdÄ, Arzneimittelkommission der deutschen Ärzteschaft. Nichtsteroidale Antirheumatika (NSAR) im Vergleich: Risiko von Komplikationen im oberen Gastrointestinaltrakt, Herzinfarkt und Schlaganfall. Dtsch Arztebl 2013; 29–30: 1447–8.

Coxib and traditional NSAID Trialists' (CNT) Collaboration et al. Vascular and upper gastrointestinal effects of non-steroidal anti-inflammatory drugs: meta-analyses of individual participant data from randomised trials. Lancet 2013; 382: 769–79.

Derry S et al. Topical NSAIDs for chronic musculoskeletal pain in adults. Cochrane Database Syst Rev 2012; CD007400. doi: 10.1002/14651858.CD007400.pub2. Review.

Derry S et al. Diclofenac with or without an antiemetic for acute migraine headaches in adults. Cochrane Database Syst Rev 2013; 4: CD008783. doi: 10.1002/14651858.CD008783.pub3. Review.

Hippisley-Cox J et al. Risk of adverse gastrointestinal outcomes in patients taking cyclo-oxygenase-2 inhibitors or conventional non-steroidal anti-inflammatory drugs: population based nested case-control analysis. BMJ 2005; 331: 1310–6.

Moore RA et al. Single dose oral analgesics for acute postoperative pain in adults. Cochrane Database Syst Rev 2011; CD008659. doi: 10.1002/14651858.CD008659.pub2.

Pincus T et al. A randomized, double-blind, crossover clinical trial of diclofenac plus misoprostol versus acetaminophen in patients with osteoarthritis of the hip or knee. Arthritis Rheum 2001; 44: 1587–98.

Sieper J et al. Comparison of two different dosages of celecoxib with diclofenac for the treatment of active ankylosing spondylitis: results of a 12-week randomised, double-blind, controlled study. Ann Rheum Dis 2008; 67: 323–9.

Wanders A et al. Nonsteroidal antiinflammatory drugs reduce radiographic progression in patients with ankylosing spondylitis: a randomized clinical trial. Arthritis Rheum 2005; 52: 1756–65.

Digitoxin

Wirksamkeit → bis ↓	Nutzen-Risiko-Bewertung →
	CYP3A4
IND	**DOS**
manifeste chronische Herzinsuffizienz aufgrund systolischer Dysfunktion, Tachyarrhythmia absoluta bei Vorhofflimmern/-flattern, paroxysmales Vorhofflimmern/-flattern	individuelle Dosierung mit regelmäßiger Bestimmung der Digitoxin-Serumkonzentrationen, i. d. R. 0,001 mg/kg KG als Erhaltungsdosis
NW	Herzrhythmusstörungen, Appetitlosigkeit, Übelkeit/Erbrechen (**Cave**: kann bereits Frühzeichen einer Intoxikation sein!), Kopfschmerzen
WW	sehr komplex, sicher beherrschbar nur durch regelmäßige Bestimmung von Elektrolyt- und Digitoxin-Serumkonzentrationen sowie Re-Evaluation der Digitalis-Dosierung bei jeder Änderung der medikamentösen Therapie; kontraindiziert ist die gleichzeitige intravenöse Gabe von Calciumsalzen
CAVE	geringe therapeutische Breite, regelmäßige Spiegelbestimmung, regelmäßige Kontrolle der Serumkonzentrationen von Kalium, Calcium und Magnesium; Indikation besonders streng stellen bei eingeschränkter Nierenfunktion, schweren Atemwegserkrankungen und bei geriatrischen Patienten

Digitalis-Glykoside bewirken bei Herzinsuffizienz keine Lebenszeitverlängerung, können bei bestimmten Patienten jedoch die Hospitalisierungsrate senken.

Handelsnamen und -formen

- Digimerck®, Digitoxin (generisch)
- Dosis:
  0,05 mg / 0,07 mg / 0,1 mg Tabletten
  0,1 mg/ml Injektionslösung

Pharmakologie

Wirkmechanismus

langwirksames Digitalis-Glykosid

- Blockade der Na^+/K^+-ATPase → Anstieg der intrazellulären Calciumkonzentration
- positiv inotrop, negativ chronotrop, negativ dromotrop, positiv bathmotrop

Indikationen und Dosis

manifeste chronische Herzinsuffizienz aufgrund systolischer Dysfunktion, Tachyarrhythmia absoluta bei Vorhofflimmern/-flattern, paroxysmales Vorhofflimmern/-flattern

- individuelle Dosierung mit regelmäßiger Bestimmung der Digitoxin-Serumkonzentration
- intravenöse Anwendung nur, wenn schneller Wirkungseintritt erforderlich
- grundsätzliche Dosierung: 0,15–0,3 mg/d p. o. an den ersten 3 Tagen, danach Erhaltung mit 0,001 mg/kg KG (Tagesdosis)
- orale Gabe, Patienten > 60 Jahre:
  1.–3. Tag: 3 × tgl. 0,05 mg p. o. oder 3 × tgl. 0,07 mg p. o.
  ab 4. Tag: 1 × tgl. 0,05 mg p. o. oder 1 × tgl. 0,07 mg p. o.
- orale Gabe, Patienten < 60 Jahre:
  1.–3. Tag: 3 × tgl. 0,1 mg p. o.
  ab 4. Tag: 1 × tgl. 0,1 mg p. o.
- intravenöse Gabe
  1. Tag: 1–2 × tgl. 0,25 mg i. v. (mittelschnelle Aufsättigung) oder 2–3 × tgl. 0,25 mg i. v. (schnelle Aufsättigung)
  2. und 3. Tag: 1 × tgl. 0,25 mg i. v.
  ab 4. Tag: Erhaltungstherapie p. o.oder 1 × tgl. 0,05–0,1 mg i. v.

» Kontraindikationen

Überempfindlichkeit gegenüber einem anderen herzwirksamen Glykosid, Verdacht auf Digitalis-Intoxikation, AV-Block II. oder III. Grades, pathologische Sinusknotenfunktion (außer bei Schrittmachertherapie), vorgesehene elektrische Kardioversion, akzessorische atrioventrikuläre Leitungsbahnen, Carotissinussyndrom, hypertrophe Kardiomyopathie mit Obstruktionen, thorakales Aortenaneurysma, Hypokaliämie, Hyperkalzämie, Hypomagnesiämie, gleichzeitige intravenöse Gabe von Kaliumsalzen

Nebenwirkungen

- **sehr häufig:** Herzrhythmusstörungen (Extrasystolen, Kammertachykardien, Bradykardie)
- **häufig:** Appetitlosigkeit, Übelkeit/Erbrechen (**Cave:** kann bereits Frühzeichen einer Intoxikation sein!), Kopfschmerzen, Somnolenz, Schlaflosigkeit

- **weitere relevante Nebenwirkungen:** Fehlfarbensehen (**Cave:** kann bereits Frühzeichen einer Intoxikation sein!), reversible Gynäkomastie, Depression, Aphasie, Halluzinationen

Wechselwirkungen

Die Komplexität der Arzneimittelinteraktionen von Digitalis-Glykosiden mit anderen Wirkstoffen kann durch 2 Maßnahmen sicher beherrscht werden:

1. regelmäßige Bestimmung von Elektrolyt- und Digitoxin-Serumkonzentrationen
2. Re-Evaluation der Dosierung bei jeder Änderung der medikamentösen Therapie

kontraindiziert: gleichzeitige intravenöse Gabe von Calciumsalzen

problematisch: **CYP3A4-Inhibitoren** (Erhöhung der Digitoxin-Serumkonzentration), **CYP3A4-Induktoren** (Erniedrigung der Digitoxin-Serumkonzentration); Wirkstoffe: ► vordere Umschlaginnenseite

Acetylsalicylsäure[1], Amilorid[1,2], Amitriptylin[2], Amphotericin B[1], Atenolol[3], Benzylpenicillin[1], Betamethason[1], Bisoprolol[3], Calcium[1], Carvedilol[3], Celiprolol[3], Chinidin[4], Chlorthalidon[1], Clomipramin[2], Colestyramin[5], Desipramin[2], Dexamethason[1], Doxepin[2], Doxycyclin[4], Eplerenon[1], Esmolol[3], Furosemid[1], Hydrochlorothiazid[1], Hydrocortison[1], Indapamid[1], Imipramin[2], Kaliumsalze[2], Laxanzien[1], Lithium[1], Methylprednisolon[1], Metoprolol[3], Nebivolol[3], Nortriptylin[2], Opipramol[2], Pancuronium[2], Penbutolol[3], Piretanid[1], Prednisolon[1], Prednison[1], Propranolol[3], Reserpin[2], Spironolacton[1,2], Suxamethoniumchlorid[2], Theophyllin[2], Torasemid[1], Triamcinolon[1], Triamteren[1,2], Trimipramin[2], Xipamid[1]

1 erhöhte Toxizität von Digitoxin
2 Begünstigung von Herzrhythmusstörungen
3 Verstärkung der bradykardisierenden Wirkung
4 Erhöhung der Digitoxin-Serumkonzentration
5 verminderte Resorption von Digitoxin

Pharmakokinetik

- BV: > 98 %
- Digitoxin unterliegt in relevantem Umfang einem enterohepatischen Kreislauf
- t_{max}: 30–60 min
- HWZ: 7–8 Tage (!), tägliche Abklingquote 7–10 %
- Plasmaproteinbindung: 90–97 %
- Metabolisierung überwiegend über CYP3A4
- Elimination: 60–70 % renal, Rest fäkal (die beiden aktiven Metaboliten Digoxin und Digitoxigenin-bis-digitoxosid werden ebenfalls überwiegend renal eliminiert)

Intoxikation

- **Symptome:** klassische Trias aus Herzrhythmusstörungen (AV-Block, Kammerektopien), gastrointestinale Wirkungen (Übelkeit/Erbrechen, Diarrhoe) und Neurotoxizität (Sehstörungen mit Xanthopsie und Skotomen; Kopfschmerzen, Schlaflosigkeit, Halluzinationen, Aphasie); bei akuter Überdosierung häufig Hyperkaliämie, bei chronischer Überdosierung häufig Hypokaliämie
- **Therapie**
  - **bei leichter Intoxikation:** Behandlung mit Digitoxin sofort abbrechen; sorgfältige Überwachung und erforderliche Elektrolytkorrekturen ausreichend
  - **bei Intoxikation mit kardialer Symptomatik:** EKG-Monitoring und intensivmedizinische Betreuung, engmaschige Kontrolle von Kalium- und Digitoxin-Serumkonzentrationen
  - **bei lebensbedrohlicher Intoxikation:** primäre Giftelimination und Resorptionshemmung (Gabe von Aktivkohlesuspension [1 g/kg KG], bei Ingestion <60 min Magenspülung, Colestyramin [initial 8 g, danach 4 g alle 6 h]), **spezifisches Antidot: Digitalis-Antitoxin** (DigiFab®, Bestand nur in Notfalldepots), initial auftretende Hyperkaliämien können mit Infusion von Glucose und Insulin behandelt werden (250 ml 20%ige Glucoselösung + 20 IE Alt-Insulin; allgemein 1 IE Alt-Insulin pro 2 g Glucose); Reduktion des Körperbestandes an Digitoxin möglich durch selektive Hämoperfusion mit trägergebundenem Digitoxin-Antikörper; weniger wirksam sind Hämoperfusion mit beschichteter Aktivkohle oder Plasmapherese; *nicht* wirksam sind forcierte Diurese, Peritoneal- und Hämodialyse; ggf. passagerer Schrittmacher erforderlich

Einnahmehinweise und Patienteninformationen

- Einnahme regelmäßig nach den Mahlzeiten
- keinesfalls eigenmächtige Dosisänderung ohne ärztliche Rücksprache vornehmen
- Störungen des Farbensehens sind Zeichen einer Überdosierung (Arzt aufsuchen!)
- eine Einschränkung von Verkehrstüchtigkeit und Reaktionsfähigkeit ist bei korrekt eingestellter Dosis unwahrscheinlich

Spezielle Patientengruppen und Sondersituationen

Geriatrie

- geeignet gemäß PRISCUS- und BEERS-Liste
- **Cave:** nur im begründeten Ausnahmefall einsetzen!
- Risiko einer Digitalis-Intoxikation steigt mit dem Alter an, besonders gefährdet sind Frauen
- relative Überdosierung häufig durch altersbedingt erhöhte Digitalis-Empfindlichkeit, eingeschränkte Nierenfunktion und Gewichtsverlust

- unter Therapie: engmaschige Kontrolle von Nierenfunktion und Serum-Elektrolyten (Kalium!), Kontrolle des Digitoxinspiegels, Dosisanpassung an Körpergewicht und Nierenfunktion
- Digitoxin mit geringerer Toxizitätsrate als Digoxin

Pädiatrie

- initiale Sättigungsdosis beträgt das 10-Fache der täglichen Erhaltungsdosis verteilt über 2–3 Tage (es ist korrekt, dass Säuglinge eine höhere relative Dosis als Kinder erhalten!)
- **Neugeborene:** Sättigungsdosis 0,02 mg/kg KG, Erhaltungsdosis 0,002 mg/kg KG
- **Säuglinge:** Sättigungsdosis 0,04 mg/kg KG, Erhaltungsdosis 0,004 mg/kg KG
- **Kinder:** Sättigungsdosis 0,03 mg/kg KG, Erhaltungsdosis 0,003 mg/kg KG

Schwangerschaft

- geeignet für die Therapie der Mutter bei entsprechender Indikation, essenziell ist die optimale Einstellung des Digitoxinspiegels der Schwangeren
- bei fetalen Tachykardien gehört Digitoxin zu den Wirkstoffen der 1. Wahl
- bei längerfristiger mütterlicher Therapie ggf. regelmäßige Kontrolle der fetalen Herzfrequenz; **Cave:** während der letzten Schwangerschaftswochen kann der mütterliche Digitoxin-Bedarf ansteigen (regelmäßige Spiegelkontrolle!), nach der Geburt häufig Dosisreduktion erforderlich
- Alternative: ggf. Metoprolol

Stillzeit

Digitoxin ist muttermilchgängig, keine ausreichenden Daten zur sicheren Beurteilung, vermutlich aber ohne Schadwirkung; falls möglich, Acetyl-, Metil- oder Digoxin bevorzugen

Niere

alleinige Niereninsuffizienz mit GFR > 10 ml/min/1,73 m^2 hat nur geringen Einfluss auf Digitoxin-Elimination (Kompensation durch vermehrte fäkale Elimination); gleichzeitige Nieren- und Leberinsuffizienz führt zu erhöhtem Digitoxinspiegel (Spiegelbestimmung!)

Leber

- **leichte Einschränkung der Leberfunktion:** geringer Einfluss auf Digitoxin-Elimination (Kompensation durch vermehrte renale Elimination), Spiegelbestimmung
- **mittelgradige bis schwere Einschränkung der Leberfunktion, gleichzeitige Nieren- und Leberinsuffizienz:** Dosisreduktion, Spiegelbestimmung
- Alternative bei eingeschränkter Leberfunktion: Digoxin

Geschlechterspezifika

Risiko einer Digitalis-Intoxikation bei Frauen deutlich höher als bei Männern (besonders bei geriatrischen Patientinnen); bei Frauen vorsichtiger einsetzen und insbes. höhere Serumspiegel vermeiden

Ethnien

keine klinisch relevanten Unterschiede bekannt

! Besonderheiten und Cave

- erhebliche interindividuelle Unterschiede hinsichtlich der Digitalis-Empfindlichkeit
- geringe therapeutische Breite (bereits Intoxikation bei Dosen, die 60 % über der therapeutischen Dosis liegen)!
- regelmäßige Spiegelbestimmung: Blutentnahme *vor* der täglichen Digitoxin-Gabe, therapeutische Serumkonzentration (Erhaltung) zwischen 10 ng/ml und 30 ng/ml, Toxizität bereits bei Konzentrationen > 35 ng/ml
- Hypokaliämie: Sensibilisierung des Myokards für Digitalis-Glykoside, Digitoxin kontraindiziert (häufige Ursachen: Diarrhoe, Erbrechen, Unterernährung, hohes Alter, Dialyse)
- Hyperkaliämie: vermehrt Erregungsbildungs-/-leitungsstörungen
- Arrhythmien können bereits Symptom der Digitoxin-Toxizität sein
- AV-Block I. Grades (besonders vorsichtige Anwendung!)
- geriatrische Patienten (Gefahr der Überdosierung)
- eingeschränkte Nierenfunktion (Gefahr der Überdosierung)
- Hypothyreose (Aufsättigungs- und Erhaltungsdosis reduzieren)
- Hyperthyreose (Aufsättigungs- und Erhaltungsdosis erhöhen)
- akuter Myokardinfarkt (häufig begleitende Hypokaliämie)
- akute Myokarditis (erhöhte Digitalis-Empfindlichkeit)
- Cor pulmonale (erhöhte Digitalis-Empfindlichkeit)
- schwere Atemwegserkrankungen (erhöhte Digitalis-Empfindlichkeit)
- Patienten, die bereits in den vorangegangenen 2 Wochen Digitalis-Glykoside erhalten haben (Aufsättigungsdosis reduzieren)
- schnelle Änderungen der Serumkonzentrationen von Kalium, Calcium und Magnesium vermeiden

Wirkstoffbeurteilung

- Digitalis-Glykoside bewirken **bei Herzinsuffizienz keine Lebenszeitverlängerung**; die Reduktion der Mortalität bei symptomatischer, systolischer Herzinsuffizienz (NYHA II–IV) ist nur durch ACE-Hemmer, β-Rezeptoren-Blocker und Aldosteronantagonisten möglich (McMurray et al. 2012).

- Digitoxin kann dennoch **bei bestimmten Patienten die Hospitalisierungsrate senken**; dies gilt für Patienten mit EF ≤45 % und Sinusrhythmus, die keine β-Rezeptoren-Blocker tolerieren (Kombinationstherapie mit ACE-Hemmer [oder Sartan] und Aldosteronantagonist [oder Sartan]) und für Patienten mit EF ≤45 % und persistierenden Symptomen unter Therapie mit β-Rezeptoren-Blocker, ACE-Hemmer (oder Sartan) und Aldosteronantagonist (oder Sartan) (McMurray et al. 2012).

Literatur

McMurray JJ et al. ESC Guidelines for the diagnosis and treatment of acute and chronic heart failure 2012: The Task Force for the Diagnosis and Treatment of Acute and Chronic Heart Failure 2012 of the European Society of Cardiology. Developed in collaboration with the Heart Failure Association (HFA) of the ESC. Eur Heart J 2012; 33: 1787–847.

Dimetinden

Wirksamkeit ↑	Nutzen-Risiko-Bewertung →
IND	**DOS**
Prämedikation	1 ml Injektionslösung pro 10 kg KG
Anaphylaxie	1–2 Ampullen Injektionslösung pro Tag
symptomatische Therapie allergischer Erkrankungen	1 × tgl. 4 mg p. o. (Retardkapseln) oder 3 × tgl. 1–2 mg p. o. (Tabletten, Tropfen)
Verbrennungen 1. Grades, Juckreiz, Urticaria	3 × tgl. Gel dünn auftragen
NW	Somnolenz
WW	Anticholinergika, Hypnotika, Moclomebid, Sedativa, trizyklische Antidepressiva
CAVE	Behandlung anaphylaktischer Reaktionen allein mit Antihistaminika ist nur bei einem Schweregrad I ausreichend; ab Schweregrad II geeignete Kombinationstherapie; Vorsicht bei Glaukom-Patienten und benigner Prostatahyperplasie (anticholinerge Effekte)

Dimetinden ist ein gut wirksames und erprobtes H_1-Antihistaminikum mit allerdings ausgeprägten sedierenden und anticholinergen Wirkkomponenten.

Handelsnamen und -formen

- Fenistil®
- Dosis:
  1 mg/ml Injektionslösung
  4 mg Retardkapseln
  1 mg Tabletten
  1 mg/ml Tropfen
  0,12 mg/ml Sirup
  0,1%iges Gel

D

Pharmakologie

Wirkmechanismus

H_1-Antihistaminikum der 1. Generation (sedierende Antihistaminika)

- kompetitiv-selektiver Antagonismus am H_1-Rezeptor, teilweise ZNS-gängig (dadurch sedierende Wirkung), Mastzellstabilisierung
- antihistaminische und antiallergische Wirkung

D

Indikationen und Dosis

- in Kombination mit H_2-Antistaminika zur Prämedikation (Operationen, parenterale Röntgenkontrastmittelgabe, Plasmasubstitution)
  - 1 mg pro 10 kg KG langsam i. v.
- anaphylaktoide Reaktionen, Adjuvans bei anaphylaktischem Schock und Quincke-Ödem
  - 4 mg 1–2 × tgl. i. v.
- symptomatische Therapie allergischer Erkrankungen
  - 1 × tgl. 4 mg p. o. (Retardkapseln) oder 3 × tgl. 1–2 mg p. o. (Tabletten, Tropfen)
- Verbrennungen 1. Grades, Juckreiz, Urticaria
  - 3 × tgl. Gel dünn auftragen

» Kontraindikationen

keine (pädiatrische Altersvorgaben beachten!)

Nebenwirkungen

- **sehr häufig:** Somnolenz (besonders bei Behandlungsbeginn)
- **häufig:** keine
- **weitere relevante Nebenwirkungen:** Schwindel, Kopfschmerzen, Bauchschmerzen

Wechselwirkungen

Sedativa und Hypnotika: verstärkte sedierende Wirkung (vorsichtig dosieren)

kontraindiziert: keine

problematisch: Amitriptylin[1], Atropin[2], Biperiden[2], Butylscopolamin[2], Clomipramin[1], Dosulepin[1], Doxepin[1], Homatropin[2], Imipramin[1], Ipratropiumbromid[2], Maprotilin[1], Metixen[2], Moclobemid[3], Nortriptylin[1], Trimipramin[1], Opipramol[1], Oxybutynin[2], Pirenzepin[2], Scopolamin[2], Tropicamid[2]

1 Kombination kann bei glaukomgefährdeten Patienten Anfall auslösen
2 Verstärkung der anticholinergen Wirkungen (vorsichtig dosieren)
3 verstärkte sedierende Wirkung

Pharmakokinetik

- Tropfen, Dragees
- BV: 70 %

- t_{max}: 2 h
- HWZ: 6 h
- Plasmaproteinbindung: 90 %
- Elimination: ca. 90 % biliär, Rest renal
- für das Gel und die 24-h-Retardkapseln liegen keine Daten vor

Intoxikation

- **Symptome:** dreiphasige Symptomatik:
  1. Sedierung und anticholinerge Symptomatik
  2. Exzitation (Hyperpyrexie und tonisch-klonische Krämpfe möglich)
  3. Coma mit kardiorespiratorischer Insuffizienz; bei Kindern zentral erregende und anticholinerge Symptome besonders ausgeprägt
- **Therapie:** allgemeine Maßnahmen (Gabe von Aktivkohlesuspension [1 g/kg KG]), symptomatische kardiorespiratorische Therapie, bei Exzitation und Krämpfen Diazepam-Gabe, bei Coma Physostigmin-Gabe, forcierte Diurese und Dialyse zur Elimination *nicht* wirksam, bei hyperkinetischem Syndrom (extrapyramidale Symptomatik) Gabe von Biperiden (0,04 mg/kg i. m.) oder Glucose 5 % i. v.

Einnahmehinweise und Patienteninformationen

- eine Einschränkung von Verkehrstüchtigkeit und Reaktionsfähigkeit ist wahrscheinlich (Müdigkeit), insbes. in Kombination mit Alkohol
- sedierende Wirkung wird durch Alkohol verstärkt
- Einnahme unabhängig von den Mahlzeiten, Retardkapseln abends einnehmen (Müdigkeit!)
- Gel im Kühlschrank aufbewahren (verstärkte lokalanästhesierende Wirkung)

Spezielle Patientengruppen und Sondersituationen

Geriatrie

- PRISCUS: potenziell inadäquat (negativer Effekt auf kognitive Leistungsfähigkeit)
- BEERS: nicht gelistet
- geeignete Alternativen als Antiallergikum: nichtsedierende Antihistaminika ohne anticholinerge Eigenschaften (Cetirizin, Loratadin)
- geeignete Alternativen als Sedativum: Melperon, Pipamperon (lt. PRISCUS empfohlen, aber erhöhte Mortalität bei dementen Patienten)

Pädiatrie

- Tropfen und Sirup zugelassen ab 1 Jahr, Dragees ab 3 Jahren
- **1–8 Jahre:** Sirup (3 × tgl. 1 Teelöffel), Tropfen (3 × tgl. 10–15 Tropfen)
- **9–18 Jahre:** Sirup (3 × tgl. 1,5 Teelöffel), Tropfen (3 × tgl. 20 Tropfen)
- **> 3 Jahre:** 3 × tgl. 1 mg p. o.

Schwangerschaft

- geeignet während der gesamten Schwangerschaft, besonders zur Akuttherapie
- bei langfristiger Therapie bis zur Geburt: Anpassungsstörungen und Diarrhoe beim Neugeborenen möglich (Einzelfälle)
- geeignete Alternativen für Dauertherapie: Cetirizin oder Loratadin

Stillzeit

- geeignet während der gesamten Stillzeit, besonders zur Akuttherapie
- bei langfristiger Therapie Sedierung oder Unruhe des Säuglings möglich
- geeignete Alternativen für Dauertherapie: Cetirizin oder Loratadin

Niere

keine Dosisanpassung erforderlich

Leber

keine Dosisanpassung erforderlich

Geschlechterspezifika

keine klinisch relevanten Unterschiede bekannt

Ethnien

keine klinisch relevanten Unterschiede bekannt

! Besonderheiten und Cave

- Behandlung anaphylaktischer Reaktionen allein mit Antihistaminika ist nur bei einem Schweregrad I ausreichend; ab Schweregrad II Kombination mit Adrenalin, Glucocorticoid (Methylprednisolon) sowie ggf. β_2-Agonist (Salbutamol) und H_2-Antihistaminikum (Ranitidin)
- dosisabhängige anticholinerge Effekte, Vorsicht bei Glaukom-Patienten und benigner Prostatahyperplasie

Wirkstoffbeurteilung

Dimetinden ist ein **gut wirksames** und **erprobtes H_1-Antihistaminikum**, das jedoch **ausgeprägte sedierende** und **anticholinerge** Wirkkomponenten besitzt. Sind Sedierung (Geriatrie) oder atropinartige Effekte (Glaukom, BPH) nicht erwünscht, stellen Cetirizin und Loratadin ebenfalls gut wirksame und verträglichere Alternativen dar.

Doxycyclin

Wirksamkeit ↑	Nutzen-Risiko-Bewertung ↑

IND	**DOS**
antiinfektive Therapie	1× tgl. 100–300 mg p. o.
NW	Übelkeit, Erbrechen, Sodbrennen, Meteorismus, Diarrhoe
WW	Alkohol, Antacida, Antikonvulsiva, Calcium (auch Milch und Milchprodukte!), Cephalosporine, Ciclosporin, Eisen, Isotretionin, Penicilline, Phenprocoumon, Sulfonylharnstoffe
CAVE	Tagesdosis als Einmalgabe applizieren, direkte UV-Einstrahlung unter der Therapie vermeiden, pädiatrische Kontraindikation beachten

Doxycyclin ist ein hochwirksames, kostengünstiges Antiinfektivum mit guter Verträglichkeit; es kann als Standardsubstanz bei HNO-Infektionen und leichten Atemwegsinfektionen eingesetzt werden.

Handelsnamen und -formen

- Doxycyclin (generisch)
- Dosis:
  50 mg / 100 mg / 200 mg Tabletten
  100 mg/5 ml Injektionslösung

Pharmakologie

Wirkmechanismus

- Breitspektrum-Antiinfektivum
  - Hemmung der bakteriellen Proteinbiosynthese durch reversible Blockade an der ribosomalen Bindungsstelle der Aminoacyl-tRNA
  - bakteriostatische Wirksamkeit auf empfindliche Erreger
- Wirkspektrum: gute Empfindlichkeit bei Streptokokken, Pneumokokken, Gonokokken, Meningokokken, Listerien, Yersinien, *Haemophilus*-Arten, *Campylobacter jejuni*, *Treponema pallidum*, Borrelien, Mykoplasmen, Chlamydien
- unwirksam gegen *Pseudomonas aeruginosa*, *Proteus*-Arten, *Serratia marcescens*

D

Indikationen und Dosis

entzündliche Hauterkrankungen, insbes. entzündliche Formen der Acne vulgaris; Infektionen mit doxycyclinempfindlichen Erregern, insbes. Infektionen der Atemwege, im HNO-Bereich, des Urogenitaltraktes, der weiblichen Geschlechtsorgane, des Gastrointestinaltraktes und der Gallenwege; bei Malabsorptionssyndrom (tropische Sprue)

- oral, 50–70 kg KG: am 1. Tag 1 × tgl. 200 mg p. o., danach 1 × tgl. 100 mg p. o.
- oral, > 70 kg KG oder schwere Erkrankung: 1 × tgl. 200 mg p. o. über gesamte Therapiedauer
- akute gonorrhoische Urethritis beim Mann: 7 Tage lang 1x. tgl. 200 mg p. o.
- akute Gonokokken-Infektion der Frau: mind. 7 Tage lang 1 × tgl. 200 mg p. o.
- Gonokokken-Epididymitis: mind. 10 Tage lang 1 × tgl. 200 mg p. o.
- Syphilis (primär, sekundär) mit Penicillin-Allergie: Frühsyphilis 14 Tage lang 2 × tgl. 100 mg p. o., Spätsyphilis 28 Tage lang 2 × tgl. 100 mg p. o.
- Lyme-Borreliose (Stadium I): mind. 14 Tage lang 1 × tgl. 200 mg p. o.

» Kontraindikationen

schwere Leberinsuffizienz, Allergie gegen Tetracycline, Injektionslösung kontraindiziert bei Myasthenia gravis (hoher Magnesiumgehalt)

Nebenwirkungen

- **sehr häufig:** keine
- **häufig:** Übelkeit, Erbrechen, Sodbrennen, Meteorismus, Diarrhoe
- **weitere relevante Nebenwirkungen:** reversible hämatologische Veränderungen, schwere akute Überempfindlichkeitsreaktionen

Wechselwirkungen

kontraindiziert: keine

problematisch: Alkohol (chronisch)[1], Aluminium (Antacida!)[2], Ampicillin[3], Amoxicillin[3], Benzylpenicillin[3], Calcium[2], Carbamazepin[1], Cefaclor[3], Cephalexin[3], Cefadroxil[3], Cefazolin[3], Cefuroxim[3], Ceftriaxon[3], Cefixim[3], Cefotaxim[3], Cefopodoxim[3], Ceftazidim[3], Ceftibuten[3], Cefepim[3], Ceftarolinfosamil[3], **Ciclosporin[4]**, Colestyramin[2], Eisen[2], Flucloxacillin[3], Glibenclamid[5], Glimepirid[5], **Isotretionin[6]**, Magnesium (Antacida!)[2], **Methoxyfluran[4]**, Mezlocillin[3], Phenoxymethylpenicillin[3], Phenprocoumon[5], Phenytoin[1], Piperacillin[3], Primidon[1], Rifampicin[1], Theophyllin[7], Warfarin[5]

1 beschleunigter Abbau von Doxycyclin (**Cave:** subtherapeutischer Wirkstoffspiegel!)
2 Resorptionshemmung von Doxycyclin bis zur Wirkungslosigkeit (**Cave:** subtherapeutischer Wirkstoffspiegel!)
3 verminderte antimikrobielle Wirksamkeit (Kombination vermeiden!)
4 Doxycyclin-Toxizität erhöht
5 Wirkungsverstärkung durch Doxycyclin
6 Pseudotumor cerebri (Kombination dringend vermeiden)
7 erhöhte Inzidenz gastrointestinaler Nebenwirkungen

Pharmakokinetik

- BV: > 90 %
- t_{max}: 1–2 h
- HWZ: 12–24 h (verlängert bei Leberfunktionsstörungen)
- geringe Liquorgängigkeit, auch bei entzündeten Meningen (< 10 % der Serumwerte)
- ausreichende Wirkspiegel durch gute Gewebediffusion in Galle, Leber, Niere, Lunge, Milz, Knochen, Genitalorgane
- keine Metabolisierung
- Plasmaproteinbindung: 85 %
- Elimination: überwiegend biliär und über transintestinale Sekretion

Intoxikation

- **Symptome:** durch sehr große therapeutische Breite akute Toxizität nicht bekannt; bei chronischer Überdosierung Pancreatitis möglich sowie Gefahr parenchymatöser Leber-/Nierenschäden
- **Therapie:** bei oraler Überdosierung Resorptionshemmung durch Aluminum-, Magnesium- oder Calciumsalze (Antacida, Milch); Dialyse zur Elimination *nicht* wirksam

Einnahmehinweise und Patienteninformationen

- Tagesdosis als Einmalgabe einnehmen
- Vorbeugung von Ösophagus-Irritationen: Einnahme mit reichlich Flüssigkeit und Nahrung, nach der Einnahme nicht hinlegen
- bei Einnahme 2 h Abstand zu sämtlichen Milchprodukten, Kaffee und Tee (Wirkungsverlust!)
- Einnahme zu den Mahlzeiten (reduziert gastrointestinale Nebenwirkungen)
- eine Einschränkung von Verkehrstüchtigkeit und Reaktionsfähigkeit ist möglich (Myopie als Nebenwirkung)
- vorübergehende Kurzsichtigkeit möglich
- UV-Einstrahlung dringend vermeiden (Sonnenbaden, Solarien)
- bei Verwendung oraler hormoneller Kontrazeptiva („Pille“) zusätzliche Methoden der Empfängnisverhütung einsetzen

Spezielle Patientengruppen und Sondersituationen

Geriatrie

geeignet

- PRISCUS: nicht gelistet
- BEERS: nicht gelistet

Pädiatrie

bei Kindern < 8 Jahren Anwendung nur bei *strengster* Indikation (fehlende therapeutische Alternative); Schädigung des Knochenwachstums, vor Abschluss der Dentitionsphase bleibende Zahnverfärbungen und Zahnschmelzdefekte möglich; Dosierung bei zwingender Indikation: 2–4 mg/kg KG (Tagesdosis)

Schwangerschaft

D

Verwendung bis zur 16. Schwangerschaftswoche sicher möglich; danach nur als Reserve bei fehlender Therapiealternative (Schädigung des Knochenwachstums, bleibende Zahnverfärbungen und Zahnschmelzdefekte)

Stillzeit

Verwendung als 2. Wahl möglich; Doxycyclin erreicht in der Muttermilch zwar wirksame Konzentrationen, die Calciumionen der Muttermilch reduzieren aber orale Resorption, Zahnverfärbungen oder sonstige Schäden nach Stillen unter Doxycyclin-Therapie sind nicht bekannt

Niere

keine Dosisanpassung erforderlich

Leber

kontraindiziert bei schwerer Leberinsuffizienz

Geschlechterspezifika

keine klinisch relevanten Unterschiede bekannt

Ethnien

keine klinisch relevanten Unterschiede bekannt

! Besonderheiten und Cave

- Tagesdosis als Einmalgabe applizieren, nicht über den Tag verteilt!
- Patienten vor UV-Einstrahlung unter der Therapie warnen!
- Wirksamkeit oraler hormoneller Kontrazeptiva („Pille“) kann reduziert sein
- durch Doxycyclin Selektion von *Candida* möglich mit symptomatischer *Candida*-Schleimhautbesiedelung des gesamten Gastrointestinaltraktes, ebenso Vaginalmykosen
- bei chronisch hohem Alkoholkonsum Doxycyclin-Dosis erhöhen
- Urindiagnostik von Zucker, Protein, Urobilinogen und Catecholaminen kann durch Doxycyclin gestört sein
- Doxycyclin-Ampullen bei digitalisierten Patienten besonders langsam injizieren (hoher Magnesiumgehalt der Injektionslösung)
- Doxycyclin ist in den chemischen Varianten Doxycyclin-Monohydrat und Doxycyclin-Hyclat im Handel; bei gleicher Wirksamkeit zeigt das Monohydrat weniger gastrointestinale Nebenwirkungen

Wirkstoffbeurteilung

- Doxycyclin ist ein hochwirksames, kostengünstiges Antiinfektivum mit guter Verträglichkeit. Es ist die **Standardsubstanz bei HNO- und leichten Atemwegsinfektionen**; außerdem ist es Mittel der Wahl bei intrazellulären Infektionen (z. B. Chlamydien, Mykoplasmen, Borrelien) und bei zahlreichen weiteren Spezialindikationen. Zur Therapie der Syphilis sollte es nur bei gesicherter Pencillin-Allergie als Mittel der 2. Wahl eingesetzt werden; Mittel der 1. Wahl zur Therapie der Syphilis ist in allen Krankheitsstadien nach wie vor Penicillin (als i. m.-Depotform Benzathin-Benzylpenicillin).
- Zur Prophylaxe (!) der **Malaria** kann Doxycyclin alternativ zu Mefloquin oder Atovaquon/Proguanil eingesetzt werden; für diese Indikation ist es in Deutschland zwar nicht zugelassen (off-label), wird jedoch von der WHO und der Deutschen Gesellschaft für Tropenmedizin und Internationale Gesundheit empfohlen.

Duloxetin

Wirksamkeit	Nutzen-Risiko-Bewertung
• Depression ↑	• Depression →
• Angststörung ↑	• Angststörung →
• Polyneuropathie ↑	• Polyneuropathie ↑
• Inkontinenz →	• Inkontinenz ↓

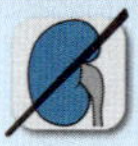 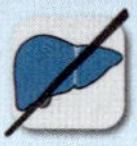

CYP2D6
CYP1A2

IND	DOS
depressive Erkrankungen (Major Depression)	1 × tgl. 60 mg p. o.
Generalisierte Angststörung	1 × tgl. 30–60 mg p. o.
Schmerzen bei diabetischer Polyneuropathie	1–2 × tgl. 60 mg p. o.
mittelschwere bis schwere Belastungs(harn)inkontinenz	2 × tgl. 20–40 mg p. o.
NW	Kopfschmerzen, Somnolenz, Übelkeit, Mundtrockenheit, verminderter Appetit/Gewichtsverlust, Lethargie, Angst, Agitiertheit, Parästhesie, Tinnitus, Blutdruckanstieg, Myalgie, Erbrechen, Obstipation/Diarrhoe, Hautausschlag
WW	Antipsychotika, Benzodiazepine, Fluvoxamin, Gyrasehemmer (Fluorchinolone), MAO-Hemmer, Opioide, Phenobarbital, Phenprocoumon, Sedativa, sedierende Antihistaminika, Triptane, trizyklische Antidepressiva
CAVE	erhöhtes Suizidrisiko und Akathisie/psychomotorische Unruhe (insbes. zu Behandlungsbeginn), antidepressive Wirkung setzt erst nach 2–4 Wochen ein, Vorsicht bei Patienten mit Epilepsie oder Engwinkelglaukom

Weder bei mittelschweren und schweren Depressionen noch bei diabetischer Polyneuropathie ist Duloxetin Wirkstoff der Wahl. Bedingt geeignet erscheint es zur Therapie der generalisierten Angststörung, insbes. bei geriatrischen Patienten. Der urologische Einsatz ist nur in den seltensten Fällen gerechtfertigt.

Handelsnamen und -formen

- Ariclaim®, Cymbalta®, Yentreve®
- Dosis: 20 mg / 30 mg / 40 mg / 60 mg Kapseln

Pharmakologie

Wirkmechanismus

Antidepressivum mit analgetischer Partialwirkung aus der Gruppe der selektiven Serotonin- und Noradrenalin-Wiederaufnahmehemmer (SSNRI)

- ▶ Erhöhung der Serotonin- und Noradrenalinkonzentration im synaptischen Spalt
- ▶ Modulation des serotonergen und noradrenergen Systems

Indikationen und Dosis

- depressive Erkrankungen (Major Depression)
  - ▶ initial 1 × tgl. 60 mg p. o. (max. 120 mg/d), Erhaltungstherapie ebenfalls mit 1 × tgl. 60 mg p. o.
- Generalisierte Angststörung
  - ▶ initial 1 × tgl. 30 mg p. o., bei unzureichendem Ansprechen ggf. Dosiserhöhung auf 1 × tgl. 60–120 mg p. o., Erhaltungstherapie mit 1 × tgl. 30–60 mg p. o.; bei Patienten mit komorbider depressiver Erkrankung betragen Start- und Erhaltungsdosis 1 × tgl. 60 mg p. o.
- Schmerzen bei diabetischer Polyneuropathie
  - ▶ initial 1 × tgl. 60 mg p. o., bei unzureichendem Ansprechen ggf. Dosiserhöhung auf 2 × tgl. 60 mg p. o., Erhaltungstherapie 1–2 × tgl. 60 mg p. o.
- mittelschwere bis schwere Belastungs(harn)inkontinenz
  - ▶ 2 × tgl. 20–40 mg p. o.; bei Beginn mit 2 × tgl. 20 mg p. o., Dosiserhöhung auf 2 × tgl. 40 mg p. o. nach 2 Wochen

» Kontraindikationen

Kombination mit nichtselektiven irreversiblen MAO-Hemmern (Tranylcypromin), Kombination mit CYP1A2-Inhibitoren (z. B. Fluvoxamin, Ciprofloxacin oder Enoxacin); Lebererkrankungen mit eingeschränkter Leberfunktion, schwere Niereninsuffizienz (GFR < 30 ml/min/1,73 m^2), unkontrollierte Hypertonie

Nebenwirkungen

- **sehr häufig:** Kopfschmerzen, Somnolenz, Übelkeit, Mundtrockenheit
- **häufig:** verminderter Appetit/Gewichtsverlust, Schlaflosigkeit, Schwindel, Lethargie, Angst, Agitiertheit, Albträume, reduzierte Libido/Impotenz, Sehstörungen, Parästhesie, Tinnitus, Blutdruckanstieg, Gähnen, erhöhter Muskeltonus, Myalgie, Palpitationen, Bauchschmerzen/Dyspepsie, Erbrechen, Obstipation/Diarrhoe, Hautausschlag, Hyperhidrose, Pollakisurie/Dysurie
- **weitere relevante Nebenwirkungen:** Hyperglykämie (meist bei Diabetes-Patienten), Hypothyreose, inadäqate ADH-Sekretion, Dyskinesien, Restless-Legs-Syn-

drom, Mydriasis, Vertigo, Sehstörungen, Stomatitis, Gastroenteritis, Leberinsuffizienz/Hepatitis, Galaktorrhoe, Miktionsstörungen

Wechselwirkungen

kontraindiziert: Ciprofloxacin[1], Enoxacin[1], Fluvoxamin[1], Linezolid[2], Rasagilin[3], Selegilin[4], Tranylcypromin[5]

D

problematisch: sedierende, ZNS-wirksame Wirkstoffe wie Sedativa, Benzodiazepine, Opioide, Antipsychotika, Phenobarbital, sedierende Antihistaminika: Verstärkung der sedierenden Wirkung (bei Kombination mit Duloxetin niedrig dosieren!)

Abciximab[6], Acetylsalicylsäure[6], Almotriptan[7], Amitriptylin[8], Citalopram[9], Clomipramin[8], **Clopidogrel[10]**, Desipramin[8], Doxepin[8], Eletriptan[7], Escitalopram[9], Flecainid[11], Fluoxetin[9], Frovatriptan[7], **Fentanyl[2]**, Imipramin[8], Johanniskraut[7], Lithium[7], Metoprolol[13], Moclobemid[7], Naratriptan[7], Nortriptylin[8], Opipramol[8], Paroxetin[9], Pethidin[7], Phenprocoumon[14], Prasugrel[6], Propafenon[15], Risperidon[8], Rizaptritan[7], Sertralin[9], Sumatriptan[7], Ticlopidin[6], **Tramadol[12]**, Trimipramin[8], Tryptophan[16], Venlafaxin[9], Warfarin[14], Zolmitriptan[7]

1 **Abbauhemmung von Duloxetin, Anstieg der Duloxetin-Toxizität (Kombination kontraindiziert)**

2 **Auslösung eines lebensgefährlichen Serotonin-Syndroms möglich (unter Linezolid-Therapie keine Duloxetin-Therapie beginnen; bei zwingender Indikation für Linezolid das Duloxetin absetzen, Kombination nur bei vitaler Indikation)**

3 **Auslösung eines lebensgefährlichen Serotonin-Syndroms möglich (Kombination kontraindiziert aufgrund des dosisabhängigen Verlustes der MAO-B-Selektivität von Rasagilin)**

4 **Auslösung eines lebensgefährlichen Serotonin-Syndroms möglich (Kombination kontraindiziert aufgrund des dosisabhängigen Verlustes der MAO-B-Selektivität von Seligilin)**

5 **Auslösung eines lebensgefährlichen Serotonin-Syndroms möglich (Therapie mit Duloxetin darf frühestens 2 Wochen nach Absetzen von Tranylcypromin begonnen werden; Therapie mit Tranylcypromin darf frühestens 5 Tage nach Absetzen von Duloxetin begonnen werden)**

6 erhöhtes Risiko gastrointestinaler Blutungen (ggf. Magenschutz mit Pantoprazol [niedrig dosiert])

7 Auslösung eines lebensgefährlichen Serotonin-Syndroms möglich (möglichst nicht kombinieren!)

8 Abbauhemmung durch Duloxetin, Auslösung eines lebensgefährlichen Serotonin-Syndroms möglich (möglichst nicht kombinieren; bei zwingender Indikation Spiegelbestimmung und ggf. Dosisreduktion des trizyklischen Antidepressivums)

9 Auslösung eines lebensgefährlichen Serotonin-Syndroms möglich (möglichst nicht kombinieren; Kombination auch pharmakologisch nicht sinnvoll!)

10 **einerseits erhöhtes Risiko gastrointestinaler Blutungen, andererseits Wirkungsabschwächung von Clopidogrel (Kombination vermeiden)**

11 Hemmung der Metabolisierung durch Duloxetin (Spiegelbestimmung und ggf. Dosisreduktion von Flecainid)

12 **Auslösung eines lebensgefährlichen Serotonin-Syndroms möglich (möglichst nicht kombinieren! Alternative Kombination mit Morphin oder Tilidin möglich!)**

13 Abbauhemmung durch Duloxetin (möglichst nicht kombinieren; bei zwingender Indikation Spiegelbestimmung und ggf. Dosisreduktion von Metoprolol)

14 erhöhtes Blutungsrisiko durch Duloxetin (engmaschige INR-Kontrolle bei An- und Absetzen von Fluoxetin, ggf. Dosisanpassung der Vitamin-K-Antagonisten)
15 Hemmung der Metabolisierung durch Duloxetin (Spiegelbestimmung und ggf. Dosisreduktion von Propafenon)
16 Agitiertheit, gastrointestinale Störungen (möglichst nicht kombinieren!)

Pharmakokinetik

- große interindividuelle Unterschiede
- hepatische Metabolisierung über CYP2D6 und CYP1A2 zu inaktiven Metaboliten
- BV: 30–80 %
- t_{max}: 6 h
- HWZ: 8–17 h
- Plasmaproteinbindung: 96 %
- Elimination: 70 % renal

Intoxikation

Überdosierungen mit letalem Ausgang nach ausschließlicher Einnahme von Duloxetin sind möglich (Dosierungen > 1 000 mg), treten jedoch meist bei Mischintoxikationen auf

- **Symptome:** Serotonin-Syndrom mit Hypertonie oder Hypotonie, Schüttelfrost, Schwitzen/Fieber, Mydriasis, Übelkeit/Erbrechen, Diarrhoe, Muskelrigidität/Krampfanfälle, Hyperreflexie, Somnolenz/Stupor/Coma oder Agitiertheit, Rhabdomyolyse, Hyperventilation/metabolische Acidose/Zyanose, hirnorganisches Psychosyndrom
- **Therapie:** kein spezifisches Antidot vorhanden; nach oraler Intoxikation Resorptionshemmung (Gabe von Aktivkohlesuspension [1 g/kg KG]), Magenspülung nur in Ausnahmefällen; Überwachung der Vitalzeichen und ggf. symptomatische Therapie; forcierte Diurese und Hämodialyse sind zur Elimination *nicht* wirksam; Antidot bei Serotonin-Syndrom ist Cyproheptadin (Initialdosis 12 mg, gefolgt von 2 mg alle 2 h bis zur Symptomkontrolle), Hyperthermie spricht *nicht* auf Antipyretika (z. B. Paracetamol) an

Einnahmehinweise und Patienteninformationen

- eine Einschränkung von Verkehrstüchtigkeit und Reaktionsfähigkeit ist möglich, insbes. bei Neueinstellung, Erhöhung der Dosis oder in Kombination mit Alkohol
- Tabakrauch hat einen signifikanten (senkenden) Effekt auf die Plasmakonzentrationen von Duloxetin: Unter Duloxetin-Therapie nicht abrupt mit Rauchen aufhören oder beginnen!
- Alkohol vermeiden
- zu Beginn der Therapie können häufiger Suizidgedanken aufkommen (Patient und Umfeld informieren)
- antidepressive Wirkung setzt erst nach 2–4 Wochen ein

- analgetische Wirkung bei diabetischer Neuropathie setzt nach 3–5 Tagen ein
- kein plötzliches Absetzen!
- Einnahme unabhängig von den Mahlzeiten, möglichst morgens (aufgrund der antriebssteigernden Wirkung!)

Spezielle Patientengruppen und Sondersituationen

Geriatrie

- PRISCUS: nicht gelistet (geeignet)
- BEERS: potenziell inadäquat
  - möglichst nicht einsetzen bei Patienten mit Appetitlosigkeit/Mangelernährung (Verstärkung durch Duloxetin)
  - möglichst nicht einsetzen bei Patienten mit Syndrom der inadäquaten ADH-Sekretion (SIADH)/Hyponatriämie (Verschlecherung der Hyponatriämie möglich)
- erhöhtes Risiko einer Hyponatriämie (regelmäßige Kontrolle; bestehende Hyponatriämie vor Therapiebeginn mit Duloxetin ausgleichen!)

Pädiatrie

nicht zugelassen

Schwangerschaft

- **1. Trimenon:** Datenlage zur sicheren Beurteilung nicht ausreichend, hohes embryotoxisches Risiko aber unwahrscheinlich
- **2. und 3. Trimenon:** bei Behandlung bis zur Geburt Anpassungsstörungen des Neugeborenen möglich (Übererregbarkeit, Tremor, Trinkstörungen, erhöhter Muskeltonus, Atemnotsyndrom, Hypoglykämien, auffälliges Schlafverhalten), Risikoerhöhung für persistierenden pulmonalen Hochdruck fraglich
- bei Neueinstellung in der Schwangerschaft besser erprobte Alternativen aus der Gruppe der SSRI bevorzugen (Citalopram oder Sertralin)
- bei mit Duloxetin stabil eingestellten Patientinnen sollte die Therapie bei Eintritt einer Schwangerschaft unverändert fortgesetzt werden, um keine bedrohlichen Krisen zu provozieren
- falls vertretbar, Dosisreduktion in den Wochen vor Entbindungstermin, um Anpassungsstörungen des Neugeborenen zu vermeiden

Stillzeit

Datenlage zur sicheren Beurteilung nicht ausreichend, bei sorgfältiger Beobachtung des Säuglings scheint das potenzielle Risiko aber vertretbar

Niere

- **GFR > 30 ml/min/1,73 m²:** keine Dosisanpassung erforderlich
- **GFR ≤ 30 ml/min/1,73 m²:** kontraindiziert

Leber

bei eingeschränkter Leberfunktion kontraindiziert

Geschlechterspezifika

keine klinisch relevanten Unterschiede bekannt; bei Frauen eine höhere Inzidenz unerwünschter Wirkungen

Ethnien

keine klinisch relevanten Unterschiede bekannt

! Besonderheiten und Cave

- erhöhtes Suizidrisiko, insbes. zu Behandlungsbeginn und bei Patienten <25 Jahren (Angehörige informieren; besonders engmaschige Überwachung bei Therapiebeginn und Dosissteigerung)
- bei suizidalem Verhalten in der Anamnese besonders engmaschige Überwachung des Patienten in den ersten Therapiewochen
- Akathisie/psychomotorische Unruhe kann insbes. zu Behandlungsbeginn auftreten; bei diesen Patienten wirkt eine weitere Dosissteigerung schädlich
- unkontrollierte Hypertonie: Beginn einer Duloxetin-Therapie kontraindiziert (Gefahr einer hypertensiven Krise!)
- antidepressive Wirkung setzt erst nach 2–4 Wochen Therapiedauer ein
- Therapie der generalisierten Angststörung: zu Therapiebeginn verstärkte Unruhe/Angstsymptomatik möglich, nach Stabilisierung des Ansprechens Therapie über mehrere Monate fortsetzen (Rückfallprophylaxe!)
- Therapie der Schmerzen bei diabetischer Polyneuropathie: nach Therapiebeginn Beurteilung der Wirksamkeit nach 2 Monaten (bei unzureichendem Ansprechen ist eine erhöhte Wirksamkeit nach diesem Zeitpunkt nicht zu erwarten); bei Dauertherapie sollte der therapeutische Nutzen mind. alle 3 Monate überprüft und kritisch hinterfragt werden, Wirkung setzt nach 3–5 Tagen ein
- Therapie der Belastungs(harn)inkontinenz: Duloxetin-Therapie immer mit Beckenbodentraining kombinieren; einschleichend dosieren mit der niedrigen Startdosis (2 × tgl. 20 mg), dadurch Reduktion von unerwünschten Wirkungen; während der Dauertherapie sollte der therapeutische Nutzen regelmäßig überprüft und kritisch hinterfragt werden
- Patienten mit Epilepsie: aufgrund einer möglichen Krampfschwellensenkung sollte Duloxetin nicht bei Patienten mit instabiler Epilepsie eingesetzt werden; bei Patienten mit kontrollierter Epilepsie nur unter sorgfältiger Überwachung; bei Auftreten von epileptischen Anfällen Duloxetin absetzen
- Patienten mit Engwinkelglaukom: bei prädisponierten Patienten Erhöhung des Augeninnendrucks durch Duloxetin möglich (bei Duloxetin-Therapie regelmäßige augenärztliche Kontrolle!)

- Absetzen von Duloxetin:
  - nicht abrupt absetzen, sonst Absetzreaktion möglich (dosisreduziertes Ausschleichen über mehrere Wochen)
  - Absetzreaktion: Schlafstörungen, Agitiertheit, Angstzustände, Sehstörungen, Übelkeit/Erbrechen, Suizidgedanken

Wirkstoffbeurteilung

Depression

- Duloxetin ist im Vergleich mit Placebo wirksam hinsichtlich Response, Remission und Rezidivprophylaxe bei mittelschweren und schweren Depressionen. Gegenüber Venlafaxin (ebenfalls aus der Gruppe der SSNRI) gibt es keine Wirksamkeitsunterschiede, jedoch häufigere Therapieabbrüche unter Duloxetin. Gegenüber SSRI wie Citalopram oder Sertralin ist Duloxetin nicht überlegen, führt jedoch zu mehr unerwünschten Ereignissen und Therapieabbrüchen.
- Für die **Ersttherapie der mittelschweren und schweren Depression** sind SSRI wie Citalopram/Escitalopram und Sertralin aufgrund des günstigen Nutzen-Risiko-Verhältnisses Wirkstoffe der 1. Wahl; bei Unverträglichkeit oder unzulänglicher Wirksamkeit sollte als 2. Wahl auf das SSNRI Venlafaxin oder auf Trizyklika (Amitriptylin) umgestellt werden (Cipriani et al. 2009; IQWiG 2009).

Generalisierte Angststörung

- Die anxiolytische Wirksamkeit von Duloxetin ist gegenüber Placebo belegt, allerdings überwiegend in vom Hersteller gesponsorten Studien (Rynn et al. 2008; Davidson et al. 2008a).
- Neben den SSRI (wie Citalopram oder Paroxetin) sowie Venlafaxin gehört Duloxetin zu den Wirkstoffen der 1. Wahl im Rahmen einer Pharmakotherapie der generalisierten Angststörung. Die Wirkstoffauswahl sollte hier nach Verträglichkeit und Nebenwirkungsprofil erfolgen, aufgrund ihrer besseren Verträglichkeit erscheinen SSRI oder Venlafaxin für die Ersttherapie jedoch am geeignetsten (Bandelow et al. 2013). Bei **geriatrischen Patienten** mit **generalisierter Angststörung** ist Duloxetin Wirkstoff der Wahl (Davidson et al. 2008b).
- Grundsätzlich sollte die Pharmakotherapie der generalisierten Angststörung immer mit einer Psychotherapie, vorzugsweise mit kognitiver Verhaltenstherapie, kombiniert werden (Bandelow et al. 2013).

Schmerzen bei diabetischer Polyneuropathie

- Die analgetische Wirksamkeit von Duloxetin bei diabetischen Neuropathien ist gegenüber Placebo belegt, allerdings bei relativ schlechter Verträglichkeit (Lunn et al. 2009). Insgesamt ist der analgetische Effekt von Duloxetin vermutlich schwächer als bei Amitriptylin und vergleichbar mit Pregabalin bzw. Gabapentin (Quilici et al. 2009).
- Die aktuelle nationale Leitlinie zur Therapie der Neuropathie bei Diabetes im Erwachsenenalter empfiehlt für Duloxetin – abweichend von der Dosisempfehlung der Fachinformation – eine reduzierte Anfangsdosierung von 30 mg/d mit ggf. Dosissteigerung auf max. 60 mg/d. Eine weitere Dosissteigerung auf

120 mg/d bringt keine zusätzliche Schmerzreduktion, wohl aber mehr unerwünschte Wirkungen; die Empfehlung zur Dosissteigerung in der Fachinformation widerspricht also der Evidenz (BÄK 2011; Kajdasz et al. 2007).

- Zur Therapie der **schmerzhaften diabetischen Neuropathie** sollten vorzugsweise Trizyklika wie Amitriptylin oder Imipramin eingesetzt werden. Wird diese Therapie nicht vertragen oder liegen Kontraindikationen vor, kann alternativ auf Duloxetin oder Pregabalin ausgewichen werden (BÄK 2011; Kajdasz et al. 2007).

Belastungs(harn)inkontinenz

- Der Einsatz von Duloxetin zur Therapie der Belastungs(harn)inkontinenz ist durch **marginale Wirksamkeit** bei **schlechter Verträglichkeit** gekennzeichnet, was sich in hohen Raten an Therapieabbrüchen widerspiegelt. Bei geringem Nutzen erscheinen das **Risikopotenzial unangemessen hoch** und das **Nebenwirkungsprofil unangemessen kritisch** (EMA 2008; AT 2004). Im Ausnahmefall kann Duloxetin bei Frauen eingesetzt werden, die eine vorübergehende geringfügige Verbesserung der Inkontinenzbeschwerden anstreben (Reisenauer et al. 2013).
- Die Basis der konservativen Therapie der Belastungs(harn)inkontinenz ist ein mit Blasentraining kombiniertes, angeleitetes Beckenbodentraining (Reisenauer et al. 2013).

D

Literatur

AT Arznei-Telegramm. Duloxetin (Yentreve) bei Belastungsinkontinenz. Ausgabe 11/2004. a-t 2004; 35: 120.

Bandelow B et al. The diagnosis and treatment of generalized anxiety disorder. Dtsch Arztebl Int 2013; 110: 300–10.

Bundesärztekammer (BÄK), Kassenärztliche Bundesvereinigung (KBV), Arbeitsgemeinschaft der Wissenschaftlichen Medizinischen Fachgesellschaften (AWMF). Nationale VersorgungsLeitlinie Neuropathie bei Diabetes im Erwachsenenalter – Langfassung. Version 1.X, 2011.

Cipriani A et al. Comparative efficacy and acceptability of 12 new-generation antidepressants: a multiple-treatments meta-analysis. Lancet 2009; 373: 746–58.

Davidson JR et al. Duloxetine treatment for relapse prevention in adults with generalized anxiety disorder: a double-blind placebo-controlled trial. Eur Neuropsychopharmacol 2008a; 18: 673–81.

Davidson JR et al. Efficacy and tolerability of duloxetine in elderly patients with generalized anxiety disorder: a pooled analysis of four randomized, double-blind, placebo-controlled studies. Hum Psychopharmacol 2008b; 23: 519–26.

EMA, European Medicines Agency. Europäischer öffentlicher Beurteilungsbericht (EPAR) Yentreve. EMEA/H/C/545, 2008.

IQWiG, Institut für Qualität und Wirtschaftlichkeit im Gesundheitswesen. Selektive Serotonin- und Noradrenalin-Wiederaufnahmehemmer (SNRI) bei Patienten mit Depressionen. Abschlussbericht A05-20A, Version 1.0, 2009.

Kajdasz DK et al. Duloxetine for the management of diabetic peripheral neuropathic pain: evidence-based findings from post-hoc analysis of three multicenter, rando-

mized, double-blind, placebo-controlled, parallel-group studies. Clin Ther 2007; 29: 2536–46.
Lunn MP et al. Duloxetine for treating painful neuropathy or chronic pain. Cochrane Database Syst Rev 2009; CD007115.
Quilici S et al. Meta-analysis of duloxetine vs. pregabalin and gabapentin in the treatment of diabetic peripheral neuropathic pain. BMC Neurol 2009; 9: 6.
Reisenauer C et al. Interdisziplinäre S2e-Leitlinie für die Diagnostik und Therapie der Belastungsinkontinenz der Frau. AWMF Register-Nr. 015/005. 2013.
Rynn M et al. Efficacy and safety of duloxetine in the treatment of generalized anxiety disorder: a flexible-dose, progressive-titration, placebo-controlled trial. Depress Anxiety 2008; 25: 182–9.

Enalapril

Wirksamkeit ↑ **Nutzen-Risiko-Bewertung ↑**

IND	DOS
arterielle Hypertonie	1 × tgl. 5–40 mg
chronische Herzinsuffizienz	2,5–20 mg in 1–2 Einzeldosen
NW	Hyperkaliämie, Hypotonie, Reizhusten
WW	Aliskiren, Angiotensin-II-Rezeptor-Antagonisten, NSAR, Antidiabetika
CAVE	angioneurotisches Ödem (0,3 %)

Enalapril gehört zu den Mitteln der 1. Wahl zur Therapie bei arterieller Hypertonie, Herzinsuffizienz und chronischen Nierenerkrankungen und ist in diesen Indikationen nachgewiesen wirksam.

Handelsnamen und -formen

- Benalapril®, Xanef®, Enalapril (generisch)
- Dosis: 2,5 mg / 5 mg / 10 mg / 20 mg Tabletten
- Kombinationspräparate mit Lercanidipin und Hydrochlorothiazid

Pharmakologie

Wirkmechanismus

- ACE-Hemmer
- Enalapril ist ein unwirksames Prodrug, das zur Wirkform Enalaprilat hydrolisiert wird
  - kompetitive Hemmung des Angiotensin-I-Converting-Enzyms
  - reduzierte plasmatische Angiotensin-II-Konzentration → Vasodilatation
  - Blutdrucksenkung (ohne signifikanten Effekt auf die Herzfrequenz)

Indikationen und Dosis

- Hypertonie
  - initial 1 × tgl. 5–10 mg p. o., bei unzureichender Wirkung 1 × tgl. 20 mg p. o., max. 1 × tgl. 40 mg p. o.

- symptomatische Herzinsuffizienz/Prävention der symptomatischen Herzinsuffizienz bei Patienten mit asymptomatischer linksventrikulärer Dysfunktion (LVEF ≤ 35 %)
  - langsame Dosistitration; initial 1–2 × tgl. 2,5 mg p.o., Dosisverdoppelung alle 2–4 Wochen bis zur Zieldosis von 2 × tgl. 10 mg p.o. oder der höchsten tolerierten Dosis

» Kontraindikationen

Angioödeme in der Anamnese (assoziiert mit einer früheren ACE-Hemmer-Therapie), hereditäre oder idiopathische Angioödeme, 2. und 3. Schwangerschaftstrimenon

E

Nebenwirkungen

- **sehr häufig:** Husten, Sehstörungen, Schwindel, Übelkeit, Asthenie
- **häufig:** angioneurotische Ödeme, Ausschlag, Kopfschmerzen, Dyspnoe, Hypotonie, Synkope, Myokardinfarkt, cerebraler Insult, Herzrhythmusstörungen, Angina pectoris, Tachykardie, Diarrhoe, Bauchschmerzen, Geschmacksveränderungen, Hyperkaliämie, Anstieg des Serumkreatinins, Somnolenz, Depressionen
- **weitere relevante Nebenwirkungen:** Anämie, Rhinorrhoe/Rhinitis, Halsschmerzen und Heiserkeit, Impotenz, Bronchospasmen, (eosinophile) Pneumonie, Pancreatitis, Hepatitis (selten), Alopezie (bis 1 % Patienten), Stevens-Johnson-Syndrom und toxische epidermale Nekrolyse (selten)

Wechselwirkungen

kontraindiziert: keine

problematisch: Acemetacin[1], Acetylsalicylsäure[1], **Aliskiren[2]**, Allopurinol[3], Amilorid[4], **Azilsartan[2]**, **Candesartan[2]**, Celecoxib[1], Chlorthalidon[5], Ciclosporin[4], Cotrimoxazol[4], Diclofenac[1], Eplerenon[4], **Eprosartan[2]**, Etoricoxib[1], Furosemid[5], Glibenclamid[6], Gliclazid[6], Glimepirid[6], Gliquidon[6], Hydrochlorothiazid[5], Ibuprofen[1], Indapamid[5], Indometacin[1], Insulin[6], **Irbesartan[2]**, Kalium[7], Ketoprofen[1], Lithium[8], **Losartan[2]**, Meloxicam[1], Naproxen[1], Nateglinid[6], **Olmesartan[2]**, Parecoxib[1], Piretanid[5], Piroxicam[1], Repaglinid[6], Spironolacton[4], Tacrolimus[4], **Telmisartan[2]**, Torasemid[5], Triamteren[4], Trimethoprim[4], **Valsartan[2]**, Xipamid[5]

1 NSAR und Coxibe: Verminderung der antihypertensiven Wirkung, erhöhtes Risiko einer Verschlechterung der Nierenfunktion und einer Hyperkaliämie, ggf. Laborkontrollen

2 Sartane und Aliskiren: erhöhtes Risiko einer Verschlechterung der Nierenfunktion und eines dialysepflichtigen Nierenversagens, Kombination vermeiden

3 erhöhtes Risiko für allergische Reaktionen (ggf. anderes Antihypertensivum wählen, keinen ACE-Hemmer)

4 kaliumsparende Diuretika und potenziell nephrotoxische Substanzen: erhöhtes Risiko einer Hyperkaliämie und leicht erhöhtes Risiko einer Verschlechterung der Nierenfunktion, ggf. Laborkontrollen

5 Diuretika: leicht erhöhtes Risiko einer Verschlechterung der Nierenfunktion und überschießende Blutdrucksenkung, vorsichtige Eindosierung
6 verstärkte BZ-Senkung möglich, BZ-Kontrollen und ggf. Dosisanpassung
7 erhöhtes Risiko einer Hyperkaliämie
8 erhöhter Serumspiegels von Lithium, Spiegelkontrolle empfohlen

Pharmakokinetik

- BV: 60 %
- hydrolytische Aktivierung des Prodrugs Enalapril zur Wirkform Enalaprilat
- t_{max}: 1 h (Enalapril), 4 h (Enalaprilat)
- HWZ: 11 h (Enalapril), 60 min (Enalaprilat)
- Plasmaproteinbindung: 60 %
- Elimination: 80 % renal (Enalapril), > 90 % renal (Enalaprilat)

Intoxikation

- **Symptome:** schwere Hypotonie, Schock, Stupor, Bradykardie, Nierenversagen
- **Therapie:** frühe Gabe von Aktivkohlesuspension (1 g/kg KG), Kreislaufstabilisierung, Überwachung und Therapie möglicher Elektrolytstörungen, Enalapril kann durch Hämodialyse aus dem Kreislauf entfernt werden

Einnahmehinweise und Patienteninformationen

- Einnahme ein- oder zweimal täglich unabhängig von den Mahlzeiten
- eine Einschränkung von Verkehrstüchtigkeit und Reaktionsfähigkeit ist möglich, insbes. bei Neueinstellung, bei Erhöhung der Dosis, bei Auftreten von Schwindel und Blutdruckschwankungen oder in Kombination mit Alkohol
- Alkoholkonsum kann unerwünschte Wirkungen von Enalapril verstärken
- Diabetiker: verstärkt auf Hypoglykämien achten (gehäuftes Auftreten innerhalb der ersten Wochen nach Therapiebeginn mit Ramipril)
- bei Frauen im gebärfähigen Alter auf sichere Kontrazeption während der Therapie hinweisen!

Spezielle Patientengruppen und Sondersituationen

Geriatrie

geeignet

- PRISCUS: nicht gelistet
- BEERS: nicht gelistet

Pädiatrie

- bei Kindern nur für die Indikation Hypertonie zugelassen
- **20–50 kg KG:** Anfangsdosis 1 × tgl. 2,5 mg p. o., max. 20 mg/d
- **≥ 50 kg KG:** Anfangsdosis 1 × tgl. 5 mg p. o., max. 40 mg/d
- nicht empfohlen für Neugeborene und Kinder mit glomerulärer Filtrationsrate < 30 ml/min/1,73 m^2 (ACE-Hemmer mit pädiatrischer Zulassung: Captopril)

Schwangerschaft

- **1. Trimenon:** Anwendung nicht empfohlen (Anwendung nur bei absolut fehlender Therapiealternative)
- **2. und 3. Trimenon:** kontraindiziert (nachgewiesene Fetotoxizität und neonatal-toxische Effekte)
- Patientinnen, die planen, schwanger zu werden, sollten vor Beginn der Schwangerschaft auf eine alternative antihypertensive Therapie umgestellt werden
- bei Exposition im 1. Trimenon: risikobegründeter Schwangerschaftsabbruch nicht gerechtfertigt, möglichst rasche Umstellung auf alternative antihypertensive Therapie, Kontrolle der fetalen Entwicklung mittels Ultraschallfeindiagnostik
- bei Therapie in der 2. Schwangerschaftshälfte: Ausschluss eines Oligohydramnions
- bei Therapie im 3. Trimenon: Kontrolle der Nierenfunktion beim Neugeborenen, mögliche Hypotonie beim Neugeborenen beachten
- geeignete Antihypertensiva in der Schwangerschaft: Alpha-Methyldopa (1. Wahl), Metoprolol (Alternative), Nifedipin (Alternative)

Stillzeit

- in den ersten Wochen nach der Entbindung bei Enalapril-Therapie nicht stillen (kardiovaskuläre und renale Effekte beim Säugling); ab 8 Wochen nach Entbindung kann auch unter Enalapril-Therapie gestillt werden (Säugling auf Hypotonie beobachten)
- geeignete Antihypertensiva in der Stillzeit: Alpha-Methyldopa (1. Wahl), Metoprolol (Alternative), Nifedipin (Alternative)

Niere

- **GFR < 80 ml/min/1,73 m²:** Anfangsdosis 5–10 mg/d p. o.
- **GFR ≤ 30 ml/min/1,73 m²:** Anfangsdosis 2,5 mg/d p. o.
- **GFR ≤ 10 ml/min/1,73 m²:** Anfangsdosis 2,5 mg p. o. nach Dialyse (Dosierung an dialysefreien Tagen richtet sich nach Blutdrucksenkung)
- bei niereninsuffizienten Patienten kann es bei Therapiebeginn zu einem mäßigen Anstieg des Serum-Kreatinins kommen, der bis zu ca. 30 % akzeptabel sein kann, ggf. Dosis reduzieren (DD Nierenarterienstenose!)
- bei Patienten mit schwerer Niereninsuffizienz und Indikation für die Kombination von ACE-Hemmer und Diuretikum sollte Vorzugsweise ein Schleifendiuretikum (Furosemid, Torasemid) eingesetzt werden

Leber

- keine Dosisanpassung erforderlich
- bei Ikterus, Cholestase oder deutlichem Leberwert-Anstieg Therapie mit ACE-Hemmer sofort beenden (Gefahr eines hepatisch-nekrotischen Syndroms)

Geschlechterspezifika

keine klinisch relevanten Unterschiede bekannt

Ethnien

- Patienten afrikanischer Abstammung: erhöhtes Risiko für ACE-Hemmer-assoziiertes Angioödem, antihypertensiver Effekt schwächer ausgeprägt (ACE-Hemmer-typisch)
- Bei Patienten afrikanischer Abstammung sollten in der Hochdrucktherapie vorzugsweise Thiaziddiuretika oder Calciumkanalblocker eingesetzt werden.

! Besonderheiten und Cave

- 25 % der Maximaldosis eines ACE-Hemmers erzielen etwa 65 % der max. Blutdrucksenkung, 50 % der Maximaldosis ca. 90 % der Blutdrucksenkung; eine Kombinationstherapie mit Calciumantagonisten oder Diuretika ist einer Monotherapie bei Maximaldosierung für die Indikation Hypertonie vorzuziehen
- symptomatische Hypotonie nach Erstgabe möglich bei Kombination mit einem Diuretikum, Patienten mit schwerer Hypertonie, dekompensierter Herzinsuffizienz, Aorten- oder Mitralklappenstenose, obstruktiver hypertropher Kardiomyopathie, Nierenarterienstenose und Leberzirrhose, latentem oder manifestem Volumen- oder Salzmangel → niedrigste Initialdosis wählen, ggf. erste Einnahme unter Beobachtung
- bei persistierendem Reizhusten (bis zu 10 % der Patienten) Umstellung üblicherweise auf einen Angiotensin-II-Rezeptor-Antagonisten
- **angioneurotisches Ödem** als seltene, aber schwerwiegende Komplikation bei der Behandlung mit einem ACE-Hemmer.
  - Behandlung: ACE-Hemmer sofort absetzen, Antihistaminika nur wenig wirksam, Atemwege sichern, intensivmedizinische Betreuung, Rescue-Medikation (off-label): Firazyr® (Icatibant) 1 × 30 mg s. c. oder Berinert® (humaner C1-Esterase-Inhibitor) 1 × 20 IE/kg KG i. v.
- Kombination Aliskiren/Sartan und ACE-Hemmer („duale RAAS-Blockade"): in den meisten Fällen überwiegen die Risiken (Hyperkaliämie, Nierenversagen) den möglichen Nutzen bei dieser Kombination; sinnvoll lediglich in besonderen Ausnahmefällen (Herzinsuffizienz NYHA II–IV mit LVEF ≤ 40 % und persistierender Symptomatik unter kombinierter ACE-Hemmer- und β-Rezeptoren-Blocker-Therapie, falls Spironolacton oder Eplerenon nicht vertragen werden)
- vor Operationen mit Allgemeinanästhesie ACE-Hemmer pausieren
- Verstärkung anaphylaktischer Reaktionen bei Hyposensibilisierung möglich, ACE-Hemmer bei hohem Risiko pausieren
- Anwendung bei bilateraler Nierenarterienstenose oder Nierenarterienstenose bei (funktioneller) Einzelniere mit initial niedrigster Dosierung unter engmaschiger Kontrolle möglich (Chrysochou et al. 2012)

- LDL-Apharese oder Hämodialyse mit (älteren) High-Flux-Polyacrylnitrilmembranen (AN69) wegen schwerer anaphylaktischer Reaktionen kontraindiziert
- verbesserte BZ-Einstellung, aber auch verstärkte Hypoglykämieneigung bei medikamentös therapierten Diabetikern möglich
- empfohlene Laborkontrollen: ▶ Anhang, S. 566

Wirkstoffbeurteilung

- ACE-Hemmer sind nachgewiesen wirksam zur **Behandlung der arteriellen Hypertonie** und senken in dieser Indikation die kardiovaskuläre Mortalität. Enalapril wird zusammen mit anderen ACE-Hemmern von den europäischen Leitlinien zur Behandlung der arteriellen Hypertonie empfohlen. Als Kombinationspartner sind Calciumantagonisten Mittel der 1. Wahl, da in der ACCOMPLISH-Studie eine gegenüber Hydrochlorothiazid leicht überlegene Senkung der Mortalität gezeigt werden konnte.
- Enalapril und andere ACE-Hemmer führen in der Behandlung einer **symptomatischen Herzinsuffizienz** zu einer Reduktion von Mortalität und Hospitalisierungen (The CONSENSUS Trial Study Group 1987) und sind für diese Indikation in Kombination mit β-Rezeptoren-Blockern Mittel der Wahl.
- ACE-Hemmer wirken bei Patienten mit diabetischer und nichtdiabetischer **Nephropathie und Proteinurie** moderat nephroprotektiv. Enalapril ist daher zusammen mit anderen ACE-Hemmern Mittel der Wahl zur Behandlung der arteriellen Hypertonie bei Diabetikern sowie verschiedenen nephrologischen Erkrankungen (Mancia et al. 2013).
- Die Evidenz für eine Behandlung mit ACE-Hemmern ist für die meisten Indikationen besser als die von AT_1-Rezeptor-Antagonisten. ACE-Hemmer sollten daher bevorzugt eingesetzt werden, bei Unverträglichkeitsreaktion (insbes. Reizhusten) kann auf einen AT_1-Rezeptor-Antagonisten ausgewichen werden.
- Fixe Kombinationspräparate (Single-Pill-Konzept) erhöhen die Compliance bei Mehrfachmedikation (Zweierkombination Enalapril und Hydrochlorothiazid, Enalapril und Nitrendipin).

Literatur

Chrysochou C et al. Dispelling the myth: the use of renin-angiotensin blockade in atheromatous renovascular disease. Nephrol Dial Transplant 2012; 27: 1403–9. doi: 10.1093/ndt/gfr496.

Mancia G et al. ESH/ESC guidelines for the management of arterial hypertension: the task force for the management of arterial hypertension of the European Society of Hypertension (ESH) and the European Society of Cardiology (ESC). Eur Heart J 2013; 34: 2159–219.

The CONSENSUS Trial Study Group. Effects of enalapril on mortality in severe congestive heart failure. Results of the Cooperative North Scandinavian Enalapril Survival Study (CONSENSUS). N Engl J Med 1987; 316: 1429–35. doi:10.1056/NEJM198706043162301.

Enoxaparin

Wirksamkeit ↑	Nutzen-Risiko-Bewertung ↑

IND	**DOS**
peri- und postoperative Primärprophylaxe	1 × tgl. 20 mg s. c. (niedriges/mittleres Thromboserisiko), 1 × tgl. 40 mg s. c. (hohes Thromboserisiko)
Primärprophylaxe tiefer Venenthrombosen bei nicht chirurgischen Patienten	1 × tgl. 40 mg s. c.
Therapie tiefer Venenthrombosen	2 × tgl. 1 mg/kg KG s. c.
Therapie der instabilen Angina pectoris	2 × tgl. 1 mg/kg KG s. c.
Therapie des akuten STEMI	• Bolus 30 mg i. v. plus 1 mg/kg KG s. c., danach 2 × tgl. 1 mg/kg KG s. c. (< 75 Jahre) • initial 0,75 mg/kg KG s. c., danach 2 × tgl. 0,75 mg/kg KG s. c. (> 75 Jahre)
NW	Blutung, Thrombozytose/Thrombozytopenie, Transaminasen-Anstieg, allergische Reaktion, Urticaria/Pruritus
WW	Antikoagulanzien, Benzodiazepine, Chinidin, Fibrinolytika, NSAR, Phenytoin, Propranolol
CAVE	subcutane Applikation, nicht anwenden bei heparininduzierter Thrombozytopenie (HIT Typ II) in der Anamnese, bei Patienten mit künstlichen Herzklappen, alternative Antikoagulation zu Dauertherapie bevorzugen

Enoxaparin ist ein wirksamer und umfassend erprobter Wirkstoff zur ambulanten und stationären Thromboseprophylaxe/-therapie sowie zur kombinierten fibrinolytischen Therapie des STEMI.

Handelsnamen und -formen

- Clexane®
- Dosis:
  20 mg / 40 mg Injektionslösung
  60 mg / 80 mg / 100 mg Fertigspritzen
  100 mg/ml Multidose

E

Pharmakologie

Wirkmechanismus

niedermolekulares Heparin

- Verstärkung der Antithrombin-III-vermittelten Faktor-Xa- und Thrombinhemmung (und weitere Wirkungen)
- antikoagulatorische, antithrombotische und thrombolytische Wirkung

Indikationen und Dosis

- peri- und postoperative Primärprophylaxe (niedriges/mittleres Thromboserisiko)
  - 1 × tgl. 20 mg s. c., erste Injektion ca. 2 h vor OP-Beginn
- peri- und postoperative Primärprophylaxe (hohes Thromboserisiko)
  - 1 × tgl. 40 mg s. c., erste Injektion ca. 12 h vor OP-Beginn
- Primärprophylaxe tiefer Venenthrombosen bei nicht chirurgischen Patienten (mittleres/hohes Thromboserisiko)
  - 1 × tgl. 40 mg s. c.
- Therapie tiefer Venenthrombosen (mit oder ohne Lungenembolie)
  - 2 × tgl. 1 mg/kg KG s. c.
- Therapie der instabilen Angina pectoris
  - 2 × tgl. 1 mg/kg KG s. c.
- Therapie des akuten ST-Strecken-Hebungsinfarktes (STEMI) bei Patienten, die konservativ oder zunächst konservativ mit nachfolgender PCI versorgt werden (Patienten <75 Jahre)
  - einmaliger Bolus 30 mg i. v. plus 1 mg/kg KG s. c., danach 2 × tgl. 1 mg/kg KG s. c. (max. 100 mg für die erste s. c.-Dosis)
- Therapie des akuten ST-Strecken-Hebungsinfarktes (STEMI) bei Patienten, die konservativ oder zunächst konservativ mit nachfolgender PCI versorgt werden (Patienten >75 Jahre)
  - initialer Bolus entfällt, Therapiebeginn mit 0,75 mg/kg KG s. c., danach 2 × tgl. 0,75 mg/kg KG s. c. (max. 75 mg für die ersten beiden s. c.-Dosen)

» Kontraindikationen

Überempfindlichkeit gegenüber Heparin oder anderen niedermolekularen Heparinen, akute oder anamnestisch bekannte allergisch bedingte Thrombozytopenie auf Heparin (HIT-Typ II), Verletzungen oder Operationen an ZNS, Augen oder Ohren innerhalb der letzten 6 Wochen, klinisch relevante Blutungen innerhalb der letzten 30 Tage, hämorrhagischer Schlaganfall oder andere intracraniale Blutungen innerhalb der letzten 6 Monate, akute oder anamnestisch bekannte intracraniale Erkrankungen mit Blutungsgefahr, klinisch relevante Gerinnungsstörungen, Magen- oder Darmulcera, Abortus imminens, schwere Leber- oder Pancreaserkrankung, unkontrollierbare schwere Hypertonie, Endokarditis, Verdacht auf vaskuläre Retinopathie, Glaskörperblutungen oder andere intraokulare Blutungen

Nebenwirkungen

- **sehr häufig:** Blutung, Thrombozytose, Anstieg der Transaminasenspiegel
- **häufig:** Thrombozytopenie, allergische Reaktion, Kopfschmerzen, Urticaria/Pruritus
- **weitere relevante Nebenwirkungen:** intracraniale Blutungen, bullöse Dermatitis, Osteopenie bei Langzeitanwendung

Wechselwirkungen

kontraindiziert: keine

problematisch: Abciximab[1], Acemetacin[1], Acetylsalicylsäure[1], Alprazolam[2], Alteplase[1], Bromazepam[2], Brotizolam[2], Celecoxib[1], Chinidin[2], Chlordiazepoxid[2], Cimetidin[4], Clopidogrel[1], **Dextran[3]**, Diazepam[2], Diclofenac[1], Digitalis-Glykoside[4], **Dipyridamol[3]**, Doxycyclin[4], Etoricoxib[1], Flunitrazepam[2], Flurazepam[2], Ibuprofen[1], Indometacin[1], Ketoprofen[1], Lorazepam[2], Lormetazepam[2], Medazepam[2], Meloxicam[1], Midazolam[2], Naproxen[1], Nitrazepam[2], Oxazepam[2], Parecoxib[1], Phenprocoumon[5], Phenytoin[6], Piroxicam[1], Prazepam[2], Propranolol[2], Streptokinase[1], Temazepam[2], Tenecteplase[1], **Ticlopidin[3]**, Tirofiban[1], Urokinase[1], Warfarin[5], Zytostatika[1]

1 erhöhtes Blutungsrisiko (Kombinationstherapie nur mit Vorsicht!)
2 Wirkungsverstärkung durch Enoxaparin (ggf. Dosisanpassung)
3 erhöhtes Blutungsrisiko (nicht kombinieren!)
4 Wirkungsabschwächung von Enoxaparin
5 erhöhtes Blutungsrisiko (nicht kombinieren, außer bei Umstellung der Antikoagulation)
6 Wirkungsverstärkung durch Enoxaparin (Spiegelbestimmung, ggf. Dosisanpassung)

Pharmakokinetik

- BV: 92 % (nach s. c.-Injektion)
- t_{max}: 3,5 h
- HWZ: 4–7 h
- Plasmaproteinbindung: gering
- Elimination: 40–70 % renal

Intoxikation

- **Symptome:** hämorrhagische Komplikationen (Hämatome, Hämaturie, Petechien), Abfall von Blutdruck und Hämatokrit, Laborkontrolle mittels Anti-Xa-Bestimmung möglich
- **Therapie:** falls erforderlich und vertretbar, Anwendung von Enoxaparin unterbrechen; in schweren Fällen Gabe von Protamin möglich (wurde Enoxaparin in den vergangenen 8 h appliziert: 1 mg Protamin pro 100 Anti-Xa-Einheiten Enoxaparin; wurde Enoxaparin vor mehr als 8 h appliziert: 0,5 mg Protamin pro 100 Anti-Xa-Einheiten Enoxaparin; liegt die letzte Enoxaparin-Gabe mehr als 12 h zurück, ist die Protamin-Gabe nicht mehr sinnvoll); auch hohe Protamin-Dosen neutralisieren die Enoxaparin-Wirkung auf max. 60 % der Anti-Xa-Aktivität; bei lebensbedrohlichen Blutungen ohne Protamin-Erfolg ggf. Gabe von rekombinantem Faktor VIIa

Einnahmehinweise und Patienteninformationen

- selbstständige subcutane Applikation soll in Bauchfalte oder am Oberschenkel erfolgen
- eine Einschränkung von Verkehrstüchtigkeit und Reaktionsfähigkeit ist sehr unwahrscheinlich

Spezielle Patientengruppen und Sondersituationen

Geriatrie

- geeignet
  PRISCUS: nicht gelistet
  BEERS: nicht gelistet
- in therapeutischer Dosierung erhöhtes Blutungsrisiko bei geriatrischen Patienten (ggf. Anti-Xa-Spiegel überwachen), Bestimmung 4 h nach s. c.-Applikation (Kontrolle der Akkumulationsgefahr durch Anti-Xa-Bestimmung 7–10 Tage nach Therapiebeginn; auf Blutungszeichen achten)
- ggf. Dosisanpassung bei eingeschränkter Nierenfunktion beachten
- Therapie des akuten STEMI (Patienten > 75 Jahre): initialer Bolus entfällt, Therapiebeginn mit 0,75 mg/kg KG s. c., danach 2 × tgl. 0,75 mg/kg KG s. c. (max. 75 mg für die ersten beiden s. c.-Dosen)

Pädiatrie

Anwendung nicht empfohlen

Schwangerschaft

- ohne Einschränkung geeignet; bei entsprechender Indikation gehört Enoxaparin zu den niedermolekularen Heparinen der Wahl in der Schwangerschaft
- Anti-Xa-Bestimmung, da möglicherweise höhere Dosierungen als bei Nichtschwangeren erforderlich sind
- bei Geburtsbeginn sollte Enoxaparin, falls vertretbar, abgesetzt werden

Stillzeit

ohne Einschränkung geeignet

Niere

- **GFR ≥ 30 ml/min/1,73 m²**: keine Einschränkung
- **GFR < 30 ml/min/1,73 m²**:
  - unfraktioniertes Heparin bevorzugen
  - bei Gabe von niedermolekularen Heparinen wie Enoxaparin: Anti-Xa-Spiegel überwachen, Bestimmung 4 h nach s. c.-Applikation (Kontrolle der Akkumulationsgefahr durch Anti-Xa-Bestimmung 7–10 Tage nach Therapiebeginn); auf Blutungszeichen achten!
  - **Therapie tiefer Venenthrombosen mit und ohne Lungenembolie:** 1 × tgl. 1 mg/kg KG s. c.

- **Therapie der instabilen Angina pectoris und des NSTEMI:** 1 × tgl. 1 mg/kg KG s. c.
- **Therapie des akuten STEMI (Patienten < 75 Jahre):** einmaliger Bolus 30 mg i. v. plus 1 mg/kg KG s. c., danach 1 × tgl. 1 mg/kg KG s. c. (max. 100 mg für die erste s. c.-Dosis)
- **Therapie des akuten STEMI (Patienten > 75 Jahre):** initial 1 mg/kg KG s. c., danach 1 × tgl. 1 mg/kg KG s. c. (max. 100 mg für die erste s. c.-Dosis)
- Dieses vom Hersteller empfohlene Dosierungsschema erscheint nicht optimal, da es bei Applikation im Abstand von 24 h zu Intervallen mit unzureichender therapeutischer Aktivität kommen kann. Bei Patienten mit GFR < 50 ml/min/1,73 m^2, die voraussichtlich länger als wenige Tage therapiert werden, sollte statt Enoxaparin möglichst unfraktioniertes Heparin eingesetzt werden (Green et al. 2005).
- **peri- und postoperative Thromboseprophylaxe**
  - bei Patienten mit **niedrigem/mittlerem Risiko:** 1 × tgl. 20 mg s. c.
  - bei Patienten mit **hohem Risiko:** 1 × tgl. 30 mg s. c.
- **Thromboseprophylaxe bei nicht chirurgischen Patienten mit mittlerem/hohem Risiko:** 1 × tgl. 30 mg s. c.

E

Leber

- **leichte bis mittelgradige Einschränkung der Leberfunktion:** keine Dosisanpassung erforderlich
- **schwere Einschränkung der Leberfunktion:** kontraindiziert

Geschlechterspezifika

keine klinisch relevanten Unterschiede bekannt

Ethnien

Hinweise auf verstärkte Wirkung bei Patienten asiatischer Abstammung (Anti-Xa-Bestimmung, auf Blutungszeichen achten)

! Besonderheiten und Cave

- Applikationsart: grundsätzlich subcutane Applikation, *nicht i. m.*, bei der Therapie des STEMI ist initialer i. v.-Bolus vorgesehen
- Vorsicht bei Grunderkrankungen mit erhöhtem Blutungsrisiko: Störung der Thrombozytenfunktion, Leberinsuffizienz, eingeschränkte Pancreasfunktion, gastrointestinale Ulcera in der Anamnese, Malignome mit Blutungsneigung, Nieren- und Harnleitersteine
- nicht anwenden zur Therapie der instabilen Angina pectoris, falls der Patient zuvor orale Antikoagulanzien erhalten hat und Werte von INR > 1,4 bzw. aPTT > 41 s aufweist
- keine therapeutische Anwendung, wenn gleichzeitig Spinal-, Peridural-, Epiduralanästhesie oder Lumbalpunktionen durchgeführt werden

- erhöhtes Risiko von Hyperkaliämien bei zusätzlichen Risikofaktoren wie Diabetes mellitus, Niereninsuffizienz, Anwendung kaliumsparender Diuretika
- Enoxaparin kann verschiedene Laborwerte verfälschen: Vortäuschung niedrigerer Serum-Cholesterinwerte, falsch hohe T_3- und T_4-Werte, falsch hohe BZ-Werte, Verfälschung der Bromsulfalein-Probe
- zur Bestimmung der Enoxaparin-Aktivität sind die aktivierte Koagulationszeit (ACT) und aPTT *nicht* geeignet; geeignet sind dagegen chromogenes FXa-Substrat und Heptest
- **heparininduzierte Thrombozytopenie (HIT Typ II)** auch durch Enoxaparin möglich, höchste Inzidenz zwischen 5.–21. Behandlungstag; Kontrolle der Thrombozytenzahl vor Beginn der Behandlung, an Tag 1 der Behandlung, innerhalb der ersten 3 Therapiewochen alle 3–4 Tage sowie bei Therapiebeendigung; bei Abnahme der Thrombozytenzahl auf unter 50 % des Ausgangswertes Enoxaparin absetzen und auf alternative Antikoagulation umstellen (z. B. Argatroban)
- **Patienten mit künstlichen Herzklappen:** Hinweise auf unzureichende Sicherheit und Wirksamkeit von Enoxaparin; alternative Antikoagulation zur Dauertherapie bevorzugen (z. B. Phenprocoumon)

E

Wirkstoffbeurteilung

- Enoxaparin ist ein wirksamer und umfassend erprobter Wirkstoff; wie auch die übrigen niedermolekularen Heparine ist Enoxaparin Mittel der Wahl für die **ambulante und stationäre Thromboseprophylaxe und -therapie** und die kombinierte fibrinolytische Therapie bei STEMI. Bei schwerer Niereninsuffizienz sollte unfraktioniertes Heparin wegen des einfacheren Monitorings bevorzugt werden.
- Zur **Antikoagulation bei infarktbedingtem Koronarsyndrom** ist unfraktioniertes Heparin nach wie vor Mittel der Wahl (Werdan et al. 2011). Zur **Antikoagulation bei ACS ohne persistierende ST-Strecken-Hebung** sollte Fondaparinux bevorzugt eingesetzt werden; Enoxaparin ist hier eine geeignete Alternative (Achenbach et al. 2012).
- In der **Therapie venöser Thromboembolien** verhindern niedermolekulare Heparine wie Enoxaparin Rezidive wirksamer sowie mit weniger Blutungskomplikationen und geringerer Mortalität als unfraktioniertes Heparin. Zwischen den einzelnen verschiedenen niedermolekularen Heparinen gibt es hinsichtlich Wirksamkeit und Sicherheit keine Unterschiede.
- Die HIT Typ II kommt auch unter niedermolekularen Heparinen wie Enoxaparin vor, jedoch seltener. Bei **HIT Typ II in der Anamnese Fondaparinux** bevorzugen.

Literatur

Achenbach S et al. Kommentar zu den Leitlinien der Europäischen Gesellschaft für Kardiologie (ESC) zur Diagnostik und Therpaie des akuten Konorarsyndroms ohne persistierende ST-Strecken-Hebung. Kardiologe 2012; 6: 283–301.
Green B et al. Dosing strategy for enoxaparin in patients with renal impairment presenting with acute coronary syndroms. Br J Clin Pharmacol 2005; 59: 281–90.
Werdan K et al. Deutsch-österreichische S3-Leitlinie Infarktbedingter kardiogener Schock – Diagnose, Monitoring und Therapie. Kardiologe 2011; 5: 166–224.

Estriol

Wirksamkeit ↑	Nutzen-Risiko-Bewertung ↑
CYP3A4 P-Gp	
IND	**DOS**
Hormonsubstitutionstherapie (HRT)	initial 1 × tgl. 2–4 mg p. o., Erhaltung 1 × tgl. 1–2 mg p. o.
entzündliche Veränderungen der Scheidenhaut mit Gewebeschwund, Schmerzen beim Geschlechtsverkehr wegen trockener Scheide, Ausfluss bei Estrogenmangel, Juckreiz an den Schamlippen, Zusatzbehandlung bei vaginalen Entzündungen unterschiedlicher Ursache	initial 1 × tgl. 0,5–1 mg intravaginal (Vaginalcreme) oder 1 × tgl. 0,03–0,5 mg intravaginal (Ovula)
Vor- und Nachbehandlung bei vaginalen Operationen	initial 1 × tgl. 0,5–1 mg intravaginal (Vaginalcreme) oder 1 × tgl. 0,5 mg intravaginal (Ovula) abends über 2 Wochen
Vorbehandlung und Aufhellung vor Zellabstrich	1 × tgl. 0,5 mg intravaginal (Ovula) über 1–2 Wochen vor dem Abstrich
NW	Brustschmerzen, gastrointestinale Beschwerden, Kopfschmerzen, Flüssigkeitsretention, Gewichtszunahme
WW	CYP3A4-Induktoren
CAVE	individuelle Nutzen-Risiko-Abwägung bei Hormontherapie, Komorbiditäten beachten, Therapieabbruch bei Verschlechterung der Leberfunktion, signifikantem Blutdruckerhöhung, Migräne oder Schwangerschaft

Zur Lokalbehandlung von Estrogenmangelsymptomen im Genitalbereich ist lokal-vaginal appliziertes Estriol Mittel der Wahl; auch bei Hormontherapie in der Peri- und Postmenopause sollte, falls möglich, eine lokal-vaginale Applikation erfolgen.

Handelsnamen und -formen

- Cordes® Estriol, OeKolp®, Oestro-Gynaedron®, Ovestin®, Xapro®, Estriol (generisch)
- Dosis:
  1 mg / 2 mg Tabletten
  0,5 mg/g / 1 mg/g Vaginalcreme
  0,03 mg/0,5 mg Vaginalsuppositorien/Ovula

Pharmakologie

Wirkmechanismus

körpereigenes Estrogen

- ▸ bindet kürzer an Estrogenrezeptoren als Estradiol oder Estron, dadurch schwächere Estrogenwirkung (ca. 1/10 von Estradiol) und fehlende uterotrophe Wirkung
- ▸ ubiquitäre Estrogen-Wirkungen, genital v. a. Proliferation des Vaginalepithels, Zunahme der Cervixsekretion und Cervixweitstellung

Indikationen und Dosis

- HRT bei Estrogenmangel-Symptomen nach der Menopause (nur bei hysterektomierten Frauen)
  - ▸ 1 × tgl. 2–4 mg p. o. (abends), nach spätestens 2 Monaten Dosisreduktion auf Erhaltungsdosis von 1 × tgl. 1–2 mg p. o. (abends)
- entzündliche Veränderungen der Scheidenhaut mit Gewebeschwund (während und nach den Wechseljahren), Schmerzen beim Geschlechtsverkehr wegen trockener Scheide, Ausfluss bei Estrogenmangel, Juckreiz an den Schamlippen, Zusatzbehandlung bei vaginalen Entzündungen unterschiedlicher Ursache
  - ▸ Vaginalcreme: 1 × tgl. 0,5–1 mg intravaginal (abends), nach 3 Wochen Dosisreduktion auf Erhaltungsdosis von 2 × wöchentlich 0,5 mg intravaginal/cutan (abends)
  - ▸ Vaginalsuppositorien/Ovula: 1 × tgl. 0,03 mg oder 0,5 mg intravaginal (abends), nach 3 Wochen Dosisreduktion auf Erhaltungsdosis von 2 × wöchentlich 0,03 mg oder 0,5 mg intravaginal (abends)
- Vor- und Nachbehandlung bei vaginalen Operationen
  - ▸ Vaginalcreme: 1 × tgl. 0,5–1 mg intravaginal (abends), nach 3 Wochen Dosisreduktion auf Erhaltungsdosis von 2 × wöchentlich 0,5 mg intravaginal (abends)
  - ▸ Vaginalsuppositorien/Ovula: präoperativ 1 × tgl. 0,5 mg intravaginal (abends) über 2 Wochen, dann präoperativ 2 × wöchentlich 0,5 mg intravaginal (abends)
- Vorbehandlung und Aufhellung vor Zellabstrich
  - ▸ 1 × tgl. 0,5 mg intravaginal (abends) über 1–2 Wochen vor dem Abstrich

» Kontraindikationen

- **alle estradiolhaltigen Arzneimittel:** bestehender oder früherer Brustkrebs bzw. entsprechender Verdacht, estrogenabhängiger maligner Tumor bzw. entsprechender Verdacht, nicht abgeklärte Blutung im Genitalbereich, unbehandelte Endometriumhyperplasie, akute Lebererkrankung oder zurückliegende Lebererkrankungen mit weiterhin erhöhten Leberenzym-Werten, Porphyrie
- **Tabletten zusätzlich:** nicht hysterektomierte Frauen, frühere oder bestehende Endometriose, frühere oder bestehende venöse thromboembolische Erkrankung, bekannte thrombophile Erkrankungen, bestehende oder kurz zurückliegende arterielle thromboembolische Erkrankungen
- **Vaginalcreme zusätzlich:** frühere oder bestehende venöse thromboembolische Erkrankung, bekannte thrombophile Erkrankungen, bestehende oder kurz zurückliegende arterielle thromboembolische Erkrankungen
- **Vaginalsuppositorien und Ovula zusätzlich:** bestehende venöse thromboembolische Erkrankung, schwere Niereninsuffizienz

E

Nebenwirkungen

- **sehr häufig:** keine (alle Arzneiformen)
- **häufig:** keine (alle Arzneiformen)
- **weitere relevante Nebenwirkungen:** Brustschmerzen, gastrointestinale Beschwerden, Kopfschmerzen, Flüssigkeitsretention, vorübergehende Gewichtszunahme

Wechselwirkungen

CYP3A4-Induktoren: beschleunigter Abbau und reduzierte Wirkung von Estriol (ggf. Estriol-Dosis erhöhen), Wirkstoffe: ► vordere Umschlaginnenseite

Pharmakokinetik

- BV: 99 %
- extensive Metabolisierung bei der ersten Leberpassage (bei oraler Einnahme <2 % der Dosis im posthepatischen Kreislauf, bei vaginaler Applikation ca. 20 %)
- t_{max}: 1 h
- HWZ: 3 h (bei Dauertherapie nahezu konstante Spiegel über den Tag)
- Plasmaproteinbindung: 90 %
- Elimination: 90 % renal

Intoxikation

- **Symptome:** Brustspannen und -schmerzen, Ödeme, Gewichtszunahme, Übelkeit/Erbrechen
- **Therapie:** Dosis reduzieren oder Behandlung abbrechen, keine spezifische Therapie erforderlich (auch nicht bei versehentlicher Einnahme durch Kinder)

Einnahmehinweise und Patienteninformationen

- Einnahme unabhängig von den Mahlzeiten
- Anwendung abends (Vaginalsuppositorien und -creme, aber auch Tabletten!)
- eine Einschränkung von Verkehrstüchtigkeit und Reaktionsfähigkeit ist sehr unwahrscheinlich

Spezielle Patientengruppen und Sondersituationen

Geriatrie

geeignet

- PRISCUS: nicht gelistet
- BEERS: nicht gelistet

Pädiatrie

keine Indikation

Schwangerschaft

während der Schwangerschaft nicht indiziert, bei Eintritt einer Schwangerschaft unter Estriol-Therapie Behandlung sofort beenden (gilt auch für die lokal-vaginale Applikation); versehentliche Anwendung in der Frühschwangerschaft rechtfertigt keinen Schwangerschaftsabbruch oder weiterführende Diagnostik, da Estradiol ohne teratogenes Risiko

Stillzeit

keine Indikation für Tabletten, lokal-vaginale Therapie in niedriger Dosierung auch in der Stillzeit möglich

Niere

- **GFR > 30 ml/min/1,73 m²:** keine Einschränkung
- **GFR < 30 ml/min/1,73 m²:** Vaginalsuppositorien formal kontraindiziert, bei sonstigen Applikationsformen möglichst niedrige Dosierung (erhöhte Estriolspiegel möglich)

Leber

Estradiol kontraindiziert bei akuter Lebererkrankung oder zurückliegenden Lebererkrankungen mit weiterhin erhöhten Leberenzym-Werten; bei Verschlechterung der Leberfunktion unter Estradiol-Therapie Behandlungsabbruch

Geschlechterspezifika

ausschließlich bei Frauen indiziert

Ethnien

keine klinisch relevanten Unterschiede bekannt

Besonderheiten und Cave

- im Rahmen einer Hormontherapie sind die umfassenden Vorsorgemaßnahmen und Hinweise zur individuellen Nutzen-Risiko-Abwägung der S3-Leitlinie „Hormontherapie in der Peri- und Postmenopause“ (AWMF-Registernummer 015/062) der Deutschen Gesellschaft für Gynäkologie und Geburtshilfe zu berücksichtigen
- Gründe für sofortigen Therapieabbruch: Ikterus oder Verschlechterung der Leberfunktion, signifikante Blutdruckerhöhung, migräneartige Kopfschmerzen, Schwangerschaft
- besondere Vorsicht bei Komorbiditäten (in der Anamnese oder aktuell): Leiomyom, Endometriose, Endometriumhyperplasie in der Anamnese, Risikofaktoren für Thromboembolien, Hypertonie, Lebererkrankungen, Diabetes mellitus, Cholelithiasis, Migräne oder schwere Kopfschmerzen, systemischer Lupus erythematodes, Epilepsie, Asthma, Otosklerose
- bei Diabetikern kann Estriol zu einer veränderten Glucosetoleranz führen (nach Neueinstellung sorgfältige BZ-Kontrolle!)
- vaginale Infektionen sollten vor Beginn der topischen Estradiol-Therapie spezifisch behandelt werden
- bei Anwendung im Rahmen der Vor- und Nachbehandlung bei vaginalen Operationen: für adäquate Thromboseprophylaxe sorgen!
- vermehrte Flüssigkeitsretention möglich (**Cave:** Patienten mit kardialen oder renalen Einschränkungen)

E

Wirkstoffbeurteilung

- Zur **Lokalbehandlung von Estrogenmangelsymptomen im Genitalbereich** ist lokal-vaginal appliziertes Estriol Mittel der Wahl; eine niedrig dosierte Therapie (0,03 mg intravaginal) ist sicher (fehlende uterotrophe Wirkung) und i. d. R. ausreichend wirksam (Griesser et al. 2012; Vooijs et al. 1995).
- Eine **Hormontherapie** in der **Peri- und Postmenopause** sollte zur Vermeidung von unerwünschten Wirkungen (venöse Thromboembolien, Karzinomrisiko) möglichst nicht oral, sondern lokal-vaginal erfolgen; in niedriger Dosierung besitzen Estriol und das ebenfalls häufig verwendete Estradiol ein vergleichbares Nutzen-Risiko-Verhältnis. Besteht die Indikation für eine orale (systemische) Hormontherapie, erscheint die Gabe von Estriol vor dem pharmakodynamischen Hintergrund möglicherweise sicherer als jene von Estradiol; aussagekräftige klinische Daten für den direkten Vergleich von Estriol und Estradiol liegen jedoch nicht vor.

Literatur

Griesser H et al. Low dose estriol pessaries for the treatment of vaginal atrophy: a double-blind placebo-controlled trial investigating the efficacy of pessaries containing 0.2 mg and 0.03 mg estriol. Maturitas 2012; 71: 360–8.

Vooijs GP et al. Review of the endometrial safety during intravaginal treatment with estriol. Eur J Obstet Gynecol Reprod Biol 1995; 62: 101–6.

Etoricoxib

Wirksamkeit ↑	Nutzen-Risiko-Bewertung →

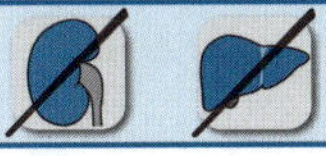

IND	DOS
Schmerzen und Entzündungen	1 × tgl. 60–90 (120) mg
NW	gastrointestinale Blutungen, Leberwerterhöhung, erhöhtes kardiovaskuläres Risiko
WW	ACE-Hemmer, Angiotensin-II-Rezeptor-Antagonisten, Diuretika, Antikoagulanzien und Thrombozytenaggregationshemmer
CAVE	nicht bei hohem kardiovaskulärem Risiko verwenden; bei hohem Risiko für gastrointestinale Blutungen nur zusammen mit PPI verwenden

Etoricoxib weist ein vergleichsweise hohes Risiko für kardiovaskuläre und ein erhöhtes Risiko für gastrointestinale Komplikationen auf und sollte bei Patienten mit entsprechenden Vorerkrankungen gemieden werden. Bei Patienten mit wenigen Komorbiditäten ist es für eine zeitlich begrenzte analgetische Therapie geeignet.

Handelsnamen und -formen

- Arcoxia®, Exinef®
- Dosis: 30 mg / 60 mg / 90 mg / 120 mg Tabletten

Pharmakologie

Wirkmechanismus

Analgetikum/Antiphlogistikum aus der Gruppe der Coxibe

- ▸ selektive Hemmung der Cyclooxygenase-2 (COX-2)
- ▸ analgetisch und antiphlogistisch ohne Einfluss auf die Thrombozytenfunktion

Indikationen und Dosis

- symptomatische Behandlung degenerativer und entzündlicher Gelenkerkrankungen
  - ▸ Arthrose: 1 × tgl. 30–60 mg p. o., max. 60 mg/d
  - ▸ rheumatoide Arthritis: 1 × tgl. (60–)90 mg p. o., max. 90 mg/d
  - ▸ Morbus Bechterew: 1 × tgl. 90 mg p. o.

- akute Gichtarthritis
  - ▸ 1 × tgl. 120 mg p. o. (bis zu 8 Tage)
- Schmerzen nach Zahnoperationen
  - ▸ 1 × tgl. 90 mg p. o. (über 3 Tage)

» Kontraindikationen

aktives peptisches Ulcus, aktive gastrointestinale Blutung, Herzinsuffizienz (NYHA II–IV), unzureichend eingestellte arterielle Hypertonie, gesicherte KHK, pAVK oder cerebrovaskuläre Erkrankung; anamnestische allergische Reaktionen auf Acetylsalicylsäure oder NSAR, einschl. COX-2-Hemmer; schwere Leberfunktionsstörung, schwere Niereninsuffizienz, entzündliche Darmerkrankungen, Schwangerschaft und Stillzeit, Kinder und Jugendliche < 16 Jahren

Nebenwirkungen

- **sehr häufig:** Bauchschmerzen
- **häufig:** Obstipation/Diarrhoe, Gastritis, Dyspepsie, Ösophagitis, Ulcera der Mundschleimhaut, Übelkeit/Erbrechen, alveoläre Osteitis, Ödeme, Kopfschmerzen/Schwindel, Palpitationen, Arrhythmie, Hypertonie, Bronchospasmus, Anstieg von ALT und AST, Ekchymosen, Asthenie, grippeartige Beschwerden
- **weitere relevante Nebenwirkungen:** Geschmacksstörungen, Parästhesie/Hypästhesie, Flush/Gesichtsödeme, transitorische ischämische Attacke, Pancreatitis, Stevens-Johnson-Syndrom und toxische epidermale Nekrolyse (selten)

Wechselwirkungen

kontraindiziert: keine

problematisch: **Acemetacin**[1], **Acetylsalicylsäure**[10], Aliskiren[2], Amilorid[3], **Apixaban**[10], Azilsartan[2], Benazepril[2], Candesartan[2], Captopril[2], **Celecoxib**[1], Chlorthalidon[4], Ciclosporin[5], Cilazapril[2], **Clopidogrel**[10], **Dabigatran**[10], Dexamethason[11], **Diclofenac**[1], Digoxin (vermutlich auch andere Digitalis-Glykoside)[6], Enalapril[2], Eplerenon[3], Eprosartan[2], Fosinopril[2], Furosemid[4], Hydrochlorothiazid[4], Hydrocortison[11], **Ibuprofen**[1], Indapamid[4], Irbesartan[2], **Ketoprofen**[1], Lisinopril[2], Lithium[7], Losartan[2], **Meloxicam**[1], Methotrexat[8], Methylprednisolon[11], Moexipril[2], **Naproxen**[1], Olmesartan[2], **Parecoxib**[1], Perindopril[2], **Phenprocoumon**[9,10], Piretanid[4], **Piroxicam**[1], **Prasugrel**[10], Prednisolon[11], Prednoson[11], Quinapril[2], Ramipril[2], **Rivaroxaban**[10], Spirapril[2], Spironolacton[3], Tacrolimus[5], Telmisartan[2], **Ticagrelor**[10], **Ticlopidin**[10], Torasemid[4], Trandolapril[2], Triamteren[3], Valsartan[2], **Warfarin**[9,10], Xipamid[4], Zofenopril[2]

1 **erhöhtes Risiko gastrointestinaler und nephrologischer Komplikationen (Kombination vermeiden!)**

2 Abschwächung der antihypertensiven Wirkung durch Etoricoxib, leicht erhöhtes Risiko einer Hyperkaliämie und einer Verschlechterung der Nierenfunktion durch die Kombination (regelmäßige Kontrolle der Nierenfunktion und des Kaliumspiegels)

3 Abschwächung der diuretischen Wirkung durch Etoricoxib, erhöhtes Risiko für Hyperkaliämie und leicht erhöhtes Risiko eines akuten Nierenversagens durch die Kombination (regelmäßige Kontrolle der Nierenfunktion und des Kaliumspiegels)
4 Abschwächung der diuretischen Wirkung durch Etoricoxib, bei eingeschränkter Nierenfunktion außerdem leicht erhöhtes Risiko eines akuten Nierenversagens durch die Kombination (regelmäßige Kontrolle der Nierenfunktion)
5 verstärkte Nephrotoxizität durch Etoricoxib
6 Anstieg der Spitzenkonzentration durch Etoricoxib
7 erhöhte Plasmakonzentrationen von Lithium (Spiegelkontrolle, ggf. Anpassung der Lithium-Dosis, auch bei Absetzen von Etoricoxib!)
8 erhöhte Plasmakonzentrationen von Methotrexat (toxische Wirkungen bei Hochdosistherapie beachten!)
9 Verlängerung der Prothrombinzeit (INR) (engmaschige INR-Kontrolle bei Therapiebeginn mit Etoricoxib)
10 erhöhtes Risiko gastrointestinaler Blutungen, Kombination vermeiden oder PPI ergänzen
11 erhöhtes Risiko gastrointestinaler Komplikationen, Kombination vermeiden oder PPI ergänzen

Pharmakokinetik

- BV: 99 %
- t_{max}: 1 h
- HWZ: 19 h
- Plasmaproteinbindung: 92 %
- Elimination: ca. 70 % renal

Intoxikation

- **Symptome:** akute Toxizität beschränkt sich auf Verstärkung der Nebenwirkungen (gastrointestinale und kardiorenale Ereignisse)
- **Therapie:** frühe Gabe von Aktivkohlesuspension (1 g/kg KG), klinische Überwachung, Etoricoxib kann durch Hämodialyse *nicht* aus dem Kreislauf entfernt werden

Einnahmehinweise und Patienteninformationen

- Einnahme zu den Mahlzeiten verbessert Verträglichkeit
- bei Frauen im gebärfähigen Alter auf sichere Kontrazeption während der Therapie hinweisen!
- eine Einschränkung von Verkehrstüchtigkeit und Reaktionsfähigkeit ist unwahrscheinlich, außer bei Auftreten von Schwindel, Sehstörungen oder Somnolenz als Nebenwirkungen

Spezielle Patientengruppen und Sondersituationen

Geriatrie

- geeignet
  PRISCUS: nicht gelistet
  BEERS: nicht gelistet

- bei geriatrischen Patienten möglichst nicht verwenden wegen des ungünstigen Risikoprofils (renale UAW, gastrointestinale UAW, kardiovaskuläres Risiko, besonders ungünstig bei kardiovaskulären Komorbiditäten oder Niereninsuffizienz)
- geeignete Alternativen: Paracetamol, ggf. schwache Opioide (z. B. Tramadol)
- bei Anwendung bei geriatrischen Patienten: auf guten Hydratisierungszustand achten, Nierenfunktion regelmäßig prüfen, Magenprotektion mit Protonenpumpeninhibitor, Wechselwirkungen beachten, zurückhaltend dosieren

Pädiatrie

kontraindiziert < 16 Jahren, danach Dosierung wie bei Erwachsenen

Schwangerschaft

- kontraindiziert (u. a. Gefahr des vorzeitigen Verschlusses des Ductus arteriosus mit zunehmendem Gestationsalter)
- versehentliche Einnahme im 1. Trimenon: kein Grund für invasive Diagnostik oder Schwangerschaftsabbruch!
- wiederholte Einnahme in der Spätschwangerschaft: wöchentliche Dopplersonografie des fetalen Kreislaufs, Ausschluss Oligohydramnion
- geeignete Alternativen: Paracetamol, im 1. und 2. Trimenon auch Ibuprofen

Stillzeit

- kontraindiziert
- Einzeldosen erfordern keine Einschränkung des Stillens
- geeignete Alternativen: Paracetamol, Ibuprofen

Niere

- **GFR > 60 ml/min/1,73 m²:** keine Einschränkungen
- **GFR 60–30 ml/min/1,73 m²:** Anwendung vermeiden wegen potenzieller nephrotoxischer Effekte
- **GFR < 30 ml/min/1,73 m²:** kontraindiziert
- geeignete Alternativen: Paracetamol, Metamizol, Tilidin

Leber

- **leichte Einschränkung der Leberfunktion:** max. Tagesdosis 60 mg
- **mittelgradige Einschränkung der Leberfunktion:** max. Tagesdosis 30 mg
- **schwere Einschränkung der Leberfunktion:** kontraindiziert

Geschlechterspezifika

- keine klinisch relevanten Unterschiede bekannt
- Anwendung überwiegend bei Frauen (> 85 %), Wechselwirkungen mit Hormonersatztherapie und oralen Kontrazeptiva beachten!

Ethnien

keine klinisch relevanten Unterschiede bekannt

! Besonderheiten und Cave

- niedrigste wirksame Dosis einsetzen und möglichst kurze Anwendung
- **kardiovaskuläres Risiko:** auch bei Patienten ohne besondere kardiovaskuläre Risikofaktoren erhöht die längerfristige Behandlung mit Etoricoxib das Risiko für vaskuläre Ereignisse und vaskulären Tod; innerhalb der NSAR und COX-2-Hemmer birgt Etoricoxib zusammen mit Diclofenac das höchste kardiovaskuläre Risiko (Trelle et al. 2011)
- kardiovaskuläre Kontraindikationen beachten
- Patienten mit erhöhtem gastrointestinalem Risiko (Ulcera in der Anamnese, ältere Patienten, Begleitmedikation mit ebenfalls bekannter gastrointestinaler Toxizität, Antikoagulanzien, Glucocorticoide oder Thrombozytenaggregationshemmer) und Therapiedauer >3 Tage: Kombination mit Protonenpumpeninhibitor
- **Hormonersatztherapie und orale Kontrazeptiva:** erhöhte Plasmaspiegel der Estrogene bei gleichzeitiger Therapie mit Coxiben (erhöhtes Risiko von Thromboembolien bei Risikopatientinnen)

E

Wirkstoffbeurteilung

- Etoricoxib ist wirksam zur Behandlung von Schmerzen, u. a. bei akuter Gichtarthritis, ankylosierender Spondylitis (Morbus Bechterew), Arthrose und postoperativen Schmerzen (Clarke et a. 2012; Rubin et al. 2004; Wiesenhutter et al. 2005).
- NSAR und COX-2-Hemmer hemmen die Krankheitsprogression bei axialer Spondyloarthritis (Morbus Bechterew), im direkten Vergleich kontrolliert Etoricoxib 90 mg/d die Krankheitsaktivität besser als Naproxen 1 000 mg/d. Hinweise auf eine bessere Verträglichkeit bestehen nicht (van der Heijde et al. 2005).
- Im Vergleich zu Diclofenac beendeten in der MEDAL-Studie zwar weniger Patienten die Therapie wegen gastrointestinaler Beschwerden, die Rate klinisch relevanter Blutungen und Perforationen war jedoch gleich, ein Sicherheitsvorteil von Etoricoxib gegenüber Diclofenac bestand also nicht. Etoricoxib sollte bei Patienten mit hohem Risiko (Ulcera in der Anamnese, ältere Patienten, Begleitmedikation mit ebenfalls bekannter gastrointestinaler Toxizität, Antikoagulanzien, Cortison oder Thrombozytenaggregationshemmern) nur in Kombination mit einem Protonenpumpeninhibitor eingesetzt werden. Bezüglich des **gastrointestinalen Risikos** sind **Paracetamol, Ibuprofen und Celecoxib besser geeignet** als Etoricoxib, allerdings auch nicht risikofrei.
- Aufgrund des erhöhten Risikos für kardiovaskuläre Ereignisse sollte Etoricoxib bei Patienten mit hohem Risiko (bekannte KHK, stattgehabter Myokardinfarkt oder Schlaganfall) nicht eingesetzt werden. Bezüglich des **kardiovaskulären Risikos** scheint **Naproxen das geeignetste NSAR** zu sein, allerdings bei nochmals höherem Risiko für gastrointestinale Komplikationen.
- Da die genannten Risiken auch bei der Anwendung ansonsten gesunder Patienten bestehen, sollte Etoricoxib (und andere NSAR) so niedrig wie möglich dosiert und so kurz wie möglich eingesetzt werden.

Literatur

Clarke R et al. Single dose oral etoricoxib for acute postoperative pain in adults. Cochrane Database Syst Rev 2012; CD004309.

Rubin BR et al. Efficacy and safety profile of treatment with etoricoxib 120 mg once daily compared with indomethacin 50 mg three times daily in acute gout: a randomized controlled trial. Arthritis Rheum 2004; 50: 598–606.

Trelle S et al. Cardiovascular safety of non-steroidal anti-inflammatory drugs: network meta-analysis. BMJ 2011; 342: c7086.

van der Heijde D et al. Evaluation of the efficacy of etoricoxib in ankylosing spondylitis: results of a fifty-two-week, randomized, controlled study. Arthritis Rheum 2005; 52: 1205–15.

Wiesenhutter CW et al. Evaluation of the comparative efficacy of etoricoxib and ibuprofen for treatment of patients with osteoarthritis: A randomized, double-blind, placebo-controlled trial. Mayo Clin Proc 2005; 80: 470–9.

Fenoterol (inhalativ, in Kombination mit Ipratropiumbromid)

Wirksamkeit ↑	Nutzen-Risiko-Bewertung ↑
IND	**DOS**
Verhütung und Therapie von Atemnot bei chronisch obstruktiven Atemwegserkrankungen, Vorbereitung und Unterstützung einer Aerosoltherapie	• Akutbehandlung: 2 Hübe, ggf. weitere Hübe nach Bedarf • Dauerbehandlung: 3–4 × tgl. 1–2 Hübe, max. 12 Hübe pro Tag
NW	Husten, Tremor, Schwindel, Arrhythmien, paradoxe Bronchospasmen, Blutdruckschwankungen, Juckreiz
WW	trizyklische Antidepressiva, β-Rezeptoren-Blocker, Glucocorticoide, MAO-Hemmer
CAVE	nur Bedarfstherapie (nicht für die Langzeittherapie geeignet), auf gleichzeitige antiinflammatorische Behandlung achten, Vorsicht bei Diabetes mellitus, kardialen Komorbiditäten, Hyperthyreose, Phäochromozytom, Engwinkelglaukom, BPH

Fenoterol plus Ipratropiumbromid ist eine wirksame und pharmakologisch sinnvolle Kombination; für die inhalative Bedarfstherapie beim Asthma bronchiale ist Fenoterol Wirkstoff der 1. Wahl.

Handelsnamen und -formen

- Berodual®
- Dosis: 50 µg/Hub Fenoterol und 20 µg/Hub Ipratropiumbromid Dosieraerosol und Lösung zur Inhalation

Pharmakologie

Wirkmechanismus

- **Fenoterol:** Broncholytikum aus der Gruppe der Sympathomimetika
  - schnell und kurzwirksames selektives β_2-Sympathomimetikum; in höheren Dosierungen auch β_1-agonistisch
  - Hemmung der Freisetzung bronchokonstriktorischer und proinflammatorischer Mediatoren, Steigerung der mukoziliären Clearance

  - Relaxation der glatten Muskulatur der Bronchien, Schutz vor bronchokonstriktiven Stimuli
- **Ipratropiumbromid:** Broncholytikum aus der Gruppe der lokal wirkenden Parasympatholytika (Anticholinergika)
  - Antagonisierung der bronchokonstriktiven Vaguswirkung am Bronchialsystem
  - Bronchodilatation

Indikationen und Dosis

Verhütung und Therapie von Atemnot bei chronisch obstruktiven Atemwegserkrankungen (Asthma bronchiale, Belastungsasthma, chronisch obstruktive Bronchitis), Vorbereitung und Unterstützung einer Aerosoltherapie mit Glucocorticoiden, Sekretomukolytika, Solen, Cromogilicinsäure und Antibiotika

F

- Akutbehandlung: initial 2 Hübe, bei nicht ausreichender Wirkung nach 5 min 1–2 weitere Hübe, ggf. weitere Hübe nach Bedarf
- Dauerbehandlung: 3–4 × tgl. 1–2 Hübe, max. 12 Hübe pro Tag im Abstand von mind. 3 h; bei Asthma nur bei Bedarf anwenden
- Vorbeugung bei Anstrengungsasthma: 2 Hübe, ca. 10–15 min vor Beginn der Anstrengung

›› Kontraindikationen

Überempfindlichkeit gegenüber Atropin-ähnlichen Substanzen, hypertrophe obstruktive Kardiomyopathie und Tachyarrhythmie

Nebenwirkungen

- **sehr häufig:** keine
- **häufig:** Husten, Tremor, Schwindel
- **weitere relevante Nebenwirkungen:** Hypokaliämie, Hyperglykämie, Arrhythmien, paradoxe Bronchospasmen, Blutdruckschwankungen, Juckreiz

Wechselwirkungen

kontraindiziert: keine

problematisch: Amitriptylin[1], Atenolol[2], Bambuterol[3], Betamethason[4], Biperiden[5], Bisoprolol[2], Butylscopolamin[5], Carvedilol[2], Celiprolol[2], Clenbuterol[3], Clomipramin[1], Dexamethason[4], Dosulepin[1], Doxepin[1], Esmolol[2], Hydrocortison[4], Imipramin[1], Indacaterol[3], Linezolid[6], Maprotilin[1], Methylprednisolon[4], Metoprolol[2], Moclobemid[6], Nebivolol[2], Nortriptylin[1], Opipramol[1], Penbutolol[2], Prednisolon[4], Prednison[4], Propranolol[2], Salbutamol[3], Salmoterol[3], Scopolamin[5], Terbutalin[3], Theophyllin[3], Tranylcypromin[6], Triamcinolon[4], Trimipramin[1]

1 verstärkte kardiovaskuläre (Tachykardie) und anticholinerge Nebenwirkungen (bei Dosierung berücksichtigen!)

2 Abschwächung der Fenoterol-Wirkung (bei Dosierung berücksichtigen!)

3 gegenseitige Verstärkung von Wirkung (Bronchodilatation) und unerwünschten kardiovaskulären Wirkungen (Tachykardie, Hypokaliämie)
4 Verstärkung der anticholinergen Wirkungen, erhöhtes Risiko einer Hypokaliämie (bei Dosierung berücksichtigen, regelmäßige Kontrolle des Kaliumspiegels!)
5 Verstärkung der anticholinergen Wirkungen von Ipratropiumbromid (bei Dosierung berücksichtigen!)
6 Verstärkung der Fenoterol-Wirkung auf das vaskuläre System, Auslösung von Blutdruckkrisen möglich (bei Dosierung berücksichtigen!)

Pharmakokinetik

- mit dem Dosieraerosol werden 10–40 % eines Hubes in den Lungen deponiert; bei Anwendung der Inhalationslösung mit einem Inhalator ist die Lungendeposition ca. doppelt so groß
- die systemische Wirkung ist stark von der Menge des bei der Anwendung verschluckten Wirkstoffs abhängig
- BV (nach Inhalation): 7 % (Fenoterol), 2–10 % (Ipratropiumbromid)
- übrige pharmakokinetischen Kenngrößen nach Inhalation nicht relevant

F

Intoxikation

- **Symptome:** Symptomatik ausschließlich durch Fenoterol (systemische Wirkungen von Ipratropiumbromid vernachlässigbar): Tachykardie, Palpitationen, Arrhythmien, Hypotonie bis Schock, Tremor, Hyperglykämie, Übelkeit/Erbrechen, Hypokaliämie
- **Therapie:** symptomatisch, im Ausnahmefall Antagonisierung mit β_1-selektivem β-Rezeptoren-Blocker (z. B. Bisoprolol, Metoprolol); **Cave:** bei Patienten mit Asthma bronchiale oder COPD Auslösung potenziell lebensbedrohlicher Bronchospasmen möglich; Kalium- und Blutglucosespiegel überwachen

Einnahmehinweise und Patienteninformationen

- gründliche Unterweisung in korrekte Handhabung des Inhalationsgerätes (ggf. durch die Apotheke) ist essenziell für den Therapieerfolg
- Glaukompatienten: darauf achten, dass vernebeltes Fenoterol/ Ipratropiumbromid nicht in die Augen gelangt (Auslösung eines Glaukomanfalls möglich!); bei Augenschmerzen, geröteten Augen oder Sehstörungen unverzüglich einen Augenarzt aufsuchen
- eine Einschränkung von Verkehrstüchtigkeit und Reaktionsfähigkeit ist unwahrscheinlich, außer bei Auftreten von Schwindel, Sehstörungen oder Blutdruckschwankungen

Spezielle Patientengruppen und Sondersituationen

Geriatrie

geeignet

- PRISCUS: nicht gelistet
- BEERS: nicht gelistet

Pädiatrie

- zugelassen ab 6 Jahren
- Dosierung wie bei Erwachsenen

Schwangerschaft

- geeignet, möglichst niedrig dosieren
- Anwendung hoher Dosierungen über längere Zeiträume kann zu Tachyarrhythmien beim Ungeborenen führen
- tokolytische Wirksamkeit bei Einsatz kurz vor der Geburt beachten
- besonders in Kombination mit Glucocorticoiden kann es zur Verstärkung einer Insulinresistenz kommen (**Cave:** Patientinnen mit Gestationsdiabetes!)
- aufgrund der umfangreichsten Erfahrung sind für die Asthmatherapie in der Schwangerschaft Mittel der Wahl (bei entsprechender Indikation nach Asthma-Therapiestufenplan):
  - kurzwirksame β_1-Rezeptor-Agonisten (SABA): Salbutamol
  - langwirksame β_2-Rezeptor-Agonisten (LABA): Formoterol, Salmeterol
  - inhalative Glucocorticoide: Budesonid (alternativ: Beclometason, Fluticason)
  - systemische Glucocorticoide: Prednisolon

F

Stillzeit

geeignet

Niere

keine Dosisanpassung erforderlich

Leber

keine Dosisanpassung erforderlich

Geschlechterspezifika

keine relevanten Unterschiede bekannt

Ethnien

keine relevanten Unterschiede bekannt

! Besonderheiten und Cave

- korrekte Anwendung des Inhalationsgerätes sicherstellen! Häufigste Ursache für ausbleibenden Therapieerfolg ist die fehlerhafte Handhabung!
- aufgrund seiner kurzen Wirkdauer ist Fenoterol nur für die Bedarfstherapie, nicht jedoch für die Langzeittherapie geeignet (und zugelassen!)
- gleichzeitige antiinflammatorische Behandlung bei Asthma bronchiale notwendig (inhalative Glucocorticoide, z. B. Budesonid); langfristige Anwendung hoher Dosierungen ohne ausreichende antiinflammatorische Therapie erhöht das Risiko schwerer Komplikationen
- **Cave:** bei bestimmten Grunderkrankungen verstärkte unerwünschte Wirkungen möglich: unzureichend eingestellter Diabetes mellitus (vermehrte Insu-

linresistenz), frischer Myokardinfarkt, Myokarditis oder organische Herzerkrankungen (kardiale Nebenwirkungen), Hyperthyreose (Tachyarrhythmien, Hypertonie), Phäochromozytom (Blutdrucksteigerung), Engwinkelglaukom (Glaukomanfall), Prostatahyperplasie (verstärkte Harnwegsobstruktion)

- Patienten mit zystischer Fibrose: gastrointestinale Motilitätsstörungen als häufige unerwünschte Wirkung einer sympathomimetischen Inhalationstherapie
- bei Patienten mit niedrigen Kaliumspiegeln regelmäßige Kontrolle, da die Therapie mit Fenoterol (wie mit anderen β_2-Sympathomimetika) zu Hypokaliämien führen kann (**Cave:** digitalisierte Patienten!)

Wirkstoffbeurteilung

- Bei Fenoterol plus Ipratropiumbromid handelt es sich um eine wirksame und pharmakologisch sinnvolle Kombination: Das β_2-Sympathomimetikum Fenoterol und das Parasympatholytikum Ipratropiumbromid potenzieren sich in ihrer bronchodilatatorischen Wirkung. Dadurch kann die applizierte Menge an Fenoterol gesenkt werden, was das Risiko unerwünschter Wirkungen reduziert.
- Für die **inhalative Bedarfstherapie** beim **Asthma bronchiale** ist Fenoterol Wirkstoff der 1. Wahl, wie auch die ebenfalls kurz und schnell wirkenden selektiven β_2-Sympathomimetika Salbutamol und Terbutalin; diese drei Substanzen besitzen im Vergleich zu anderen kurzwirksamen Bronchodilatatoren einen schnelleren Wirkungseintritt und weniger unerwünschte Wirkungen.

Fentanyl

Wirksamkeit ↑	Nutzen-Risiko-Bewertung ↑
CYP3A4	
IND	**DOS**
schwere chronische Schmerzen	(12–)25–300 µg/h Pflaster alle 72 h
Durchbruchschmerzen bei Tumorpatienten	100–800(–1 600) µg bis zu 4 × tgl. (sublingual, buccal, nasal)
NW	Übelkeit/Erbrechen, Obstipation, Somnolenz, Halluzinationen, Atemdepression
WW	Antidepressiva, MAO-Hemmer
CAVE	Vorsicht bei pulmonalen Vorerkrankungen, Myasthenia gravis, stark beeinträchtigter ZNS-Funktion, intracranialen Raumforderungen und Substanzabhängigkeit; versehentliche Übertragung des Pflasters auf Drittpersonen (Kinder!) bei Körperkontakt

Bei stabilem Schmerzniveau ist Fentanyl eine gut geeignete Alternative zu Morphin, insbes. bei Kontraindikationen für eine orale Therapie.

Handelsnamen und -formen

- Abstral®, Actiq®, Breakyl®, Durogesic®, Effentora®, Fentadolon®, Instanyl®, Matrifen®, PecFent®, Fentanyl (generisch)
- Dosis:
  12 µg/h / 25 µg/h / 37,5 µg/h / 50 µg/h / 75 µg/h / 100 µg/h / 150 µg/h / transdermales Pflaster
  100 µg / 200 µg / 300 µg / 400 µg / 600 µg / 800 µg Sublingual- und Buccaltabletten
  200 µg / 4 000 g / 600 µg / 800 µg / 1 200 µg / 1 600 µg Lutschtabletten
  200 µg / 400 µg / 600 µg / 800 µg / 1 200 µg Buccalfilm
  50 µg / 100 µg / 200 µg / 400 µg Nasenspray
  0,1 mg/2 ml / 0,5 mg/10 ml / 2,5 mg/50 ml Injektionslösung

Pharmakologie

Wirkmechanismus

Opioid-Analgetikum

- Agonismus an den Opioidrezeptoren, vorwiegend am μ-Rezeptor
- analgetischer, sedierender, atemdepressiver und (initial) emetogener Effekt

Indikationen und Dosis

- schwere chronische Schmerzen, die nur durch Opioid-Analgetika ausreichend kontrollierbar sind und einer längerfristigen Behandlung bedürfen
  - transdermale Applikation
  - bei opioidnaiven Patienten initial 12 μg/h, sonst 50–70 % einer der vorherigen Opioiddosis entsprechenden Dosierung (► Anhang, S. 560); Dosissteigerung in Schritten von 12–25 μg/h in Abhängigkeit des zusätzlichen Opioidbedarfes bis 300 μg/h; zusätzliche Bedarfsmedikation ca. 1/6 der Tagesdosis: 10 mg Morphinäquivalent oral pro 25 μg/h Fentanyl transdermal
- Durchbruchschmerzen bei mit Opioid-Analgetika behandelten Tumorpatienten
  - sublinguale, buccale oder nasale Applikation
  - initial 100–200 μg, bei unzureichender Wirkung innerhalb von 30 min Wiederholung der Dosis; bei nächster Anwendung Steigerung der Dosis entsprechend dem initialen Bedarf; max. 800 μg (Nasenspray) – 1 600 μg (Lutschtablette) alle 4–6 h; Steigerung der Basisanalgesie bei Anwendungshäufigkeit > 4 ×/d
- Narkoseprämedikation, analgetische Komponente einer Neuroleptanästhesie oder Allgemeinanästhesie, zur Schmerzbehandlung in der Intensivmedizin
  - i. v.-Applikation, siehe Lehrbücher der Anästhesie; im Allgemeinen 1–10 μg/kg KG langsam i. v. als Bolus, 5 μg/kg KG/h als Dauerinfusion

» Kontraindikationen

- schwere pulmonale Grunderkrankung oder Atemdepression
- transdermale Applikation: stark beeinträchtigte ZNS-Funktion, akute oder vorübergehende (z. B. postoperative) Schmerzen
- sublinguale, buccale, nasale Applikation: Patienten ohne Opioid-Basismedikation, akute Schmerzen, die keine Durchbruchschmerzen darstellen

Nebenwirkungen

- **sehr häufig:** Übelkeit, Erbrechen, Obstipation, Somnolenz, Schwindel, Kopfschmerzen, Haut- oder Schleimhautreizung am Anwendungsort
- **häufig:** Appetitlosigkeit, Verwirrtheit, Halluzinationen, Angstgefühl, Euphorie, Tremor, Hypo- oder Hypertonie, Schwitzen, Juckreiz, Harnverhalt, Sturzneigung

- **weitere relevante Nebenwirkungen:** Krampfanfälle, Atemdepression, Ileus, Entzugserscheinungen, Arrhythmien, Hypotonie, Blutbildveränderungen, Sehstörungen

Wechselwirkungen

- CYP3A4-Substrat, daher Wechselwirkung mit CYP3A4-Inhibitoren und -Induktoren (Wirkstoffe: ▶ vordere Umschlaginnenseite)
- zentral dämpfende Substanzen, einschl. Alkohol: gegenseitige Wirkungsverstärkung

kontraindiziert: Linezolid[1], Moclobemid[1], Tranylcypromin[1]

problematisch: Amitriptylin[2], Buprenorphin[3], Bupropion[2], Citalopram[2], Clomipramin[2], Dosulepin[2], Doxepin[2], Duloxetin[2], Escitalopram[2], Fluoxetin[2], Fluvoxamin[2], Imipramin[2], Johanniskraut[2], Maprotilin[2], Mianserin[2], Mirtazapin[2], Nalbuphin[3], Nortriptylin[2], Paroxetin[2], Rasagilin[2], Selegilin[2], Sertralin[2], Trazodon[2], Trimipramin[2], Tryptophan[2], Venlafaxin[2]

1 **Gefahr eines Serotonin-Syndroms, gleichzeitige Anwendung kontraindiziert**
2 erhöhtes Risiko eines Serotonin-Syndroms, Vorsicht bei gleichzeitiger hoch dosierter Anwendung
3 partielle Antagonisierung von Fentanyl möglich

Pharmakokinetik

- BV: 90 % (transdermal), 65 % (buccal/sublingual), 75 % (nasal)
- t_{max}: 12–24 h (transdermal), 45 min (buccal/sublingual), 15–20 min (nasal)
- HWZ: 3–22 h
- Plasmaproteinbindung: 84 %
- Halbwertszeit und Wirkdauer hängen maßgeblich von Applikationsweg, Anwendungsdauer und Verteilungsvorgängen ab; hepatische Metabolisierung über CYP3A4 zu inaktiven Stoffwechselprodukten, die überwiegend renal (90 %) eliminiert werden

Intoxikation

- **Symptome:** Somnolenz, Atemdepression, Miosis
- **Therapie:** primär Sicherung der Atemwege und Beatmung, evtl. Antagonisierung mit Naloxon: initial 0,1–0,4 mg i. v. (oder i. m.), bei unzureichender Wirkung Wiederholung in Abständen von 2–3 min; wiederholte Injektion oder Dauerinfusion wegen kurzer Halbwertszeit von Naloxon erforderlich

Einnahmehinweise und Patienteninformationen

- Vorsicht bei engem Körperkontakt zu Drittpersonen, unbemerkte Übertragung eines Pflasters kann zu lebensgefährlichen Vergiftungen, insbes. bei Kindern, führen!
- Grapefruit und grapefruithaltige Produkte vermeiden

- eine Einschränkung von Verkehrstüchtigkeit und Reaktionsfähigkeit ist möglich, insbes. bei Neueinstellung, Erhöhung der Dosis oder in Kombination mit Alkohol
- bei Zeichen einer Überdosierung (Müdigkeit, langsame und flache Atmung, Gangstörungen, geistige Verlangsamung) sollte ein Arzt oder Krankenhaus aufgesucht werden
- Nebenwirkungen können bei gleichzeitiger Einnahme von Alkohol verstärkt werden

Spezielle Patientengruppen und Sondersituationen

Geriatrie

geeignet

- PRISCUS: nicht gelistet
- BEERS: nicht gelistet

Pädiatrie

- transdermale Darreichungsform zugelassen ab 2 Jahren, wenn mit einer Tagesdosis von mind. 30 mg oralem Morphinäquivalent vorbehandelt wurde
- initial 12 µg/h, bei Tagesdosen von > 45 mg Morphin initial 25 µg/h; Dosisanpassung in 12 µg-Schritten
- mögliche Alternativen: Morphin(tropfen), Tramadol, Tilidin

Schwangerschaft

- begrenzter Erfahrungsumfang, bisher keine Hinweise auf Teratogenität oder Toxizität, Anwendung unter Abwägung von Nutzen und Risiko im 1.–3. Trimenon möglich
- perinatal kann es zu Anpassungsstörungen des Neugeborenen und bei längerdauernder Anwendung zu Entzugssymptomatik kommen
- mögliche Alternativen: (Paracetamol,) Tramadol

Stillzeit

aufgrund der möglichen sedierenden und atemdepressiven Wirkung Anwendung innerhalb von 72 h vor dem Stillen nicht empfohlen

Niere

- Dosisreduktion bei eingeschränkter Nierenfunktion im Allgemeinen nicht erforderlich, individuelle Dosierung unter Beachtung möglicher Zeichen einer Überdosierung
- mögliche Alternativen: Tilidin, Buprenorphin

Leber

- **leichte Leberfunktionsstörung:** Dosisreduktion im Allgemeinen nicht erforderlich, individuelle Dosierung unter Beachtung möglicher Zeichen einer Überdosierung

- **mittelgradige bis schwere Leberfunktionsstörung:** Anwendung möglich, Dosisreduktion um 50 %, mit niedrigster Dosis beginnen und besonders auf Zeichen einer Überdosierung achten

Geschlechterspezifika

keine klinisch relevanten Unterschiede bekannt

Ethnien

keine klinisch relevanten Unterschiede bekannt

! Besonderheiten und Cave

- Vorsicht bei engem Körperkontakt wegen unbeabsichtigter **Übertragung eines Pflasters auf Drittpersonen** (Kinder!), Intoxikationen mit letalem Ausgang sind beschrieben!
- grundsätzlich individuelle Dosistitration im Rahmen einer analgetischen Gesamtstrategie
- da insbes. initial häufig Übelkeit und Erbrechen auftreten, Prophylaxe z. B. mit 3 × 10 mg Metoclopramid oder niedrig dosiertem Haloperidol oder Promethazin über 5–7 Tage
- wegen häufiger Obstipation unter Analgesie mit Opioiden regelhaft Komedikation mit Laxanzien, z. B. Macrogol 1–2 Beutel täglich
- in Palliativsituationen sind Kontraindikationen und Maximaldosierungen relativ
- Wirkungseintritt und -ende bei transdermaler Applikation um mind. 12 h verzögert, bei Umstellung von oder auf andere Opioide beachten
- aufgrund der intrakutanen Depotwirkung sollte bei einer Überdosierung eine Überwachung mind. 24 h auch nach Entfernung des Pflasters erfolgen
- in höheren Dosen Opioid-bedingte Atemdepression, insbes. bei pulmonalen Vorerkrankungen möglich, im Rahmen einer adäquaten analgetischen Therapie jedoch selten
- bei Retention von Kohlendioxid zusätzlich Hirndrucksteigerung möglich, vorsichtige Anwendung bei intracranialen Raumforderungen
- Verstärkung von vorbestehenden Bradyarrhythmien möglich
- wie bei allen Opioiden Missbrauch und Abhängigkeitsentwicklung möglich, im Rahmen einer adäquaten analgetischen Therapie jedoch selten
- vermehrte transdermale Aufnahme von Fentanyl bei erhöhter Hauttemperatur oder Hautverletzungen möglich
- myoklone Reaktionen bei Patienten mit Myasthenia gravis möglich
- einige transdermale Pflaster können sich in Magnetresonanztomografen erhitzen
- Darreichungsformen mit schneller Wirkstoffanflutung wie Buccaltabletten oder Nasenspray wegen der höheren Gefahr einer Abhängigkeitsentwicklung gemäß Indikation ausschließlich bei Tumorschmerz einsetzen

Wirkstoffbeurteilung

- Die AkdÄ empfiehlt in Anlehnung an das Stufenschema der WHO orales Morphin als starkes Opioid 1. Wahl zur Behandlung von **Tumorschmerzen**, jedoch ist die Evidenz aller Therapieempfehlungen in diesem Bereich gering. In der Verordnungshäufigkeit hat transdermales Fentanyl das orale Morphin weit hinter sich gelassen und wird häufig verordnet, obwohl auch eine orale Therapie möglich wäre. Das langsame An- und Abfluten des Wirkstoffes setzt eine gewisse Erfahrung bei der Neueinstellung von Schmerzpatienten voraus und bedingt eine schlechtere Eignung bei Patienten mit stark wechselnder Schmerzintensität.
- Transdermales Fentanyl ist wirksam zur Schmerztherapie bei Tumorpatienten (Hadley et al. 2013) und besonders geeignet bei stabilem Opioidbedarf und wenn eine orale analgetische Therapie nicht möglich ist. Es gibt Hinweise auf eine geringere Häufigkeit von Obstipation im Vergleich zu oralem Morphin.
- Orales oder nasales transmukosales Fentanyl ist wirksam zur Behandlung von Durchbruchschmerzen bei Tumorpatienten und scheint in dieser Indikation oralem Morphin überlegen zu sein (Zeppetella et al. 2013).
- Die Studienlage für den Einsatz von Opioiden bei chronischen Schmerzen von **Patienten ohne maligne Erkrankung** ist, insbes. für den Langzeitgebrauch, lückenhaft. Es gibt Hinweise auf eine Wirksamkeit von transdermalen Fentanyl bei chronischen Schmerzen, allerdings kommt es nicht selten zu unerwünschten Wirkungen und Therapieabbrüchen. Nationale und internationale Leitlinien erlauben einen Therapieversuch mit Opioiden bei mittelstarken bis starken chronischen Schmerzen mit mutmaßlich somatischem Ursprung (z. B. Arthrose, spezifischer Rückenschmerz, neuropathische Schmerzen) und Unwirksamkeit von oder Kontraindikationen gegen alternative Behandlungsformen (NSAR, physikalische Therapiemaßnahmen o. Ä.) (DGSS 2010; Manchikanti et al. 2012). Die Anwendung sollte im Rahmen eines therapeutischen Gesamtkonzeptes erfolgen. Bei psychosomatischen Schmerzerkrankungen und Fibromyalgie sollten starke Opioide nicht eingesetzt werden.

F

Literatur

DGSS, Deutsche Gesellschaft zum Studium des Schmerzes. Langzeitanwendung von Opioiden bei nicht tumorbedingten Schmerzen (LONTS). AWMF-Registernummer 041/003. 2010.

Hadley G et al. Transdermal fentanyl for cancer pain. Cochrane Database Syst Rev 2013; CD010270.

Manchikanti L et al. American Society of Interventional Pain Physicians (ASIPP) guidelines for responsible opioid prescribing in chronic non-cancer pain: Part 2 – guidance. Pain Physician 2012; 15: S67–116.

Zeppetella G et al. Opioids for the management of breakthrough pain in cancer patients. Cochrane Database Syst Rev 2013; CD004311.

Fluoxetin

Wirksamkeit →	Nutzen-Risiko-Bewertung ↓
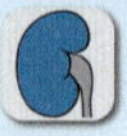 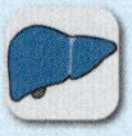 QT-Zeit	CYP2D6 (Aktivierung) CYP2C9

IND	DOS
depressive Störungen, Zwangsstörungen	1 × tgl. 20–60 (max. 80) mg p. o.
Bulimie	60 (max. 80) mg/d p. o. (in einer oder mehreren Einzelgaben)
NW	gastrointestinale und zentralnervöse Beschwerden, Appetitlosigkeit, Störungen der Sexualfunktion, übermäßiges Schwitzen, Sehstörungen, Gliederschmerzen, Brustschmerzen
WW	Antikonvulsiva, Antikoagulanzien, Diazepam, Flecainid, Johanniskraut, Lithium, trizyklische Antidepressiva, MAO-Hemmer, Metoprolol, Neuroleptika, NSAR, Propafenon, Tramadol, Triptane, Tryptophan
CAVE	erhöhtes Suizidrisiko und Akathisie (insbes. zu Behandlungsbeginn), Wirkungseintritt erst nach 2–4 Wochen, Vorsicht bei Komorbiditäten: Diabetes mellitus, Untergewicht, Morbus Parkinson, erhöhte Blutungsneigung, Epilepsie

Bei gesicherter Indikation für einen SSRI sollte nicht Fluoxetin, sondern vorzugsweise Citalopram und Sertralin verwendet werden. Auch für die Therapie von Bulimie und Zwangsstörungen sollte Fluoxetin möglichst nicht verwendet werden.

Handelsnamen und -formen

- Flucitin®, Fluxet®, Fluoxetin (generisch)
- Dosis:
  10 mg / 20 mg / 40 mg Tabletten
  4 mg/ml Lösung zum Einnehmen

Pharmakologie

Wirkmechanismus

Antidepressivum aus der Gruppe der selektiven Serotonin-Wiederaufnahmehemmer (SSRI)

- Erhöhung der Serotoninkonzentration im synaptischen Spalt
- Modulation des serotonergen Systems

Indikationen und Dosis

- depressive Störungen, Zwangsstörungen
  - 1 × tgl. 20 mg p. o., ggf. Dosiserhöhung auf max. 80 mg/d, bei Patienten > 65 Jahren max. 60 mg/d
- Bulimie (im Rahmen eines auch psychotherapeutisch ausgerichteten Gesamtkonzeptes)
  - 60 mg/d p. o. (in einer oder mehreren Einzelgaben), ggf. Dosiserhöhung auf max. 80 mg/d, bei Patienten > 65 Jahren max. 60 mg/d

» Kontraindikationen

Kombination mit MAO-Hemmern (Tranylcypromin, Moclobemid, Linezolid, Rasagilin, Selegilin), Kombination mit Tryptophan, Kombination mit Thioridazin, schwere Niereninsuffizienz (GFR < 10 ml/min/1,73 m^2)

Nebenwirkungen

- **sehr häufig:** Übelkeit und Erbrechen, Bauchschmerzen, Diarrhoe oder Obstipation, Appetitlosigkeit oder Geschmacksveränderungen, Schluckbeschwerden, zentralnervöse Beschwerden (Kopfschmerzen, Schlaflosigkeit, Albträume, Nervosität/Angstgefühle, Verwirrtheit/Benommenheit, Zittern, Parästhesien/Juckreiz), Störungen der Sexualfunktion, übermäßiges Schwitzen, Sehstörungen, Gliederschmerzen, Brustschmerzen
- **häufig:** anaphylaktoide Reaktionen, Miktionsstörungen, Hypomanie/Manie (bei Patienten mit bipolarer affektiver Störung)
- **weitere relevante Nebenwirkungen:** Hyponatriämie, Krampfanfälle; ventrikuläre Arrhythmien, einschl. Torsade de pointes; Pharyngitis, Angioödem, Galaktorrhoe

Wechselwirkungen

kontraindiziert: Linezolid[1], Moclobemid[2], Rasagilin[2], Selegilin[2], Tranylcypromin[2], Thioridazin[3], Tryptophan[4]

problematisch: Abciximab[5], Acetylsalicylsäure[5], Almotriptan[6], Amitriptylin[7], Carbamazepin[9], Chlorpromazin[7], Chlorprothixen[7], Clomipramin[7], Clopidogrel[8], Clozapin[10], Desipramin[7], Diazepam[11], Diclofenac[5], Digitoxin[12], Doxepin[7], Eletriptan[6], Etoricoxib[5], Fentanyl[19], Flecainid[13], Flupentixol[10], Fluphenazin[10], Frovatriptan[6], Haloperidol[10], Ibuprofen[5], Imipramin[7], Johanniskraut[14], Levomepromazin[7],

Lithium[15], Metoprolol[16], Naratriptan[6], Nortriptylin[7], Opipramol[7], Perazin[10], Perphenazin[10], Phenprocoumon[17], Phenytoin[9], Prasugrel[5], Propafenon[18], Rizaptritan[6], Sumatriptan[6], Ticlopidin[5], Tramadol[19], Triflupromazin[10], Trimipramin[7], Vinblastin[20], Warfarin[17], Zolmitriptan[6], Zuclopenthixol[10]

1 **Auslösung eines lebensgefährlichen Serotonin-Syndroms möglich (unter Linezolid-Therapie keine Fluoxetin-Therapie beginnen; bei zwingender Indikation für Linezolid das Fluoxetin absetzen)**

2 **Auslösung eines lebensgefährlichen Serotonin-Syndroms möglich (Therapie mit Fluoxetin darf frühestens 2 Wochen nach Absetzen von Moclobemid begonnen werden; Therapie mit dem MAO-Hemmer darf frühestens 5 Wochen nach Absetzen von Fluoxetin begonnen werden)**

3 **QT-Zeit-Verlängerung und lebensgefährliche Torsades de pointes (nicht kombinieren; Beginn einer Thioridazin-Therapie frühestens 5 Wochen nach Absetzen von Fluoxetin)**

4 **Agitiertheit, gastrointestinale Störungen (nicht kombinieren!)**

5 erhöhtes Risiko gastrointestinaler Blutungen (ggf. Magenschutz mit Pantoprazol [niedrig dosiert])

6 Auslösung eines lebensgefährlichen Serotonin-Syndroms möglich (möglichst nicht kombinieren!)

7 Abbauhemmung durch Fluoxetin (möglichst nicht kombinieren; bei zwingender Indikation Spiegelbestimmung und ggf. Dosisreduktion des trizyklischen Antidepressivums)

8 einerseits erhöhtes Risiko gastrointestinaler Blutungen, andererseits Wirkungsabschwächung von Clopidogrel (Kombination vermeiden)

9 Hemmung der Metabolisierung durch Fluoxetin (Spiegelbestimmung und ggf. Dosisreduktion des Antikonvulsivums)

10 Abbauhemmung durch Fluoxetin, verstärkte extrapyramidalmotorische Symptomatik (möglichst nicht kombinieren; bei zwingender Indikation Spiegelbestimmung und ggf. Dosisreduktion des Neuroleptikums)

11 Plasmaspiegelerhöhung durch Fluoxetin (bei Indikation für Benzodiazepine Substanzen bevorzugen, die Cytochrom-unabhängig metabolisiert werden [z. B. Lorazepam, Oxazepam])

12 Plasmaspiegelerhöhung durch Fluoxetin (Spiegelbestimmung und ggf. Dosisreduktion von Digitoxin)

13 Hemmung der Metabolisierung durch Fluoxetin (Spiegelbestimmung und ggf. Dosisreduktion von Flecainid)

14 Verstärkung der Nebenwirkungen von Fluoxetin (möglichst nicht kombinieren!)

15 erhöhte Lithium-Toxizität durch Fluoxetin (Spiegelbestimmung und ggf. Dosisreduktion des Lithiums)

16 Hemmung der Metabolisierung durch Fluoxetin (Spiegelbestimmung und ggf. Dosisreduktion von Metoprolol)

17 erhöhtes Blutungsrisiko durch Fluoxetin (engmaschige INR-Kontrolle bei An- und Absetzen von Fluoxetin, ggf. Dosisanpassung des Vitamin-K-Antagonisten)

18 Hemmung der Metabolisierung durch Fluoxetin (Spiegelbestimmung und ggf. Dosisreduktion von Propafenon)

19 Auslösung eines lebensgefährlichen Serotonin-Syndroms möglich (möglichst nicht kombinieren! Kombination mit Tilidin oder Morphin möglich!)

20 Hemmung der Metabolisierung durch Fluoxetin (Spiegelbestimmung und ggf. Dosisreduktion von Vinblastin)

Pharmakokinetik

- BV: 90 %
- Bildung des aktiven Metaboliten Norfluoxetin durch hepatisches CYP2D6
- t_{max}: 6 h
- HWZ: 4 Tage (Fluoxetin), 7–15 Tage (Norfluoxetin)
- Plasmaproteinbindung: 94 %
- Elimination: 85 % biliär

Intoxikation

Überdosierungen mit letalem Ausgang nach ausschließlicher Einnahme von Fluoxetin sind sehr selten, letaler Ausgang meist nur bei Mischintoxikation

- **Symptome:** Schwindel, Übelkeit und Erbrechen, Unruhe/Agitiertheit, Tachykardie, Akkommodationsstörungen, Hypomanie
- **Therapie:** kein spezifisches Antidot vorhanden; nach oraler Intoxikation Resorptionshemmung (Gabe von Aktivkohlesuspension [1 g/kg KG]), Magenspülung nur in Ausnahmefällen; Überwachung der Vitalzeichen und ggf. symptomatische Therapie; forcierte Diurese und Hämodialyse sind zur Elimination *nicht* wirksam; Antidot bei Serotonin-Syndrom ist Cyproheptadin (Initialdosis 12 mg, gefolgt von 2 mg alle 2 h bis zur Symptomkontrolle), Hyperthermie spricht *nicht* auf Antipyretika (z. B. Paracetamol) an

F

Einnahmehinweise und Patienteninformationen

- bei Anzeichen für anaphylaktoide Reaktionen (mit und ohne Hautsymptome!) sofort Arzt aufsuchen!
- eine Einschränkung von Verkehrstüchtigkeit und Reaktionsfähigkeit ist möglich, insbes. bei Neueinstellung, Erhöhung der Dosis oder in Kombination mit Alkohol
- Alkohol vermeiden
- Einnahme unabhängig von den Mahlzeiten
- zu Beginn der Therapie können häufiger Suizidgedanken aufkommen (Patient und Umfeld informieren)
- antidepressive Wirkung setzt erst nach 2–4 Wochen ein
- kein plötzliches Absetzen!

Spezielle Patientengruppen und Sondersituationen

Geriatrie

- PRISCUS: Negativ-Wertung (möglichst nicht verwenden)
- BEERS: Negativ-Wertung (möglichst nicht verwenden)
- häufig exzessive ZNS-Stimulation mit Schlafstörungen und Agitiertheit, unerwünschte urologische Wirkungen, Hyponatriämie
- besonders ungünstig bei Patienten mit Appetitlosigkeit und Mangelernährung (Verstärkung durch Fluoxetin)

- besonders ungünstig bei Syndrom der inadäquaten ADH-Sekretion (SIADH)/ Hyponatriämie (Verschlecherung der Hyponatriämie möglich), gilt für alle SSRI
- Dosisbegrenzung bei Patienten > 65 Jahren: max. 60 mg/d
- geeignete Alternative: Mirtazapin
- bei dringender Indikation eines SSRI Citalopram oder Sertralin bevorzugen

Pädiatrie

Anwendung < 18 Jahren nicht empfohlen (erhöhtes Suizidrisiko)

Schwangerschaft

- Therapie mit Fluoxetin bei einer Schwangeren nur dann fortsetzen, wenn die Therapieeinstellung schwierig war; andernfalls Umstellung auf besser geeignete SSRI (Citalopram oder Sertralin) oder trizyklische Antidepressiva
- **1. Trimenon:** keine eindeutigen Hinweise auf erhöhte Fehlbildungsrate; bestehender Verdacht eines erhöhten Risikos für kardiale Fehlbildungen
- **2. und 3. Trimenon und perinatal:**
  - bei Fluoxetin-Exposition bis zur Geburt muss beim Neugeborenen mit Anpassungsstörungen gerechnet werden; falls vertretbar Dosisreduktion in den Wochen vor Entbindungstermin, um Anpassungsstörungen des Neugeborenen zu vermeiden
  - häufig (ca. 30 %) funktionelle Auswirkungen beim Neugeborenen, die meist selbstlimitierend sind und nicht länger als die ersten 2 Lebenswochen anhalten (Übererregbarkeit, Tremor, Trinkstörungen, erhöhter Muskeltonus, Atemnotsyndrom, Hypoglykämien, auffälliges Schlafverhalten)
  - möglicherweise persistierender pulmonaler Hochdruck (Risikoerhöhung fraglich)

Stillzeit

- kontraindiziert; die Mehrzahl der gestillten Kinder ist jedoch unauffällig, selten sympomatische Säuglinge (Übererregbarkeit, Trinkstörungen)
- bei dringender Indikation eines SSRI in der Stillzeit (Neueinstellung einer Patientin) sind Citalopram oder Sertralin besser geeignete Alternativen

Niere

- **GFR 10–50 ml/min/1,73 m²:** Anwendung nur jeden 2. Tag mit einer max. Einzeldosis von 20 mg/d
- **GFR < 10 ml/min/1,73 m²:** kontraindiziert

Leber

bereits bei leichter Leberinsuffizienz Dosisbegrenzung durch Anwendung an nur jedem 2. Tag mit einer max. Einzeldosis von 20 mg/d

Geschlechterspezifika

keine klinisch relevanten Unterschiede bekannt

Ethnien

Hinweise auf geringere Ansprechraten bei Patienten afrikanischer und asiatischer Abstammung

! Besonderheiten und Cave

- erhöhtes Suizidrisiko, insbes. zu Behandlungsbeginn und bei Patienten <25 Jahren (Angehörige informieren; besonders engmaschige Überwachung bei Therapiebeginn und Dosissteigerung)
- antidepressive Wirkung setzt erst nach 2–4 Wochen Therapiedauer ein; nicht beschleunigbar durch rasche Dosissteigerung!
- Akathisie/psychomotorische Unruhe kann insbes. zu Behandlungsbeginn auftreten; bei diesen Patienten wirkt eine weitere Dosissteigerung schädlich
- Diabetiker: Einnahme von Fluoxetin begünstigt Hypoglykämien, Absetzen von Fluoxetin begünstigt Hyperglykämien; engmaschige Kontrolle bei An- und Absetzen von Fluoxetin und ggf. Dosisanpassung der BZ-senkenden Medikation (orale Antidiabetika/Insulin)
- Patienten mit Untergewicht (BMI < 18,5 kg/m^2): Anwendung nur jeden 2. Tag mit einer max. Einzeldosis von 20 mg/d
- Morbus Parkinson: Verschlechterung der Symptomatik durch Fluoxetin möglich (bei Patienten mit Morbus Parkinson möglichst nicht einsetzen)
- Vorsicht bei Patienten mit erhöhter Blutungsneigung in der Anamnese (erhöhtes Risiko von Blutungskomplikationen unter SSRI, wie z. B. Fluoxetin)
- aufgrund der langen Halbwertszeit und des großen Verteilungsvolumens dauert es nach Absetzen einer Dauertherapie bis zu 5 Wochen, bis Fluoxetin und Norfluoxetin vollständig eliminiert sind
- möglichst nicht verwenden bei Patienten mit Appetitlosigkeit und Mangel-/Unterernährung: Verstärkung der Symptomatik durch Fluoxetin
- möglichst nicht verwenden bei Patienten mit Epilepsie (erniedrigte Krampfschwelle durch Fluoxetin)
- Absetzen von Fluoxetin:
  - nicht abrupt absetzen, sonst Absetzreaktion möglich (dosisreduziertes Ausschleichen über mehrere Wochen)
  - Absetzreaktion (kann über Wochen bis mehrere Monate anhalten): Schlafstörungen, Agitiertheit, Angstzustände, Sehstörungen, Übelkeit/Erbrechen, Suizidgedanken

Wirkstoffbeurteilung

Depression

- In der Gesamtschau der Studienlage zu Fluoxetin gibt es deutliche Hinweise auf die Unterdrückung von Negativdaten über mögliche Zusammenhänge von Fluoxetin mit Suizidalität und aggressivem Verhalten; Wirksamkeitsempfehlungen aufgrund öffentlich zugänglicher Daten dürften vermutlich auf einer positiv verzerrten Datenlage beruhen (Lenzer 2005; AT 2005).

- Bei Patienten mit leichter oder mittelschwerer Depression liegt die Wirksamkeit von Fluoxetin auf Placebo-Niveau; lediglich bei Patienten mit schwerer Depression ist ein signifikanter Effekt von Fluoxetin belegt, dessen klinische Relevanz jedoch fraglich ist (Kirsch et al. 2008).
- Bei gesicherter Indikation für einen SSRI sind Citalopram und Sertralin Mittel der Wahl: Beide Substanzen sind charakterisiert durch höchste Rezeptorselektivität und fehlende Toleranzentwicklung bei Langzeiteinnahme. Anders als ältere SSRI (wie Fluoxetin) zeichnen sie sich außerdem durch eine geringere CYP-inhibierende Wirkung, kürzere Halbwertszeit und geringere Entzugssymptomatik aus und sind daher zu bevorzugen.

Bulimie

- Die Wirksamkeit von Fluoxetin für diese Indikation ist je nach Studie schwach bis nicht vorhanden.
- Bei der Bulimie ist die Kognitive Verhaltenstherapie der Pharmakotherapie mit SSRI wie Fluoxetin signifkant überlegen, weshalb die Pharmakotherapie hier nur eine sehr nachrangige Alternativmethode hinter der qualifizierten Psychotherapie darstellt (Deutsche Gesellschaft für Psychosomatische Medizin und Psychotherapie et al. 2010).

Zwangsstörungen

- Es gibt Hinweise auf die Wirksamkeit von SSRI (inkl. Fluoxetin) zur Therapie von Zwangsstörungen. Allerdings konnten keine Unterschiede bzgl. der Effektstärken zwischen den einzelnen Wirkstoffen gezeigt werden, sodass es keinen Grund gibt, für diese Indikation Fluoxetin bevorzugt einzusetzen (Soomro et al. 2008; NICE 2006).
- weiterführende Informationen: Nationale Versorgungsleitlinie Depression (http://www.depression.versorgungsleitlinien.de/)

Literatur

AT arznei-telegramm. Fluoxetin (Fluctin) u. a.: „Tresorwissen" gefährdet Patienten. a-t 2005; 36: 1–2.

Deutsche Gesellschaft für Psychosomatische Medizin und Psychotherapie et al., Hrsg. S3-Leitlinie „Diagnostik und Therapie der Essstörungen". AWMF-Registernummer 051/026. 2010.

Kirsch I et al. Initial severity and antidepressant benefits: a meta-analysis of data submitted to the Food and Drug Administration. PLoS Med 2008; 5: e45.

Lenzer J. FDA to review „missing" drug company documents. BMJ 2005; 330: 7.

National Collaborating Centre for Mental Health (NICE). Obsessive-compulsive disorder: Core interventions in the treatment of obsessive-compulsive disorder and body dysmorphic disorder. National Clinical Practice Guideline Number 31. Leicester, British Psychological Society und The Royal College of Psychiatrists; 2006.

Soomro GM et al. Selective serotonin re-uptake inhibitors (SSRIs) versus placebo for obsessive compulsive disorder (OCD). Cochrane Database Syst Rev 2008; CD001765.

Formoterol (inhalativ, in Kombination mit Budesonid)

Wirksamkeit ↑ **Nutzen-Risiko-Bewertung ↑ bis →**

QT-Zeit (Formoterol) **CYP3A4 (Budesonid)**

IND	DOS
Dauertherapie des Asthma bronchiale	• Erhaltungstherapie: 2 × tgl. 1–4 Inhalationen (80 µg/4,5 µg oder 160 µg/4,5 µg) oder 2 × tgl. 1–2 Inhalationen (320 µg/9 µg) • Erhaltungs- und Bedarfstherapie: 2–8 Inhalationen pro Tag (160 µg /4,5 µg)
schwere COPD	2 × tgl. 1 Inhalation (320 µg/9 µg) oder 2 × tgl. 2 Inhalationen (160 µg /4,5 µg)
NW	Candida-Besiedelung im Mund-Rachen-Bereich, Husten, Heiserkeit, Kopfschmerzen, Tremor, Palpitationen, Überempfindlichkeitsreaktionen, kardiale Arrhythmien, paradoxer Bronchospasmus, Muskelkrämpfe
WW	CYP3A4-Inhibitoren, Antiarrhythmika, trizyklische Antidepressiva, β-Rezeptoren-Blocker, Glucocorticoide, L-Dopa, L-Thyroxin, MAO-Hemmer, Neuroleptika, Terfenadin
CAVE	Vorsicht bei Diabetes mellitus, kardialen Komorbiditäten, Hyperthyreose, Phäochromozytom, Engwinkelglaukom, BPH

Die Kombinationstherapie mit einem langwirksamen β_2-Sympathomimetikum und einem inhalativen Glucocorticoid (hier: Formoterol/Budesonid) ist die leitliniengerechte Standardtherapie bei mittelgradigem und schwergradigem Asthma bronchiale ab Stufe 3 und bei mittelschwerer bis schwerer COPD.

Handelsnamen und -formen

- Symbicort®
- Dosis: 4,5 µg/4,5 µg /9 µg Fenoterolhemifumarat und 80 µg/160 µg /320 µg Budesonid Pulver zur Inhalation

Pharmakologie

Wirkmechanismus

- **Formoterol:** Broncholytikum aus der Gruppe der Sympathomimetika
  - schnell und langwirksames selektives β_2-Sympathomimetikum; in höheren Dosierungen auch β_1-agonistisch
  - Hemmung der Freisetzung bronchokonstriktorischer und proinflammatorischer Mediatoren, Steigerung der mukoziliären Clearance
  - Relaxation der glatten Muskulatur der Bronchien, Schutz vor bronchokonstriktiven Stimuli
- **Budesonid:** synthetisches Glucocorticoid mit überwiegend topischer Wirkung; Bindung an intrazelluläre Rezeptoren, Glucocorticoid-typische genomische und nichtgenomische Effekte
  - antiphlogistisch und immunmodulatorisch, reduzierte Schleimproduktion, verbesserte mukoziliäre Clearance, vermehrte Expression von β-Adrenozeptoren

F

Indikationen und Dosis

- Dauertherapie des Asthma bronchiale, wenn die Gabe von inhalativen Glucocorticoiden und *kurz*wirksamen β_2-Rezeptor-Agonisten nicht ausreicht
  a) Erhaltungstherapie:
    - 2 × tgl. 1–4 Inhalationen (80 µg/4,5 µg oder 160 µg/4,5 µg) oder 2 × tgl. 1–2 Inhalationen (320 µg/9 µg)

  b) Erhaltungs- und Bedarfstherapie (nur zugelassen für die Zubereitungen 160 µg/4,5 µg und 80 µg/4,5 µg):
    - 2 Inhalationen pro Tag (160 µg/4,5 µg), entweder je 1 Inhalation morgens und abends oder 2 Inhalationen morgens bzw. abends; ggf. Steigerung auf max. 6 Inhalationen pro Anlass; bis zu 8 Inhalationen pro Tag; im Ausnahmefall und für begrenzten Zeitraum bis max. 12 Inhalationen pro Tag
- schwere COPD (FEV_1 < 50 %) mit wiederholten Exazerbationen in der Anamnese, wenn trotz regelmäßiger Behandlung mit langwirksamen Bronchodilatatoren erhebliche Symptomatik besteht
  - 2 × tgl. 1 Inhalation (320 µg/9 µg) oder 2 × tgl. 2 Inhalationen (160 µg/4,5 µg)

» Kontraindikationen

Lactose-Allergie (nicht: gastrointestinale Lactose-Intoleranz!)

Nebenwirkungen

- **sehr häufig:** keine
- **häufig:** Candida-Besiedelung im Mund-Rachen-Bereich, Husten, Heiserkeit, Kopfschmerzen, Tremor, Palpitationen
- **weitere relevante Nebenwirkungen:** Überempfindlichkeitsreaktionen, Hypokaliämie, kardiale Arrhythmien, paradoxer Bronchospasmus, Übelkeit, Muskelkrämpfe

Wechselwirkungen

kontraindiziert: keine

problematisch: **CYP3A4-Inhibitoren:** Erhöhung der systemischen Exposition von Budesonid (gleichzeitige Anwendung möglichst vermeiden; bei zwingender Komedikation den zeitlichen Abstand zwischen CYP3A4-Inhibitor und Inhalation maximalisieren) (Wirkstoffe: ► vordere Umschlaginnenseite)

Amitriptylin[1], Atenolol[2], Bambuterol[3], Bisoprolol[2], Carvedilol[2], Celiprolol[2], Chinidin[4], Chlorpromazin[4], Clenbuterol[3], Clomipramin[1], Dexamethason[5], Disopyramid[4], Dosulepin[1], Doxepin[1], Esmolol[2], Fluphenazin[4], Furazolidon[6], Hydrocortison[5], Imipramin[1], Indacaterol[3], L-Dopa[7], Levomepromazin[4], Linezolid[8], L-Thyroxin[7], Maprotilin[1], Methylprednisolon[5], Metoprolol[2], Moclobemid[8], Nebivolol[2], Nortriptylin[1], Opipramol[1], Penbutolol[2], Perphenazin[4], Prednisolon[5], Prednison[5], Procainamid[4], Procarbazin[6], Promazin[4], Propranolol[2], Salbutamol[3], Salmoterol[3], Terfanadin[4], Theophyllin[3], Thioridazin[4], Tranylcypromin[8], Triamcinolon[5], Triflupromazin[4], Trimipramin[1]

1 verstärkte kardiovaskuläre (Tachykardie) und anticholinerge Nebenwirkungen; additive QTc-Intervall-Verlängerung mit Formoterol (Kombination vermeiden, besonders bei Patienten mit bereits verlängertem QTc-Intervall/Long-QT-Syndrom!)
2 Abschwächung der Formoterol-Wirkung (bei Dosierung berücksichtigen!)
3 gegenseitige Verstärkung von Wirkung (Bronchodilatation) und unerwünschten kardiovaskulären Wirkungen (Tachykardie, Hypokaliämie)
4 additive QTc-Intervall-Verlängerung mit Formoterol (Kombination vermeiden, besonders bei Patienten mit bereits verlängertem QTc-Intervall/Long-QT-Syndrom!)
5 erhöhtes Risiko einer Hypokaliämie (bei Dosierung berücksichtigen, regelmäßige Kontrolle des Kaliumspiegels!)
6 erhöhtes Risiko hypertensiver Reaktionen (Kombination vermeiden)
7 erhöhtes Risiko kardialer Nebenwirkungen (Kombination vermeiden)
8 Verstärkung der Formoterol-Wirkung auf das vaskuläre System, Auslösung von Blutdruckkrisen möglich; additive QTc-Intervall-Verlängerung mit Formoterol (Kombination vermeiden, besonders bei Patienten mit bereits verlängertem QTc-Intervall/Long-QT-Syndrom!)

Pharmakokinetik

- ca. 30–40 % einer applizierten Dosis werden in den Lungen deponiert
- die systemische Wirkung ist stark von der Menge des bei der Anwendung verschluckten Wirkstoffs abhängig
- BV (nach Inhalation): 60 % (Formoterol), 50 % (Budesonid)
- übrige pharmakokinetischen Kenngrößen nach Inhalation nicht relevant

Intoxikation

- **Symptome:** Symptomatik ausschließlich durch Formoterol (toxikologisch relevante Wirkungen von Budesonid praktisch nicht vorhanden): Tachykardie, Palpitationen, Arrhythmien, Hypotonie bis Schock, Tremor, Hyperglykämie, Übelkeit und Erbrechen, Hypokaliämie

F

- **Therapie:** symptomatisch; im Ausnahmefall Antagonisierung mit β_1-selektivem β-Rezeptoren-Blocker (z. B. Bisoprolol, Metoprolol); **Cave:** bei Patienten mit Asthma bronchiale oder COPD Auslösung potenziell lebensbedrohlicher Bronchospasmen möglich; Kalium- und Blutglucosespiegel überwachen

Einnahmehinweise und Patienteninformationen

- die Kombination Formoterol und Budesonid sollte nicht zur Bedarfstherapie verwendet werden (Patient sollte hierfür stets ein inhalatives kurzwirksames β_2-Sympathomimetikum mit sich führen, z. B. Fenoterol oder Salbutamol!)
- korrekte Handhabung des Inhalationsgerätes sicherstellen! Häufigste Ursache für ausbleibenden Therapieerfolg ist die fehlerhafte Handhabung!
- Erhaltungsdosis wie verordnet anwenden, auch wenn keine Akutsymptomatik vorliegt
- Anwendung von Budesonid bei aktiver Lungentuberkulose sowie Pilz-, Virus- und bakteriellen Infektionen der Lunge nur dann, wenn gleichzeitig auch eine tuberkulostatische/antiinfektive Therapie erfolgt
- Therapie oraler Candidose unter Budesonid-Anwendung: lokale Therapie mit Nystatin (Suspension) oder Miconazol (Mund-Gel); Patient außerdem auf Anwendung vor den Mahlzeiten und Mundausspülen/Zähneputzen nach der Anwendung hinweisen
- eine Einschränkung von Verkehrstüchtigkeit und Reaktionsfähigkeit ist unwahrscheinlich, außer bei Auftreten von Schwindel, Sehstörungen oder Blutdruckschwankungen

Spezielle Patientengruppen und Sondersituationen

Geriatrie

geeignet

- PRISCUS: nicht gelistet
- BEERS: nicht gelistet

Pädiatrie

- Anwendung bei Kindern unter 6 Jahren nicht empfohlen
- **Asthma bronchiale, Erhaltungstherapie:**
  12–17 Jahre: 2 × tgl. 1–2 Inhalationen (80 µg/4,5 µg oder 160 µg/4,5 µg) oder 2 × tgl. 1 Inhalation (320 µg/9 µg)
  6–11 Jahre: 2 × tgl. 2 Inhalationen (80 µg/4,5 µg)
- **Asthma bronchiale, Erhaltungs- und Bedarfstherapie:** bei Kindern und Jugendlichen nicht empfohlen

Schwangerschaft

- geeignet, möglichst niedrig dosieren
- beide Wirkstoffe (Formoterol und Budesonid) gehören bei Indikation nach Asthma-Therapiestufenplan zu den Wirkstoffen der Wahl in der Schwangerschaft

- Anwendung hoher Dosierungen über längere Zeiträume kann zu Tachyarrhythmien beim Ungeborenen führen
- tokolytische Wirksamkeit bei Einsatz kurz vor der Geburt beachten
- besonders in Kombination mit Glucocorticoiden kann es zur Verstärkung einer Insulinresistenz kommen (**Cave:** Patientinnen mit Gestationsdiabetes!)
- aufgrund der umfangreichsten Erfahrung sind für die Asthmatherapie in der Schwangerschaft Mittel der Wahl (bei entsprechender Indikation nach Asthma-Therapiestufenplan):
  - kurzwirksame β_2-Rezeptor-Agonisten (SABA): Salbutamol
  - langwirksame β_2-Rezeptor-Agonisten (LABA): Formoterol, Salmeterol
  - inhalative Glucocorticoide: Budesonid (alternativ: Beclometason, Fluticason)
  - systemische Glucocorticoide: Prednisolon

Stillzeit
geeignet

Niere
keine Dosisanpassung erforderlich

Leber
- **leichte bis mittelgradige Einschränkung der Leberfunktion:** keine Dosisanpassung erforderlich
- **schwere Einschränkung der Leberfunktion:** vorsichtig dosieren (erhöhte systemische Wirkung von Formoterol möglich)

Geschlechterspezifika
keine relevanten Unterschiede bekannt

Ethnien
keine relevanten Unterschiede bekannt

! Besonderheiten und Cave
- die Fixkombination eines langwirksamen β_2-Sympathomimetikums mit einem Glucocorticoid ist nicht zur Anfangsbehandlung und nicht zur Bedarfstherapie des Asthma bronchiale bestimmt!
- Therapiebeginn nicht während einer Exazerbation oder im Zustand einer akuten Verschlechterung des Asthmas
- bei bestimmten Grunderkrankungen verstärkte unerwünschte Wirkungen möglich: unzureichend eingestellter Diabetes mellitus (vermehrte Insulinresistenz), schwere Hypertonie (Verschlechterung); frischer Myokardinfarkt, Myokarditis, organische Herzerkrankungen, Tachyarrhythmie, schwere Herzinsuffizienz (kardiale Nebenwirkungen); Hyperthyreose (Tachyarrhythmien, Hypertonie), Phäochromozytom (Blutdrucksteigerung), Engwinkelglaukom (Glaukomanfall), Prostatahyperplasie (verstärkte Harnwegsobstruktion), An-

eurysmen, verlängertes QTc-Intervall (Formoterol selbst führt ebenfalls zur QTc-Verlängerung)

- bei Patienten mit niedrigen Kaliumspiegeln regelmäßige Kontrolle, da die Therapie mit Formoterol (wie mit anderen β_2-Sympathomimetika) zu Hypokaliämien führen kann (**Cave:** digitalisierte Patienten!)
- **Cave:** bei Patienten mit Lungentuberkulose, Mykosen oder viralen Atemwegsinfektionen: inhalative Corticosteroide nur im Ausnahmefall, bei zwingender Indikation möglichst niedrige Dosierung (Verschlechterung der Infektionserkrankung möglich)
- Patienten mit zystischer Fibrose: gastrointestinale Motilitätsstörungen als häufige unerwünschte Wirkung einer sympathomimetischen Inhalationstherapie

Wirkstoffbeurteilung

- Die Kombinationstherapie mit einem langwirksamen β_2-Sympathomimetikum und einem inhalativen Glucocorticoid ist die leitliniengerechte Standardtherapie bei mittelgradigem und schwergradigem Asthma bronchiale (ab Stufe 3). Im direkten Vergleich der beiden **langwirksamen β_2-Sympathomimetika Formoterol und Salmeterol sowie der entsprechenen Kombinationspräparate** (Formoterol/Budesonid bzw. Salmeterol/Fluticason) gibt es **keine klinisch relevanten Unterschiede** hinsichtlich Wirksamkeit, Verträglichkeit und Nebenwirkungsrate.
- Die Fixkombination β_2-Sympathomimetikum und Glucocorticoid besitzt keinen grundsätzlichen Zusatznutzen gegenüber der freien Kombination beider Wirkstoffe, während die Flexibilität der wirkstoffindividuellen Dosisanpassung in der Fixkombination jedoch nicht mehr gegeben ist. Im Einzelfall kann die Verwendung der Fixkombination jedoch der Verbesserung der Therapieadhärenz (Compliance) dienen.
- Es gibt Bedenken bzgl. der Sicherheit von langwirksamen β_2-Rezeptor-Agonisten bei Asthma bronchiale, da in einigen Studien unter Monotherapie eine erhöhte Rate an schweren Exazerbationen und Asthma-assoziierten Todesfällen auftraten. Die **Sicherheit einer Kombinationstherapie mit Corticosteroiden ist bei Kindern nicht abschließend gesichert** (Cates et al. 2012), bei Erwachsenen konnte zuletzt kein signifikanter Unterschied zu einer Monotherapie mit inhalativen Corticosteroiden gefunden werden. Demgegenüber steht eine bessere Symptomkontrolle der Kombination aus langwirksamen β_2-Rezeptor-Agonisten und niedrig dosiertem inhalativem Corticosteroid im Vergleich zu einer Monotherapie mit höher dosiertem inhalativem Corticosteroid.
- Die Kombination aus langwirksamen β_2-Rezeptor-Agonisten und inhalativen Steroiden verbessert die Lebensqualität und verringert die Häufigkeit von Exazerbationen einer **COPD**, Pneumonien treten allerdings etwas häufiger auf. Die Ergänzung eines inhalativen Steroids wird nur bei hohem Risiko für Exazerbationen und FEV_1 unter 50 % empfohlen, ansonsten ist eine Monotherapie

mit einem Bronchodilatator Mittel der 1. Wahl (GOLD 2013). Keines der zur Behandlung der COPD verfügbaren Präparate beeinflusst das Fortschreiten der Erkrankung wesentlich, überzeugende Daten für eine Senkung der Mortalität fehlen ebenso. Daher sollten nichtmedikamentöse Maßnahmen, insbes. Tabakkarenz, allen Patienten nahegelegt werden.

Literatur

Cates CJ et al. Safety of regular formoterol or salmeterol in children with asthma: an overview of Cochrane reviews. Cochrane Database Syst Rev 2012; CD010005.

Global Initiative for Chronic Obstructive Lung Disease (GOLD), Hrsg. Global strategy for diagnosis, management, and prevention of COPD. 2013. Im Internet unter: http://www.goldcopd.org/ (zuletzt abgerufen am 15.07.2014).

Furosemid

Wirksamkeit ↑	Nutzen-Risiko-Bewertung ↑
QT-Zeit	
IND	**DOS**
Ödeme kardialer, renaler oder hepatischer Genese	20–80 mg/d in 2 Einzeldosen
Oligurie und Volumenüberladung bei chronischer Niereninsuffizienz	80–500 mg/d in 2 Einzeldosen
NW	Elektrolytstörungen, Hypovolämie, Hypotonie
WW	Aminoglykosid-Antibiotika, Cisplatin, Lithium, Thiaziddiuretika, NSAR
CAVE	ototoxisch bei zu schneller intravenöser Gabe

Furosemid ist das Referenzpräparat unter den Schleifendiuretika und indiziert zur Behandlung von Ödemen und Volumenüberladung unterschiedlicher Genese.

Handelsnamen und -formen

- Furanthril®, Lasix®, generisch
- Dosis:
  20 mg / 40 mg / 80 mg / 125 mg / 250 mg / 500 mg Tabletten
  30 mg / 60 mg / 120 mg Retardkapseln
  20 mg/2 ml, 40 mg/4 ml und 250 mg/25 ml Lösung zur intravenösen Anwendung
- Fixkombination mit Spironolacton

Pharmakologie

Wirkmechanismus

Schleifendiuretikum

- Hemmung des $Na^+/K^+/2\ Cl^-$-Kotransports im aufsteigenden Teil der Henle'schen Schleife
- saluretische und diuretische Wirkung

Indikationen und Dosis

- Ödeme infolge von Erkrankungen des Herzens, der Leber und der Nieren

- Ödeme infolge von Verbrennungen
  - initial 2 × tgl. 20–40 mg p. o. oder 2 × tgl. 20–40 mg i. v.; bei unzureichender Wirkung Dosissteigerung auf 80–250 mg/d oral oder i. v. in 2–3 Einzeldosen; bei retardierter Dareichungsform 1 × tgl. Gabe
- Lungenödem
  - initial 20–40 mg Furosemid intravenös, bei weiterhin unzureichender Diurese Wiederholung und ggf. Dosisverdoppelung nach 30–60 min
- Oligurie bei fortgeschrittener und terminaler Niereninsuffizienz
  - initial 1–2 × tgl. 40–125 mg p. o., bei unzureichender Wirkung Dosissteigerung bis 500 mg/d (max. 1 000 mg/d) in 1–2 Einzeldosen
- arterielle Hypertonie
  - 1–2 × tgl. 10–20 mg p. o. (Monotherapie unüblich)

» Kontraindikationen

- Überempfindlichkeit gegen Sulfonamide, Hypovolämie oder Dehydratation, Coma und Praecoma hepaticum, schwere Hypokaliämie, Stillzeit (formal auch: Nierenversagen mit Anurie, schwere Hyponatriämie)
- die Applikationsformen 500 mg Tabletten und 250 mg Infusionslösung sind außerdem kontraindiziert bei: GFR > 20 ml/min/1,73 m² (Gefahr zu starker Flüssigkeits- und Elektrolytverluste)

Nebenwirkungen

- **sehr häufig:** Kreatininerhöhung, Elektrolytstörungen (Hypokaliämie), Hypotonie
- **häufig:** Hämokonzentration, Muskelkrämpfe, Hyperurikämie, metabolische Alkalose, Hypovolämie, Verschlechterung der Nierenfunktion, Kopfschmerzen, Schwindel, Müdigkeit
- **weitere relevante Nebenwirkungen:** Hyponatriämie, Blutbildveränderungen, Erhöhung der Leberwerte, Hyperglykämie, metabolische Alkalose, Dyslipidämie, Hörminderung (bei zu schneller Injektion), Thromboseneigung, schwerwiegende Unverträglichkeitsreaktion mit Haut- und systemischer Beteiligung (DRESS)

Wechselwirkungen

kontraindiziert: keine

problematisch: Acemetacin[1], Acetylsalicylsäure[1], Aliskiren[2], **Amikain**[3], Amilorid[4], Amiodaron[5], Azilsartan[2], Azithromycin[5], Benazepril[2], Candesartan[2], Captopril[2], Celecoxib[1], Chloralhydrat[6], Chloroquin[5], **Chlorthalidon**[7], Cilazapril[2], **Cisplatin**[3] **(gleichzeitig max. 40 mg Furosemid)**, Citalopram[5], Clarithromycin[5], Diclofenac[1], Etoricoxib[1], Digitalis-Glykoside[8], Domperidon[5], Dronedaron[5], Enalapril[2], Eplerenon[4], Eprosartan[2], Erythromycin[5], Escitalopram[5], Flecainid[5], Fosinopril[2], **Gentamycin**[3], Haloperidol[5], **Hydrochlorothiazid**[7], Ibuprofen[1], **Indapamid**[7], Indometacin[1], **iodhaltige Kontrastmittel[9]**, **Lithium[10]**, Losartan[2], Meloxicam[1], Metformin[11], Methadon[5], Methotrexat[12], Moexipril[2], Moxifloxacin[5], Naproxen[1], Olmesartan[2], Ondansetron[5], Parecoxib[1], Perindopril[2], Phenytoin[13], Pimozid[5], Piroxicam[1], Quinapril[2], Ramipril[2], Sotalol[5], Spirapril[2], Spironolacton[4], Sulpirid[5], Telmisartan[2], Thioridazin[5], Tobramycin[3], Trandolapril[2], Triamteren[4], Valsartan[2], **Xipamid[7]**, Zofenopril[2]

1 NSAR und Coxibe: verminderte Wirkung von Furosemid und erhöhtes Risiko für Nierenversagen, Dauertherapie vermeiden

2 ACE-Hemmer, Aliskiren und Sartane: erhöhtes Risiko einer überschießenden Blutdrucksenkung und leicht erhöhtes Risiko einer Verschlechterung der Nierenfunktion, vorsichtige Eindosierung

3 verstärkte Oto- und Nephrotoxizität möglich

4 kaliumsparende Diuretika und Aldosteronantagonisten: verstärkte diuretische Wirkung und leicht erhöhtes Risiko einer Verschlechterung der Nierenfunktion, vorsichtige Eindosierung

F

5 erhöhtes Risiko von Torsades-de-pointes-Arrhythmien bei Hypokaliämie, Kaliumspiegel kontrollieren, hochnormale Werte anstreben

6 vermehrt Unverträglichkeitsreaktionen, gleichzeitige Anwendung vermeiden

7 Thiaziddiuretika: stark erhöhtes Risiko für Elektrolytentgleisungen und Verschlechterung der Nierenfunktion bei sequenzieller Nephronblockade, engmaschige klinische und Laborkontrollen

8 erhöhte Toxizität im Falle einer Hypokaliämie

9 erhöhtes Risiko einer Verschlechterung der Nierenfunktion bei Hypovolämie, ausreichende Hydration gewährleisten, Furosemid ggf. kurzfristig pausieren

10 Erhöhung des Lithiumspiegels und Verstärkung der nephro- und kardiotoxischen Wirkung möglich, Spiegelkontrolle

11 erhöhtes Risiko einer Laktacidose bei Verschlechterung der Nierenfunktion durch Hypovolämie

12 erhöhte Wirkspiegel bei gleichzeitiger Gabe hoher Dosen Furosemid, insbes. bei Hochdosistherapie, möglich

13 verminderte Wirkung von Furosemid möglich

Pharmakokinetik

- BV: 60–70 % (bei chronischer Herzinsuffizienz bis auf < 30 % reduziert)
- t_{max}: 1 h
- HWZ: 1 h
- Plasmaproteinbindung: 85–95 %
- Ausscheidung überwiegend (90 %) unverändert zu ⅔ renal und ⅓ über den Stuhl

Intoxikation

- **Symptome:** Hypovolämie, Hypotonie, Elektrolytentgleisungen, Nierenversagen
- **Therapie:** Gabe von Aktivkohlesuspension (1 g/kg KG), Überwachung und ggf. Substutition von Elektrolyten und Flüssigkeit

Einnahmehinweise und Patienteninformationen

- Einnahme wie verordnet auf nüchternen Magen
- eine Einschränkung von Verkehrstüchtigkeit und Reaktionsfähigkeit ist unwahrscheinlich, außer bei Auftreten von Schwindel, Sehstörungen oder Blutdruckschwankungen

Spezielle Patientengruppen und Sondersituationen

Geriatrie

geeignet

- PRISCUS: nicht gelistet
- BEERS: nicht gelistet

Pädiatrie

- zugelassen auch bei Säuglingen, Kleinkindern und Kindern
- Tagesdosis 0,5–1 mg/kg KG
- bei Frühgeborenen kann eine Therapie mit Furosemid das Risikio einer Nephrokalzinose oder Nephrolithiasis und eines persistierenden Ductus arteriosus Botalli erhöhen

Schwangerschaft

- besonders strenge Indikationsstellung, Langzeittherapie nicht empfohlen
- Beeinträchtigung der uteroplacentaren Perfusion möglich, bei Exposition sonografische Kontrollen angeraten
- Bei Schwangerschaftshochdruck und -ödemen gehören Diuretika nicht zur Standardtherapie; außerhalb spezieller Indikationen sind physikalische Maßnahmen zur Ödemtherapie zu bevorzugen. Ist in speziellen Fällen die Anwendung eines Diuretikums indiziert, ist Hydrochlorothiazid Wirkstoff der Wahl; muss in der Akuttherapie schwerer hypertensiver Erkrankungen ein Schleifendiuretikum verwendet werden, so sollte dies Furosemid sein
- geeignete Antihypertensiva in der Schwangerschaft: Alpha-Methyldopa (1. Wahl), Nifedipin (Alternative), Metoprolol (Alternative)

Stillzeit

- kontraindiziert
- Anwendung nicht empfohlen, möglicherweise verminderte Milchproduktion
- mögliche Alternativen: Hydrochlorothiazid (bis 50 mg/d, formal ebenso kontraindiziert)

Niere

Bei terminaler Nierenfunktion kann eine Dosissteigerung auf bis zu 1 000 mg/d zur Aufrechterhaltung einer adäquaten Diurese erforderlich sein.

Leber

bei höhergradig eingeschränkter Leberfunktion: vorsichtige Eindosierung

Geschlechterspezifika

keine klinisch relevanten Unterschiede bekannt

Ethnien

keine klinisch relevanten Unterschiede bekannt

! Besonderheiten und Cave

- Auftreten einer Hypotonie bei Kombination mit einem ACE-Hemmer, einem Angiotensin-II-Rezeptor-Antagonisten oder Aliskiren möglich: niedrige Initialdosis wählen, erste Einnahme evtl. unter Beobachtung
- Aufgrund der relativ kurzen Halbwertszeit zweimal tägliche Gabe oder eine retardierte Darreichungsform bevorzugen
- Bei intravenöser Anwendung sollte eine Infusionsgeschwindigkeit von 4 mg/min nicht überschritten werden, daher bevorzugte Anwendung als Kurzinfusion
- 500 mg Tabletten und 250 mg/25 ml Injektionslösung nicht bei normaler Nierenfunktion anwenden
- Vorsichtige Anwendung bei Patienten mit vorbestehender Hypotonie, Hypoproteinämie und bei Patienten, die durch einen starken Blutdruckabfall besonders gefährdet wären (KHK, Aortenstenose, periphere oder cerebrale Durchblutungsstörungen in der Anamnese)
- Verschlechterung der Stoffwechsellage bei latentem oder manifestem Diabetes mellitus möglich
- Erhöhung der Harnsäurespiegel und Auslösung eines Gichtanfalls möglich
- Dekompensation bei Patienten mit Harnabflussbehinderungen möglich
- Im Falle einer Hypokaliämie erhöhtes Risiko von Arrhythmien, insbes. bei gleichzeitiger Einnahme von Torsade-de-pointes-induzierenden Substanzen
- Laborkontrollen: ► Anhang, S. 565

Wirkstoffbeurteilung

- Furosemid (und andere Schleifendiuretika) werden in der **Behandlung kardialer Ödeme bei Herzinsuffizienz** von den aktuellen Leitlinien empfohlen (McMurray et al. 2012). Diuretika führen hauptsächlich zu einer symptomatischen Besserung sowie zu einer Verminderung der Häufigkeit von Hospitalisierungen; Hinweise für eine Verringerung der Mortalität und einer Verbesserung der Belastungskapazität gibt es nur aus kleineren Studien. Diuretika sollten bei Herzinsuffizienz in Kombination mit adäquat dosiertem ACE-Hemmer und β-Rezeptoren-Blocker in der niedrigsten Dosis zum Erreichen eines stabilen „Trockengewichtes" eingesetzt werden.
- Furosemid (wie auch andere Schleifendiuretika) wird ferner empfohlen zur Behandlung von Volumenüberladung und Hypertonie bei chronischer Niereninsuffizienz (K/DOQI 2013) und in Kombination mit einem Aldosteronantagonisten in der Therapie von Aszites bei Leberzirrhose.

- Vermutlich aufgrund der längeren Halbwertszeit und der verlässlicheren Bioverfügbarkeit im Verhältnis zu Furosemid scheint Torasemid in der Therapie von Ödemen bei chronischer Herzinsuffizienz Vorteile zu bieten (Wargo et al. 2009). Den Nachweis einer signifikant verringerten Mortalität in einer qualitativ hochwertigen Studie gibt es nicht.
- Zur Behandlung einer arteriellen Hypertonie bei normaler Nierenfunktion sind Hydrochlorothiazid und Chlorthalidon Diuretika der Wahl.

Literatur

Kidney Disease Outcomes Quality Initiative (K/DOQI). K/DOQI clinical practice guidelines on hypertension and antihypertensive agents in chronic kidney disease. Guideline 12: Use of diuretics in CKD. Im Internet unter: http://www.kidney.org/professionals/kdoqi/guidelines_bp/guide_12.htm (zuletzt abgerufen am 15.07.2014).

McMurray JJ et al. ESC Guidelines for the diagnosis and treatment of acute and chronic heart failure 2012: The Task Force for the Diagnosis and Treatment of Acute and Chronic Heart Failure 2012 of the European Society of Cardiology. Developed in collaboration with the Heart Failure Association (HFA) of the ESC. Eur Heart J 2012; 33: 1787–847.

Wargo KA et al. A comprehensive review of the loop diuretics: should furosemide be first line? Ann Pharmacother 2009; 43: 1836–47.

Ginkgo

Wirksamkeit ↓	Nutzen-Risiko-Bewertung →
IND	**DOS**
demenzielles Syndrom	120–240 mg/d p. o.
pAVK (II)	2 × tgl. 80 mg p. o.
Tinnitus	2 × tgl. 80 mg p. o.
Vertigo	2 × tgl. 80 mg p. o.
NW	erhöhte Blutungsneigung, allergische Hautreaktionen, Magen-Darm-Beschwerden, Kopfschmerzen, Verstärkung bereits bestehender Schwindelbeschwerden
WW	gerinnungshemmende Wirkstoffe
CAVE	Ginkgo-Präparate präoperativ absetzen, Vorsicht bei Patienten mit Epilepsie

Für keine der zugelassenen Indikationen ist die Wirksamkeit von Ginkgo-Zubereitungen in qualitativ aussagekräftigen Studien belegt, weshalb die Anwendung auch in keiner relevanten Leitlinie empfohlen wird.

G

Handelsnamen und -formen

- Binko®, Ginkobil®, Kaveri®, Rökan®, Tebonin®, Ginkgo biloba (generisch)
- Dosis: 40 mg / 80 mg / 120 mg / 240 mg Tabletten; 40 mg/ml Tropfen

Pharmakologie

Wirkmechanismus

WM einzelner Komponenten des Ginkgoblätter-Trockenextraktes nicht bekannt

Indikationen und Dosis

- symptomatische Behandlung hirnorganisch bedingter geistiger Leistungseinbußen bei demenziellen Syndromen (im therapeutischen Gesamtkonzept)
  - Gesamttagesdosis 120–240 mg (3 × tgl. 40 mg p. o. oder 2–3 × tgl. 80 mg p. o. oder 2 × tgl. 120 mg p. o.)
- Verlängerung der schmerzfreien Gehstrecke bei pAVK Stadium II, Vertigo vaskulärer und involutiver Genese, Tinnitus vaskulärer und involutiver Genese (adjuvante Therapie)
  - 2 × tgl. 80 mg p. o.

» Kontraindikationen

Schwangerschaft

Nebenwirkungen

ohne Häufigkeitsangabe (vermutlich auf Placebo-Niveau): erhöhte Blutungsneigung, allergische Hautreaktionen, Magen-Darm-Beschwerden, Kopfschmerzen, Verstärkung bereits bestehender Schwindelbeschwerden

Wechselwirkungen

gerinnungshemmende Wirkstoffe: möglicherweise verstärkte Blutungsneigung, klinische Relevanz fraglich

Pharmakokinetik

- Angaben bezogen auf die Hauptinhaltsstoffe Ginkgolid A, Ginkgolid B und Bilobalid; die einzelnen Angaben differieren je nach einzelner Komponente
- BV: 70–98 %
- t_{max}: 1,5 h
- HWZ: 3–7 h
- Plasmaproteinbindung: 40–67 %
- Elimination: überwiegend renal

Intoxikation

- **Symptome:** nicht bekannt
- **Therapie:** keine

Einnahmehinweise und Patienteninformationen

- Einnahme unabhängig von den Mahlzeiten
- eine Einschränkung von Verkehrstüchtigkeit und Reaktionsfähigkeit ist sehr unwahrscheinlich

Spezielle Patientengruppen und Sondersituationen

Geriatrie

geeignet

- PRISCUS: nicht gelistet; BEERS: nicht gelistet

Pädiatrie

nicht zugelassen < 18 Jahren

Schwangerschaft

kontraindiziert (keine ausreichenden Daten zur abschließenden Beurteilung, vermutlich aber kein Sicherheitsrisiko bei kurzzeitiger Anwendung)

Stillzeit

keine ausreichenden Daten zur abschließenden Beurteilung, vermutlich aber kein Sicherheitsrisiko bei kurzzeitiger Anwendung

Niere bzw. Leber
keine Anpassung erforderlich

Geschlechterspezifika
keine klinisch relevanten Unterschiede bekannt

Ethnien
keine klinisch relevanten Unterschiede bekannt

! Besonderheiten und Cave
- Ginkgo-Präparate präoperativ absetzen (einzelne Hinweise auf erhöhte Blutungsbereitschaft)
- Patienten mit Epilepsie: einzelne Hinweise auf erhöhte Krampfbereitschaft

Wirkstoffbeurteilung
- Weder in der **Demenztherapie** noch in der -prävention ist die Wirksamkeit von Ginkgo-Zubereitungen in qualitativ aussagekräftigen Studien belegt (Birks et al. 2009) – auch nicht unterhalb der Schwelle zur Alzheimer-Demenz (DeKosky et al. 2008). Die Cochrane-Metaanalyse über 36 placebokontrollierte, randomisierte Studien zeigt eine inkonsistente Datenlage ohne klinisch relevanten Wirksamkeitsnachweis, sieht aber auch die Nebenwirkungsrate auf Placebo-Niveau (Birks et al. 2009). Andere Untersuchungen berichten von einem möglicherweise geringfügig erhöhten Risiko für hämorrhagische Schlaganfälle durch eine Ginkgo-Therapie (GEM-Studie 2008). Die Arzneimittelkommission der deutschen Ärzteschaft (AkdÄ) empfiehlt bei der Anwendung von Ginkgo-Präparaten eine eingehende Gerinnungsanamnese zu erheben und bei der Nutzen-Risiko-Abwägung zu berücksichtigen (AkdÄ 2002).
- Das IQWiG beschreibt in einer Stellungnahme von 2008 für den **Ginkgo-Extrakt EGb 761®** einen möglichen Nutzen für Demenz-Patienten (IQWiG 2008), räumt aber gleichzeitig ein, dass diese Einschätzung auf methodisch z. T. höchst fragwürdigen Studien beruht. Auch aktuellere Untersuchungen zur Wirksamkeit von EGb 761® überzeugen nicht: Eine herstellerfinanzierte Metaanalyse aus dem Jahr 2014 postuliert zwar die Wirksamkeit von EGb 761® bei Demenz-Patienten in Form einer Verbesserung von Kognition, Aktivitäten des alltäglichen Lebens und klinischem Gesamteindruck (Gauthier u. Schlaefke 2014); die Analyse bezieht sich aber auf extrem heterogene Primärdaten und untersucht den Effekt gegenüber Placebo, nicht gegenüber der aktuellen Standardmedikation (Acetylcholinesterase-Hemmer oder Memantin). Dieselben Limitationen gelten auch für eine chinesische Metaanalyse von 2015 (Tan et al. 2015). Der in diesem Zusammenhang häufig verbreitete Hinweis, der Einsatz des Ginkgo-Extrakts EGb 761® werde in der Demenz-Leitlinie der Schweizerischen Gesellschaft für Alterspsychiatrie und Alterspsychotherapie als wirksam empfohlen, ist irreführend: Tatsächlich besitzt diese Empfehlung aufgrund der limitierten Evidenz nur Empfehlungsgrad 3 (SGAP 2014).

- Bevor Ginkgo-Präparate als Therapieoptionen bei Demenz-Erkrankungen eingesetzt werden, sollten überzeugende Wirksamkeitsnachweise abgewartet werden. Hierzu sind Studien erforderlich, die exakt nach den verschiedenen Demenzformen (und weiteren relevanten Subgruppen) stratifizieren, die nicht nur gegen Placebo, sondern auch gegen die heute übliche Standardmedikation testen, und die herstellerunabhängig finanziert sind.
- Die zurzeit in Überarbeitung befindliche S3-Leitlinie „Demenzen" der Deutschen Gesellschaft für Psychiatrie, Psychotherapie und Nervenheilkunde (DGPPN) sowie der Deutschen Gesellschaft für Neurologie (DGN) empfiehlt Ginkgo weder zur Prävention von Demenzen (Evidenzebene Ib) noch zu deren Therapie (Evidenzebene Ia) (DGPPN u. DGN 2009).
- Für die **übrigen Indikationen** empfiehlt keine der aktuellen Leitlinien „Tinnitus" (Zenner et al. 2010), „Hörsturz" (Arnold et al. 2014), „Schwindel" (Strupp et al. 2008) oder „Periphere arterielle Verschlusskrankheit" (European Stroke Organisation et al. 2011) die Anwendung von Ginkgo-Extrakten.

Literatur

Arnold W et al. Hörsturz (Akuter idiopathischer sensorineuraler Hörverlust). Leitlinie der Deutschen Gesellschaft für Hals-Nasen-Ohren-Heilkunde, Kopf- und Hals-Chirurgie. AWMF-Registernummer 017/010. 2014.

AkdÄ. Blutungen unter der Gabe von Ginkgo-biloba-Extrakten – Cave Kombination mit Gerinnungshemmern! (Mitteilungen aus der UAW-Datenbank). Dtsch Ärztebl 2002; 99(33): A-2214/B-1886/ C-1770.

Birks J et al. Ginkgo biloba for cognitive impairment and dementia. Cochrane Database Syst Rev 2009; CD003120.

DeKosky ST et al. Ginkgo biloba for prevention of dementia. JAMA 2008; 300: 2253–62.

DGPPN, DGN. S3-Leitlinie „Demenzen"; http://www.dgn.org/images/stories/dgn/pdf/s3_leitlinie-demenzen.pdf. Langversion: 23. November 2009. Letzter Zugriff: 30.01.2015.

European Stroke Organisation et al. ESC Guidelines on the diagnosis and treatment of peripheral artery diseases: Document covering atherosclerotic disease of extracranial carotid and vertebral, mesenteric, renal, upper and lower extremity arteries. Eur Heart J 2011; 32: 2851–906.

Gauthier S, Schlaefke S. Efficacy and tolerability of Ginkgo biloba extract EGb 761® in dementia. Clin Interv Aging 2014; 9: 2065–77.

IQWiG. Ginkgohaltige Präparate bei Alzheimer Demenz. Abschlussbericht A05–19B (Version 1.0, Stand: 29.9.2008). Köln, IQWiG 2008.

Schweizerische Gesellschaft für Alterspsychiatrie und Alterspsychotherapie (SGAP) et al. Empfehlungen zur Diagnostik und Therapie der behavioralen und psychologischen Symptome der Demenz (BPSD). Praxis 2014; 103(3): 135–48.

Strupp M et al. Schwindel-Therapie. Leitlinie der Deutschen Gesellschaft für Neurologie. AWMF-Registernummer 030/018. 2008.

Tan MS et al. Efficacy and adverse effects of ginkgo biloba for cognitive impairment and dementia: a systematic review and meta-analysis. J Alzheimers Dis 2015; 43(2): 589–603.

Zenner HP et al. Tinnitus. Leitlinie der Deutschen Gesellschaft für Hals-Nasen-Ohren-Heilkunde, Kopf- und Hals-Chirurgie. AWMF-Registernummer 017/064. 2010.

Glibenclamid

Wirksamkeit ↑	Nutzen-Risiko-Bewertung ↑
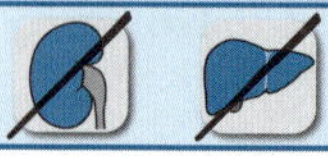	
IND	**DOS**
Diabetes mellitus Typ 2	1 × tgl. 1–3,5 mg p. o., ggf. Dosissteigerung auf max. 15 mg/d
NW	Hypoglykämie, Gewichtszunahme
WW	ASS, Diuretika, β-Rezeptoren-Blocker, ACE-Hemmer, Fibrate, Neuroleptika, Alpha-Rezeptoren-Blocker, Cotrimoxazol, Doxycyclin, Exenatide, Fluorchinolone, MAO-Hemmer, Glucocorticoide
CAVE	Hypoglykämien (protrahiert-rezidivierend!)

Sulfonylharnstoffe wie Glibenlamid sollten als Primärtherapie nur bei Patienten mit Metforminunverträglichheit oder -kontraindikationen eingesetzt werden. Die Kombination von Sulfonylharnstoffen mit Metformin erhöht möglicherweise die kardiovaskuläre Mortalität im Vergleich zur Monotherapie.

G

Handelsnamen und -formen

- Euglucon®, Maninil®, Glibenclamid (generisch)
- Dosis: 1 mg / 1,75 mg / 3,5 mg / 5 mg Tabletten

Pharmakologie

Wirkmechanismus

orales Antidiabetikum aus der Gruppe der Sulfonylharnstoffe

- Steigerung der Insulinsekretion aus den B-Zellen des Pancreas und Steigerung der Insulinempfindlichkeit peripherer Gewebe
- BZ-Senkung

Indikationen und Dosis

nicht insulinabhängiger Diabetes mellitus bei Erwachsenen (NIDDM Typ 2), wenn andere Maßnahmen wie konsequente Einhaltung der Diabetesdiät, Gewichtsreduktion bei Übergewicht und ausreichende körperliche Betätigung nicht zu einer befriedigenden Einstellung des Blutglucosespiegels geführt haben

- initial 1 × tgl. 1–3,5 mg p. o., ggf. Dosissteigerung auf die therapeutisch erforderliche Dosis bis max. 10,5 mg/d

- bei Tagesdosen von mehr als 2 Tabletten sollte die Gesamtmenge im Verhältnis von 2 : 1 auf eine höhere Morgengabe und niedrigere Abendgabe aufgeteilt werden

» Kontraindikationen

Überempfindlichkeit gegenüber anderen Sulfonylharnstoffen, Sulfonamiden oder Probenecid, insulinabhängiger Diabetes mellitus Typ 1, komplettes Sekundärversagen der Glibenclamid-Therapie bei Diabetes mellitus Typ 2, acidotische Stoffwechsellage, Präcoma oder Coma diabeticum, Pancreasresektion, schwere Leber- oder Nierenfunktionsstörungen, gleichzeitige Anwendung von Bosentan, Schwangerschaft und Stillzeit

Nebenwirkungen

- **sehr häufig:** keine
- **häufig:** Hypoglykämie, Gewichtszunahme
- **weitere relevante Nebenwirkungen:** Übelkeit/Erbrechen, metallischer Geschmack, Pruritus/Urticaria, erhöhte Photosensibilität, Thrombozytopenie, Leukopenie, Erythropenie, Agranulozytose

G

Wechselwirkungen

kontraindiziert: keine

problematisch: Acetazolamid[1], Acetylsalicylsäure[2], Paraaminosalicylsäure[2], Amilorid[1], Atenolol[3], Benazepril[2], Bendamustin[2], Betamethason[1], Bezafibrat[2], Bisoprolol[3], Captopril[2], Carvedilol[3], Celiprolol[3], Chlorambucil[2], Chloramphenicol[2], Chlorpromazin[1], Chlorthalidon[1], Cilazapril[2], Ciprofloxacin[2], Clarithromycin[2], Clofibrat[2], Clonidin[4], Cloprednol[1], Cotrimoxazol[2], Cyclophosphamid[2], Deflazacort[1], Dexamethason[1], Diazoxid[1], Disopyramid[2], Doxazosin[3], Doxycyclin[2], Enalapril[2], Eplerenon[1], Esmolol[3], Exenatide[2], Fenfluramin[2], Fluconazol[2], Fluoxetin[2], Fluphenazin[1], Fosinopril[2], Furosemid[1], Gliclazid[5], Glimepirid[5], Gliquidon[5], Guanethidin[4], Hydrochlorothiazid[1], Hydrocortison[1], Ifosfamid[2], Indapamid[1], Isoniazid[1], Levofloxacin[2], Levomepromazin[1], Levothyroxin[1], Linezolid[2], Liothyronin[1], Lisinopril[2], Melphalan[2], Mesoridazin[1], Metamizol[2], Methylprednisolon[1], Metoprolol[3] Miconazol[2], Moclobemid[2], Moexipril[2], Moxifloxacin[2], Nateglinid[5], Nebivolol[3], Novaminsulfon[2], Ofloxacin[2], Paraaminosalicylsäure[2], Penbutolol[3], Pentoxifyllin (parenteral)[2], Perhexilin[2], Perindopril[2], Perphenazin[1], Phenazon[2], Phenobarbital[1], Phenprocoumon[6], Phenylbutazon[2], Phenytoin[1], Piperazin[1], Piretanid[1], Prazosin[3], Prednisolon[1], Prednison[1], Primidon[1], Probenecid[2], Prochlorperazin[1], Promazin[1], Propranolol[3], Propyphenazon[2], Quinapril[2], Ramipril[2], Rasagilin[2], Repaglinid[5], Reserpin[4], Rifampicin[1], Selegilin[2], Spirapril[2], Spironolacton[1], Sulfadiazin[2], Sulfamethoxazol[2], Terazosin[3], Testosteron[2], Tetracyclin[2], Thioridazin[1], Torasemid[1], Trandolapril[2], Tranylcypromin[2], Triamcinolon[1], Triamteren[1], Trifluoperazin[1], Triflupromazin[1], Tritoqualin[2], Trofosfamid[2], Urapidil[3], Warfarin[6], Xipamid[1], Zofenopril[2]

1 Abschwächung der BZ-senkenden Wirkung von Glibenclamid (ggf. Dosisanpassung)
2 Wirkungsverstärkung von Glibenclamid, erhöhtes Hypoglykämie-Risiko (bei Dosierung berücksichtigen!)
3 Wirkungsverstärkung von Glibenclamid, erhöhtes Hypoglykämie-Risiko, physiologische Warnzeichen einer Hypoglykämie können kaschiert sein (bei Dosierung berücksichtigen!)
4 physiologische Warnzeichen einer Hypoglykämie können kaschiert sein
5 Wirkungsverstärkung von Glibenclamid, erhöhtes Hypoglykämie-Risiko (Kombination pharmakologisch nicht sinnvoll)
6 Wirkungsverstärkung von Glibenclamid, erhöhtes Hypoglykämie-Risiko (bei Dosierung berücksichtigen!); die antikoagulative Wirkung des Vitamin-K-Antagonisten kann verstärkt oder abgeschwächt sein (INR-Kontrolle)

Pharmakokinetik

- BV: 99 %
- t_{max}: 1–2 h
- HWZ: 2–10 h
- Plasmaproteinbindung: 98 %
- Metabolisierung über CYP2C9 und mehrere andere Wege
- Elimination: 50 % renal, 50 % biliär

Intoxikation

- **Symptome:** schwere protrahierte und lebensbedrohliche Hypoglykämien, hypoglykämischer Schock (Bewusstlosigkeit, Tachykardie, feuchte Haut, Hyperthermie, Hyperreflexie, Paresen mit positivem Babinski-Reflex)
- **Therapie:** Resorptionshemmung (Gabe von Aktivkohlesuspension [1 g/kg KG], in Einzelfällen Magenspülung), intravenöse Glucosezufuhr (intravenöse Injektion von 30–50 ml einer 40–50%igen Glucoselösung [entspricht 10–25 g Glucose], gefolgt von einer Infusion von 5–10%iger Glucoselösung unter ständiger BZ-Kontrolle)
- **Cave:** Sulfonylharnstoff-induzierte Hypoglykämien nicht mit Glucagon therapieren: Glucagon führt bei noch funktionierenden Beta-Zellen zur vermehrten Insulinfreisetzung (Verstärkung der Hypoglykämie!)

Einnahmehinweise und Patienteninformationen

- potenzielle Hypoglykämiegefahr (sorgfältig auf mögliche Symptome achten, immer 20 g Traubenzucker mitführen)
- eine Einschränkung von Verkehrstüchtigkeit und Reaktionsfähigkeit ist bei stabiler BZ-Einstellung unwahrscheinlich; bei häufigeren Hypoglykämien in der Anamnese auf aktive Teilnahme am Straßenverkehr verzichten
- Alkoholkonsum vermeiden (Glibenclamid-vermittelte Alkoholunverträglichkeit *und* erhöhtes Hypoglykämie-Risiko)
- Stress, Übelkeit/Erbrechen und ungewohnte Nahrungskarenz können das Hypoglykämie-Risiko erhöhen

- Tabletten immer zur gleichen Tageszeit einnehmen, unabhängig von den Mahlzeiten
- Patienten mit gleichzeitiger Einnahme von β-Rezeptoren-Blockern darauf aufmerksam machen, dass die Symptome einer Hypoglykämie abgemildert/kaschiert sein können
- bei Frauen im gebärfähigen Alter auf sichere Kontrazeption während der Therapie hinweisen!

Spezielle Patientengruppen und Sondersituationen

Geriatrie

- geeignet
  PRISCUS: nicht gelistet
  BEERS: nicht gelistet
- vorsichtig dosieren: erhöhtes Hypoglykämie-Risiko durch eingeschränkte Nierenfunktion und Schwankungen des Körpergewichts (relative Überdosierung)
- grundsätzlich Metformin bevorzugen: keine Gefahr von Hypoglykämien
- bei Indikation für einen Sulfonylharnstoff: Wirkstoffe mit kürzerer Halbwertszeit bevorzugen (z. B. Gliquidon), um protrahierte Hypoglykämien zu verhindern
- **Cave:** neurologische Symptomatik im Rahmen einer über Tage anhaltenden Hypoglykämie wird bei geriatrischen Patienten mitunter als cerebraler Insult verkannt

Pädiatrie

- nicht zugelassen
- 1. Wahl zur medikamentösen Therapie des Diabetes mellitus Typ 2 im Kindes- und Jugendalter ist Metformin (keine Hypoglykämiegefahr, Vorteile bei der Gewichtsentwicklung)

Schwangerschaft

- kontraindiziert
- Typ-2-Diabetikerinnen, die mit Glibenclamid behandelt werden, sollten schon bei der Planung, spätestens jedoch bei Eintritt einer Schwangerschaft auf Humaninsulin eingestellt werden
- schwangere Patientinnen mit Gestationsdiabetes sollten keine oralen Antidiabetika erhalten, sondern grundsätzlich auf Humaninsulin eingestellt werden

Stillzeit

- kontraindiziert
- bisherige Daten deuten jedoch auf keinerlei Nachteil/Gefährdung von Säuglingen hin, die durch Mütter unter Glibenclamid-Therapie gestillt werden

Niere

- **GFR > 60 ml/min/1,73 m²:** keine Einschränkung
- **GFR > 60 ml/min/1,73 m²:** vorsichtig dosieren
- **GFR < 30 ml/min/1,73 m²:** kontraindiziert (Umstellung auf Insulin)

Leber

- **leichte bis mittelgradige Einschränkung der Leberfunktion:** vorsichtig dosieren
- **schwere Einschränkung der Leberfunktion:** kontraindiziert (Umstellung auf Insulin)

Geschlechterspezifika

keine klinisch relevanten Unterschiede bekannt

Ethnien

keine klinisch relevanten Unterschiede bekannt

G

! Besonderheiten und Cave

- durch Glibenclamid bedingte Hypoglykämien sind häufig langanhaltend und über bis zu 72 h rezidivierend
- β-Rezeptoren-Blocker können Warnsymptome einer Hypoglykämie kaschieren
- erhöhtes Hypoglykämie-Risiko bei Patienten mit Cerebralsklerosen und bei nichtkooperativen Patienten
- bei Veränderungen des Körpergewichts oder relevanten Lebensstiländerungen die Dosis anpassen
- vorsichtige Dosisfindung bei Patienten mit Unterfunktion der Schilddrüse, der Hypophyse oder der Nebennierenrinde
- für die Langzeittherapie meist nicht geeignet, da die Wirksamkeit von Glibenclamid im Behandlungsverlauf, wie bei allen Sulfonylharnstoffen, nachlässt (am wenigsten ausgeprägt ist dieser B-Zellen-erschöpfende Effekt bei Glimepirid); ständige Dosiserhöhung kann jedoch zur Erschöpfung der B-Zellen und zur Verschlechterung der Stoffwechsellage führen, Erholung durch temporäre Insulintherapie möglich

Wirkstoffbeurteilung

- Orales Antidiabetikum der 1. Wahl ist unverändert Metformin; Sulfonylharnstoffe wie Glibenclamid sollten als Primärtherapie **nur bei Patienten mit Metformin-Unverträglichkeit oder -kontraindikationen** eingesetzt werden. Besteht aufgrund dessen jedoch die Indikation für einen Sulfonylharnstoff, sind Glibenclamid und Glimepirid (außer bei geriatrischen Patienten) Wirkstoffe der 1. Wahl: Unter beiden Substanzen kommt es zur dosisabhängigen Senkung der Plasmaglucosekonzentration sowie des HbA_{1c} und zur Reduktion des mikrovaskulären Risikos (insbes. Retinopathie); ein günstiger Effekt auf makrovaskuläre Ereignisse hingegen ist nicht belegt.

- Zwar gibt es Hinweise darauf, dass Glimepirid seiner Vorgängersubstanz Glibenclamid in einigen Punkten überlegen ist (geringeres Hypoglykämie-Risiko, geringeres Risiko einer Gewichtszunahme, bei Langzeittherapie geringeres Risiko der B-Zellen-Erschöpfung). Diese Hinweise sind bislang allerdings nicht gesichert und eine Bedeutung hinsichtlich klinischer Endpunkte ist nicht belegt. Eine Begründung für den vermehrten Einsatz von Glimepirid statt Glibenclamid lässt sich daher nicht ableiten (BÄK 2013).
- Die **Kombination von Sulfonylharnstoffen mit Metformin** erhöht möglicherweise die kardiovaskuläre Mortalität im Vergleich zur Monotherapie; dieser negative Effekt ist bei Glibenclamid möglicherweise stärker ausgeprägt als bei anderen Sulfonylharnstoffen (wie z. B. Glimepirid), die Datenlage zu diesem Thema ist allerdings wenig aussagekräftig (Monami et al. 2006).
- **Nachteile** aller Sulfonylharnstoffe sind das ausgeprägte Hypoglykämie-Risiko und die Gewichtszunahme durch gesteigerte Insulinfreisetzung. Bei Patienten mit kardialen Risikofaktoren (insbes. KHK) sollte wegen möglicher kardiotoxischer Effekte der Sulfonylharnstoffe bevorzugt Insulin eingesetzt werden.

Literatur

Bundesärztekammer (BÄK), Kassenärztliche Bundesvereinigung (KBV), Arbeitsgemeinschaft der Wissenschaftlichen Medizinischen Fachgesellschaften (AWMF). Nationale VersorgungsLeitlinie Therapie des Typ-2-Diabetes – Langfassung. 1. Aufl. 2013.

Monami M. et al. Three-year mortality in diabetic patients treated with different combinations of insulin secretagogues and metformin. Diabetes Metab Res Rev 2006; 22: 477–82.

Glimepirid

Wirksamkeit ↑	Nutzen-Risiko-Bewertung ↑
	CYP3A4
IND	**DOS**
Diabetes mellitus Typ 2	1 × tgl. 1 mg p. o., ggf. Dosissteigerung auf max. 4–6 mg/d
NW	Hypoglykämie, Gewichtszunahme
WW	ASS, Diuretika, β-Rezeptoren-Blocker, ACE-Hemmer, Fibrate, Neuroleptika, Alpha-Rezeptoren-Blocker, Cotrimoxazol, Doxycyclin, Exenatide, Fluorchinolone, MAO-Hemmer, Glucocorticoide
CAVE	Hypoglykämien (protrahiert-rezidivierend!)

Sulfonylharnstoffe wie Glimepirid sollten als Primärtherapie nur bei Patienten mit Metformin-Unverträglichkeit oder -kontraindikationen eingesetzt werden. Die Kombination von Sulfonylharnstoffen mit Metformin erhöht möglicherweise die kardiovaskuläre Mortalität im Vergleich zur Monotherapie. Innerhalb der Gruppe der Sulfonylharnstoffe ist Glimepirid für die Langzeittherapie am ehesten geeignet.

Handelsnamen und -formen

- Amaryl®, Glimepirid (generisch)
- Dosis: 1 mg / 2 mg / 3 mg / 4 mg / 6 mg Tabletten

Pharmakologie

Wirkmechanismus

orales Antidiabetikum aus der Gruppe der Sulfonylharnstoffe

- Steigerung der Insulinsekretion aus den B-Zellen des Pancreas und Steigerung der Insulinempfindlichkeit peripherer Gewebe
- BZ-Senkung

Indikationen und Dosis

nicht insulinabhängiger Diabetes mellitus (NIDDM Typ 2), wenn Diät, körperliche Aktivität und Gewichtsreduktion allein nicht ausreichen

- initial 1 × tgl. 1 mg p. o., ggf. Dosissteigerung in Intervallen von 1–2 Wochen auf bis zu 4 mg/d p. o.; Dosierungen oberhalb von 4 mg/d zeigen selten eine gesteigerte Wirkungen; zugelassene Maximaldosierung: 6 mg/d

» Kontraindikationen

Überempfindlichkeit gegenüber anderen Sulfonylharnstoffen oder Sulfonamiden, insulinabhängiger Diabetes mellitus Typ 1, Ketoacidose, Präcoma oder Coma diabeticum, schwere Leber- oder Nierenfunktionsstörungen, Schwangerschaft und Stillzeit

Nebenwirkungen

- **sehr häufig:** keine
- **häufig:** keine
- **weitere relevante Nebenwirkungen:** Gewichtszunahme, Hypoglykämie, Thrombozytopenie, Leukopenie, Erythropenie, Agranulozytose, hämolytische Anämie

Wechselwirkungen

kontraindiziert: keine

problematisch: Acetazolamid[1], Acetylsalicylsäure[2], Amilorid[1], Aprepitant[3], Atenolol[4], Benazepril[2], Bendamustin[2], Benzbromaron[5], Betamethason[1], Bezafibrat[2], Bisoprolol[4], Bosentan[3], Capecitabin[5], Captopril[2], Carbamazepin[3], Carvedilol[4], Celiprolol[4], Chlorambucil[2], Chloramphenicol[2], Chlorpromazin[1], Chlorthalidon[1], Cilazapril[2], Ciprofloxacin[2], Clarithromycin[2], Clofibrat[2], Clonidin[6], Cloprednol[1], Colchicin[5], Cotrimoxazol[5], Cyclophosphamid[2], Darunavir[3], Deflazacort[1], Dexamethason[1], Diazoxid[1], Disopyramid[2], Doxazosin[4], Doxycyclin[2], Enalapril[2], Eplerenon[1], Esmolol[4], Exenatide[2], Fenfluramin[2], Fenofibrat[5], Fluconazol[5], Fluoruracil[5], Fluoxetin[2], Fluphenazin[1], Fosinopril[2], Furosemid[1], Gliclazid[7], Glibenclamid[7], Gliquidon[7], Guanethidin[6], Hydrochlorothiazid[1], Hydrocortison[1], Ifosfamid[2], Indapamid[1], Isoniazid[1], Johanniskraut[3], Leflunomid[5], Levofloxacin[2], Levomepromazin[1], Levothyroxin[1], Linezolid[2], Liothyronin[1], Lisinopril[2], Melphalan[2], Mesoridazin[1], Metamizol[2], Methylprednisolon[1], Metoprolol[4], Miconazol[5], Moclobemid[2], Moexipril[2], Moxifloxacin[2], Nateglinid[7], Nebivolol[4], Noscapin[5], Novaminsulfon[2], Ofloxacin[2], Paraaminosalicylsäure[2], Penbutolol[4], Pentoxifyllin (parenteral)[2], Perhexilin[2], Perindopril[2], Perphenazin[1], Phenazon[2], Phenobarbital[3], Phenprocoumon[8], Phenylbutazon[5], Phenytoin[1], Piperazin[1], Piretanid[1], Prazosin[4], Prednisolon[1], Prednison[1], Primidon[3], Probenecid[2], Prochlorperazin[1], Promazin[1], Propranolol[4], Propyphenazon[2], Quinapril[2], Ramipril[2], Rasagilin[2], Repaglinid[7], Reserpin[6], Rifampicin[3], Ritonavir[3], Selegilin[2], Spirapril[2], Spironolacton[1], Sulfadiazin[2], Sulfamethoxazol[2], Sultiam[5], Tamoxifen[5], Terazosin[4], Testosteron[2], Tetracyclin[2], Thioridazin[1], Torasemid[1], Trandolapril[2], Tranylcypromin[2], Triamcinolon[1], Triamteren[1], Trifluoperazin[1], Triflupromazin[1], Tritoqualin[2], Trofosfamid[2], Urapidil[4], Valproat[5], Voriconazol[5], Warfarin[8], Xipamid[1], Zofenopril[2]

1 Abschwächung der BZ-senkenden Wirkung von Glimepirid (ggf. Dosisanpassung)

2 Wirkungsverstärkung von Glimepirid, erhöhtes Hypoglykämie-Risiko (bei Dosierung berücksichtigen!)

3 CYP2C9-Induktion, dadurch erniedrigte Plasmakonzentrationen von Glimepirid (bei Dosierung berücksichtigen)
4 Wirkungsverstärkung von Glimepirid, erhöhtes Hypoglykämie-Risiko, physiologische Warnzeichen einer Hypoglykämie können kaschiert sein (bei Dosierung berücksichtigen!)
5 CYP2C9-Inhibition, dadurch erhöhte Plasmakonzentrationen von Glimepirid (bei Dosierung berücksichtigen)
6 physiologische Warnzeichen einer Hypoglykämie können kaschiert sein
7 Wirkungsverstärkung von Glimepirid, erhöhtes Hypoglykämie-Risiko (Kombination pharmakologisch nicht sinnvoll)
8 Wirkungsverstärkung von Glimepirid, erhöhtes Hypoglykämie-Risiko (bei Dosierung berücksichtigen!); die antikoagulative Wirkung des Vitamin-K-Antagonisten kann verstärkt oder abgeschwächt sein (INR-Kontrolle)

Pharmakokinetik

- BV: 99 %
- t_{max}: 2,5 h
- HWZ: 5–8 h
- Plasmaproteinbindung: 99 %
- Metabolisierung überwiegend über CYP2C9
- Elimination: 60 % renal, 40 % biliär

G

Intoxikation

- **Symptome:** schwere protrahierte und lebensbedrohliche Hypoglykämien, hypoglykämischer Schock (Bewusstlosigkeit, Tachykardie, feuchte Haut, Hyperthermie, Hyperreflexie, Paresen mit positivem Babinski-Reflex)
- **Therapie:** Resorptionshemmung (Gabe von Aktivkohlesuspension [1 g/kg KG]; Laxanzien, wie z. B. Natriumsulfat [30 g p. o.]); intravenöse Glucosezufuhr (intravenöse Injektion von 30–50 ml einer 40–50%igen Glucoselösung [entspricht 10–25 g Glucose], gefolgt von einer Infusion von 5–10%iger Glucoselösung unter ständiger BZ-Kontrolle)
- **Cave:** Sulfonylharnstoff-induzierte Hypoglykämien nicht mit Glucagon therapieren: Glucagon führt bei noch funktionierenden Beta-Zellen zur vermehrten Insulinfreisetzung (Verstärkung der Hypoglykämie!)

Einnahmehinweise und Patienteninformationen

- Einnahme zur ersten Hauptmahlzeit des Tages
- potenzielle Hypoglykämiegefahr (sorgfältig auf mögliche Symptome achten, immer 20 g Traubenzucker mitführen)
- eine Einschränkung von Verkehrstüchtigkeit und Reaktionsfähigkeit ist bei stabiler BZ-Einstellung unwahrscheinlich; bei häufigeren Hypoglykämien in der Anamnese auf aktive Teilnahme am Straßenverkehr verzichten
- Alkoholkonsum vermeiden (erhöhtes Hypoglykämie-Risiko)
- Stress, Übelkeit/Erbrechen und ungewohnte Nahrungskarenz können das Hypoglykämie-Risiko erhöhen
- Tabletten immer zur gleichen Tageszeit einnehmen

- Patienten mit gleichzeitiger Einnahme von β-Rezeptoren-Blockern darauf aufmerksam machen, dass die Symptome einer Hypoglykämie abgemildert/kaschiert sein können
- bei Frauen im gebärfähigen Alter auf sichere Kontrazeption während der Therapie hinweisen!

Spezielle Patientengruppen und Sondersituationen

Geriatrie

- geeignet
  PRISCUS: nicht gelistet
  BEERS: nicht gelistet
- vorsichtig dosieren: erhöhtes Hypoglykämie-Risiko durch eingeschränkte Nierenfunktion und Schwankungen des Körpergewichts (relative Überdosierung)
- grundsätzlich Metformin bevorzugen: keine Gefahr von Hypoglykämien
- bei Indikation für einen Sulfonylharnstoff: Wirkstoffe mit kürzerer Halbwertszeit bevorzugen (z. B. Gliquidon), um protrahierte Hypoglykämien zu verhindern
- **Cave:** neurologische Symptomatik im Rahmen einer über Tage anhaltenden Hypoglykämie wird bei geriatrischen Patienten mitunter als cerebraler Insult verkannt

Pädiatrie

- Anwendung nicht empfohlen
- 1. Wahl zur medikamentösen Therapie des Diabetes mellitus Typ 2 im Kindes- und Jugendalter ist Metformin (keine Hypoglykämiegefahr, Vorteile bei der Gewichtsentwicklung)

Schwangerschaft

- kontraindiziert
- Typ-2-Diabetikerinnen, die mit Glimepirid behandelt werden, sollten schon bei der Planung, spätestens jedoch bei Eintritt einer Schwangerschaft auf Humaninsulin eingestellt werden
- schwangere Patientinnen mit Gestationsdiabetes sollten keine oralen Antidiabetika erhalten, sondern grundsätzlich auf Humaninsulin eingestellt werden

Stillzeit

- möglichst nicht anwenden
- bisherige Daten deuten jedoch auf keinerlei Nachteil/Gefährdung von Säuglingen hin, die durch Mütter unter Glimepirid-Therapie gestillt werden

Niere

- **GFR > 60 ml/min/1,73 m^2:** keine Einschränkung
- **GFR > 60 ml/min/1,73 m^2:** vorsichtig dosieren
- **GFR < 30 ml/min/1,73 m^2:** kontraindiziert (Umstellung auf Insulin)

Leber

- **leichte bis mittelgradige Einschränkung der Leberfunktion:** vorsichtig dosieren
- **schwere Einschränkung der Leberfunktion:** kontraindiziert (Umstellung auf Insulin)

Geschlechterspezifika

keine klinisch relevanten Unterschiede bekannt

Ethnien

keine klinisch relevanten Unterschiede bekannt

! Besonderheiten und Cave

- kommt es bei Patienten unter der Dosierung von 1 mg/d bereits zu Hypoglykämien, kann der Diabetes i. d. R. mit diätetischen Maßnahmen allein ausreichend eingestellt werden
- bei Veränderungen des Körpergewichts oder relevanten Lebensstiländerungen die Dosis anpassen; auch im Verlauf der Glimepirid-Behandlung kann der Bedarf durch gesteigerte periphere Insulinsensitivität sinken
- durch Glimepirid bedingte Hypoglykämien sind häufig langanhaltend und über bis zu 72 h rezidivierend
- β-Rezeptoren-Blocker können Warnsymptome einer Hypoglykämie kaschieren
- erhöhtes Hypoglykämie-Risiko bei Patienten mit Cerebralsklerosen und bei nichtkooperativen Patienten
- vorsichtige Dosisfindung bei Patienten mit Unterfunktion der Schilddrüse, der Hypophyse oder der Nebennierenrinde
- innerhalb der Gruppe der Sulfonylharnstoffe ist Glimepirid für die Langzeittherapie am ehesten geeignet; ständige Dosiserhöhung kann dennoch zur Erschöpfung der B-Zellen und zur Verschlechterung der Stoffwechsellage führen; Erholung durch temporäre Insulintherapie möglich

G

Wirkstoffbeurteilung

- Orales Antidiabetikum der 1. Wahl ist unverändert Metformin; Sulfonylharnstoffe wie Glimepirid sollten als Primärtherapie **nur bei Patienten mit Metformin-Unverträglichheit oder -kontraindikationen** eingesetzt werden. Besteht aufgrund dessen jedoch die Indikation für einen Sulfonylharnstoff, sind Glimepirid und Glibenclamid (außer bei geriatrischen Patienten) Wirkstoffe der 1. Wahl: Unter beiden Substanzen kommt es zur dosisabängigen Senkung der Plasmaglucosekonzentration und des HbA_{1c} und zur Reduktion des mikrovaskulären Risikos (insbes. Retinopathie); ein günstiger Effekt auf makrovaskuläre Ereignisse hingegen ist nicht belegt.
- Zwar gibt es Hinweise darauf, dass Glimepirid seiner Vorgängersubstanz Glibenclamid in einigen Punkten überlegen ist (geringeres Hypoglykämie-Risiko,

geringeres Risiko einer Gewichtszunahme, bei Langzeittherapie geringeres Risiko der B-Zellen-Erschöpfung); diese Hinweise sind bislang allerdings nicht gesichert und eine Bedeutung hinsichtlich klinischer Endpunkte ist nicht belegt. Eine Begründung für den vermehrten Einsatz von Glimepirid statt Glibenclamid lässt sich daher nicht ableiten (BÄK 2013).

- Die **Kombination von Sulfonylharnstoffen mit Metformin** erhöht möglicherweise die kardiovaskuläre Mortalität im Vergleich zur Monotherapie; dieser negative Effekt ist bei Glimepirid möglicherweise geringer ausgeprägt als bei anderen Sulfonylharnstoffen (wie z. B. Glibenclamid), die Datenlage zu diesem Thema ist allerdings wenig aussagekräftig (Monami et al. 2006).
- **Nachteile** aller Sulfonylharnstoffe sind das ausgeprägte Hypoglykämie-Risiko und die Gewichtszunahme durch gesteigerte Insulinfreisetzung. Bei Patienten mit kardialen Risikofaktoren (insbes. KHK) sollte wegen möglicher kardiotoxischer Effekte der Sulfonylharnstoffe bevorzugt Insulin eingesetzt werden.

Literatur

Bundesärztekammer (BÄK), Kassenärztliche Bundesvereinigung (KBV), Arbeitsgemeinschaft der Wissenschaftlichen Medizinischen Fachgesellschaften (AWMF). Nationale VersorgungsLeitlinie Therapie des Typ 2-Diabetes – Langfassung. 1. Aufl. 2013.

Monami M. et al. Three-year mortality in diabetic patients treated with different combinations of insulin secretagogues and metformin. Diabetes Metab Res Rev 2006; 22: 477–82.

Hydrochlorothiazid

Wirksamkeit ↑	Nutzen-Risiko-Bewertung ↑
QT-Zeit	
IND	**DOS**
arterielle Hypertonie	1 × tgl. 12,5–25 mg p. o.
kardiale, hepatische und renale Ödeme	25–100 mg/d p. o. (Einmaldosis oder aufgeteilt in 2 Dosen)
NW	Hypokaliämie, Hyponatriämie, Hypomagnesiämie, Hyperurikämie, Erhöhung der Serumlipide
WW	Antihypertensiva, Antiarrhythmika, Antidepressiva, Antikonvulsiva, Neuroleptika, Ciclosporin, Digitalis-Glykoside, andere Diuretika, Glucocorticoide, Laxanzien, Lithium, Methotrexat, NSAR, orale Antidiabetika, Zytostatika
CAVE	Elektrolyt- und/oder Volumendefizite vor Therapiebeginn ausgleichen; Vorsicht bei digitalisierten Patienten, Hyperurikämie, Hyperkalzämie, Herzinsuffizienz oder Diabetes

Hydrochlorothiazid ist ein wirksames Diuretikum; allerdings ist es in niedrigen Dosierungen anderen Antihypertensiva unterlegen, während aber bei höheren Dosierungen die Nebenwirkungsrate zunimmt. Bei Patienten mit Diabetes mellitus sollte die antihypertensive Therapie nicht mit Hydrochlorothiazid, sondern vorzugsweise mit ACE-Hemmern oder beginnen.

Handelsnamen und -formen

- Disalunil®, Esidrix®, HCT, Hydrochlorothiazid (generisch)
- Dosis: 25 mg / 12,5 mg Tabletten
- diverse Kombinationen mit anderen Antihypertensiva

Pharmakologie

Wirkmechanismus

Thiazid-Diuretikum

- Hemmung des N^+/Cl^--Kotransports im distalen Tubulus
- vermehrte Ausscheidung Natrium, Chlorid, Kalium und Wasser; vermehrte Rückresorption von Calcium
- Diurese, Blutdrucksenkung

H

Indikationen und Dosis

- arterielle Hypertonie
  - 1 × tgl. 12,5–25 mg p. o. (morgens)
- kardiale, hepatische und renale Ödeme
  - 25–100 mg/d p. o. (Einmaldosis oder aufgeteilt in 2 Dosen)

» Kontraindikationen

Überempfindlichkeit gegenüber Sulfonamiden, schwere Niereninsuffizienz (GFR < 30 ml/min/1,73 m²), Anurie, akute Glomerulonephritis, Coma und Praecoma hepaticum, therapieresistente Hypokaliämie, Hyponatriämie oder Hyperkalzämie, Hypovolämie, symptomatische Hyperurikämie/Gicht, Schwangerschaft und Stillzeit

Nebenwirkungen

- **sehr häufig:** Hypokaliämie, Erhöhung der Serumlipide
- **häufig:** Hyponatriämie, Hypomagnesiämie, Hyperurikämie, Urticaria, Appetitlosigkeit, Übelkeit/Erbrechen, orthostatische Hypotonie, Potenzstörungen
- **weitere relevante Nebenwirkungen:** Hyperkalzämie, Hyperglykämie, Photosensibilisierung, Herzrhythmusstörungen, Parästhesien, Thrombozytopenie, Verschlechterung des Sehvermögens (v. a. in den ersten Behandlungswochen)

Wechselwirkungen

kontraindiziert: keine

problematisch: Acemetacin[1], Acarbose[7], Acetylsalicylsäure[1], Aliskiren[2], Allopurinol[4], Alpha-Methyldopa[12], **Amantadin[5]**, Amiodaron[3], Amisuprid[3,14], Amitriptylin[14], Atenolol[6], Azilsartan[2], Azithromycin[3], Benazepril[2], Betamethason[9], Bisoprolol[6], Calcium[10], Candesartan[2], Captopril[2], Carbamazepin[14], Carvedilol[6], Celecoxib[1], Chloroquin[3], Ciclosporin[16], Cilazapril[2], Citalopram[3,14], Clarithromycin[3], Colecalciferol[10], Dapagliflozin[7], Dexamethason[9], Diclofenac[1], Digitalis-Glykoside[11], Domperidon[3], Doxepin[14], Dronedaron[3], Enalapril[2], Eprosartan[2], Erythromycin[3], Escitalopram[3,14], Etoricoxib[1], Exenatide[7], Flecainid[3], Fluoxetin[14], Fluvoxamin[14], Fosinopril[2], **Furosemid[8]**, Glibenclamid[7], Gliclazid[7], Glimepirid[7], Gliquidon[7], Haloperidol[3,14], Hydrocortison[9], Ibuprofen[1], Indometacin[1], Insulin[7], Irbesartan[2], Ketoprofen[1], Levomepromazin[3,14], Liraglutid[7], Lisinopril[2], Lithium[13], Lixisenatid[7], Losartan[2], Meloxicam[1], Metformin[7], Methadon[3], Metoprolol[6], Moexipril[2], Moxifloxacin[3], Naproxen[1], Nateglinid[7], Nebivolol[6], Olmesartan[2], Ondansetron[3], Oxcarbazepin[14], Parecoxib[1], Paroxetin[14], Perindopril[2], Pimozid[3], Pioglitazon[7], **Piretanid[8]**, Piroxicam[1], Prednisolon[9], Prednison[9], Propranolol[6], Quinapril[2], Ramipril[2], Repaglinid[7], Saxagliptin[7], Sertralin[14], Sitagliptin[7], Sotalol[3,6], Spirapril[2], Sulpirid[3], Telmisartan[2], Thioridazin[3], Tiaprid[3,14], **Torasemid[8]**, Trandolapril[2], Triamcinolon[9], Valsartan[2], Vildagliptin[7], Zofenopril[2], Zytostatika[15]

1 reduzierte antihypertensive und diuretische Wirkung von Hydrochlorothiazid; bei gleichzeitiger Hypovolämie auch Gefahr des akuten Nierenversagens
2 überschießender Blutdruckabfall zu Therapiebeginn möglich (niedrigste Initialdosis wählen, ggf. erste Einnahme unter Beobachtung)
3 Risiko von Torsade-de-pointes-Arrhythmien bei Hypokaliämie (Kombination vermeiden, ggf. regelmäßige Elektrolytkontrolle)
4 erhöhte Häufigkeit von Überempfindlichkeitsreaktionen auf Allopurinol
5 erhöhtes Risiko amantadinbedinger Toxizität (Tremor, Ataxie, Krampfanfälle) (gemeinsame Anwendung vermeiden!)
6 erhöhtes Risiko für Hyperglykämien und Diabetes mellitus (Kombination nicht empfohlen)
7 verminderte BZ-Senkung (Kontrolle und ggf. Dosisanpassung)
8 stark erhöhtes Risiko für Elektrolytentgleisungen und Verschlechterung der Nierenfunktion bei sequenzieller Nephronblockade, engmaschige klinische und Laborkontrollen
9 verstärkte Kaliumverluste (bei längerfristiger Anwendung, ggf. regelmäßige Elektrolytkontrolle)
10 erhöhtes Risiko einer Hyperkalzämie
11 mögliche Hypokaliämie/Hypomagnesiämie unter Hydrochlorothiazid-Therapie erhöht die Empfindlichkeit des Myokards gegenüber Digitalis-Glykosiden
12 erhöhtes Risiko für Hämolyse möglich (nur Einzelfälle)
13 erhöhte Lithiumspiegel durch Hydrochlorothiazid (Lithiumspiegel überwachen!)
14 erhöhtes Risiko einer Hyponatriämie
15 verstärkte Toxizität durch verminderte renale Elimination möglich
16 erhöhtes Risiko für Hyperurikämie

H

Pharmakokinetik

- BV: 80 %
- t_{max}: 2–5 h
- HWZ: 6–8 h (verlängert bei eingeschränkter Nierenfunktion, bis 20 h)
- Beginn der diuretischen Wirkung nach 1–2 h
- diuretische Wirkdauer: 10–12 h
- antihypertensive Wirkdauer: 24 h
- Plasmaproteinbindung: 64 %
- Elimination: > 95 % renal (überwiegend unmetabolisiert)

Intoxikation

- **Symptome:** ausgeprägte Flüssigkeitsverluste (Dehydratation, Durst, Schwindel, Hypotonie, Tachykardie, akutes Nierenversagen), Hyponatriämie (Erbrechen, Krämpfe, Benommenheit/Verwirrtheit), Hypokaliämie (Parästhesien, Paresen, Apathie, Obstipation bis paralytischer Ileus, Herzrhythmusstörungen, Bewussteinsstörungen bis hypokaliämisches Coma)
- **Therapie:** Volumensubstitution, Elektrolytsubstitution, ggf. Schocktherapie

Einnahmehinweise und Patienteninformationen

- Einnahme morgens zum Frühstück
- ausreichend Flüssigkeit zuführen
- kaliumreiche Nahrungsmittel konsumieren (Bananen, Nüsse, Gemüse)

- eine Einschränkung von Verkehrstüchtigkeit und Reaktionsfähigkeit ist möglich, insbes. bei Neueinstellung, Erhöhung der Dosis, Auftreten von Schwindel und Blutdruckschwankungen oder in Kombination mit Alkohol
- bei Frauen im gebärfähigen Alter auf sichere Kontrazeption während der Therapie hinweisen!

Spezielle Patientengruppen und Sondersituationen

Geriatrie

geeignet

- PRISCUS: nicht gelistet
- BEERS: nicht gelistet

Pädiatrie

in den Fachinformationen sind keine pädiatrischen Dosierungen angegeben!

- **Kinder < 6 Monate:** 2–4 mg/kg/d in 1–2 Einzeldosen, max. 37,5 mg/d
- **Kinder 6 Monate bis 12 Jahre:** 1–2 mg/kg/d in 1–2 Einzeldosen, max. 200 mg/d
- **Kinder > 12 Jahre:** wie Erwachsene

Schwangerschaft

- formal kontraindiziert
- **1. Trimenon:** in retrospektiven Untersuchungen wurden keine negativen Effekte auf den Embryo oder den Schwangerschaftsverlauf festgestellt
- **2. und 3. Trimenon:** Thiaziddiuretika können die Planzentaperfusion reduzieren, was möglicherweise die fetale Versorgung beeinträchtigen kann
- bei Schwangerschaftshochdruck und -ödemen gehören Diuretika nicht zur Standardtherapie; außerhalb spezieller Indikationen sind physikalische Maßnahmen zur Ödemtherapie zu bevorzugen; ist in speziellen Fällen die Anwendung eines Diuretikums indiziert, ist Hydrochlorothiazid Wirkstoff der Wahl; muss in der Akuttherapie schwerer hypertensiver Erkrankungen ein Schleifendiuretikum verwendet werden, so sollte dies Furosemid sein.
- geeignete Antihypertensiva in der Schwangerschaft: Alpha-Methyldopa (1. Wahl), Nifedipin (Alternative), Metoprolol (Alternative)

Stillzeit

- formal kontraindiziert
- in niedriger Dosierung (bis 50 mg/d) sicher; höhere Dosierungen können die Milchproduktion einschränken

Niere

- **GFR > 30 ml/min/1,73 m^2:** keine Einschränkung
- **GFR < 30 ml/min/1,73 m^2:** kontraindiziert, da unwirksam („sequenzielle Nephronblockade“ durch Kombination von Hydrochlorothiazid mit Schleifendiuretikum bleibt wirksam)
- akute Glomerulonephritis: kontraindiziert

Leber

- keine Einschränkungen
- **Leberzirrhose:** zur Behandlung des Aszites eingesetztes Hydrochlorothiazid kann hepatische Enzephalopathie und hepatorenales Syndrom auslösen
- **Coma und Praecoma hepaticum:** kontraindiziert
  Alternativen: Furosemid, Torasemid

Geschlechterspezifika

keine klinisch relevanten Unterschiede bekannt

Ethnien

Bei Patienten afrikanischer Abstammung sollten in der Hochdrucktherapie vorzugsweise Thiaziddiuretika oder Calciumkanalblocker eingesetzt werden.

! Besonderheiten und Cave

- vor Therapiebeginn Hypokaliämie, Hyponatriämie oder Hypomagnesiämie ausgleichen
- Kombination von Hydrochlorothiazid mit ACE-Hemmer, Angiotensin-II-Rezeptor-Antagonist oder Renin-Antagonist: Natrium- und/oder Volumenmangel vor Therapiebeginn ausgleichen, niedrige Initialdosis wählen, ggf. erste Einnahme unter Beobachtung
- digitalisierte Patienten: zusätzliche titrierte Kaliumgabe erwägen (werden orale Kaliumpräparate nicht vertragen: Kombination von Hydrochlorothiazid mit kaliumsparendem Diuretikum!)
- bei Patienten mit grenzwertig erhöhter Serum-Harnsäurekonzentration Auslösung eines Gichtanfalls möglich
- Patienten mit Hyperkalzämie: Hydrochlorothiazid kann Serum-Calciumkonzentrationen weiter erhöhen
- Diabetes insipidus: Hydrochlorothiazid wirkt antidiuretisch
- **Patienten mit Epilepsie:** Hydrochlorothiazid kann durch vermehrte Natriumausscheidung die Krampfschwelle beeinflussen; nach Beginn der Hydrochlorothiazid-Therapie regelmäßige Elektrolytkontrolle
- **Patienten mit Herzinsuffizienz:** chronische Einnahme von Hydrochlorothiazid (insbes. als diuretische Monotherapie) ist Prädiktor für Nierenfunktionsverschlechterung (Jentzer et al. 2010)
- **Patienten mit Diabetes mellitus:**
  - Hydrochlorothiazid kann medikamentös eingestellten BZ verändern (meist erhöhen), daher nach Beginn der Hydrochlorothiazid-Therapie regelmäßige BZ-Kontrolle und ggf. Anpassung der Antidiabetika-Dosierungen
  - in der Kombinationstherapie von Hydrochlorothiazid mit β-Rezeptoren-Blockern erhöhtes Risiko für Hyperglykämien (Dosierungen von Insulin/oralen Antidiabetika ggf. anpassen)
- Laborkontrollen: ► Anhang, S. 565

Wirkstoffbeurteilung

- Niedrig dosiertes Hydrochlorothiazid (≤ 25 mg/d) ist anderen Wirkstoffgruppen hinsichtlich der antihypertensiven Wirksamkeit unterlegen; höhere Dosierungen zeigen vergleichbare Wirkung bei gleichzeitigem Anstieg dosisabhängiger Nebenwirkungen (Messerli et al. 2008). Die Reduktion kardiovaskulärer Ereignisse ist bei einer Startdosis von 12,5 mg/d (mit Steigerung auf 25 mg/d) nicht belegt, sondern erst bei einer Startdosis von 25 mg/d (mit Steigerung auf 50 mg/d bei Bedarf) (Jamerson et al. 2008).
- Bei **älteren Patienten mit hohem kardiovaskulärem Risiko** ist die Kombination ACE-Hemmer *plus* Amlodipin der Kombination ACE-Hemmer *plus* Hydrochlorothiazid vermutlich überlegen (ACCOMPLISH-Studie 2008).
- Bei **Patienten mit Diabetes mellitus** sollte die antihypertensive Therapie nicht mit einem Thiaziddiuretika (oder β-Rezeptoren-Blocker) beginnen, sondern vorzugsweise mit einem ACE-Hemmer oder AT_1-Antagonisten (Sartane).
- Bei einer GFR > 30 ml/min/1,73 m^2 ist Hydrochlorothiazid ein geeigneter Kombinationspartner für primär eingesetzte ACE-Hemmer oder Angiotensin-II-Rezeptor-Antagonisten; ab GFR < 30 ml/min/1,73 m^2 sollten Schleifendiuretika bevorzugt werden (NVL „Nierenerkrankungen bei Diabetes im Erwachsenenalter" 2013).
- Hydrochlorothiazid steht auch in **fixen Kombinationspräparaten** zur Verfügung, wodurch die individuelle Compliance oft erhöht werden kann (z. B. Zweierkombinationen Valsartan und Hydrochlorothiazid, Aliskiren und Hydrochlorothiazid, Captopril und Hydrochlorothiazid; Dreierkombinationen Amlodipin und Valsartan und Hydrochlorothiazid).

H

Literatur

Bundesärztekammer, Hrsg. Nationale VersorungsLeitlinie „Nierenerkrankungen bei Diabetes im Erwachsenenalter". AWMF-Registernummer nvl/001d. 2013.

Jamerson K et al. Benazepril plus amlodipine or hydrochlorothiazide for hypertension in high-risk patients. N Engl J Med 2008; 359: 2417–28.

Messerli FH et al. Risk/benefit assessment of beta-blockers and diuretics precludes their use for first-line therapy in hypertension. Circulation 2008; 117: 2706–15.

Ibuprofen

Wirksamkeit ↑	Nutzen-Risiko-Bewertung ↑ bis →
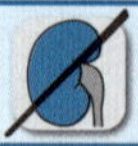 	
IND	**DOS**
Schmerzen, Fieber und Entzündungen	1–3 × tgl. 200–800 mg p. o.
NW	gastrointestinale Blutungen, Leberwerterhöhung; erhöhtes kardiovaskuläres Risiko, insbes. für Schlaganfälle
WW	ASS, ACE-Hemmer, Angiotensin-II-Rezeptor-Antagonisten, Diuretika, SSRI
CAVE	nicht anwenden bei hohem Schlaganfallrisiko oder schwerer Herzinsuffizienz; bei hohem Risiko für gastrointestinale Blutungen Kombination mit PPI; bei eingeschränkter Nierenfunktion vermeiden

Ibuprofen weist ein moderates Risiko für gastrointestinale und kardiovaskuläre Komplikationen auf und ist für eine zeitlich begrenzte analgetische Therapie bei den meisten Patienten geeignet. Bei gleichzeitiger Einnahme wird die präventive Wirkung von Acetylsalicylsäure aufgehoben.

Handelsnamen und -formen

- Aktren®, Dismenol®, Dolgit®, Dolormin®, Esprenit®, Eudorlin®, ib-u-ron®, Imbun®, Nurofen®, Pedea®, Tispol®, Urem®, Ibuprofen (generisch)
- Dosis:
  200 mg / 400 mg / 600 mg / 1 000 mg Tabletten
  800 mg (retardiert) Tabletten
  60 mg / 75 mg / 125 mg / 150 mg / 300 mg / 542 mg / 600 mg Suppositorien
  200 mg Brausegranulat
  2%iger und 4%iger Saft
  5%iges Gel, 5%ige Creme
  5 mg/ml Injektionslösung

Pharmakologie

Wirkmechanismus

Analgetikum, Antiphlogistikum und Antipyretikum

- reversible, nichtselektive COX-1- und COX-2-Hemmung (mit leichter COX-1-Präferenz)
- analgetisch, antipyretisch, antiphlogistisch, antirheumatisch

Indikationen und Dosis

- symptomatische Behandlung von leichten bis mittelstarken Schmerzen, Fieber und Entzündung, z. B. akute und chronische Arthritiden, einschl. Gicht und rheumatoide Arthritis, entzündlich-rheumatische Wirbelsäulenerkrankungen, degenerative Gelenk- und Wirbelsäulenerkrankungen, entzündliche weichteilrheumatische Erkrankungen, schmerzhafte Schwellungen und Entzündungen nach Verletzungen, Kopfschmerzen, Regelschmerzen, Zahnschmerzen
  leichte Schmerzen:
  - 1–3 × tgl. 400 mg p. o. *oder* 1–4 × tgl. 300 mg rektal

  mittelstarke Schmerzen und Entzündungen:
  - 1–3 × tgl. 400–800 mg p. o. *oder* 1–4 × tgl. 300 mg rektal, Tagesdosis max. 2400 mg
- Migräne
  - 1 × tgl. 200 mg bis 3 × tgl. 400 mg p. o. *oder* 1–3 × tgl. 542 mg rektal
- Schwellungen bzw. Entzündungen der gelenknahen Weichteile; Sport- und Unfallverletzungen wie Prellungen, Stauchungen, Zerrungen (Gel, Creme)
  - 3 × tgl. einen 4–10 cm langen Gel- oder Salbenstrang auftragen, leicht einreiben; Tagesdosis max. 15 g (750 mg Ibuprofen)
- Fieber
  - 1–3 × tgl. 400 mg p. o. *oder* 1–4 × tgl. 300 mg rektal

» Kontraindikationen

allergische Reaktion auf Acetylsalicylsäure oder andere NSAR in der Anamnese, ungeklärte Blutbildungsstörungen, akute oder anamnestisch bekannte peptische Ulcera oder Hämorrhagien, gastrointestinale Blutungen im Zusammenhang mit NSAR, aktive Blutungen, schwere Leber- oder Nierenfunktionsstörung, schwere Herzinsuffizienz, letztes Schwangerschaftstrimenon

Nebenwirkungen

- **sehr häufig:** keine
- **häufig:** gastrointestinale Beschwerden (Sodbrennen, Übelkeit, Erbrechen, Diarrhoe, Obstipation)
- **weitere relevante Nebenwirkungen:** Sehstörungen, nephrotisches Syndrom, interstitielle Nephritis

Wechselwirkungen

kontraindiziert: keine

problematisch: Acemetacin[1], Acetylsalicylsäure[2], Aliskiren[3], Amilorid[4], Apixaban[5], Argatroban[5], Azilsartan[3], Benazepril[3], Betamethason[6], Bivalirudin[5], Candesartan[3], Captopril[3], Celecoxib[1], Certoparin[5], Chlorthalidon[7], Cilazapril[3], Citalopram[1], Clopidogrel[5], Dabigatran[5], Dalteparin[5], Danaparoid[5], Desirudin[5], Dexamethason[6], **Digitalis-Glykoside**[8], Dipyramidol[5], Enalapril[3], Enoxaparin[5], Eplerenon[4], Eprosartan[3], Escitalopram[1], Etoricoxib[1], Fluoxetin[1], Fluvoxamin[1], Fondaparinux[5], Fosinopril[3], Furosemid[7], Heparin[5], Hydrochlorothiazid[7], Hydrocortison[6], Indapamid[7], Irbesartan[3], Ketoprofen[1], Lisinopril[3], **Lithium[9]**, Losartan[3], Meloxicam[1], **Methotrexat[10]**, Methylprednisolon[6], Moexipril[3], Nadroparin[5], Naproxen[1], Olmesartan[3], Parecoxib[1], Paroxetin[1], Perindopril[3], Phenprocoumon[5], **Phenytoin[11]**, Piretanid[7], Piroxicam[1], Prasugrel[5], Prednisolon[6], Prednison[6], Probenecid[12], Quinapril[3], Ramipril[3], Reviparin[5], Rivaroxaban[5], Sertralin[1], Spirapril[3], Spironolacton[4], Tacrolimus[13], Telmisartan[3], Ticagrelor[5], Ticlopidin[5], Torasemid[7], Trandolapril[3], Triamcinolon[6], Triamteren[4], Valsartan[3], Warfarin[5], Xipamid[7], Zidovudin[14], Zofenopril[3]

1 erhöhtes Risiko gastrointestinaler Komplikationen (Kombination nicht zweckmäßig!)
2 erhöhtes Risiko gastrointestinaler und renaler Komplikationen (Kombination vermeiden); außerdem Hemmung der thrombozytenaggregationshemmenden Wirkung von Acetylsalicylsäure, falls Ibuprofen zeitlich vor Acetylsalicylsäure eingenommen wird (bei nur gelegentlicher Anwendung von Ibuprofen nicht relevant, ggf. Ibuprofen 2 h nach Acetylsalicylsäure einnehmen)
3 Abschwächung der antihypertensiven Wirkung durch Ibuprofen, bei eingeschränkter Nierenfunktion außerdem erhöhtes Risiko eines akuten Nierenversagens durch die Kombination (Kontrolle der Nierenfunktion)
4 Abschwächung der diuretischen Wirkung durch Ibuprofen, erhöhtes Risiko für Hyperkaliämie, außerdem erhöhtes Risiko eines akuten Nierenversagens durch die Kombination (Kontrolle der Nierenfunktion und des Kaliumspiegels)
5 erhöhtes Blutungsrisiko (längerfristige Kombination vermeiden, ggf. Magenschutz)
6 erhöhtes Risiko gastrointestinaler Blutungen (bei zwingender Kombination Magenschutz mit PPI!)
7 Abschwächung der diuretischen Wirkung durch Ibuprofen, außerdem erhöhtes Risiko eines akuten Nierenversagens durch die Kombination (Kontrolle der Nierenfunktion)
8 erhöhte Serumspiegel durch Ibuprofen (Spiegelbestimmung der Digitalis-Glykoside!)
9 erhöhte Serumspiegel durch Ibuprofen (Spiegelbestimmung von Lithium!)
10 erhöhte Serumspiegel durch Ibuprofen (Methotrexat-Toxizität bei Hochdosistherapie!)
11 erhöhte Serumspiegel durch Ibuprofen (Spiegelbestimmung von Phenytoin!)
12 reduzierte renale Elimination von Ibuprofen (Dosis reduzieren!)
13 erhöhte Nephrotoxizität
14 erhöhtes Risiko für Hämarthrosen und Hämatome

Pharmakokinetik

- orale Arzneiformen
  BV: 99 %
  hepatische Metabolisierung (inaktive Metaboliten)
  t_{max}: 0,5–1 h
  HWZ: 2–3 h
  Plasmaproteinbindung: 99 %
  Elimination: 90 % renal
- Suppositorien: Plasmaspiegel vergleichbar mit Tabletten, t_{max} erst nach 2–3 h

Intoxikation

- **Symptome:** zentralnervöse Störungen mit Schwindel/Benommenheit, bei Kindern auch myoklonische Krämpfe, Abdominalschmerzen, Übelkeit/Erbrechen, gastrointestinale Blutungen, Funktionsstörungen von Leber und Niere, Hypotension, Atemdepression
- **Therapie:** symptomatisch, kein spezifisches Antidot

Einnahmehinweise und Patienteninformationen

- Einnahme mit viel Flüssigkeit und zu den Mahlzeiten (bessere gastrointestinale Verträglichkeit)
- auf Alkohol verzichten (gastrointestinale Sicherheit!)
- in höheren Dosierungen eine Einschränkung von Verkehrstüchtigkeit und Reaktionsfähigkeit möglich (Schwindel, Somnolenz, reduzierte Reaktionsfähigkeit)
- Arzt aufsuchen bei Hautschausschlägen oder Schmerzen im Oberbauch
- Patienten, die niedrig dosierte Acetylsalicylsäure zur Thrombozytenaggregationshemmung einnehmen, sollten täglich nicht mehr als eine Einzeldosis Ibuprofen und dieses 2 h *nach* der Acetylsalicylsäure einnehmen

Spezielle Patientengruppen und Sondersituationen

Geriatrie

- unter Vorsichtsmaßnahmen geeignet (niedrigstmögliche Dosis, Kontrolle der Nierenfunktion!)
- PRISCUS: nicht gelistet
- BEERS: bei älteren Patienten unter antikoagulativer Therapie oder mit Magen-/Darmulcera erhöhtes Blutungsrisiko durch Ibuprofen möglich
- besondere Vorsicht bei exsikkierten geriatrischen Patienten (Nephrotoxizität!)
- bei eingeschränkter Nierenfunktion möglichst keine Kombination von Ibuprofen mit ACE-Hemmern, Angiotensin-II-Rezeptor-Antagonisten oder β-Rezeptoren-Blockern (akutes Nierenversagen!)

Pädiatrie

- Einzeldosis 7–10 mg/kg KG, max. Tagesdosis 30 mg/kg KG
- Dosierungsintervall sollte 4 h (Saft) bzw. 6 h (Supp.) nicht unterschreiten
- pädiatrische Spezialindikation ist die Therapie des offenen Ductus arteriosus Botalli bei Frühgeborenen vor der 34. SSW (Injektionslösung)
- Dosisempfehlungen peroral:
  5–6 kg KG: Einzeldosis 50 mg, max. Tagesdosis 150 mg
  7–9 kg KG: Einzeldosis 50 mg, max. Tagesdosis 200 mg
  10–15 kg KG: Einzeldosis 100 mg, max. Tagesdosis 300 mg
  16–20 kg KG: Einzeldosis 150 mg, max. Tagesdosis 450 mg
  21–29 kg KG: Einzeldosis 200 mg, max. Tagesdosis 600 mg

30–39 kg KG: Einzeldosis 200 mg, max. Tagesdosis 800 mg
≥40 kg KG: Einzeldosis 200–400 mg, max. Tagesdosis 1 200 mg

- Dosisempfehlungen Suppositorien:
  8–12 Monate: Einzeldosis 75 mg, max. Tagesdosis 225 mg
  12 Monate bis 2 Jahre: Einzeldosis 75 mg, max. Tagesdosis 300 mg
  3–5 Jahre: Einzeldosis 150 mg, max. Tagesdosis 450 mg
  6–9 Jahre: Einzeldosis 150 mg, max. Tagesdosis 600 mg

Schwangerschaft

- **1. und 2. Trimenon:** geeignet
  - in umfangreichen Untersuchungen zeigte sich kein Zusammenhang zwischen der Einnahme von Ibuprofen und erhöhtem Fehlbildungsrisiko; Risikoerhöhung von Fehlgeburten umstritten; Zusammenhang zwischen der Einnahme von Ibuprofen und gehäuftem Auftreten von Hodenhochstand nicht ausreichend belegt
- **3. Trimenon:** kontraindiziert ab der 28. SSW
  - fetale Gefährdung durch kardiopulmonale Toxizität, Nierenfunktionsstörungen, fraglich auch erhöhte Inzidenz von nekrotisierender Enterokolitis (NEC)
  - peripartale Gefährdung der Mutter durch Verlängerung der Blutungszeit und Hemmung von Uteruskontraktionen
  - wiederholte Einnahme im 3. Trimenon: Kontrolle des fetalen Kreislaufs auf hämodynamische Veränderungen im Ductus arteriosus Botalli (Dopplersonografie), Ausschluss Oligohydramnion
  - geeignete Alternative: Paracetamol

Stillzeit

gelegentliche, niedrig dosierte Anwendung unbedenklich

Niere

- **GFR 60–30 ml/min/1,73 m²:** Anwendung vermeiden wegen potenzieller nephrotoxischer Effekte
- **GFR < 30 ml/min/1,73 m²:** kontraindiziert
- bei eingeschränkter Nierenfunktion möglichst keine Kombination von Ibuprofen mit ACE-Hemmern, Angiotensin-II-Rezeptor-Antagonisten oder β-Rezeptoren-Blockern (akutes Nierenversagen!)
- Vorsicht bei exsikkierten Patienten (Nephrotoxizität!)
- insbes. bei geriatrischen Patienten mit altersabhängig eingeschränkter Nierenfunktion keine Dauertherapie (Analgetika-Nephropathie!)

Leber

- **leichte bis mittelgradige Einschränkung der Leberfunktion:** keine Dosisanpassung erforderlich
- **schwere Einschränkung der Leberfunktion:** kontraindiziert

Geschlechterspezifika

keine klinisch relevanten Unterschiede bekannt

Ethnien

keine klinisch relevanten Unterschiede bekannt

! Besonderheiten und Cave

- Ibuprofen nicht mit anderen NSAR und auch nicht mit selektiven COX-2-Hemmern (Coxiben) kombinieren (gastrointestinale Sicherheit)!
- Risiko gastrointestinaler Blutungen ist dosisabhängig (niedrigste wirksame Dosis wählen!)
- Patienten mit erhöhtem gastrointestinalem Risiko (Ulcera in der Anamnese, ältere Patienten, Begleitmedikation mit ebenfalls bekannter gastrointestinaler Toxizität, Antikoagulanzien, Glucocorticoide oder Thrombozytenaggregationshemmer): Kombinationstherapie mit Protonenpumpeninhibitor
- chronisch-entzündliche Darmerkrankungen können sich unter Ibuprofen-Therapie verschlechtern!
- Patienten mit relevantem kardiovaskulärem Risiko: Ibuprofen nur zurückhaltend anwenden (erhöhtes Risiko arterieller thrombotischer Ereignisse)!
- Patienten mit bekannten Allergien, Heuschnupfen, Asthma, COPD: erhöhtes Risiko von Analgetika-Asthma, Quincke-Ödem und Urticaria
- bei auffälligen Hautausschlägen nach Therapiebeginn an dermatologische UAW denken (**Cave:** schwerwiegende Hautreaktionen, einschl. Stevens-Johnson- und Lyell-Syndrom)
- keine Ibuprofen-Therapie bei akuter Varizellen-Infektion (Risiko schwerer Weichteilkomplikationen)!
- Langzeiteinnahme vermeiden (Analgetika-Nephropathie, NSAR-induzierte Kopfschmerzen)!
- bei regelmäßiger Einnahme kann die Konzentration des prostataspezifischen Antigens (PSA) erniedrigt sein
- gastrointestinale Toxizität und Nephrotoxizität unabhängig von Darreichungsform: magensaftresistente Kapseln oder Suppositorien reduzieren nicht die unerwünschten Wirkungen

Wirkstoffbeurteilung

- Ibuprofen ist wirksam in der Therapie von Schmerzen, u. a. bei Migräne, Arthrose und postoperativen Schmerzen. Bei Cox- oder Gonarthrose ist Ibuprofen besser wirksam als Paracetamol, die Rate an Nebenwirkungen ist – von gastrointestinalen Beschwerden abgesehen – ähnlich (Boureau et al. 2004).
- Ibuprofen steigert dosisabhängig das Risiko kardiovaskulärer Komplikationen; das Risiko für kardiovaskuläre Todesfälle von Ibuprofen ist dabei geringer als von Diclofenac und Etoricoxib; allerdings ist das **Risiko für Schlaganfälle** im

I

Vergleich zu anderen NSAR und COX-2-Hemmern **am höchsten**. Bezüglich des kardiovaskulären Risikos scheint Naproxen das geeignetste NSAR zu sein, allerdings bei hohem Risiko für gastrointestinale Komplikationen (BÄK 2013).

- Ibuprofen steigert das Risiko für gastrointestinale Blutungen und sollte bei Patienten mit hohem Risiko (Ulcera in der Anamnese, ältere Patienten, Begleitmedikation mit ebenfalls bekannter gastrointestinaler Toxizität, Antikoagulanzien, Cortison oder Thrombozytenaggregationshemmer) bevorzugt in Kombination mit einem Protonenpumpeninhibitor eingesetzt werden. Ibuprofen ist das konventionelle NSAR mit dem **niedrigsten Risiko für gastrointestinale Unverträglichkeiten**, lediglich Paracetamol ist besser geeignet, wenn auch nicht frei von Risiken.
- Da die genannten Risiken auch bei der Anwendung ansonsten gesunder Patienten bestehen, sollten Ibuprofen und andere NSAR so niedrig wie möglich dosiert und so kurz wie möglich eingesetzt werden.
- Ibuprofen vermindert die Hemmunng der Thrombozytenaggregation durch Acetylsalicylsäure. Bei Patienten, die Acetylsalicylsäure zur Sekundärprophylaxe einnehmen, sollte Ibuprofen in möglichst großem Abstand vor und mind. 2 h nach der Acetylsalicylsäure eingenommen werden. **Paracetamol** und **Celecoxib** weisen ein geringeres Wechselwirkungspotenzial auf und sollten **in dieser Konstellation bevorzugt eingesetzt** werden.
- Die **Studienqualität** von **topisch** applizierten NSAR wie Ibuprofen bei unterschiedlichen Indikationen ist meist schlecht (herstellerabhängig, kurze Studiendauer, geringe Patientenzahl, Heterogenität) und ein Publikationsbias mit Nichtpublikation von negativen Studien ist anzunehmen. Dennoch kann ein Versuch mit topischen NSAR häufig empfohlen werden, da so die gravierenden unerwünschten Wirkungen bei systemischer Anwendung vermieden werden. Als belegt angesehen werden kann die Wirksamkeit von topischem Ibuprofen bei Weichteilverletzungen und Gonarthrose (Underwood et al. 2008; Machen et al. 2002).
- **Dexibuprofen:** Das separat vermarktete rechtsdrehende Isomer des Racemats Ibuprofen ist therapeutisch ohne Stellenwert (im Racemat Ibuprofen liegen das wirksame rechtsdrehende und das unwirksame linksdrehende Isomer vor; Letzteres wird aber im Körper in die rechtsdrehende, wirksame Form umgewandelt). Die häufig beworbene bessere Verträglichkeit von Dexibuprofen gegenüber Ibuprofen konnte nicht belegt werden.
- **Ibuprofen-Lysinat:** Ibuprofen-Salz mit schneller gastrointestinaler Löslichkeit, dadurch soll die Wirkung schneller eintreten; klinisch irrelevante Marketingvariante.

I

Literatur

Boureau F et al. The IPSO study: ibuprofen, paracetamol study in osteoarthritis. A randomised comparative clinical study comparing the efficacy and safety of ibuprofen

and paracetamol analgesic treatment of osteoarthritis of the knee or hip. Ann Rheum Dis 2004; 63: 1028–34.
Bundesärztekammer, BÄK. Nichtsteroidale Antirheumatika (NSAR) im Vergleich: Risiko von Komplikationen im oberen Gastrointestinaltrakt, Herzinfarkt und Schlaganfall (UAW-News International). Dtsch Arztebl 2013; 110. Im Internet unter: http://www.akdae.de/Arzneimittelsicherheit/Bekanntgaben/Archiv/2013/20130722.html (zuletzt abgerufen am 18.07.2014).
Machen J et al. Efficacy of a proprietary ibuprofen gel in soft tissue injuries: a randomised, double-blind, placebo-controlled study. Int J Clin Pract 2002; 56: 102–6.
Underwood M et al. Advice to use topical or oral ibuprofen for chronic knee pain in older people: randomised controlled trial and patient preference study. BMJ 2008; 336: 138–42.

Isosorbiddinitrat

Wirksamkeit ↑	Nutzen-Risiko-Bewertung ↑
IND	**DOS**
Prophylaxe und Langzeitbehandlung der Angina pectoris	• Tabletten: 10–80 mg/d, aufgeteilt auf 2–3 Einzeldosen • Retardkapseln: 2–3 × tgl. 20 mg p. o. oder 1–2 × tgl. 40–60 mg p. o. oder 1 × tgl. 80 mg p. o.
Behandlung des akuten Angina pectoris-Anfalls	• Sublingualtabletten: 1 × 5 mg sublingual • Spray: 1–3 Sprühstöße • i. v.: 1–2 mg/h (max. 10 mg/h)
vorbeugende Einnahme vor körperlichen Belastungen	• Sublingualtabletten: 1 × 5 mg sublingual • Spray: 1–3 Sprühstöße
Dauertherapie der vasospastischen Angina (Prinzmetal-Angina)	i. v.: 1–2 mg/h (max. 10 mg/h)
akuter Myokardinfarkt	• Spray: 1–3 Sprühstöße; ggf. Wiederholung • i. v.: 1–2 mg/h (max. 10 mg/h)
akute Linksherzinsuffizienz	• Spray: 1–3 Sprühstöße; ggf. Wiederholung • i. v.: 1–2 mg/h (max. 10 mg/h)
NW	Kopfschmerzen, Tachykardie, Hypotonie, Schwindel, Somnolenz, Flush, bradykarde Herzrhythmusstörungen, Synkopen
WW	Antihypertensiva, Neuroleptika, Phosphodiesterase-5-Hemmer, trizyklische Antidepressiva
CAVE	intermittierende Einnahme in der Langzeittherapie obligatorisch, Dosiserhöhung oder Verlängerung des Einnahmeintervalls können zu Wirkungsverlust führen, Blutdrucksenkung < 90 mmHg vermeiden, Vorsicht bei Komorbiditäten: Aorten- und/oder Mitralstenose, hypertrophe obstruktive Kardiomyopathie, konstriktive Perikarditis, Perikardtamponade

Isosorbiddinitrat (ISDN) gehört als schnell wirksames Nitro-Präparat zu den Mitteln der 1. Wahl zur Kupierung des akuten Angina-pectoris-Anfalls; allerdings gibt es keine Belege für die Reduktion von Mortalität oder kardiovaskulärer Morbidität durch Nitrate.

Handelsnamen und -formen

- isoket®, ISDN (generisch)
- Dosis:
  5 mg / 10 mg / 20 mg / 40 mg / Tabletten
  20 mg / 40 mg / 60 mg / 80 mg / 120 mg Retardkapseln
  5 mg Sublingualtabletten
  0,1 % Infusionslösung
  1,25 mg/Sprühstoß Spray

Pharmakologie

Wirkmechanismus

Koronarmittel (organische Nitrate)

- enzymatische NO-Freisetzung bewirkt direkte Relaxation der glatten Gefäßmuskulatur
- Vasodilatation, insbes. der postkapillären Kapazitätsgefäße und der großen Arterien
- venöses Pooling, Preload- und Afterload-Senkung, verbesserte Perfusion subendokardialer Wandschichten, Blutdrucksenkung

Indikationen und Dosis

- Prophylaxe und Langzeitbehandlung der Angina pectoris
  - Tabletten: 2–3 × tgl. 10–20 mg p. o. bzw. 1–2 × tgl. 40 mg p. o., max. 80 mg/d p. o. (bei 2 × täglicher Gabe sollte die zweite Tablette spätestens 6–8 h nach der ersten eingenommen werden)
  - Retardkapseln: 2–3 × tgl. 20 mg p. o. oder 1–2 × tgl. 40–60 mg p. o. oder 1 × tgl. 80 mg p. o., max. 120 mg/d (bei 2 × täglicher Gabe sollte die zweite Tablette spätestens 6 h nach der ersten eingenommen werden)
- Behandlung des akuten Angina-pectoris-Anfalls
  - Sublingualtabletten: 1 × 5 mg sublingual (unter der Zunge oder in der Wange zergehen lassen oder zerkauen, im Mund belassen, nicht schlucken!)
  - Spray: 1–3 Sprühstöße im Abstand von 30 s in den Mund sprühen
  - i. v.: initial 1–2 mg/h (max. 10 mg/h), bei Herzinsuffizienz bis max. 50 mg/h
- vorbeugende Einnahme vor körperlichen Belastungen, die erfahrungsgemäß Angina-pectoris-Anfälle auslösen können
  - Sublingualtabletten: 1 × 5 mg sublingual (unter der Zunge oder in der Wange zergehen lassen oder zerkauen, im Mund belassen, nicht schlucken!)
  - Spray: 1–3 Sprühstöße im Abstand von 30 s in den Mund sprühen
- Dauertherapie der vasospastischen Angina (Prinzmetal-Angina)
  - i. v.: initial 1–2 mg/h (max. 10 mg/h), bei Herzinsuffizienz bis max. 50 mg/h
- akuter Myokardinfarkt, akute Linksherzinsuffizienz

- Spray: 1–3 Sprühstöße; bei Nichtansprechen ein weiterer Sprühstoß innerhalb von 5 min, bei fehlender Besserung erneute Wiederholung nach weiteren 10 min
- i. v.: initial 1–2 mg/h (max. 10 mg/h), bei Herzinsuffizienz bis max. 50 mg/h

» Kontraindikationen

- akutes Kreislaufversagen, kardiogener Schock, schwere Hypotonie (RR_{syst} < 90 mmHg), schwere Hypovolämie, schwere Anämie, Komedikation mit Phosphodiesterase-5-Hemmern
- **zusätzliche Kontraindikationen für unretardierte Tabletten, Sublingualtabletten, Sprays und intravenöse Anwendung:** hypertrophe obstruktive Kardiomyopathie, konstriktive Perikarditis, Perikardtamponade

Nebenwirkungen

- **sehr häufig:** Kopfschmerzen
- **häufig:** Tachykardie, Hypotonie, Schwindel, Somnolenz, Asthenie
- **weitere relevante Nebenwirkungen:** Flush, bradykarde Herzrhythmusstörungen, Synkopen

Wechselwirkungen

kontraindiziert: Sildenafil[1], Tadalafil[1], Vardenafil[1]

problematisch: Acebutolol[2], Alkohol[2], Amilorid[2], Amisulprid[2], Amitriptylin[2], Amlodipin[2], Atenolol[2], Azilsartan[2], Benazepril[2], Benperidol[2], Bisoprolol[2], Bromperidol[2], Candesartan[2], Captopril[2], Carvedilol[2], Celiprolol[2], Chlorpromazin[2], Chlorprothixen[2], Chlorthalidon[2], Cilazapril[2], Cinnarizin[2], Clomipramin[2], Clozapin[2], Dihydroergotamin[3], Diltiazem[2], Dosulepin[2], Doxepin[2], Droperidol[2], Enalapril[2], Eplerenon[2], Eprosartan[2], Esmolol[2], Felodipin[2], Flunarizin[2], Flupentixol[2], Fluphenazin[2], Fluspirilen[2], Fosinopril[2], Furosemid[2], Glyceroltrinitrat[4], Haloperidol[2], Hydrochlorothiazid[2], Iloperidon[2], Imipramin[2], Indapamid[2], Irbesartan[2], Isradipin[2], Levomepromazin[2], Lisinopril[2], Losartan[2], Maprotilin[2], Melperon[2], Metoprolol[2], Moexipril[2], Molsidomin[2], Nebivolol[2], Nifedipin[2], Nimodipin[2], Nitrendipin[2], Nortriptylin[2], Olanzapin[2], Paliperidon[2], Penfluridol[2], Pentoxifyllin[2], Perazin[2], Perindopril[2], Perphenazin[2], Pimozid[2], Pipamperon[2], Olmesartan[2], Opipramol[2], Penbutolol[2], Pentaerithrityltetranitrat[2], Pindolol[2], Piretanid[2], Propranolol[2], Quetiapin[2], Quinapril[2], Ramipril[2], Risperidon[2], Sapropterin[2], Sertindol[2], Sotalol[2], Spirapril[2], Spironolacton[2], Sulpirid[2], Telmisartan[2], Tiaprid[2], Torasemid[2], Trandolapril[2], Triamteren[2], Triflupromazin[2], Trimipramin[2], Valsartan[2], Verapamil[2], Xipamid[2], Ziprasidon[2], Zofenopril[2], Zotepin[2], Zuclopenthixol[2]

1 **lebensbedrohliche therapieresistente Hypotension (nicht kombinieren!)**
2 Verstärkung der blutdrucksenkenden Wirkung von ISDN (vorsichtig dosieren!)
3 nicht vorhersehbare Blutdruckschwankungen (möglichst nicht kombinieren!)
4 Verstärkung der blutdrucksenkenden Wirkung von ISDN bei intracranialer Drucksteigerung (möglichst nicht kombinieren!)

Pharmakokinetik

- BV: 60 % (sublingual) bzw. 25 % (oral)
- t_{max}: 10 min (sublingual) bzw. 1,5 h (oral)
- HWZ: 30–60 min (2–6 h der aktiven Metaboliten)
- Plasmaproteinbindung: 30 %
- Metabolismus: reduktive Denitrierung durch Glutathion-S-Transferasen zu den wirksamen Mononitraten Isosorbid-5-Nitrat (ca. 70 %) und Isosorbid-2-Nitrat (ca. 30 %)
- Elimination: 99 % renal

Intoxikation

- **Symptome:** Hypotonie, Tachykardie, orthostatischer Schwindel, Blässe, Schwitzen, Übelkeit/Erbrechen/Diarrhoe, Methämoglobinämie (Tachypnoe, Zyanose, Bewusstseinsverlust), cerebrale Symptome durch erhöhten intracranialen Druck
- **Therapie:** Schocklagerung, Sauerstoffgabe, Volumensubstitution; bei Methämoglobinämie Reduktionstherapie mit Toluidinblau (2–4 mg/kg KG i. v., ggf. einmalige Wiederholung bei Wiederanstieg des Methämoglobins > 40 %), alternativ mit Methylenblau (1–2 mg/kg KG i. v. über 5 min, ggf. Wiederholung nach 1 h) und Hämodialyse

I

Einnahmehinweise und Patienteninformationen

- Dosisintervalle exakt einhalten; bei 2-maliger Gabe pro Tag sollte die zweite Dosis spätestens 6 h nach der ersten eingenommen werden
- zur Einhaltung der Nitratpause sollte die letzte Dosis eines Tages nicht später als 18 Uhr, Retardpräparate sollten nicht später als 15 Uhr eingenommen werden
- keinesfalls Phosphodiesterase-5-Hemmer (Sildenafil, Tadalafil, Vardenafil) einnehmen (Lebensgefahr!); ISDN-Behandlung nicht pausieren, um einen Phosphodiesterase-5-Hemmer einnehmen zu können (erhöhtes Risiko eines Angina-pectoris-Anfalls!)
- Anwendung des Sprays: nicht zum Einatmen bestimmt, sondern Wirkstoffresorption über die Mundschleimhaut! Zur Anwendung tief einatmen, Luft anhalten, Lösung in den Mund sprühen, Mund für weitere 30 s geschlossen halten und durch die Nase weiter atmen
- Anwendung der Sublingualtablette im akuten Anfall: Tablette zerbeißen, nicht schlucken!
- Nebenwirkung „Nitrat-Kopfschmerz“ klingt nach den ersten Tagen der Dauertherapie wieder ab
- eine Einschränkung von Verkehrstüchtigkeit und Reaktionsfähigkeit ist möglich, insbes. bei Neueinstellung, Erhöhung der Dosis, bei Auftreten von Schwindel und Blutdruckschwankungen oder in Kombination mit Alkohol

Spezielle Patientengruppe und Sondersituationen

Geriatrie

geeignet

- PRISCUS: nicht gelistet
- BEERS: nicht gelistet

Pädiatrie

- **sublingual:** 0,1–0,2 mg/kg KG (max. 10 mg) alle 2 h oder bei Bedarf
- **p. o. (nicht retardiert):** 0,5–1 mg/kg (max. 40 mg) alle 6 h oder bei Bedarf
- **intravenös:** 0,6–2,0 µg/kg/min
  (pädiatrische Dosisangaben: ► Literatur, S. 263)

Schwangerschaft

aufgrund mangelhafter Datenlage keine sichere Beurteilung möglich

Stillzeit

aufgrund mangelhafter Datenlage keine sichere Beurteilung möglich

Niere

keine Dosisanpassung erforderlich

I

Leber

- **leichte bis mittelgradige Einschränkung der Leberfunktion:** keine Dosisanpassung erforderlich
- **schwere Einschränkung der Leberfunktion:** vorsichtig dosieren (erhöhte ISDN-Plasmaspiegel)

Geschlechterspezifika

keine klinisch relevanten Unterschiede bekannt

Ethnien

keine klinisch relevanten Unterschiede bekannt

! Besonderheiten und Cave

- intermittierende Einnahme obligatorisch zur Vermeidung von Nitrattoleranz (keine kontinuierliche Gabe höherer Dosierungen!)
- Dosiserhöhung oder Verlängerung des Einnahmeintervalls können zu Wirkungsverlust führen
- besondere Vorsicht bei niedrigen Füllungsdrücken (Blutdrucksenkung < 90 mm Hg vermeiden!), Aorten- und/oder Mitralstenose
- bei hypertropher obstruktiver Kardiomyopathie, konstriktiver Perikarditis und Perikardtamponade sind nur die Retardkapseln zugelassen (vorsichtige Anwendung!)

Wirkstoffbeurteilung

- Isosorbiddinitrat (ISDN) gehört als schnell wirksames Nitro-Präparat zu den Mitteln der 1. Wahl zur **Kupierung des akuten Angina-pectoris-Anfalls**. ISMN und Glyceroltrinitrat sind hier gleichermaßen wirksam; allerdings führt Glyceroltrinitrat i. d. R. schneller zur Kupierung des Anfalls als sublinguales ISDN (1 min vs. 5 min). Es gibt keine Belege für die Reduktion von Mortalität oder kardiovaskuläre Morbidität durch Nitrate. Molsidomin besitzt ebenfalls eine antianginöse Wirkung, ist jedoch zur symptomatischen Therapie des akuten Angina-pectoris-Anfalls nicht geeignet.
- Mittel der Wahl zur Langzeittherapie der stabilen Angina pectoris sind kardioselektive β-Rezeptoren-Blocker, da diese die Häufigkeit kardiovaskulärer Ereignisse senken. Langwirksame Nitrate wie retardiertes ISDN sind in dieser Indikation nur Mittel der 2. Wahl, wenn eine Monotherapie mit erstgenannten Substanzen unwirksam oder unverträglich ist (Task Force Members et al. 2013).

Literatur

Nicolai T. Pädiatrische Notfall und Intensivmedizin: Ein praktischer Leitfaden. 2. Aufl. Heidelberg: Springer 2004.

Task Force Members et al. 2013 ESC guidelines on the management of stable coronary artery disease: the Task Force on the management of stable coronary artery disease of the European Society of Cardiology. Eur Heart J 2013; 34: 2949–3003.

Isosorbidmononitrat

Wirksamkeit ↑	Nutzen-Risiko-Bewertung →
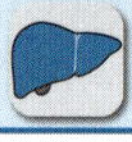	
IND	**DOS**
Prophylaxe und Langzeitbehandlung der Angina pectoris	• Tabletten: 1 × tgl. 40–60 mg p. o. oder 2–3 × tgl. 20 mg p. o. oder 2 × tgl. 30–40 mg p. o. • Retardkapseln: 1 × tgl. 50–100 mg p. o. oder 1–2 × tgl. 40 mg p. o.
NW	Kopfschmerzen, Tachykardie, Hypotonie, Schwindel, Somnolenz, Flush, bradykarde Herzrhythmusstörungen, Synkopen
WW	Antihypertensiva, Neuroleptika, Phosphodiesterase-5-Hemmer, trizyklische Antidepressiva
CAVE	Isosorbid*mononitrat* ist nicht zur Therapie des akuten Angina-pectoris-Anfalls geeignet, intermittierende Einnahme in der Langzeittherapie obligatorisch, Dosiserhöhung oder Verlängerung des Einnahmeintervalls können zu Wirkungsverlust führen, Blutdrucksenkung < 90 mmg Hg vermeiden, Vorsicht bei Komorbiditäten: Aorten- und/oder Mitralstenose, hypertrophe obstruktive Kardiomyopathie, konstriktive Perikarditis, Perikardtamponade

Isosorbidmononitrat ist zur Therapie der stabilen Angina pectoris nur ein alternativer Wirkstoff der 2. Wahl. Es sollte nur bei Kontraindikationen gegenüber β_1-selektiven β-Rezeptoren-Blockern (1. Wahl) eingesetzt werden oder in Kombination mit diesen, falls die Monotherapie mit einem β-Rezeptoren-Blocker eine unzureichende antianginöse Wirkung zeigt.

Handelsnamen und -formen

- Ismo®, Monoclair®, Mono Mack®, ISMN (generisch)
- Dosis:
  20 mg / 40 mg / 60 mg Tabletten
  40 mg / 50 mg / 60 mg / 100 mg Retardkapseln/-tabletten

Pharmakologie

Wirkmechanismus

Koronarmittel (organische Nitrate)

- enzymatische NO-Freisetzung bewirkt direkte Relaxation der glatten Gefäßmuskulatur
- Vasodilatation, insbes. der postkapillären Kapazitätsgefäße und der großen Arterien
- venöses Pooling, Preload- und Afterload-Senkung, verbesserte Perfusion subendokardialer Wandschichten, Blutdrucksenkung

Indikationen und Dosis

Prophylaxe und Langzeitbehandlung der Angina pectoris

- Tabletten: 1 × tgl. 40–60 mg p.o. oder 2–3 × tgl. 20 mg p.o. oder 2 × tgl. 30–40 mg p.o. (bei 2 × täglicher Gabe sollte die zweite Tablette spätestens 8 h nach der ersten eingenommen werden)
- Retardkapseln/-tabletten: 1 × tgl. 50–100 mg p.o. oder 1–2 × tgl. 40 mg p.o. (bei 2 × täglicher Gabe sollte die zweite Tablette spätestens 6 h nach der ersten eingenommen werden)

» Kontraindikationen

akutes Kreislaufversagen, kardiogener Schock, schwere Hypotonie (RR_{syst} < 90 mmHg), schwere Hypovolämie, schwere Anämie, Komedikation mit Phosphodiesterase-5-Hemmern

Nebenwirkungen

- **sehr häufig:** Kopfschmerzen
- **häufig:** Tachykardie, Hypotonie, Schwindel, Somnolenz, Asthenie
- **weitere relevante Nebenwirkungen:** Flush, bradykarde Herzrhythmusstörungen, Synkopen

Wechselwirkungen

kontraindiziert: Sildenafil[1], Tadalafil[1], Vardenafil[1]

problematisch: Acebutolol[2], Alkohol[2], Amilorid[2], Amisulprid[2], Amitriptylin[2], Amlodipin[2], Atenolol[2], Azilsartan[2], Benazepril[2], Benperidol[2], Bisoprolol[2], Bromperidol[2], Candesartan[2], Captopril[2], Carvedilol[2], Celiprolol[2], Chlorpromazin[2], Chlorprothixen[2], Chlorthalidon[2], Cilazapril[2], Cinnarizin[2], Clomipramin[2], Clozapin[2], Dihydroergotamin[3], Diltiazem[2], Dosulepin[2], Doxepin[2], Droperidol[2], Enalapril[2], Eplerenon[2], Eprosartan[2], Esmolol[2], Felodipin[2], Flunarizin[2], Flupentixol[2], Fluphenazin[2], Fluspirilen[2], Fosinopril[2], Furosemid[2], Glyceroltrinitrat[4], Haloperidol[2], Hydrochlorothiazid[2], Iloperidon[2], Imipramin[2], Indapamid[2], Irbesartan[2], Isradipin[2], Levomepromazin[2], Lisinopril[2], Losartan[2], Maprotilin[2], Melperon[2], Metoprolol[2], Moexipril[2], Molsidomin[2], Nebivolol[2], Nifedipin[2], Nimodipin[2], Nitrendipin[2], Nortriptylin[2], Olanzapin[2], Paliperidon[2], Penfluridol[2], Pentoxifyllin[2], Perazin[2], Perindopril[2], Perphenazin[2], Pimozid[2], Pipamperon[2], Olmesartan[2], Opipramol[2], Penbutolol[2], Pentaerithrityltetranitrat[2], Pindolol[2], Piretanid[2], Propranolol[2], Quetiapin[2], Quinapril[2], Ramipril[2], Risperidon[2], Sapropterin[2], Sertindol[2], Sotalol[2], Spira-

I

pril[2], Spironolacton[2], Sulpirid[2], Telmisartan[2], Tiaprid[2], Torasemid[2], Trandolapril[2], Triamteren[2], Triflupromazin[2], Trimipramin[2], Valsartan[2], Verapamil[2], Xipamid[2], Ziprasidon[2], Zofenopril[2], Zotepin[2], Zuclopenthixol[2]

1 **lebensbedrohliche therapieresistente Hypotension (nicht kombinieren!)**
2 Verstärkung der blutdrucksenkenden Wirkung von ISMN (vorsichtig dosieren!)
3 nicht vorhersehbare Blutdruckschwankungen (möglichst nicht kombinieren!)
4 Verstärkung der blutdrucksenkenden Wirkung von ISMN bei intracranialer Drucksteigerung (möglichst nicht kombinieren!)

Pharmakokinetik

- BV: >95 %
- t_{max}: 30 min (unretardiert) bis 4,5 h (retardiert)
- HWZ: 4–5 h
- Plasmaproteinbindung: 5 %
- hepatische Denitrierung zu inaktiven Metaboliten
- Elimination: 99 % renal

Intoxikation

- **Symptome:** Hypotonie, Tachykardie, orthostatischer Schwindel, Blässe, Schwitzen, Übelkeit, Erbrechen, Diarrhoe, Methämoglobinämie (Tachypnoe, Zyanose, Bewusstseinsverlust), cerebrale Symptome durch erhöhten intracranialen Druck
- **Therapie:** Schocklagerung, Sauerstoffgabe, Volumensubstitution; bei Methämoglobinämie Reduktionstherapie mit Toluidinblau (2–4 mg/kg KG i. v., ggf. einmalige Wiederholung bei Wiederanstieg des Methämoglobins >40 %), alternativ mit Methylenblau (1–2 mg/kg KG i. v. über 5 min, ggf. Wiederholung nach 1 h) und Hämodialyse

Einnahmehinweise und Patienteninformationen

- Isosorbid*mononitrat* ist nicht zur Therapie des akuten Angina-pectoris-Anfalls geeignet!
- Dosisintervalle exakt einhalten; bei zweimaliger Gabe pro Tag sollte die zweite Dosis spätestens 6 h (Retardformen) bzw. 8 (unretardiert) nach der ersten eingenommen werden
- zur Einhaltung der Nitratpause sollte die letzte Dosis eines Tages nicht später als 18 Uhr, Retardpräparate nicht später als 15 Uhr eingenommen werden
- keinesfalls Phosphodiesterase-5-Hemmer (Sildenafil, Tadalafil, Vardenafil) einnehmen (Lebensgefahr!); ISMN-Behandlung nicht pausieren, um einen Phosphodiesterase-5-Hemmer einnehmen zu können (erhöhtes Risiko eines Angina-pectoris-Anfalls!)
- Nebenwirkung „Nitrat-Kopfschmerz“ klingt nach den ersten Tagen der Dauertherapie meist wieder ab

- eine Einschränkung von Verkehrstüchtigkeit und Reaktionsfähigkeit ist möglich, insbes. bei Neueinstellung, Erhöhung der Dosis, bei Auftreten von Schwindel und Blutdruckschwankungen oder in Kombination mit Alkohol

Spezielle Patientengruppen und Sondersituationen

Geriatrie

geeignet

- PRISCUS: nicht gelistet
- BEERS: nicht gelistet

Pädiatrie

keine Indikation

Schwangerschaft

aufgrund unzureichender Datenlage keine sichere Beurteilung möglich

Stillzeit

aufgrund unzureichender Datenlage keine sichere Beurteilung möglich

Niere

keine Dosisanpassung erforderlich

Leber

- **leichte bis mittelgradige Einschränkung der Leberfunktion:** keine Dosisanpassung erforderlich
- **schwere Einschränkung der Leberfunktion:** vorsichtig dosieren (erhöhte ISMN-Plasmaspiegel)

Geschlechterspezifika

keine klinisch relevanten Unterschiede bekannt

Ethnien

keine klinisch relevanten Unterschiede bekannt

! Besonderheiten und Cave

- Isosorbid*mononitrat* ist nicht zur Therapie des akuten Angina-pectoris-Anfalls geeignet!
- zur Prophylaxe der Nitrattoleranz ist eine tägliche 8- bis 12-stündige Nitratpause obligatorisch; in dieser Pause bleiben kurzwirksame Nitrate (ISDN, Glyceroltrinitrat) wirksam
- Dosiserhöhung oder Verlängerung des Einnahmeintervalls können zu Wirkungsverlust führen
- besondere Vorsicht bei orthostatischen Regulationsstörungen und niedrigen Füllungsdrücken (Blutdrucksenkung < 90 mmHg vermeiden!), Aorten- und/ oder Mitralstenose, hypertropher obstruktiver Kardiomyopathie, konstriktiver

Perikarditis, Perikardtamponade und Erkrankungen mit erhöhtem intracranialem Druck

Wirkstoffbeurteilung

Isosorbidmononitrat ist wirksam zur **Langzeitbehandlung der Angina pectoris** und führt zu Symptomverbesserung und erhöhter Belastungstoleranz; allerdings gibt es keine Belege für die Reduktion von Mortalität oder kardiovaskulärer Morbidität durch Nitrate. **Langwirksame Nitrate** wie ISMN sind zur **Therapie der stabilen Angina pectoris** nur **alternative Wirkstoffe der 2. Wahl** (wie auch die Calciumkanalblocker). Wirkstoffe der 1. Wahl sind aufgrund ihrer signifikanten Prognoseverbesserung β_1-selektive β-Rezeptoren-Blocker (Bisoprolol, Metoprolol). ISMN sollte daher nur bei Kontraindikationen gegenüber β-Rezeptoren-Blockern eingesetzt werden oder in Kombination mit diesen, falls die Monotherapie mit einem β-Rezeptoren-Blocker eine unzureichende antianginöse Wirkung zeigt (synergistische Wirksamkeit).

Kaliumiodid

Wirksamkeit ↑	Nutzen-Risiko-Bewertung ↑
IND	**DOS**
Prophylaxe des Iodmangels, Prophylaxe der endemischen Iodmangelstruma, Rezidivprophylaxe nach medikamentöser oder operativer Therapie einer endemischen Struma	1 × tgl. 100–200 µg p. o. oder 1–3 × wöchentlich 1 530 µg p. o.
Therapie der euthyreoten Struma	1 × tgl. 300–500 µg p. o. oder 1–3 × wöchentlich 1 530 µg p. o.
NW	Manifestation einer latenten Hyperthyreose bei größeren autonomen Arealen und täglicher Iodid-Gabe > 150 µg
WW	kaliumsparende Diuretika, Lithium, Thyreostatika
CAVE	bekannte idiosynkratische Reaktionen auf iodhaltige Medikamente sind Kontraindikation, keine Iodid-Gabe während einer Hyperthyreosebehandlung
Kaliumiodid ist die Standardsubstanz zur Iodmangelprophylaxe und Strumatherapie.	

K

Handelsnamen und -formen

- Jodetten®, Jodid®, Mono-Jod®, Jodid (generisch)
- Dosis: 100 µg / 150 µg / 200 µg / 1 530 µg Tabletten

Pharmakologie

Wirkmechanismus

Schilddrüsentherapeutika

- Iodlieferant
- Iod als essenzieller Bestandteil der Schilddrüsenhormone Triiodthyronin (T_3) und Tetraiodthyronin (Thyroxin, T_4)

Indikationen und Dosis

- Prophylaxe des Iodmangels (z. B. nach Resektion von Iodmangelstrumen), Prophylaxe der endemischen Iodmangelstruma, Rezidivprophylaxe nach medikamentöser oder operativer Therapie einer endemischen Struma
  - ▸ 1 × tgl. 100–200 µg p. o. oder 1–3 × wöchentlich 1 530 µg p. o.
- Therapie der euthyreoten Struma
  - ▸ 1 × tgl. 300–500 µg p. o. oder 1–3 × wöchentlich 1 530 µg p. o.

» Kontraindikationen

manifeste Hyperthyreose, latente Hyperthyreose bei 150 µg Iodid/d, autonomes Adenom, fokale und diffuse Autonomien der Schilddrüse bei 300–1 000 µg Iodid/d (außer bei präoperativem Plummering), hypokomplementämische Vaskulitis, Dermatitis herpetiformis Duhring

Nebenwirkungen

bei größeren autonomen Arealen und täglicher Iodid-Gabe > 150 µg kann eine latente Hyperthyreose manifest werden

Wechselwirkungen

kontraindiziert: keine

problematisch: **Amilorid**[1], Carbimazol[2], **Eplerenon**[1], Lithium[3], Natriumperchlorat[2], Propylthiouracil[2], **Spironolacton**[1], Thiamazol[2], **Trimateren**[1]

K

1 **Gefahr der Hyperkaliämie durch Kaliumiodid bei Kombination mit kaliumsparenden Diuretika**

2 Iodid vermindert/verhindert thyreostatische Wirkung von Thyreostatika und kann den Eintritt der Euthyreose deutlich verzögern

3 bei Kombination mit hohen Iodid-Dosierungen Begünstigung von Hypothyreosen und Strumaentstehung

Pharmakokinetik

- BV: > 99 %
- HWZ des intrathyreoidal gespeicherten Iods: 7 Wochen

Intoxikation

- **Symptome:**
  - **akute:** Braunfärbung der Schleimhäute, Bauchschmerzen, Diarrhoe, Erbrechen und Dehydratation und Schock, Todesfälle nur bei extremer Überdosierung
  - **chronische:** Iodismus (generalisierte Schleimhautentzündungen und metallischer Geschmack), Ödeme, akneforme und bullöse Eruptionen, nervöse Irritabilität
- **Therapie:** Magenspülung mit Stärkelösung oder Natriumthiosulfat-Lösung (5%ig), symptomatische Therapie der Wasser-/Elektrolytstörungen, Iodid absetzen

Einnahmehinweise und Patienteninformationen

- Einnahme unabhängig von den Mahlzeiten
- Empfehlung der Verwendung von iodiertem Speisesalz
- eine Einschränkung von Verkehrstüchtigkeit und Reaktionsfähigkeit ist sehr unwahrscheinlich

Spezielle Patientengruppen und Sondersituationen

Geriatrie

geeignet

- PRISCUS: nicht gelistet
- BEERS: nicht gelistet

Pädiatrie

- **Strumaprophylaxe bei Säuglingen und Kindern:** 50–100 µg/d p. o.
- **Therapie der euthyreoten Struma (Neugeborene, Kinder, Jugendliche):** 1 × tgl. 100–200 µg p. o.
- **1 × wöchentliche Gabe:**
  Kinder < 6 Jahre: 1 × ½ Tabletten 1 530 µg/Woche p. o.
  Kinder > 6 Jahre: 1–3 × 1 530 µg/Woche p. o.

Schwangerschaft

- geeignet
- Beginn der Iodmangelprophylaxe möglichst schon vor Beginn der Schwangerschaft
- 1 × tgl. 100–150 µg p. o.
- Dosierungen > 200 µg/d p. o. nur im Ausnahmefall
- hoch dosierte wöchentliche Gabe (1 530 µg Tabletten) nicht empfehlenswert (Gefahr der fetalen Überdosierung)

Stillzeit

- geeignet
- 1 × tgl. 100–150 µg p. o.
- Dosierungen > 200 µg/d p. o. nur im Ausnahmefall
- hoch dosierte wöchentliche Gabe (1 530 µg Tabletten) nicht empfehlenswert (Gefahr der Überdosierung des Säuglings)

Niere

keine Einschränkungen

Leber

keine Einschränkungen

Geschlechterspezifika

keine klinisch relevanten Unterschiede bekannt

Ethnien

keine klinisch relevanten Unterschiede bekannt

! Besonderheiten und Cave

- bei anamnestischer „Iod-Allergie" auf iodhaltige Kontrast- oder Lebensmittel ist eine Therapie mit Kaliumiodid i. d. R. trotzdem möglich (allergische Reaktionen auf Kontrastmittel/Lebensmittel werden i. d. R. nicht durch den Iodanteil ausgelöst)
- bekannte idiosynkratische Reaktionen auf iodhaltige Medikamente sind dagegen Kontraindikation für die Kaliumiodid-Therapie
- während einer Hyperthyreosebehandlung sollte jede vermeidbare Iodid-Gabe unterbleiben

Wirkstoffbeurteilung

Kaliumiodid ist die **Standardsubstanz zur Iodmangelprophylaxe und Strumatherapie.** Die Therapie der euthyreoten Struma sollte mit kombiniertem L-Thyroxin und Kaliumiodid erfolgen, da die Monotherapie mit L-Thyroxin allein mehr Rezidive erzeugt und schlechter verträglich ist. Für eine bessere Compliance sind dazu auch Kombinationspräparate im Handel.

Latanoprost

Wirksamkeit ↑	Nutzen-Risiko-Bewertung ↑
IND	**DOS**
Senkung des erhöhten Augeninnendrucks bei Offenwinkelglaukom und okulärer Hypertension, Senkung des erhöhten Augeninnendrucks bei Kindern, kindliches Glaukom	1 × 1 Tropfen/d (abends), entspricht ca. 1,5 µg/Tropfen
NW	verstärkte Iris-Pigmentierung, verstärktes Wimpernwachstum, dauerhafte Veränderung der Augenfarbe durch irreversible Iris-Hyperpigmentierung
WW	andere Ophthalmika
CAVE	Keratitis herpetica, aphake/pseudoaphake Patienten, vorliegende Risikofaktoren für zystoides Makulaödem oder für Iritis/Uveitis
Latanoprost ist eine sehr gut wirksame Standardsubstanz der Glaukom-Therapie.	

Handelsnamen und -formen

- Arulatan®, Xalatan®, Latanoprost (generisch)
- Dosis: 0,005 % (50 µg/ml) Augentropfen

Pharmakologie

Wirkmechanismus

Glaukommittel aus der Gruppe der Prostaglandin-Analoga

- Prostaglandin-$F_{2\alpha}$-Analogon, wirkt als selektiver FP-Rezeptor-Agonist
- Steigerung des uveoskleralen Kammerwasserabflusses (Hauptwirkung), geringfügig verminderter trabekulärer Abflusswiderstand, kein Effekt auf Kammerwasserproduktion
- Senkung des Augeninnendrucks

Indikationen und Dosis

Senkung des erhöhten Augeninnendrucks bei Offenwinkelglaukom und okulärer Hypertension, Senkung des erhöhten Augeninnendrucks bei Kindern, kindliches Glaukom

- 1 × 1 Tropfen/d (abends), entspricht ca. 1,5 µg/Tropfen
- nur 1 × tägliche Anwendung (Mehrfachanwendung reduziert Wirksamkeit)

L

» Kontraindikationen

bekannte Überempfindlichkeit

Nebenwirkungen

- **sehr häufig:** verstärkte Iris-Pigmentierung (bis 50 % der Patienten), Bindehauthyperämie, Augenreizung, verstärktes Wimpernwachstum
- **häufig:** vorübergehende Erosionen des Hornhautepithels, Blepharitis, lokales Schmerzgefühl

Wechselwirkungen

- **andere Prostaglandin-Analoga** (Bimatoprost, Travoprost, Tafluprost): paradoxe Erhöhung des Augeninnendrucks möglich bei gleichzeitiger Anwendung verschiedener Prostaglandin-Analoga (Doppelanwendung vermeiden!)
- **lokale Inkompatibilitäten** mit anderen Ophthalmika möglich: Zeitabstand einhalten

Pharmakokinetik

- BV (systemisch): 45 %
- Latanoprost ist inaktives Prodrug, Hydrolyse während der Hornhautpassage zur Wirkform Latanoprostsäure
- Verteilung überwiegend in vorderem Augenabschnitt, Bindehaut und Augenlidern
- hepatische Metabolisierung zu pharmakologisch unwirksamen Metaboliten
- t_{max} im Kammerwasser: 2 h, HWZ im Plasma: 17 min
- einsetzende Wirkung nach 3–4 h, max. Wirkung nach 8–12 h, anhaltende Wirkung über mind. 24 h
- Plasmaproteinbindung: 87 %
- Elimination: > 95 % renal

L

Intoxikation

- **Symptome:** okuläre Reizung, Bindehauthyperämie; bei Verschlucken größerer Mengen unter Umständen Übelkeit und Schwindel
- **Therapie:** symptomatisch

Einnahmehinweise und Patienteninformationen

- Anwendung abends, nur einmal täglich
- Kombinationspräparate mit β-Rezeptoren-Blocker morgens applizieren
- vorübergehende Beeinträchtigung der Sicht nach Applikation möglich
- nach Applikation den Tränenweg im inneren Augenwinkel für 1 min komprimieren (minimiert systemische Resorption)
- Kontaktlinsen vor dem Eintropfen entfernen, nach 15 min wieder einsetzen (Verfärbung durch Konservierungsmittel möglich)
- Abstand zu anderen topischen Ophthalmika mind. 5 min
- dauerhafte Veränderung der Augenfarbe möglich (► S. 275)

Spezielle Patientengruppen und Sondersituationen

Geriatrie

geeignet

- PRISCUS: nicht gelistet
- BEERS: nicht gelistet

Pädiatrie

1 × 1 Tropfen/d (abends), entspricht ca. 1,5 µg/Tropfen

Schwangerschaft

- möglichst nicht verwenden (Prostaglandinwirkung am Uterus theoretisch möglich, wenn auch klinisch vermutlich irrelevant)
- besser erprobte Alternativen: β-Rezeptoren-Blocker (z. B. Timolol), Carboanhydrasehemmer (Dorzolamid, Brinzolamid)

Stillzeit

geeignet

Niere

keine Einschränkung

Leber

keine Einschränkung

Geschlechterspezifika

keine klinisch relevanten Unterschiede bekannt

Ethnien

Bei Patienten asiatischer Abstammung kann es häufiger zu reversiblen periorbitalen Einfärbungen der Haut und zu Veränderungen der Wimpern kommen.

! Besonderheiten und Cave

- paradoxe Erhöhung des Augeninnendrucks möglich bei gleichzeitiger Anwendung verschiedener Prostaglandin-Analoga (Doppelanwendung vermeiden!)
- **dauerhafte Veränderung der Augenfarbe durch irreversible Iris-Hyperpigmentierung möglich** (besonders bei Patienten mit blau-grauer, blau-brauner, gelb-brauner oder grün-brauner Augenfarbe); unilaterale Behandlung kann bleibende Heterochromie zur Folge haben; Veränderung setzt meist innerhalb der ersten Behandlungsmonate ein, später sehr selten
- bei Patienten mit weichen Kontaktlinsen: eher unkonserviertes Präparat verwenden, z. B. Tafluprost (keine Linsenverfärbung)
- nur mit besonderer Vorsicht anwenden bei:
  - Keratitis herpetica in der Anamnese oder aktiver Herpes-simplex-Keratits
  - aphaken Patienten

- pseudoaphaken Patienten mit gerissener Hinterkapsel oder mit Vorderkammerlinse
- vorliegenden Risikofaktoren für das Auftreten eines zystoiden Makulaödems
- vorliegenden Risikofaktoren für das Auftreten von Iritis/Uveitis

Wirkstoffbeurteilung

- Prostaglandin-Analoga gehören zu den effektivsten Wirkstoffen, die den Augeninnendruck senken; entsprechend ist Latanoprost eine Standardsubstanz der **Glaukom-Therapie** mit sehr guter Wirksamkeit. Zwischen den unterschiedlichen Prostaglandin-Analoga (Bimatoprost, Latanoprost, Travoprost, Tafluprost) gibt es keine relevanten Unterschiede hinsichtlich des drucksenkenden Effektes. Allerdings sollten **Kontaktlinsenträger** vorzugsweise ein unkonserviertes Präparat verwenden (wie z. B. für Tafluprost im Handel), um eine Verfärbung der Kontaktlinsen zu vermeiden.
- Vorteile der Prostaglandin-Analoga gegenüber topischen β-Rezeptoren-Blockern sind die einmal tägliche Applikation (Compliance!), eine prolongierte Drucksenkung (bis 48 h) sowie die Drucksenkung über Abflusssteigerung, eine äußerst kurze systemische Halbwertszeit und nahezu vernachlässigbare systemische Nebenwirkungen. Nachteile sind dagegen die sehr häufig irreversible Iris-Hyperpigmentierung und vermehrtes Wimpernwachstum.

Lercanidipin

Wirksamkeit ↑ **Nutzen-Risiko-Bewertung ↑**

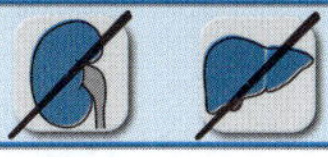 CYP3A4

IND	DOS
leichte bis mittelschwere essenzielle Hypertonie	1 × tgl. 10–20 mg p. o.
NW	Tachykardie, Palpitationen, Kopfschmerz, Hitzegefühl, periphere Ödeme, Somnolenz, Myalgie, gastrointestinale Beschwerden, Angina pectoris
WW	CYP3A4-Inhibitoren, -Induktoren, -Substrate, Alkohol, β-Rezeptoren-Blocker, Ciclosporin, Dixogin, Grapefruit und grapefruithaltige Produkte
CAVE	Dosissteigerungen > 30 mg/d nicht sinnvoll, Vorsicht bei Komorbiditäten: ischämische Herzerkrankung, linksventrikuläre Funktionsstörung, Sinusknotensyndrom

Lercanidipin ist ein wirksamer Calciumkanalblocker mit hoher vaskulärer Selektivität. Zu älteren Calciumkanalblockern wie Nitrendipin gibt es keinen substanziellen Unterschied, da die für Lercanidipin postulierte geringere Nebenwirkungsrate mehr als fraglich ist.

L

Handelsnamen und -formen

- Carmen®, Corifeo®, Lercanidipin (generisch)
- Dosis: 10 mg / 20 mg Tabletten

Pharmakologie

Wirkmechanismus

- langwirksamer Calciumkanalblocker vom Dihydropyridin-Typ
  - Hemmung des Calcium-Einstroms in Herzmuskel- und Gefäßmuskelzellen
  - Vasodilatation der glatten Gefäßmuskulatur, dadurch Blutdrucksenkung
  - Senkung des peripheren Widerstandes (Nachlast), dadurch Ökonomiserung der Herzarbeit
- hohe vaskuläre Selektivität (anders als Amlodipin), dadurch *keine* negativ-inotrope Wirkung
- aufgrund des langsamen Wirkungseintritts kein akuter Blutdruckabfall/keine Reflextachykardie bei Erstgabe!

Indikationen und Dosis

leichte bis mittelschwere essenzielle Hypertonie

- initial 1 × tgl. 10 mg p. o.
- Erhaltung: ggf. Dosiserhöhung auf max. 1 × tgl. 20 mg p. o.
- Dosissteigerungen > 30 mg/d nicht sinnvoll

» Kontraindikationen

Frauen in gebährfähigem Alter ohne sichere Verhütungsmethode, Obstruktion des linksventrikulären Ausflusstraktes, unbehandelte kongestive Herzinsuffizienz, instabile Angina pectoris, schwere Nierenfunktionsstörung, schwere Leberfunktionsstörung, erste 4 Wochen nach Myokardinfarkt, gleichzeitige Einnahme von potenten CYP3A4-Inhibitoren, gleichzeitige Einnahme von Ciclosporin, Grapefruit und grapefruithaltige Produkte, Schwangerschaft und Stillzeit

Nebenwirkungen

- **sehr häufig:** keine
- **häufig:** keine
- **weitere relevante Nebenwirkungen:** Tachykardie, Palpitationen, Kopfschmerz, Hitzegefühl, periphere Ödeme, Somnolenz, Myalgie, gastrointestinale Beschwerden, Angina pectoris

Wechselwirkungen

kontraindiziert: **CYP3A4-Inhibitoren:** Erhöhung der Lercanidipin-Plasmaspiegel (bis 15-fach) (Wirkstoffe: ► vordere Umschlaginnenseite)

Grapefruit und grapefruithaltige Produkte[1], Ciclosporin[2]

problematisch: **CYP3A4-Induktoren**: Senkung der Lercanidipin-Plasmaspiegel (Wirkstoffe: ► vordere Umschlaginnenseite)

Alkohol[3], Atenolol[4], Bisoprolol[4], Carvedilol[4], Celiprolol[4], Digoxin[5], Esmolol[4], Metoprolol[4], Nebivolol[4], Penbutolol[4], Propranolol[4]

1 **Erhöhung des Lercanidipin-Plasmaspiegels, Verstärkung von Wirkung und Nebenwirkungen**
2 **Erhöhung der Plasmaspiegel von Lercanidipin und Ciclosporin**
3 Verstärkung der blutdrucksenkenden Wirkung von Lercanidipin
4 reduzierte Bioverfügbarkeit von Lercanidipin (ggf. Dosis von Lercanidipin erhöhen)
5 erhöhter Digoxin-Plasmaspiegel durch Lercanidipin (ggf. Spiegelbestimmung und Dosisanspassung von Digoxin)

Pharmakokinetik

- BV: 99 %
- ausgeprägter sättigbarer First-Pass-Effekt, dadurch in höheren Dosierungen keine Linearität zwischen Dosierung und Plasmaspiegeln; hepatische Metabolisierung zu inaktiven Metaboliten überwiegend über CYP3A4
- t_{max}: 2–3 h

- HWZ: 8 h (therapeutische Wirksamkeit hält 24 h an)
- Plasmaproteinbindung: > 98 %
- Elimination: 50 % renal, 50 % biliär

Intoxikation

- **Symptome:** ausgeprägte Hypotonie mit Reflextachykardie, Schock
- **Therapie:** Gabe von Aktivkohlesuspension (1 g/kg KG), ggf. medikamentöse Vasokonstriktion und Calciumgluconat i. v., kardiovaskuläre Überwachung mind. 24 h lang (lange Wirksamkeit von Lercanidipin), wegen hoher Lipophilie des Wirkstoffs geben Plasmaspiegel keinen Aufschluss über Risikozeitraum, Dialyse nicht sinnvoll

Einnahmehinweise und Patienteninformationen

- Einnahme morgens oder mittags mind. 30 min vor einer Mahlzeit
- Grapefruit und grapefruithaltige Produkte vermeiden!
- Alkohol vermeiden!
- eine Einschränkung von Verkehrstüchtigkeit und Reaktionsfähigkeit ist möglich, insbes. bei Neueinstellung, Erhöhung der Dosis, bei Auftreten von Schwindel und Blutdruckschwankungen oder in Kombination mit Alkohol
- bei Frauen im gebärfähigen Alter auf sichere Kontrazeption während der Therapie hinweisen!

Spezielle Patientengruppen und Sondersituationen

Geriatrie

geeignet

- PRISCUS: nicht gelistet
- BEERS: bei älteren Patienten mit chronischer Obstipation Symptomverschlechterung durch Lercanidipin möglich

Pädiatrie

nicht zugelassen

Schwangerschaft

- kontraindiziert
- Anwendung bei Frauen im gebärfähigen Alter nur bei sicherer Kontrazeption
- geeignete Antihypertensiva in der Schwangerschaft: Alpha-Methyldopa (1. Wahl), Nifedipin (Alternative), Metoprolol (Alternative)

Stillzeit

- kontraindiziert
- geeignete Antihypertensiva in der Stillzeit: Alpha-Methyldopa (1. Wahl), Nifedipin (Alternative), Metoprolol (Alternative)

Niere

- **GFR > 60 ml/min/1,73 m²:** keine Einschränkung
- **GFR ≤ 60 ml/min/1,73 m²** und **> 30 ml/min/1,73 m²:** Vorsicht bei Dosiserhöhung auf 20 mg/d
- **GFR < 30 ml/min/1,73 m²:** kontraindiziert

Leber

- **leichte bis mittelgradige Einschränkung der Leberfunktion:** Vorsicht bei Dosiserhöhung auf 20 mg/d
- **schwere Einschränkung der Leberfunktion:** kontraindiziert

Geschlechterspezifika

keine klinisch relevanten Unterschiede bekannt

Ethnien

Bei Patienten afrikanischer Abstammung sollten in der Hochdrucktherapie vorzugsweise Thiaziddiuretika oder Calciumkanalblocker eingesetzt werden.

! Besonderheiten und Cave

- erhöhtes kardiovaskuläres Risiko durch Lercanidipin bei Patienten mit ischämischer Herzerkrankung oder linksventrikulärer Funktionsstörung möglich
- besondere Vorsicht bei Patienten mit Sinusknotensyndrom (ohne Schrittmacher)
- Einnahme mit durchschnittlicher Nahrung reduziert Bioverfügbarkeit, Einnahme mit fettreicher Nahrung erhöht Bioverfügbarkeit
- Dosissteigerungen > 30 mg/d nicht sinnvoll: keine weitere Wirkungssteigerung bei erhöhtem Risiko unerwünschter Wirkungen (nichtlineare Kinetik!)

Wirkstoffbeurteilung

- Calciumkanalblocker wie Lercanidin sollten bevorzugt eingesetzt werden bei isolierter systolischer Hypertension, linksvertrikulärer Hypertrophie, asymptomatischer Atherosklerose oder pAVK (Mancia et al. 2013). In der **Kombinationstherapie** ist die Kombination mit einem ACE-Hemmer oder einem β-Rezeptoren-Blocker sinnvoll. Hierfür stehen auch fixe Kombinationspräparate (z. B. Lercanidipin und Enalapril) zur Verfügung, was die Compliance erhöhen kann.
- Im Vergleich zu anderen Calciumkanalblockern wie Amlodipin besitzt Lercanidipin eine hohe vaskuläre Selektivität (dadurch *keine* negativ-inotrope Wirkung); zu älteren langwirksamen Calciumkanalblockern wie Nitrendipin gibt es keinen substanziellen Unterschied (Me-too-Wirkstoff). **Die für Lercanidipin postulierte geringere Nebenwirkungsrate im Vergleich zu anderen Calciumkanalblockern ist mehr als fraglich.**

Literatur

Mancia G et al. ESH/ESC guidelines for the management of arterial hypertension: the task force for the management of arterial hypertension of the European Society of Hypertension (ESH) and the European Society of Cardiology (ESC). Eur Heart J 2013; 34: 2159–219.

Levothyroxin

Wirksamkeit ↑	Nutzen-Risiko-Bewertung ↑
IND	**DOS**
Hypothyreose	1 × tgl. 1,5 µg/kg KG
Prophylaxe einer Rezidivstruma nach OP	1 × tgl. 1–1,5 µg/kg KG
benigne Struma mit euthyroter Stoffwechsellage	1 × tgl. 50–100 µg
Suppressionstherapie bei Schilddrüsenmalignom	1 × tgl. 1–1,5 µg/kg KG
Begleittherapie bei thyreostatischer Behandlung einer Hyperthyreose	1 × tgl. 50–100 µg
NW	tachykarde Herzrhythmusstörungen, Unruhe
WW	Estrogen, Furosemid, Phenprocoumon, Sertralin
CAVE	keine Therapieeinleitung bei akuten kardialen Erkrankungen!

Levothyroxin ist unverzichtbar zur Behandlung der Hypothyreose unterschiedlicher Genese

Handelsnamen und -formen

- Berlthyrox®, Euthyrox®, Thevier®, L-Thyroxin (generisch)
- Dosis:
  25–200 µg Tabletten
  100 µg/ml Tropfen
  500 µg Pulver zum Herstellen einer Injektionslösung
- Fixkombinationen mit Iodid und Liothyronin (T_3)

Pharmakologie

Wirkmechanismus

- Schilddrüsenhormon

- Levothyroxin (T_4) wird peripher in das ca. 5-fach wirksamere Liothyronin (T_3) und das unwirksame rT_3 umgewandelt. T_3 und T_4 beeinflussen die Transkription zahlreicher Gene und bewirken zusammenfassend einen erhöhten Energieumsatz sowie Wachstum und Reifung verschiedener Gewebe.

Indikationen und Dosis

Im Allgemeinen beträgt der Bedarf an Levothyroxin beim Erwachsenen ca. 1,5 µg/kg KG mit erheblichen interindividuellen Unterschieden. Insbes. bei älteren Patienten sollte die Initialdosis niedrig gewählt werden (12,5–50 µg) und evtl. TSH-Werte im höheren Normbereich angestrebt werden. Korrekturen erfolgen meist in 25-µg-Schritten. Zur Überprüfung der Dosierung sollte eine Kontrolle des TSH-Wertes jeweils 4–8 Wochen nach Dosisänderung erfolgen. Neben dem Ziel-TSH-Wert sollte auch die Symptomatik einer Hyper- oder Hypothyreose bei der Dosisfindung berücksichtigt werden.

- benigne euthyreote Struma
  - initial 50–75 µg, Anpassung nach TSH (Zielwert 0,2–1 mU/l), vorzugsweise Kombination mit Iodid
- Hypothyreose und Prophylaxe einer Rezidivstruma nach OP
  - initial 1–1,5 µg/kg KG, Anpassung nach TSH (Zielwert 0,5–2 mU/l), vorzugsweise Kombination mit Iodid (Schäffler 2010)
- Hypothyreose
  - initial z. B. 50 µg, Dosissteigerung in 25 µg Schritten alle 2–4 Wochen bis zum Erreichen der errechneten Zieldosis von 1,5 µg/kg KG, Anpassung nach TSH (Zielwert 0,5–4 mU/l), bei jüngeren Patienten kann auch mit der errechneten Zieldosis begonnen werden (Garber et al. 2012)
- Suppressionstherapie bei Schilddrüsenmalignom
  - initial 1–1,5 µg/kg KG, Anpassung nach TSH (Zielwert je nach Risikosituation ≤ 0,1 mU/l oder zwischen 0,5 und 1 mU/l)
- Begleittherapie bei thyreostatischer Behandlung („Gas und Bremse")
  - nach Normalisierung der Stoffwechsellage 50–100 µg, Anpassung nach TSH (Zielwert 0,5–4 mU/l)

» Kontraindikationen

unbehandelte Nebennierenrindeninsuffizienz, unbehandelte Hypophyseninsuffizienz, unbehandelte Hyperthyreose, Therapieeinleitung bei akutem Myokardinfarkt, akute Myokarditis oder Pankarditis

Nebenwirkungen

- **sehr häufig:** keine
- **häufig:** keine
- **weitere relevante Nebenwirkungen:** bei Überdosierung oder zu schneller Dosissteigerung: tachykarde Herzrhythmusstörungen, einschl. Vorhofflimmern; Angina pectoris, Kopfschmerzen, Schwitzen, Hyperthermie, Tremor, Schlaflosigkeit, Gewichtsabnahme, Osteoporose, Diarrhoe

Wechselwirkungen

kontraindiziert: keine

problematisch: Acetylsalicylsäure[1], aluminiumhaltige Antacida[2], Amiodaron[3], Antidiabetika[4], Axitinib[5], Calciumcarbonat[2], Carbamazepin[6], Chloroquin[5], Clofibrat[1], Colestipol[7], Colestyramin[7], Darunavir[5], Eisen[2], Furosemid (Dosen ≥250 mg)[1], Imatinib[5], Indinavir[5], iodhaltige Kontrastmittel[3], Lopinavir[5], Nilotinib[5], Phenobarbital[6], Phenprocoumon[8], Phenytoin[5], Proguanil[5], Rifampicin[6], Ritonavir[5], Sertralin[5], Sevelamer[7], Sorafenib[5], Sunitinib[5], Vandetanib[5], Warfarin[8]

1 erhöhter L-Thyroxinspiegel möglich, ggf. Dosisanpassung
2 verminderte Resorption von L-Thyroxin, Einnahmeabstand mind. 2 h
3 erniedrigter oder erhöhter Bedarf an L-Thyroxin möglich, ggf. Dosisanpassung
4 verminderte BZ-Senkung
5 veränderte Wirksamkeit von L-Thyroxin möglich, ggf. Dosisanpassung
6 verstärkter Abbau von L-Thyroxin möglich, ggf. Dosisanpassung
7 verminderte Resorption von L-Thyroxin, Einnahmeabstand von 4–5 h
8 verstärkte Gerinnungshemmung möglich, INR-Kontrollen

Pharmakokinetik

- BV: max. 80 % (nüchtern)
- t_{max}: 6 h
- HWZ: 7 (3–10) Tage
- Plasmaproteinbindung: 99,9 %
- Levothyroxin (T_4) wird peripher (hauptsächlich Leber, Niere, Gehirn und Muskulatur) in Liothyronin (T_3) sowie rT_3 und weitere unwirksame Metaboliten umgewandelt und anschließend über Urin oder Faeces ausgeschieden

Intoxikation

- **Symptome:** tachykarde Herzrhythmusstörungen, einschl. Vorhofflimmern; Angina pectoris, Kopfschmerzen, Schwitzen, Hyperthermie, Tremor, Unruhe, Diarrhoe
- **Therapie:** Gabe von β-Rezeptoren-Blocker, in Einzelfällen Plasmapherese

Einnahmehinweise und Patienteninformationen

- Einnahme morgens nüchtern mind. ½ h vor dem Frühstück
- eine Einschränkung von Verkehrstüchtigkeit und Reaktionsfähigkeit ist sehr unwahrscheinlich
- Einnahme von Sojaprodukten kann zu einer verminderten Aufnahme von Levothyroxin und der Notwendigkeit einer Dosiserhöhung führen
- bei der Einnahme von Medikamenten gegen Sodbrennen, die Aluminiumsalze enthalten sowie Eisenpräparaten sollte ein Einnahmeabstand von 2 h eingehalten werden

Spezielle Patientengruppen und Sondersituationen

Geriatrie

- geeignet
  PRISCUS: nicht gelistet
  BEERS: nicht gelistet
- bei älteren Patienten mit kardialen Begleiterkrankungen sollte die Initialdosierung niedriger gewählt werden (12,5–25 µg) und die Dosiserhöhung langsamer (25 µg alle 14 Tage) als bei jungen Patienten erfolgen; als Ziel-TSH-Wert sollten abhängig von Symptomatik und Nebenwirkungen evtl. höhere Werte akzeptiert werden

Pädiatrie

- zugelassen für alle Altersgruppen
- initial 12,5–50 µg, übliche Erhaltungsdosis 100 $\mu g/m^2$ Körperoberfläche

Schwangerschaft

- zugelassen; die Behandlung einer Hypothyreose ist während Schwangerschaft und Stillzeit konsequent durchzuführen
- während der Schwangerschaft kann eine Dosiserhöhung erforderlich sein; der Ziel-TSH-Wert sollte unter 2,5 mU/l (1. Trimenon) liegen und alle 4 Wochen überprüft werden

Stillzeit

- zugelassen, die Behandlung einer Hypothyreose ist während Schwangerschaft und Stillzeit konsequent durchzuführen
- die vom Säugling über die Muttermilch aufgenommene Menge Levothyroxin ist gering

Niere

Dosisfindung nach TSH-Wert bei eingeschränkter Nierenfunktion

Leber

Dosisfindung nach TSH-Wert bei eingeschränkter Leberfunktion

Geschlechterspezifika

erhöhter Levothyroxin-Bedarf in der Schwangerschaft und bei Einnahme von Estrogen-Präparaten

Ethnien

keine klinisch relevanten Unterschiede bekannt

! Besonderheiten und Cave

- vorsichtige Anwendung bei instabiler Angina pectoris oder koronarer Herzerkrankung, schlecht eingestellter arterieller Hypertonie, Schilddrüsenautonomie und tachykarden Herzrhythmusstörungen

- falls vorübergehend eine intravenöse Substitution erforderlich ist, sollten wegen der höheren Bioverfügbarkeit 70–80 % der oralen Dosis gegeben werden
- kein nachgewiesener Vorteil einer Kombination von Levothyroxin mit Liothyronin (T_3)
- bei Übertherapie mit latenter Hyperthyreose, insbes. bei älteren Patienten, vermehrtes Auftreten von Osteoporose und Vorhofflimmern möglich
- bei gleichzeitiger Nebennierenrindeninsuffizienz vor L-Thyroxin Gabe ausreichende Versorgung mit Corticosteroiden sicherstellen
- Über die Bioäquivalenz verschiedener Levothyroxin-Präparate wird ausdauernd und kontrovers diskutiert. Häufig wird empfohlen, keine Austauschpräparate einzusetzen oder nach einem Präparatwechsel zumindest eine Kontrolle des TSH-Spiegels vorzunehmen. Die Kosten einer TSH-Kontrolle liegen erheblich über dem Einsparpotenzial bei Verordnung des jeweils kostengünstigsten Präparates.

Wirkstoffbeurteilung

- Levothyroxin ist unverzichtbar zur Behandlung der **Hypothyreose**.
- Eine postoperative Suppressionstherapie bei differenzierten Schilddrüsenkarzinomen wird von den europäischen und amerikanischen Leitlinien empfohlen.
- Die Therapie einer **benignen euthyreoten Struma nodosa** mit Levothyroxin (mit Iodid) wird von den Leitlinien nicht als Therapie der 1. Wahl empfohlen, allerdings konnte in der LISA-Studie über ein Jahr eine Reduktion der Knoten-Volumina von 17 % und eine Reduktion der Schilddrüsenvolumina um 8 % erreicht werden (Grussendorf et al. 2011). Langzeituntersuchungen zu diesem Themenkomplex fehlen.
- Die Gabe von Levothyroxin bei gleichzeitiger hoch dosierter thyreostatischer Therapie hat keine nachgewiesenen Vorteile gegenüber einer Titration von Thyreostatika, führt aber häufiger zu Nebenwirkungen (Abraham et al. 2010).

L

Literatur

Abraham P et al. Antithyroid drug regimen for treating Graves' hyperthyroidism. Cochrane Database Syst Rev 2010; CD003420.

Garber JR et al. Clinical practice guidelines for hypothyroidism in adults: cosponsored by the American Association of Clinical Endocrinologists and the American Thyroid Association. Thyroid 2012; 22: 1200–35. doi:10.1089/thy.2012.0205.

Grussendorf M et al. Reduction of thyroid nodule volume by levothyroxine and iodine alone and in combination: a randomized, placebo-controlled trial. J Clin Endocrinol Metab 2011; 96: 2786–95.

Schäffler A. Substitutionstherapie nach Operationen an Schilddrüse und Nebenschilddrüsen. Dtsch Arztebl Int 2010; 107: 827–34.

Lisinopril

Wirksamkeit ↑	Nutzen-Risiko-Bewertung ↑
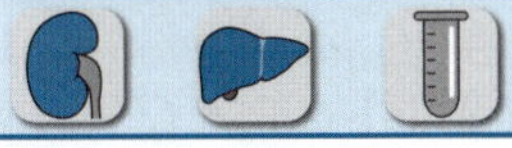	
IND	**DOS**
arterielle Hypertonie	1 × tgl. 10–40 mg p. o.
chronische Herzinsuffizienz	1 × tgl. 2,5–35 mg p. o.
diabetische Nephropathie	1 × tgl. 10–20 mg p. o.
NW	Hyperkaliämie, Hypotonie, Husten
WW	Aliskiren, Angiotensin-II-Rezeptor-Antagonisten (Sartane)
CAVE	angioneurotisches Ödem (0,3 %)

Lisinopril gehört zu den Mitteln der 1. Wahl zur Therapie der arteriellen Hypertonie, Herzinsuffizienz und chronischen Nierenerkrankungen und ist bei diesen Indikationen nachgewiesen wirksam.

Handelsnamen und -formen

- Acerbon®, Lisinopril (generisch)
- Dosis: 2,5 mg / 5 mg / 10 mg / 20 mg / 30 mg Tabletten
- Fixkombination mit HCT

Pharmakologie

Wirkmechanismus

ACE-Hemmer

- kompetitive Hemmung des Angiotensin-I-Converting-Enzyms
- reduzierte plasmatische Angiotensin-II-Konzentration → Vasodilatation
- Blutdrucksenkung (ohne signifikanten Effekt auf die Herzfrequenz)

Indikationen und Dosis

- arterielle Hypertonie
  - initial 1 × tgl. (5–)10 mg p. o., bei unzureichender Wirkung innerhalb von 2 Wochen Steigerung auf 1 × tgl. 20 mg p. o.; weitere Steigerung in 2- bis 4-wöchigen Abständen bis auf eine Gesamttagesdosis von 40 bis max. 80 mg/d oder Kombination mit einem Calciumantagonisten oder Diuretikum

- chronische Herzinsuffizienz
  - initial 1 × tgl. 2,5 mg p. o., Dosisverdoppelung alle 2–4 Wochen bis zum Erreichen der empfohlenen Maximaldosis von 35 mg/d oder der höchsten vom Patienten tolerierten Dosis
- Behandlung nach akutem Herzinfarkt
  - bei kreislaufstabilen Patienten 1 × tgl. 5 mg p. o., bei adäquaten Blutdruckwerten (> 120 mmHg systolisch) Dosissteigerung nach 48 h auf 1 × tgl. 10 mg p. o. für 6 Wochen; im Anschluss Weiterbehandlung bei entsprechender Indikation (art. Hypertonie, Herzinsuffizienz)
- diabetische Nephropathie
  - bei eGFR > 80 ml/min/1,73 m^2 initial 1 × tgl. 10 mg p. o., Dosissteigerung auf 1 × tgl. 20 mg p. o. möglich; bei eingeschränkter Nierenfunktion Initialdosis anpassen (▶ Anhang, S. 566)

» Kontraindikationen

angioneurotisches Ödem in Zusammenhang mit ACE-Hemmern in der Vorgeschichte, angeborenes oder idiopathisches angioneurotisches Ödem, 2. und 3. Schwangerschaftstrimenon

Nebenwirkungen

- **sehr häufig:** keine
- **häufig:** orthostatische Hypotonie, Husten, gastrointestinale Unverträglichkeit
- **weitere relevante Nebenwirkungen:** Blutbildveränderungen, Angiödem, Leberwerterhöhung bis zur Leberinsuffizienz (sehr selten), Hyperkaliämie, Anstieg des Serumkreatinins, Nierenfunktionsstörungen

L

Wechselwirkungen

kontraindiziert: keine

problematisch: Acemetacin[1], Acetylsalicylsäure[1], **Aliskiren[2]**, Allopurinol[3], Amilorid[4], **Azilsartan[2]**, **Candesartan[2]**, Celecoxib[1], Chlorthalidon[5], Ciclosporin[4], Cotrimoxazol[4], Diclofenac[1], Eplerenon[4], **Eprosartan[2]**, Etoricoxib[1], Furosemid[5], Glibenclamid[6], Gliclazid[6], Glimepirid[6], Gliquidon[6], Hydrochlorothiazid[5], Ibuprofen[1], Indapamid[5], Indometacin[1], Insulin[6], **Irbesartan[2]**, Kalium[7], Ketoprofen[1], Lithium[8], **Losartan[2]**, Meloxicam[1], Naproxen[1], Nateglinid[6], **Olmesartan[2]**, Parecoxib[1], Piretanid[5], Piroxicam[1], Repaglinid[6], Spironolacton[4], Tacrolimus[4], **Telmisartan[2]**, Torasemid[5], Triamteren[4], Trimethoprim[4], **Valsartan[2]**, Xipamid[5]

1 NSAR und Coxibe: Verminderung der antihypertensiven Wirkung, erhöhtes Risiko einer Verschlechterung der Nierenfunktion und einer Hyperkaliämie, ggf. Laborkontrollen

2 Sartane und Aliskiren: erhöhtes Risiko einer Verschlechterung der Nierenfunktion und eines dialysepflichtigen Nierenversagens, Kombination vermeiden

3 Allopurinol: erhöhtes Risiko für allergische Reaktionen möglich (ggf. anderes Antihypertensivum wählen, keinen ACE-Hemmer)

4 kaliumsparende Diuretika und potenziell nephrotoxische Substanzen: erhöhtes Risiko einer Hyperkaliämie und leicht erhöhtes Risiko einer Verschlechterung der Nierenfunktion, ggf. Laborkontrollen
5 Diuretika: leicht erhöhtes Risiko einer Verschlechterung der Nierenfunktion und überschießende Blutdrucksenkung, vorsichtige Eindosierung
6 verstärkte BZ-Senkung möglich, ggf. Dosisanpassung
7 erhöhtes Risiko einer Hyperkaliämie
8 erhöhter Serumspiegel von Lithium, Spiegelkontrolle empfohlen

Pharmakokinetik

- BV: 25 %
- t_{max}: 7 h
- HWZ: 12,6 h
- Plasmaproteinbindung: gering
- Ausscheidung unverändert über den Urin

Intoxikation

- **Symptome:** Hypotonie, Schock, Elektrolytstörungen und Nierenversagen
- **Therapie:** frühe Gabe von Aktivkohlesuspension (1 g/kg KG), Kreislaufstabilisierung; Lisiopril ist dialysierbar

Einnahmehinweise und Patienteninformationen

- Einnahme einmal täglich unabhängig von den Mahlzeiten
- eine Einschränkung von Verkehrstüchtigkeit und Reaktionsfähigkeit ist unwahrscheinlich, außer bei Auftreten von Schwindel, Sehstörungen oder Blutdruckschwankungen
- bei Frauen im gebärfähigen Alter auf sichere Kontrazeption während der Therapie hinweisen!

Spezielle Patientengruppen und Sondersituationen

Geriatrie

geeignet

- PRISCUS: nicht gelistet
- BEERS: nicht gelistet

Pädiatrie

- zugelassen ab 6 Jahren
- **Körpergewicht 20–50 kg:** initial 1 × tgl. 2,5 mg p. o., max. 0,6 mg/ kg KG oder 1 × tgl. 20 mg p. o.
- **Körpergewicht > 50 kg:** initial 1 × tgl. 5 mg p. o., max. 0,6 mg/kg KG oder 1 × tgl. 40 mg p. o.

Schwangerschaft

- **1. Trimenon:** möglichst nicht anwenden (nach versehentlicher Therapie in die Frühschwangerschaft hinein Umstellung der antihypertensiven Therapie)
- **2. und 3. Trimenon:** kontraindiziert (Berichte über Fetopathien mit fetaler Anurie, Lungenhypoplasie, Kontrakturen der Extremitäten, Hypoplasien der Schädelkalotte, Thrombosen der V. cava inferior und Oligo-/Anhydramnion); bei Exposition bis ins 2. Trimenon hinein Umstellung der antihypertensiven Therapie sowie Ausschluss eines Oligohydramnions und Kontrolle des Neugeborenen hinsichtlich Nierenfunktion und Hypotonie
- geeignete Antihypertensiva in der Schwangerschaft: Alpha-Methyldopa (1. Wahl), Metoprolol (Alternative), Nifedipin (Alternative)

Stillzeit

- nicht empfohlen
- geeignete Antihypertensiva in der Stillzeit: Alpha-Methyldopa (1. Wahl), Metoprolol (Alternative), Nifedipin (Alternative)

Niere

- **GFR < 80 ml/min/1,73 m^2:** Initialdosis 5–10 mg, Maximaldosis 40 mg/d
- **GFR < 30 ml/min/1,73 m^2:** Initialdosis 2,5–5 mg, Maximaldosis 40 mg/d
- **GFR < 10 ml/min/1,73 m^2, einschl. Dialyse:** Initialdosis 2,5 mg, Maximaldosis 40 mg/d

Leber

- **mittelgradige bis schwere Leberfunktionsstörung:** Dosisreduktion um 50 %
- bei Ikterus, Cholestase oder deutlichem Leberwert-Anstieg Therapie mit ACE-Hemmer sofort beenden (Gefahr eines hepatisch-nekrotischen Syndroms)

Geschlechterspezifika

keine klinisch relevanten Unterschiede bekannt

Ethnien

Bei Patienten afrikanischer Abstammung sollten in der Hochdrucktherapie vorzugsweise Thiaziddiuretika oder Calciumkanalblocker eingesetzt werden.

! Besonderheiten und Cave

- 25 % der Maximaldosis eines ACE-Hemmers erzielen etwa 65 % der max. Blutdrucksenkung, 50 % der Maximaldosis ca. 90 % der max. Blutdrucksenkung; eine Kombinationstherapie mit Calciumantagonisten oder Diuretika ist einer Monotherapie in Maximaldosierung bei der Indikation Hypertonie vorzuziehen
- symptomatische Hypotonie nach Erstgabe möglich bei Kombination mit einem Diuretikum, Patienten mit schwerer Hypertonie, dekompensierter Herzinsuffizienz, Aorten- oder Mitralklappenstenose, Nierenarterienstenose und Leberzirrhose, latentem oder manifestem Volumen- oder Salzmangel → Volu-

men- oder Salzmangel ausgleichen, niedrige Initialdosis wählen (2,5–5 mg/d), ggf. erste Einnahme unter Beobachtung

- Anwendung bei bilateraler Nierenarterienstenose oder Nierenarterienstenose bei (funktioneller) Einzelniere mit initial niedrigster Dosierung unter engmaschiger Kontrolle möglich (Chrysochou et al. 2012)
- Bei persistierendem Reizhusten (bis zu 10 % der Patienten) Umstellung auf einen Angiotensin-II-Rezeptor-Antagonisten sinnvoll
- **angioneurotisches Ödem** als seltene, aber schwerwiegende Komplikation bei der Behandlung mit einem ACE-Hemmer
  - Behandlung: ACE-Hemmer sofort absetzen, Antihistaminika nur wenig wirksam, Atemwege sichern, intensivmedizinische Betreuung, Rescue-Medikation (off-label): Firazyr® (Icatibant) 1 × 30 mg s. c. oder Berinert® (humaner C1-Esterase-Inhibitor) 1 × 20 IE/kg KG i. v.
- Kombination Aliskiren/Sartan + ACE-Hemmer („duale RAAS-Blockade"): in den meisten Fällen überwiegen die Risiken (Hyperkaliämie, Nierenversagen) den möglichen Nutzen bei dieser Kombination; sinnvoll lediglich in besonderen Ausnahmefällen (Herzinsuffizienz NYHA II–IV mit LVEF ≤ 40 % und persistierender Symptomatik unter kombinierter ACE-Hemmer- und β-Rezeptoren-Blocker-Therapie, falls Spironolacton oder Eplerenon nicht vertragen werden)
- vor Operationen mit Allgemeinanästhesie ACE-Hemmer pausieren
- Verstärkung anaphylaktischer Reaktionen bei Hyposensibilisierung möglich, ACE-Hemmer bei hohem Risiko pausieren
- LDL-Apharese oder Hämodialyse mit (älteren) High-Flux-Polyacrylnitrilmembranen (AN69) wegen schwerer anaphylaktischer Reaktionen kontraindiziert
- verbesserte BZ-Einstellung, aber auch verstärkte Hypoglykämieneigung bei medikamentös therapierten Diabetikern möglich
- empfohlene Laborkontrollen: ► Anhang, S. 566

L

Wirkstoffbeurteilung

- ACE-Hemmer sind nachgewiesen wirksam zur Behandlung der **arteriellen Hypertonie** und senken bei dieser Indikation die kardiovaskuläre Mortalität. Lisinopril wird zusammen mit anderen ACE-Hemmern von den europäischen Leitlinien zur Behandlung der arteriellen Hypertonie empfohlen. Lisinopril senkte die kardiovaskuläre Mortalität in der viel zitierten und diskutierten ALLHAT-Studie bei Patienten mit arterieller Hypertonie und zusätzlichen Risikofaktoren genauso gut, aber nicht besser als Chlorthalidon (ALLHAT 2002). Als Kombinationspartner sind Calciumantagonisten Mittel der 1. Wahl, da in der ACCOMPLISH-Studie eine gegenüber Hydrochlorothiazid leicht überlegene Senkung der Mortalität gezeigt werden konnte.
- Lisinopril und andere ACE-Hemmer führen in der Behandlung einer **symptomatischen Herzinsuffizienz** zu einer Reduktion von Mortalität und Hospitalisierungen und sind bei dieser Indikation zusammen mit β-Rezeptoren-Blockern Mittel der Wahl.

- Lisinopril bewirkt in der Akuttherapie nach Myokardinfarkt eine moderate Senkung der Mortalität. ACE-Hemmer sollten insbes. bei Patienten mit besonders hohem kardiovaskulärem Risiko und Patienten mit eingeschränkter LV-Funktion gegeben werden.
- Lisinopril und andere ACE-Hemmer werden aufgrund nephroprotektiver Effekte bei **Patienten mit diabetischer und nicht diabetischer Nephropathie** empfohlen, der Evidenzgrad für Lisinopril bei dieser Indikation ist allerdings gering.

Literatur

ALLHAT Officers and Coordinators for the ALLHAT Collaborative Research Group. The Antihypertensive and Lipid-Lowering Treatment to Prevent Heart Attack Trial. Major outcomes in high-risk hypertensive patients randomized to angiotensin-converting enzyme inhibitor or calcium channel blocker vs diuretic: The Antihypertensive and Lipid-Lowering Treatment to Prevent Heart Attack Trial (ALLHAT). JAMA 2002; 288: 2981–97.

Chrysochou C et al. Dispelling the myth: the use of renin-angiotensin blockade in atheromatous renovascular disease. Nephrol Dial Transplant 2012; 27: 1403–9.

Mancia G et al. ESH/ESC guidelines for the management of arterial hypertension: the task force for the management of arterial hypertension of the European Society of Hypertension (ESH) and the European Society of Cardiology (ESC). Eur Heart J 2013; 34: 2159–219.

McMurray JJ et al. ESC Guidelines for the diagnosis and treatment of acute and chronic heart failure 2012: The Task Force for the Diagnosis and Treatment of Acute and Chronic Heart Failure 2012 of the European Society of Cardiology. Developed in collaboration with the Heart Failure Association (HFA) of the ESC. Eur Heart J 2012; 33: 1787–847.

Loratadin/Desloratadin

Wirksamkeit ↑	Nutzen-Risiko-Bewertung ↑
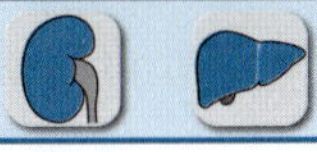	
IND	**DOS**
allergische Rhinitis	1 × tgl. 10 mg p. o. (Loratadin) oder 1 × tgl. 5 mg p. o. (Desloratadin)
chronische Urticaria	1 × tgl. 10(–40) mg p. o. (Loratadin) oder 1 × tgl. 5(–20) mg p. o. (Desloratadin)
NW	Kopfschmerzen
WW	keine
CAVE	kann bei Allergietestung zu falsch negativen Ergebnissen führen

Loratadin ist wie andere Antihistaminika der 2. Generation zur symptomatischen Behandlung von allergischer Rhinitis oder Urticaria geeignet, die Häufigkeit von Müdigkeit als Nebenwirkung liegt auf Placebo-Niveau.

L

Handelsnamen und -formen

- Loratadin: Lorano®, Loraderm®, Loratadin (generisch)
  Dosis: 10 mg Tabletten
- Desloratadin: Aerius®, Dasselta®, Desloraderm®, Desloratadin (generisch)
  Dosis:
  5 mg Filmtabletten
  5 mg / 2,5 mg Schmelztabletten
  0,5 mg/ml Lösung

Pharmakologie

Wirkmechanismus

Antihistaminikum

- Loratadin/Desloratadin vermindert allergische Symptomatik durch selektiven Antagonismus an peripheren H_1-Rezeptoren.

Indikationen und Dosis

symptomatische Behandlung bei allergischer Rhinitis und chronischer Urticaria

- Desloratadin: 1 × tgl. 5 mg p. o. oder bei Bedarf
- Loratadin: 1 × tgl. 10 mg p. o. oder bei Bedarf

» Kontraindikationen

keine

Nebenwirkungen

- **sehr häufig:** keine
- **häufig:** Kopfschmerzen, Müdigkeit, Mundtrockenheit
- **weitere relevante Nebenwirkungen:** Nervosität, Halluzinationen, gastrointestinale Unverträglichkeit, Leberwerterhöhungen

Wechselwirkungen

Loratadin: CYP3A4- und CYP2D6-Substrat, vermutlich ohne klinische Relevanz

Pharmakokinetik

- **Loratadin:** ausgeprägter First-Pass-Metabolismus zu Desloratadin, dieses wird dann zum aktiven Metaboliten 3-Hydroxy-Desloratidin; in pharmakokinetischen Studien waren 6 % der Teilnehmer schlechte Metabolisierer mit einer deutlich erhöhten Exposition gegenüber Desloratidin, die jedoch keine klinisch relevanten Konsequenzen hat
- BV: > 90 %
- t_{max}: 3 h
- HWZ: 8 h (Loratadin), 28 h (Desloratadin)
- Plasmaproteinbindung: 99 % (Loratadin), 75 % (Desloratadin)

Intoxikation

L

- in einer pharmakokinetischen Studie traten unter der Einnahme von 45 mg Desloratadin täglich über 10 Tage keine relevanten toxischen Effekte auf, eine Symptomatik ist also erst bei Ingestion größerer Mengen zu erwarten
- **Symptome:** Schläfrigkeit, Kopfschmerzen, Tachykardie
- **Therapie:** frühe Gabe von Aktivkohlesuspension (1 g/kg KG), supportive Maßnahmen

Einnahmehinweise und Patienteninformationen

- Einnahme einmal täglich unabhängig von den Mahlzeiten
- eine Einschränkung von Verkehrstüchtigkeit und Reaktionsfähigkeit ist sehr unwahrscheinlich

Spezielle Patientengruppen und Sondersituationen

Geriatrie

- PRISCUS: besser geeignet als Antihistaminika der 1. Generation (wie z. B. Dimetinden)
- BEERS: negative Wertung wegen möglicher anticholinerger Effekte bei Delirium, Demenz und chronischer Obstipation
- keine Dosisanpassung notwendig

Pädiatrie

- **Desloratadin:** zugelassen ab 1 Jahr
  1–5 Jahre: 1 × tgl. 1,25 mg p. o.
  6–11 Jahre: 1 × tgl. 2,5 mg p. o.
  ≥ 12 Jahre: 1 × tgl. 5 mg p. o.
- **Loratadin**: zugelassen ab 12 Jahren
  1 × tgl. 10 mg p. o.

Schwangerschaft

- geeignet als Antihistaminikum der Wahl in der Schwangerschaft
- Loratadin ist ein Antihistaminikum mit sehr großem Erfahrungsumfang in der Schwangerschaft, ein erhöhtes Fehlbildungsrisiko wurde bisher nicht nachgewiesen. Da Desloratadin Hauptmetabolit von Loratadin ist, dürfte das Sicherheitsprofil ähnlich sein, der Erfahrungsumfang ist jedoch geringer.
- mögliche Alternativen: Allergenvermeidung, Nasenspülung mit isotoner Kochsalzlösung, topische Corticoide

Stillzeit

- geeignet
- nachteilige Wirkung auf den Säugling unwahrscheinlich, Anwendung unter Beobachtung des Säuglings möglich
- mögliche Alternativen: Allergenvermeidung, Nasenspülung mit isotoner Kochsalzlösung, topische Corticoide

Niere

- **leichte bis mittelgradige Einschränkung der Nierenfunktion:** Dosisanpassung nicht erforderlich
- **schwere Einschränkung der Nierenfunktion:** Initialdosis um 50 % reduzieren oder Dosisintervall verdoppeln

Leber

- **leichte bis mittelgradige Einschränkung der Leberfunktion:** Dosisanpassung nicht erforderlich
- **schwere Leberfunktionsstörung:** Initialdosis um 50 % reduzieren oder Dosisintervall verdoppeln

Geschlechterspezifika

keine klinisch relevanten Unterschiede bekannt

Ethnien

keine klinisch relevanten Unterschiede bekannt

! Besonderheiten und Cave

falsch negative Ergebnisse von Allergietests unter Einnahme von Antihistaminika

Wirkstoffbeurteilung

- Desloratadin ist der aktive Metabolit von Loratadin. Die Gabe von Desloratadin dürfte, wenn überhaupt, höchstens marginale pharmakokinetische Vorteile gegenüber Loratadin aufweisen. Objektive Gründe für eine bevorzugte Verordnung von Desloratadin sind nicht erkennbar.
- Loratadin ist wirksam zur symptomatischen Behandlung von **allergischer Rhinitis**. Loratadin und andere systemische Antihistaminika der 2. Generation sind Mittel der Wahl bei milder allergischer Symptomatik. Topische Steroide sind als Bedarfstherapie besser wirksam als systemische Antihistaminika und gut verträglich (Kaszuba et al. 2001; Sastre et al. 2012), sie eignen sich daher auch bei stärkerer Symptomatik als Kombinationspartner oder Monotherapie.
- Loratadin ist wirksam zur symptomatischen Behandlung einer **chronischen Urticaria**. Loratadin und andere systemische Antihistaminika der 2. Generation sind daher Mittel der Wahl bei chronischer Urticaria, bei unzureichender Wirkung wird in den Leitlinien eine Dosissteigerung bis auf das 2- bis 4-Fache der max. Tagesdosis empfohlen.
- In Studien mit geringen Fallzahlen wies (Levo)Cetirizin für die jeweiligen Indikationen eine etwas bessere Wirksamkeit als Loratadin auf, allerdings scheint bei Cetirizin auch Müdigkeit als Nebenwirkung häufiger aufzutreten. Loratadin ist eine geeignete Alternative zu Cetirizin, wenn es unter Letzterem zu Müdigkeit als relevante Nebenwirkung kommt.

Literatur

Kaszuba SM et al. Superiority of an intranasal corticosteroid compared with an oral antihistamine in the as-needed treatment of seasonal allergic rhinitis. Arch Intern Med 2001; 161: 2581–7.

Sastre J et al. Local and systemic safety of intranasal corticosteroids. J Investig Allergol Clin Immunol 2012; 22: 1–12.

Lorazepam

Wirksamkeit ↑ | **Nutzen-Risiko-Bewertung → bis ↓**

IND	**DOS**
Angst-, Spannungs- und Erregungszustände	0,5–2,5 mg/d in 1–3 Einzeldosen
Prämedikation	0,5–2,5 mg am Vorabend und/oder vor dem Eingriff
Status epilepticus	4 mg langsam i. v.
NW	Abhängigkeitsentwicklung, Absetzsymptomatik, Amnesie, paradoxe Erregung, Schwindel
WW	andere sedierende Wirkstoffe, Clozapin, Valproinsäure
CAVE	Abhängigkeitsentwicklung, bei intravenöser Gabe Atemdepression möglich

Lorazepam p. o. ist wirksam zur symptomatischen Behandlung o. g. Beschwerden, aufgrund der raschen Gewöhnung und Gefahr einer Abhängigkeitsentwicklung sollte die Verschreibung nur kurzzeitig erfolgen. Lorazepam i. v. ist Mittel der Wahl beim Status epilepticus.

Handelsnamen und -formen

- Tavor®, Tolid®, Lorazepam (generisch)
- Dosis:
  0,5 mg / 1 mg / 2,5 mg Tabletten
  2 mg/1 ml Injektionslösung

Pharmakologie

Wirkmechanismus

Anxiolytikum aus der Gruppe der Benzodiazepine

- Verstärkung der inhibitorischen Wirkung von γ-Aminobuttersäure (GABA) im ZNS
- sedierende, anxiolytische, muskelrelaxierende und antikonvulsive Wirkung

Indikationen und Dosis

- **orale Gabe**
  - symptomatische Kurzzeitbehandlung von Angst-, Spannungs- und Erregungszuständen sowie dadurch bedingten Schlafstörungen
    - ▸ 1–3 × tgl. 0,5–2,5 mg p. o., bei 1 × täglicher Gabe abends anwenden; unter stationären Bedingungen Dosiserhöhung bis max. 7,5 mg/d
  - Sedierung vor diagnostischen sowie vor und nach operativen Eingriffen
    - ▸ 1–2,5 mg p. o. Lorazepam am Abend vor und/oder 1–2,5 mg (max. 4 mg) p. o. etwa 1–2 h vor dem Eingriff und ggf. postoperativ
- **Injektionslösung** (bei intravenöser Gabe max. Injektionsgeschwindigkeit 2 mg/min, Möglichkeiten zur Sicherung der Atemwege bereithalten)
  - Basissedierung vor, während und nach diagnostischen und operativen Eingriffen, um Angst und Spannung zu reduzieren und um zu erreichen, dass Einzelheiten nicht vollständig erinnert werden
  - Behandlung schwerer Angst- und Erregungszustände
    - ▸ 0,044–0,05 mg/kg KG i. v. oder i. m., Maximaldosis von 4 mg; bei Patienten über 50 Jahre Initialdosis ≤ 2 mg
  - Behandlung des Status epilepticus aufgrund verschiedenartiger fokaler oder generalisierter Anfallstypen
    - ▸ initial 4 mg Lorazepam langsam i. v. (über 2 min); bei unzureichender Wirkung innerhalb von 10–15 min nochmals 4 mg langsam i. v., max. 8 mg/12 h

» Kontraindikationen

L

Abhängigkeitsanamnese, Myasthenia gravis, Vergiftung mit zentral dämpfenden Substanzen oder Alkohol, Atemfunktionsstörungen

Nebenwirkungen

- **sehr häufig:** Sedierung und Müdigkeit
- **häufig:** Muskelschwäche, Hypotonie, Schwindel
- **weitere relevante Nebenwirkungen:** Atemdepression, Euphorie, Enthemmung, Amnesie, paradoxe Reaktion mit Angst, Erregung und Aggression, Blutbildveränderungen, Leberwerterhöhungen

Wechselwirkungen

andere zentral dämpfende Substanzen, einschl. Alkohol: wechselseitige Wirkungsverstärkung

kontraindiziert: keine

problematisch: Clozapin[1], Probenecid[2], Scopulamin[3], Theophyllin[4], Valproat[2]

1 ausgeprägte zentralnervöse Dämpfung, erhöhter Speichelfluss
2 verlangsamter Abbau von Lorazepam, Dosisreduktion um 50 %
3 erhöhtes Risiko für Halluzinationen
4 verminderte sedierende Wirkung von Lorazepam

Pharmakokinetik

- BV: 94 %
- t_{max}: 1–2,5 h
- HWZ: 12–16 h
- Plasmaproteinbindung: 80–90 %
- Metabolisierung nahezu vollständig zum pharmakologisch kaum wirksamen Glucuronid, anschließend überwiegend renale Ausscheidung

Intoxikation

- **Symptome:** zentralnervöse Dämpfung bis zum Coma, Atem- und Kreislaufdepression
- **Therapie:** frühe Gabe von Aktivkohlesuspension (1 g/kg KG), ggf. Kreislaufunterstützung und Beatmung
- bei bedrohlicher Symptomatik vorsichtiger Einsatz des spezifischen Antagonisten Flumazenil: initial 0,2 mg i. v., ggf. erneuter Bolus von 0,1 mg in Abständen von 60 s bis max. 1 mg Gesamtdosis; anschließend Dauerinfusion mit 0,1–0,4 mg/h
  Cave: Induktion von Krampfanfällen

Einnahmehinweise und Patienteninformationen

- Einnahme wie verordnet unabhängig von den Mahlzeiten
- Einnahmedauer sollte 2–4 Wochen nur in begründbaren Ausnahmefällen überschreiten, da es zu einer Abhängigkeitsentwicklung kommen kann
- gleichzeitige Einnahme von Alkohol sollte dringend vermieden werden
- eine Einschränkung von Verkehrstüchtigkeit und Reaktionsfähigkeit ist wahrscheinlich, von der aktiven Teilnahme am Straßenverkehr ist abzuraten; dies gilt auch für den Morgen nach abendlicher Einnahme

Spezielle Patientengruppen und Sondersituationen

Geriatrie

- bei geriatrischen Patienten nur bedingt geeignet
- generell Dosisreduktion um 50 % bei älteren Patienten empfohlen
- PRISCUS: erhöhte Sturzneigung, Dosisreduktion auf $\leq$ 2 mg empfohlen
- BEERS: erhöhtes Risiko für Stürze und Frakturen sowie paradoxe Symptomatik, Verschreibung zur Behandlung von Schlafstörungen, Agitation oder deliranter Symptomatik vermeiden
- geeignete Alternativen: verhaltenstherapeutische Maßnahmen, Melperon oder Dipiperon (**Cave:** erhöhte Mortalität bei Demenzkranken), sedierende Antidepressiva

Pädiatrie

- zugelassen ab 6 Jahren perioperativ oder beim Status epilepticus
- Dosierung p. o. und i. v.: 0,05 mg/kg KG, max. Einzeldosis 0,5–1 mg
- geeignete Alternativen: Diazepam rektal, Midazolam

Schwangerschaft

- nur kurzzeitige Anwendung, insbes. im 3. Trimenon
- perinatal kann es zu Anpassungsstörungen und bei längerer Anwendung zu Entzugssymptomatik des Neugeborenen kommen
- geeignete Alternativen: verhaltenstherapeutische Maßnahmen oder (sedierende) Antidepressiva

Stillzeit

- kurzzeitige Anwendung möglich unter engmaschiger Beobachtung des Säuglings, wenn möglich auf Alternativen zurückgreifen
- geeignete Alternativen: verhaltenstherapeutische Maßnahmen oder (sedierende) Antidepressiva

Niere

Dosisanpassung bei eingeschränkter Nierenfunktion generell nicht erforderlich, evtl. niedrigere Initialdosis wählen

Leber

- **leichte bis mittelgradige Leberfunktionsstörung:** Dosisanpassung nicht erforderlich.
- **schwere Leberfunktionsstörung:** Dosisreduktion um 50 %; Lorazepam kann zur Verschlechterung einer hepatischen Enzephalopathie führen und sollte bei schwerer Leberinsuffizienz nur mit Vorsicht angewendet werden

Geschlechterspezifika

keine klinisch relevanten Unterschiede bekannt

Ethnien

keine klinisch relevanten Unterschiede bekannt

! Besonderheiten und Cave

- paradoxe Erregungszustände, insbes. bei älteren Patienten, möglich
- bei depressiven Patienten Anwendung von Lorazepam nur im Rahmen einer therapeutischen Gesamtstrategie zusammen mit adäquater antidepressiver Therapie
- aufgrund der längeren Halbwertszeit ist Lorazepam für den vorwiegenden Einsatz als Schlafmittel nicht geeignet
- insbes. bei intravenöser Anwendung Gefahr von Atemdepression

- Gewöhnung und Abhängigkeitsentwicklung bereits bei täglicher Einnahme über wenige Wochen möglich, Anwendung über möglichst kurze Zeiträume (2–4 Wochen)
- Entzugssymptomatik bei plötzlichem Absetzen, schrittweise Dosisreduktion empfohlen

Wirkstoffbeurteilung

- Auch wenn die kurzfristige Wirksamkeit von Lorazepam bei **Angst- und Panikerkrankungen** sowie bei depressiver Symptomatik überzeugend ist, tritt die Symptomatik nach Absetzen des Medikamentes häufig wieder auf (Mandos et al. 1995). Regelmäßig kommt es auch nach relativ kurzer Einnahmedauer zu gravierender Absetzsymptomatik oder Abhängigkeitsentwicklung. Bei den genannten Erkrankungen sollte Lorazepam daher nur zur überbrückenden Symptomlinderung eingesetzt werden, bis eine kausale Behandlung (psychotherapeutische Interventionen und/oder Antidepressiva) Wirkung zeigt.
- Lorazepam ist als **Prämedikation** vor diagnostischen oder operativen Eingriffen geeignet. Retrospektiv wird der Eingriff vom Patienten als weniger belastend empfunden, vermutlich überwiegend wegen Erinnerungsausfalls.
- Lorazepam i. v. ist Mittel der 1. Wahl in der Therapie des **Status epilepticus** bei Erwachsenen und Kindern (Diener 2012; Appleton et al. 2008) und für diese Indikation anderen Medikamenten überlegen.
- Wegen der Gefahr einer Abhängigkeitsentwicklung sollte die Therapiedauer möglichst kurz gehalten werden. Unter diesem Aspekt erscheint es sehr fragwürdig, dass das Medikament mit wenigen Ausnahmen nicht in der Packungsgröße N1 angeboten wird.

Literatur

Appleton R et al. Drug management for acute tonic-clonic convulsions including convulsive status epilepticus in children. Cochrane Database Syst Rev 2008; (3): CD001905.

Diener H-C. Leitlinien für Diagnostik und Therapie in der Neurologie. Stuttgart, New York: Thieme 2012.

Mandos LA et al. Placebo-controlled comparison of the clinical effects of rapid discontinuation of ipsapirone and lorazepam after 8 weeks of treatment for generalized anxiety disorder. Int Clin Psychopharmacol 1995; 10: 251–6.

Losartan

Wirksamkeit ↑	Nutzen-Risiko-Bewertung ↑
 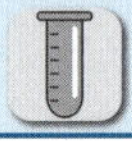	
IND	**DOS**
arterielle Hypertonie, einschl. Patienten mit diabetischer Nephropathie und linksventrikulärer Hypertrophie	1 × tgl. 50–100 mg
chronische Herzinsuffizienz	1 × tgl. 12,5–150 mg
NW	Hypotonie, Schwindel, Hyperkaliämie
WW	ACE-Hemmer, Aliskiren
CAVE	symptomatische Hypotonie nach Erstgabe möglich, insb. bei Volumendepletion oder Kombination mit Diuretikum

Losartan ist in den jeweiligen Indikationen Mittel der 2. Wahl, wenn eine Therapie mit ACE-Hemmern nicht vertragen wird.

Handelsnamen und -formen

- Cozaar®, Lorzaar®, Losartan (generisch)
- Dosis:
  12,5 mg / 25 mg / 50 mg / 100 mg Tabletten
  Pulver zur Herstellung einer Suspension mit 2,5 mg/ml
- Fixkombination mit Hydrochlorothiazid

Pharmakologie

Wirkmechanismus

Angiotensin-II-Rezeptor-Antagonist: nichtkompetitiver, selektiver Antagonist am AT_1-Rezeptor

- ▶ Hemmung der Angiotensin-II-vermittelten Effekte am AT_1-Rezeptor
- ▶ anhaltende Senkung des arteriellen Blutdrucks und des pulmonalen kapillaren Drucks ohne reflektorischen Anstieg der Herzfrequenz, Reduktion des renalen Gefäßwiderstandes

Indikationen und Dosis

- Behandlung der essenziellen Hypertonie

- Behandlung einer Nierenerkrankung bei erwachsenen Patienten mit Hypertonie und Typ-2-Diabetes mellitus mit einer Proteinurie ≥ 0,5 g/Tag als Teil einer antihypertensiven Behandlung
- Reduktion des Schlaganfallrisikos bei erwachsenen hypertonen Patienten mit EKG-dokumentierter linksventrikulärer Hypertrophie
  - initial 1 × tgl. (25–)50 mg, bei unzureichender Blutdrucksenkung nach 2–4 Wochen ggf. Dosiserhöhung auf max. 1 × tgl. 100 mg oder Kombination mit einem Calciumantagonisten oder Diuretikum
- Behandlung der chronischen Herzinsuffizienz
  - Anfangsdosis 1 × tgl. 12,5 mg p. o., Dosisverdopplung in Intervallen von mind. 2 Wochen bis zur Zieldosis von 1 × tgl. 150 mg oder der höchsten tolerierten Dosis

» Kontraindikationen

Schwangerschaft im 2. oder 3. Trimenon, schwere Einschränkung der Leberfunktion, gleichzeitige Einnahme von Aliskiren bei einer GFR < 60 ml/min/1,73 m^2

Nebenwirkungen

- **sehr häufig:** keine
- **häufig:** Anämie, Schwindel, Müdigkeit, orthostatische Hypotonie, Nierenfunktionsstörungen, Hyperkaliämie
- **weitere relevante Nebenwirkungen:** Blutbildveränderungen, gastrointestinale Unverträglichkeit, Leberfunktionsstörungen

Wechselwirkungen

kontraindiziert: Aliskiren[2]

problematisch: Acemetacin[1], Acetylsalicylsäure (> 300 mg/d)[1], **Aliskiren[2]**, Amilorid[3], **Benazepril[2]**, **Captopril[2]**, Celecoxib[1], Chlorthalidon[4], Ciclosporin[3], **Cilazapril[2]**, Cotrimoxazol[3], Diclofenac[1], **Enalapril[2]**, Eplerenon[3], Etoricoxib[1], **Fosinopril[2]**, Furosemid[4], Hydrochlorothiazid[4], Ibuprofen[1], Indapamid[4], Indometacin[1], Kalium[5], Ketoprofen[1], **Lisinopril[2]**, Lithium[6], Meloxicam[1], **Moexipril[2]**, Naproxen[1], Parecoxib[1], **Perindopril[2]**, Piretanid[4], Piroxicam[1], **Quinapril[2]**, **Ramipril[2]**, **Spirapril[2]**, Spironolacton[3], Tacrolimus[3] Torasemid[4], **Trandolapril[2]**, Triamteren[3], Trimethoprim[3], Xipamid[4], **Zofenopril[2]**

1 NSAR und Coxibe: Verminderung der antihypertensiven Wirkung, erhöhtes Risiko einer Verschlechterung der Nierenfunktion und einer Hyperkaliämie, ggf. Laborkontrollen

2 ACE-Hemmer und Aliskiren: erhöhtes Risiko einer Verschlechterung der Nierenfunktion und eines dialysepflichtigen Nierenversagens, Kombination vermeiden; Aliskiren bei GFR < 60 ml/min/1,73 m^2 kontraindiziert.

3 kaliumsparende Diuretika und potenziell nephrotoxische Substanzen: erhöhtes Risiko einer Hyperkaliämie und leicht erhöhtes Risiko einer Verschlechterung der Nierenfunktion, ggf. Laborkontrollen

L

4 Diuretika: leicht erhöhtes Risiko einer Verschlechterung der Nierenfunktion und überschießende Blutdrucksenkung, vorsichtige Eindosierung
5 erhöhtes Risiko einer Hyperkaliämie
6 erhöhter Serumspiegel von Lithium, Spiegelkontrolle empfohlen

Pharmakokinetik

- BV: 33 %
- t_{max}: 1 h
- HWZ: 2 h (aktiver Metabolit 6–9 h)
- Plasmaproteinbindung: > 99 %
- hepatische Metabolisierung zu einem pharmakologisch wirksamen Carboxylsäuremetabolit mit längerer Halbwertszeit und verschiedenen inaktiven Stoffwechselprodukten; Ausscheidung biliär (40 %) und renal (60 %)

Intoxikation

- **Symptome:** Hypotonie, Schock, Nierenversagen
- **Therapie:** Frühe Gabe von Aktivkohlesuspension (1 g/kg KG), Wiederherstellung stabiler Kreislaufverhältnisse (Volumentherapie)

Einnahmehinweise und Patienteninformationen

- Einnahme unabhängig von den Mahlzeiten
- eine Einschränkung von Verkehrstüchtigkeit und Reaktionsfähigkeit ist sehr unwahrscheinlich, außer bei Auftreten von Schwindel, Sehstörungen oder Blutdruckschwankungen
- bei Frauen im gebärfähigen Alter auf sichere Kontrazeption während der Therapie hinweisen!

Spezielle Patientengruppen und Sondersituationen

Geriatrie

- geeignet
  PRISCUS: nicht gelistet
  BEERS: nicht gelistet

Pädiatrie

- zugelassen für die Hypertonie-Therapie bei Kindern ab 6 Jahren
- **Patienten 20–50 kg KG:** 1 × tgl. 12,5–25 mg (max. 50 mg/d)
- **Patienten ≥ 50 kg KG:** 1 × tgl. 50 mg/d (max. 100 mg/d)
- **Kinder < 6 Jahre:** nicht empfohlen

Schwangerschaft

- **1. Trimenon:** möglichst nicht anwenden (nach versehentlicher Therapie in die Frühschwangerschaft hinein Umstellung der antihypertensiven Therapie
- **2. und 3. Trimenon:** kontraindiziert (Berichte über Fetopathien mit fetaler Anurie, Lungenhypoplasie, Kontrakturen der Extremitäten, Hypoplasien der

Schädelkalotte, Thrombosen der V. cava inferior und Oligo-/Anhydramnion); bei Exposition bis ins 2. Trimenon hinein Umstellung der antihypertensiven Therapie sowie Ausschluss eines Oligohydramnions und Kontrolle des Neugeborenen hinsichtlich Nierenfunktion und Hypotonie
- geeignete Alternativen: Alpha-Methyldopa (1. Wahl) oder Metoprolol

Stillzeit

- möglichst nicht anwenden
- geeignete Antihypertensiva in der Stillzeit: Alpha-Methyldopa (1. Wahl), Nifedipin (Alternative), Metoprolol (Alternative)

Niere

- Dosisanpassung bis zu einer GFR > 10 ml/min/1,73 m^2 nicht erforderlich
- **Dialyse:** Initialdosis 1 × tgl. 25 mg
- **Cave:** erhöhtes Hyperkaliämie-Risiko bei eingeschränkter Nierenfunktion

Leber

- **leichte bis mittelgradige Leberfunktionsstörung:** Initialdosis 1 × tgl. 25 mg, max. 50 mg/d
- **schwere Einschränkung der Leberfunktion:** kontraindiziert

Geschlechterspezifika

bei weiblichen Patienten wurden bis zu 2-fach erhöhte Plasmaspiegel von Losartan beobachtet, evtl. ist eine niedrigere Anfangsdosis zu wählen

Ethnien

Bei Patienten afrikanischer Abstammung sollten in der Hochdrucktherapie vorzugsweise Thiaziddiuretika oder Calciumkanalblocker eingesetzt werden.

! Besonderheiten und Cave

- 25 % der Maximaldosis eines Angiotensin-II-Rezeptor-Antagonisten erzielen etwa 65 % der maximalen Blutdrucksenkung, 50 % der Maximaldosis ca. 80 % der Blutdrucksenkung. Eine Kombinationstherapie mit Calciumantagonisten oder einem Diuretikum ist einer Monotherapie in Maximaldosierung in der Indikation Hypertonie vorzuziehen.
- symptomatische Hypotonie nach Erstgabe möglich bei Kombination mit einem Diuretikum, Patienten mit schwerer Hypertonie, dekompensierter Herzinsuffizienz, Aorten- oder Mitralklappenstenose, obstruktiver hypertropher Kardiomyopathie, Nierenarterienstenose und Leberzirrhose, latentem oder manifestem Volumen- oder Salzmangel
  - niedrigste Initialdosis wählen (12,5–25 mg), ggf. erste Einnahme unter Beobachtung
- Anwendung bei bilateraler Nierenarterienstenose oder Nierenarterienstenose bei (funktioneller) Einzelniere mit initial niedrigster Dosierung unter engmaschiger Kontrolle möglich (Chrysochou et al. 2012)

- Kombination Aliskiren/Sartan/ACE-Hemmer („duale RAAS-Blockade"): In den meisten Fällen überwiegen die Risiken (Hyperkaliämie, Nierenversagen) den möglichen Nutzen bei dieser Kombination; sinnvoll lediglich in besonderen Ausnahmefällen (Herzinsuffizienz NYHA II–IV mit LVEF ≤ 40 % und persistierender Symptomatik unter kombinierter ACE-Hemmer- und β-Rezeptoren-Blocker-Therapie, falls Spironolacton oder Eplerenon nicht vertragen werden)
- Patienten mit einem primären Hyperaldosteronismus sprechen auf eine Behandlung mit Angiotensin-II-Rezeptor-Antagonisten schlecht an.
  - Alternativen: Spironolacton, Eplerenon
- vor Operationen mit Allgemeinanästhesie Angiotensin-II-Antagonist pausieren
- empfohlene Laborkontrollen: ► Anhang, S. 566

Wirkstoffbeurteilung

- Losartan ist in der Behandlung der arteriellen Hypertonie wirksam und wird zusammen mit anderen Antiotensin-II-Rezeptor-Antagonisten von den europäischen Leitlinien empfohlen. Losartan reduzierte die kardiovaskuläre Mortalität von Patienten mit Bluthochdruck und linksventrikulärer Hypertrophie in der LIFE-Studie bei gleicher Blutdrucksenkung besser als Atenolol (Dahlöf et al. 2002). Dieser Effekt beruhte allerdings hauptsächlich auf einer besseren Senkung des Schlaganfallrisikos, die bei β-Rezeptoren-Blockern unterdurchschnittlich ist.
- Aufgrund des nephroprotektiven Effektes werden Antagonisten des RAAS zur Behandlung einer **arteriellen Hypertonie** bei Vorliegen eines **Diabetes mellitus** sowie Erkrankungen der Nieren, die mit einer Proteinurie einhergehen, besonders empfohlen.
- Losartan senkte die Mortalität in der ELITE-II-Studie bei chronischer Herzinsuffizienz ebenso wirksam wie Captopril (Konstam et al. 2005) und wird zusammen mit anderen Antiotensin-II-Antagonisten von den europäischen Leitlinien empfohlen.
- Es gibt **keine Evidenz für eine überlegene Wirksamkeit gegenüber ACE-Hemmern** und anderen Antihypertensiva in den jeweiligen Indikationen; in der Therapie der Herzinsuffizienz sieht ein Cochrane-Review von 2012 keine Evidenz für eine Therapie mit Angiotensin-II-Rezeptor-Antagonisten (Heran et al. 2012). Husten und Angioödem treten im Vergleich zu den ACE-Hemmern deutlich seltener auf. Die Verordnung von Losartan kommt insbes. dann infrage, wenn ACE-Hemmer nicht vertragen werden.
- **Sinnvolle Kombinationspartner** in der antihypertensiven Therapie sind Calciumantagonisten und Diuretika, diese Wirkstoffe sind teilweise auch in fixer Kombination verfügbar (Single-Pill-Konzept), wodurch sich häufig eine verbesserte Therapieadhärenz erzielen lässt.

Literatur

Chrysochou C et al. Dispelling the myth: the use of renin-angiotensin blockade in atheromatous renovascular disease. Nephrol Dial Transplant 2012; 27: 1403–9.

Dahlöf B et al. Cardiovascular morbidity and mortality in the Losartan intervention for endpoint reduction in hypertension study (LIFE): a randomised trial against Atenolol. Lancet 2002; 359 (9311): 995–1003. doi:10.1016/S0140-6736(02)08089-3.

Heran BS et al. Angiotensin receptor blockers for heart failure. Cochrane Database Syst Rev 2012; 4: CD003040.

Konstam MA et al. Comparison of losartan and captopril on heart failure-related outcomes and symptoms from the losartan heartfailure survival study (ELITE II). Am Heart J 2005; 150: 123–31. doi:10.1016/j.ahj.2004.10.035.

Lithell H et al. The Study on Cognition and Prognosis in the Elderly (SCOPE): principal results of a randomized double-blind intervention trial. J Hypertens 2003; 21: 875–86.

Metformin

Wirksamkeit ↑	Nutzen-Risiko-Bewertung ↑

IND	**DOS**
Diabetes mellitus Typ 2	1–3 g/d in 2–3 Einzeldosen
NW	gastrointestinale Unverträglichkeit, Geschmacksstörungen, Vitamin-B_{12}-Mangel, Laktacidose
WW	Diuretika, iodhaltige Kontrastmittel
CAVE	Pausieren von Metformin vor elektiven Operationen und bei Zuständen, die mit einer Verschlechterung der Nierenfunktion oder einer Gewebshypoxie einhergehen

Metformin ist Mittel der Wahl zur Behandlung des Diabetes mellitus Typ 2. Bei Beachtung der Kontraindikationen tritt eine Laktacidose als Nebenwirkung vermutlich nicht häufiger als bei anderen Antidiabetika auf.

Handelsnamen und -formen

- Diabesin®, Eucreas®, Glucophage®, Siofor®, Metformin (generisch)
- Dosis: 500 mg / 850 mg / 1 000 mg Tabletten
- div. Kombinationspräparate

Pharmakologie

Wirkmechanismus

Antidiabetikum

- Hemmung der hepatischen Gluconeogenese und Glykogenolyse, erhöhte Glucoseaufnahme der Muskulatur, verzögerte intestinale Glucoseresorption
- Senkung des BZ-Spiegels; ferner trägt Metformin zu einem günstigeren Lipidprofil und einer Abnahme des Körpergewichtes bei

Indikationen und Dosis

Diabetes mellitus Typ 2 bei Erwachsenen und Kindern ab 10 Jahren, polyzystisches Ovarialsyndrom (off-label)

- initial 1 × tgl. 500 oder 850 mg p. o., nach 1 Woche 2 × tgl. 500 oder 850 mg p. o., weitere Steigerung in Abständen von 7–10 Tagen in Abhängigkeit der BZ-Einstellung bis max. 3 g/d in 2–3 Einzeldosen

» Kontraindikationen

diabetische Ketoacidose, diabetisches Präcoma, mäßige (Stadium 3b) und schwere Niereninsuffizienz oder Störung der Nierenfunktion (GFR < 45 ml/min/1,73 m^2), auch durch Medikamente (NSAR, Diuretika, RAAS-Hemmer) oder gastrointestinale Flüssigkeitsverluste, akute oder chronische Erkrankungen mit Gewebshypoxie: höhergradige kardiale oder respiratorische Insuffizienz, frischer Myokardinfarkt, Schock, eingeschränkte Leberfunktion, Alkoholintoxikation, Alkoholismus

Nebenwirkungen

- **sehr häufig:** gastrointestinale Unverträglichkeit (meistens passager, lässt sich durch langsame Eindosierung abmildern)
- **häufig:** Geschmacksveränderungen
- **weitere relevante Nebenwirkungen**: Laktacidose, Vitamin-B_{12}-Mangel, Leberwerterhöhung

Wechselwirkungen

kontraindiziert: keine

problematisch: Amilorid[1], Chlorthalidon[1], Eplerenon[1], Furosemid[1], Hydrochlorothiazid[1], Indapamid[1], **iodhaltige Röntgenkontrastmittel[2]**, Piretanid[1], Spironolacton[1], Torasemid[1], Triamteren[1], Xipamid[1]

1 erhöhtes Risiko einer Laktacidose bei Hypovolämie und Verschlechterung der Nierenfunktion

2 Laktacidose durch Verschlechterung der Nierenfunktion; Pausierung von Metformin 48 h vor und nach Applikation

Pharmakokinetik

- BV: 50–60 % (geringer bei höheren Dosen)
- t_{max}: 2,5 h
- HWZ: 6,5 h
- Plasmaproteinbindung: gering
- Elimination: unverändert renal

Intoxikation

- **Symptome:** Hauptgefahr bei einer Überdosierung ist die Laktacidose
- **Therapie:** Sicherstellung einer ausreichenden Diurese durch Volumengabe, ggf. Hämodialyse zur Elimination von Metformin und Lactat

Einnahmehinweise und Patienteninformationen

- Einnahme zwei- oder dreimal täglich zu oder nach den Mahlzeiten
- gleichzeitiger übermäßiger Alkoholkonsum kann zu einer lebensbedrohlichen Laktacidose führen

- bei längerem Fasten oder Magen-Darm-Infekten mit starkem Erbrechen oder Diarrhoe sollte die Einnahme von Metformin evtl. reduziert oder pausiert werden
- eine Einschränkung von Verkehrstüchtigkeit und Reaktionsfähigkeit ist bei stabiler BZ-Einstellung unwahrscheinlich; bei Kombination mit anderen BZ-senkenden Medikamenten oder mit Alkohol kann es zu einer Einschränkung der Verkehrstüchtigkeit durch Unterzuckerung kommen

Spezielle Patientengruppen und Sondersituationen

Geriatrie

- geeignet
  PRISCUS: nicht gelistet
  BEERS: nicht gelistet
- eingeschränkte Nierenfunktion berücksichtigen

Pädiatrie

- zugelassen ab 10 Jahren nach sicherer Diagnose eines Diabetes mellitus Typ 2
- initial 1 × tgl. 500–850 mg, Maximaldosis 2 g/d in 2–3 Einzeldosen

Schwangerschaft

- begrenzter Erfahrungsumfang, kurze Exposition mit Metformin in der Schwangerschaft vermutlich unbedenklich
- Die Therapie eines Diabetes mellitus sollte schon bei Planung oder nach Eintreten einer Schwangerschaft auf Humaninsulin eingestellt werden. Bei der Behandlung eines PCOS wird eine Fortführung der (off-label) Therapie im 1. Trimenon diskutiert.

M

Stillzeit

- begrenzter Erfahrungsumfang, bisher jedoch keine Hinweise auf negative Auswirkungen auf den Säugling
- geeignete Alternative: Insulin

Niere

- **GFR 45–59 ml/min/1,73 m²:** Initialdosis 1 × tgl. 500–800 mg; max. Tagesdosis 1000 mg, aufgeteilt auf zwei Einzeldosen; Therapie mit Metformin nur dann, wenn keine weiteren Risikofaktoren für eine Laktacidose vorliegen, Nierenfunktion alle 3–6 Monate kontrollieren
- **GFR < 45 ml/min/1,73 m²:** kontraindiziert
- geeignete Alternativen: Insulin, Sitagliptin in angepasster Dosis

Leber

Metformin ist bei eingeschränkter Leberfunktion kontraindiziert, dies gilt in besonderem Maße, wenn Alkoholabusus eine Rolle spielt.

Geschlechterspezifika

keine klinisch relevanten Unterschiede bekannt

Ethnien

keine klinisch relevanten Unterschiede bekannt

! Besonderheiten und Cave

- Pausierung von Metformin 24–48 h vor und 48 h nach Gabe von iodhaltigem Röntgenkontrastmittel
- Pausierung von Metformin 48 h vor einem chirurgischen Eingriff und bis zur Wiederaufnahme der oralen Ernährung; vor der Reexposition Kreatininkontrolle
- langfristige Einnahme von Metformin ist mit einem Vitamin-B_{12}-Mangel assoziiert, Kontrolle des Vitamin-B_{12}-Status alle 2–3 Jahre (Gesamt-Vitamin-B_{12} im Serum wenig aussagekräftig, besser Holotranscobalamin [Holo-TC] oder Methylmalonsäure [MMA]), insbes. bei neu aufgetretener polyneuropathischer Symptomatik
- Laktacidose als seltene, aber potenziell lebensbedrohliche unerwünschte Wirkung von Metformin (Letalität 10–45 % in Fallserien). Bei Beachtung der Kontraindikationen, insbes. einer eingeschränkten Nierenfunktion, keine erhöhte Inzidenz im Vergleich zu anderen Antidiabetika (Salpeter et al. 2010).
  - Symptome: Muskelkrämpfe, abdominale Beschwerden, acidotische Hyperventilation bis hin zu comatösen Zuständen
  - diagnostische Kriterien: Acidose mit vergrößerter Anionenlücke und erhöhtem Lactatspiegel
  - Therapie: Hämodialyse, dadurch Elimination von Metformin und Normalisierung des pH-Wertes
- erhöhtes Risiko für eine Laktacidose auch bei gastrointestinalen Infekten mit hohen Flüssigkeitsverlusten, evtl. auch bei längerem Fasten, ggf. Pausierung von Metformin; geringer Einfluss von anderen Risikofaktoren wie eingeschränkter Leberfunktion oder Herzinsuffizienz (Eurich et al. 2013).
- **empfohlene Laboruntersuchungen:**
  - Kontrolle von Serum-Kreatinin und eGFR vor Behandlungsbeginn und in jährlichen Abständen
  - Kontrolle von Serum-Kreatinin und eGFR 2- bis 4-mal jährlich bei Patienten, deren Nierenfunktion an der unteren Grenze des Normbereiches liegt
  - evtl. Kontrolle des Vitamin-B_{12}-Spiegels bei Patienten mit mehrjähriger Einnahme von Metformin, insbes. bei makrozytärer Anämie oder neu aufgetretener Polyneuropathie
  - Kontrollen von HbA_{1c}, Lipidprofil und Albuminurie im Rahmen der Diabetesbehandlung

Wirkstoffbeurteilung

- Metformin ist in nationalen und internationalen Leitlinien Mittel der 1. Wahl zur Therapie des Diabetes mellitus Typ 2. Die Therapie sollte nach erfolgloser oder im Vorfeld wenig Erfolg versprechender Basistherapie, bestehend aus Patientenschulung, Ernährungsumstellung, vermehrter körperlicher Aktivität und Rauchverzicht, eingeleitet werden (in den meisten Fällen also unmittelbar nach Diagnose).
- Metformin hat vorteilhafte Auswirkungen auf Gewicht, HbA_{1c} sowie Lipidstatus und weist praktisch kein Hypoglykämie-Risiko auf. Während bei verschiedenen anderen Antidiabetika eine Häufung von Tumorerkrankungen diskutiert wird, scheint Metformin in dieser Hinsicht eher einen protektiven Effekt aufzuweisen (Thakkar et al. 2013).
- Metformin senkt als Monotherapie eines Diabetes mellitus Typ 2 bei übergewichtigen Patienten die Mortalität und die Häufigkeit vaskulärer Ereignisse. In der Kombinationstherapie mit Insulin oder anderen oralen Antidiabetika ist dieser Effekt nicht erwiesen, im Gegenteil gibt es Hinweise auf eine möglicherweise erhöhte Mortalität bei Kombination mit Sulfonylharnstoffen (UKPDS 1998) und Insulin (Roumie et al. 2014). Prospektive Studien mit patientenrelevanten Endpunkten zu diesem wichtigen Thema wären wünschenswert.
- Nationale Versorgungsleitlinie Typ-2-Diabetes: http://www.versorgungsleitlinien.de/themen/diabetes2/index.html

Literatur

Eurich DT et al. Comparative safety and effectiveness of metformin in patients with diabetes mellitus and heart failure: systematic review of observational studies involving 34,000 patients. Circ Heart Fail 2013; 6: 395–402.

Roumie CL et al. Association between intensification of metformin treatment with insulin vs sulfonylureas and cardiovascular events and all-cause mortality among patients with diabetes. JAMA 2014; 311: 2288–96.

Salpeter SR et al. Risk of fatal and nonfatal lactic acidosis with metformin use in type 2 diabetes mellitus. Cochrane Database Syst Rev 2010; 14: CD002967.

Thakkar B et al. Metformin and sulfonylureas in relation to cancer risk in type II diabetes patients: a meta-analysis using primary data of published studies. Metabolism 2013; 62: 922–34.

UK Prospective Diabetes Study (UKPDS) Group. Effect of intensive blood-glucose control with metformin on complications in overweight patients with type 2 diabetes (UKPDS 34). UK Prospective Diabetes Study (UKPDS) Group. Lancet 1998; 352: 854–65.

Methotrexat

Wirksamkeit ↑	Nutzen-Risiko-Bewertung ↑

IND	**DOS**
chronische Polyarthritis	1 × wöchentlich 7,5–25 mg p. o. oder s. c.
Psoriasis-Arthritis und schwere Formen der Psoriasis vulgaris	1 × wöchentlich 5–25 mg p. o. oder s. c.
NW	Übelkeit, Abgeschlagenheit, Haut- und Schleimhautveränderungen
WW	Acitretin, Fumarsäure, Isotretinoin, Cotrimoxazol
CAVE	Leberfibrose und Pneumonitis als sehr seltene, aber schwerwiegende Nebenwirkungen! Einnahme nur 1 × wöchentlich!

Methotrexat ist Mittel der 1. Wahl zur Therapie der chronischen Polyarthritis. Bei entsprechendem Monitoring ist es auch bei längerfristiger Gabe sicher und senkt die Mortalität.

Handelsnamen und -formen

- Lantarel®, Metex®, Methotrexat (generisch)
- Dosis:
  2,5 mg / 5 mg / 7,5 mg / 10 mg / 15 mg Tabletten
  7,5 mg / 10 mg / 15 mg / 20 mg / 25 mg Fertigspritze
  7,5 mg / 10 mg / 12,5 mg / 15 mg / 17,5 mg / 20 mg / 22,5 mg / 25 mg / 27,5 mg / 30 mg Fertig-Pen

Pharmakologie

Wirkmechanismus

Antirheumatikum/Antimetabolit

- ▸ Methotrexat hemmt kompetitiv die Dihydrofolatreduktase, inhibiert so die DNA- und RNA-Synthese und wirkt in höheren Dosen antiproliferativ. Die antiinflammatorische Wirkung beruht vermutlich auch auf einer Erhöhung der intra- und extrazellulären Adenosinkonzentration.

Indikationen und Dosis

- chronische Polyarthritis, Psoriasis-Arthritis, schwere Formen der Psoriasis vulgaris, polyartikuläre Verlaufsform der juvenilen idiopathische Arthritis, leichter bis mittelschwerer Morbus Crohn bei Patienten, die auf Thiopurine nicht ansprechen
- Steroideinsparung bei anderen chronisch-entzündlichen Grunderkrankungen wie Riesenzellarteriitis, Polymyalgia rheumatica, systemischer Lupus erythematodes, Granulomatose mit Polyangiitis u. a. (off-label)
  - initial **1 × wöchentlich** 10–15 mg p. o. oder s. c.; bei guter Verträglichkeit Steigerung in 5-mg-Schritten auf **1 × wöchentlich** 20 mg p. o. oder s. c.; max. 1 × wöchentlich 25(–30) mg. Die Gabe von 5 mg Folsäure 24 h nach Applikation von Methotrexat verbessert die Verträglichkeit, ohne zu einer Abschwächung der Wirkung zu führen.
- onkologische Indikationen
  - Anwendung im Rahmen entsprechender Protokolle bis zu mehreren 100 mg/m² KOF mit anschließendem Folinsäure-Rescue

» Kontraindikationen

schwere Einschränkung der Nierenfunktion, Einschränkung der Leberfunktion, Alkoholabusus/erhöhter Alkoholkonsum, Vorerkrankungen des Knochenmarks, höhergradige Blutbildveränderungen, schwere akute oder chronische Infektionen, gleichzeitige Impfung mit Lebendimpfstoffen, schwerwiegende Lungenerkrankungen, Schwangerschaft und Stillzeit, (formal: Ulzerationen des Magen-Darm-Traktes)

Nebenwirkungen

- **sehr häufig:** keine (bei Dosis ≤ 20 mg/Woche und Gabe von Folsäure)
- **häufig:** Übelkeit, Bauchschmerzen, Entzündungen der Mundschleimhaut, Anstieg der Leberenzyme, Blutbildveränderungen, Haarausfall
- **weitere relevante Nebenwirkungen:** Diarrhoe, Hautveränderungen, Juckreiz, Abgeschlagenheit, Kopfschmerzen, erhöhte Infektanfälligkeit und opportunistische Infektionen (hauptsächlich bei Kombination mit höheren Steroiddosen!), Knochenmarkdepression, Pancreatitis, Hepatotoxizität, einschl. Leberzirrhose, interstitielle Alveolitis/Pneumonitis, Photosensibilität, schwere toxische Hautveränderungen

Wechselwirkungen

kontraindiziert: Fumarsäure[6]

problematisch: Acetylsalicylsäure (> 300 mg)[1], **Acitretin[2]**, Amilorid[1], Azathioprin[3], Chlorthalidon[1], **Cotrimoxazol[4]**, Doxycyclin[1], Folsäure[5], Furosemid[1], Hydrochlorothiazid[1], **Isotretinoin[2]**, Coffein[5], Leflunomid[7], Mercaptopurin[3], Minocyclin[1], Omeprazol[1], orale Kontrazeptiva[1], Pantoprazol[1], Penicillin[1], Phenobarbital[1], Phenytoin[1], Primidon[1], **Pyrimethamin[4]**, Theophyllin[5,8], **Trimethoprim[4]**, Torasemid[1], Triamteren[1], Xipamid[1]

1 Acetylsalicylsäure in antiinflammatorischer, analgetischer oder antipyretischer Dosierung: indirekte Dosiserhöhung mit verstärkter MTX-Toxizität, alternatives NSAR wählen, Kombination mit MTX > 20 mg kontraindiziert
2 potenziell hepatotoxische Wirkstoffe: verstärkte Hepatotoxizität, Kombination vermeiden
3 Mercaptopurine: gegenseitige Verstärkung von unerwünschten Wirkungen, Kombination vermeiden oder Dosisreduktion
4 andere potenziell myelotoxische Substanzen und Substanzen, die einen Folsäuremangel verursachen können: verstärkte Myelotoxizität möglich, Kombination vermeiden
5 Wirkungsabschwächung von Methotrexat bei gleichzeitiger Einnahme in höheren Dosierungen
6 verstärktes Auftreten von unerwünschten Wirkungen, einschl. Leukopenie und opportunistischen Infektionen; Kombination kontraindiziert
7 gegenseitige Verstärkung von Wirkung und unerwünschten Wirkungen möglich, initial engmaschige klinische und Laborkontrollen
8 verminderte Theophyllin-Clearance möglich, ggf. Spiegelkontrolle

Pharmakokinetik

- BV
  p. o.: 70 % (interindividuell 25–100 %)
  s. c.: 100 %
- t_{max}: 1–2 h
- HWZ: 6–7 h (interindividuell 3–17 h)
- Plasmaproteinbindung: 50 %
- Metabolisierung: ein geringer Teil des Methotrexat wird hepatisch zu 7-Hydroxymethotrexat metabolisiert
- Elimination: > 80 % unverändert renal, 5–20 % biliär (hier: enterohepatischer Kreislauf)

Intoxikation

- **Symptome:** im Wesentlichen toxische Effekte auf das hämotopoetische System
- **Therapie:** Bei Überdosierung möglichst rasche intravenöse Gabe einer der applizierten Dosis entsprechenden oder höheren Menge an Folinsäure (bis 200 mg/m² KOF); Wiederholung der Gabe von Folinsäure alle 6 h in absteigender Dosierung bis ein nicht mehr toxischer Methotrexat-Plasmaspiegel erreicht ist. Behandlung bevorzugt in hämatoonkologischen Zentren mit Erfahrung in Methotrexat-Hochdosistherapie. Zusätzlich wird eine Alkalisierung des Urins und Volumengabe empfohlen, im Einzelfall Hämofiltration oder Gabe von Glucarpidase.

M

Einnahmehinweise und Patienteninformationen

- Einnahme der verschriebenen Dosis **1 × wöchentlich** zur Nacht; bei der Einnahme in Form von Tabletten sollte ein ausreichender Abstand zum Abendessen eingehalten werden
- 24 h nach Methotrexat Einnahme von 5 mg Folsäure

- zur Vermeidung von Leberschäden sollte Methotrexat nicht gleichzeitig mit Alkohol eingenommen werden, Alkohol ist während der Behandlung mit Methotrexat zu meiden
- eine Einschränkung von Verkehrstüchtigkeit und Reaktionsfähigkeit ist unwahrscheinlich, außer bei Auftreten von Schwindel oder Sehstörungen
- Frauen und Männer sollten während und bis 3 Monate nach der Behandlung mit Methotrexat auf eine sichere Empfängnisverhütung hingewiesen werden

Spezielle Patientengruppen und Sondersituationen

Geriatrie

- geeignet
  PRISCUS: nicht gelistet
  BEERS: nicht gelistet
- evtl. niedrigere Initialdosis (7,5 mg) wählen, Nierenfunktion beachten

Pädiatrie

- zugelassen ab 3 Jahren bei juveniler idiopathischer Arthritis (JIA) und unzureichender Wirkung von NSAR
- Dosierung: 10–15 mg/m^2 Körperoberfläche 1 × wöchentlich

Schwangerschaft

- kontraindiziert während der gesamten Schwangerschaft wegen möglicher Teratogenität; Methotrexat sollte bei Planung einer Schwangerschaft mind. 3 Monate vor Empfängnis abgesetzt werden; eine versehentliche Exposition mit Methotrexat in der Frühschwangerschaft kann folgenlos bleiben, sonografische Kontrolluntersuchungen empfohlen
- geeignete Alternativen: Prednisolon, Sulfasalazin, (Hydroxy-)Chloroquin

M

Stillzeit

- kontraindiziert
- geeignete Alternativen: Prednisolon, mit Einschränkungen auch Sulfasalazin und (Hydroxy-)Chloroquin

Niere

- Die Angaben unterscheiden sich aus nicht nachvollziehbaren Gründen bei unterschiedlichen Präparaten. Engmaschige Laborkontrollen bei eingeschränkter Nierenfunktion empfohlen, der Einsatz von Methotrexat bei einer GFR < 60 $ml/min/1{,}73\,m^2$ ist umstritten.
- **GFR von 80–60 $ml/min/1{,}73\,m^2$:** max. 15–20 mg/Woche
- **GFR von 59–30 $ml/min/1{,}73\,m^2$:** nicht empfohlen, max. 7,5–10 mg/Woche, besonders engmaschige klinische und laborchemische Kontrollen
- **GFR < 30 $ml/min/1{,}73\,m^2$:** kontraindiziert
  geeignete Alternativen: Leflunomid, Biologika

Leber

- **leichte Leberfunktionsstörung:** engmaschige Laborkontrollen
- **mittelgradige bis schwere Leberfunktionsstörung:** kontraindiziert
  geeignete Alternativen: Hydroxychloroquin, Sulfasalazin, Biologika

Geschlechterspezifika

keine klinisch relevanten Unterschiede bekannt

Ethnien

keine klinisch relevanten Unterschiede bekannt

! Besonderheiten und Cave

- wegen teratogenen Potenzials sichere Empfängnisverhütung sowohl bei Frauen als auch bei Männern unter Therapie mit Methotrexat und 3-monatige Pausierung vor Konzeption (trotz fehlender Evidenz) empfohlen
- bei Psoriasis-Patienten werden teilweise noch Leberbiopsien beim Erreichen höherer kumulativer Dosen (1,5–4 g) empfohlen, die Evidenz dieser Empfehlung ist jedoch gering; je nach Risikokonstellation konservative Diagnostikmaßnahmen wie hochauflösende Sonografie oder die Bestimmung von Prokollagen-III-Peptid als Marker für Leberumbau bevorzugen
- bei (nicht selten antizipatorischer) Übelkeit als Nebenwirkung ggf. Gabe von Antiemetika vor der Einnahme von Methotrexat
- während einer Therapie mit Methotrexat können (und sollten!) Impfungen mit Totimpfstoffen sicher durchgeführt werden, die Impfantwort auf Pneumokokkenpolysaccharid ist leicht vermindert; Lebendimpfungen sind kontraindiziert; vor Therapieeinleitung notwendige Lebendimpfungen, wenn möglich, nachholen (z. B. MMR bei jungen Frauen mit Kinderwunsch!)
- **empfohlene Kontrolluntersuchungen:**
  - ▸ vor Gabe von Methotrexat:
    - Anamnese und (technische) Untersuchung: Lungen- oder Lebererkrankungen, Alkoholkonsum, akute oder chronische Infektionskrankheiten, Impfstatus, Lungenfunktionsuntersuchung, evtl. Thorax-Röntgenaufnahme und Lebersonografie
    - Laborbestimmungen (obligat): Differenzialblutbild, γ-Gamma-GT, alk. Phosphatase, GOT, GPT, Gesamtprotein, Kreatinin, eGFR oder Kreatinin-Clearance
    - Laborbestimmungen (fakultativ): Hepatitis B/C und HIV-Serologie, Prokollagen-III-Peptid und Schwangerschaftstest
  - ▸ 1, 3–4, 8 und 12 Wochen nach Therapiebeginn, danach alle 4–6 Wochen:
    - Anamnese und Untersuchung: Exanthem, Stomatitis, gastrointestinale Symptome, Fieber, Luftnot, Husten, Blutungsneigung und Hämatome
    - Laborbestimmungen: Blutbild, einschl. Thrombozyten, und ggf. Differenzialblutbild, γ-GT, alk. Phosphatase, GPT, Kreatinin

- bei Patienten ohne wesentliche Begleiterkrankungen und komplikationsloser Langzeittherapie Ausweitung der Intervalle auf 8–12 Wochen möglich
- Indikationen zur Therapieunterbrechung:
  - Exanthem, Stomatitis, Transaminasenanstieg über das 3-Fache der Norm, histologisch nachgewiesene fortschreitende Leberfibrose oder Leberzirrhose, Leukopenie < 3 000/µl, Granulozytopenie < 2 000/µl, Thrombozytopenie < 100 000/µl, aplastische Anämie, Kreatininanstieg, Pneumonitis (rasche Abklärung bei akuter Dyspnoe und unproduktivem Husten), schwere Infektionen, Schwangerschaft bzw. Kinderwunsch

Wirkstoffbeurteilung

- Methotrexat ist in internationalen Leitlinien Mittel der 1. Wahl zur Behandlung der **chronischen Polyarthritis**, hemmt bei dieser Indikation die Krankheitsprogression und senkt die bei dieser Patientengruppe erhöhte Gesamtmortalität (Visser et al. 2008). Bei adäquatem Monitoring ist Methotrexat im Gegensatz zu Steroiden auch in der Langzeitanwendung sicher und führt nicht zu einer erhöhten Anfälligkeit für schwere Infektionen.
- Methotrexat ist bei mittelschweren bis schweren Formen der **Psoriasis vulgaris** ähnlich wirksam wie Ciclosporin A oder Fumarsäure (Heydendael et al. 2003).
- Bei der Indikation Psoriasis-Arthritis ist die Evidenzlage für die Anwendung von Methotrexat deutlich schlechter. Im Allgemeinen wird dennoch eine Anwendung analog zur Therapie der chronischen Polyarthrtitis empfohlen (Ash et al. 2012).
- Methotrexat ist bei unzureichender Wirksamkeit von NSAR Mittel der Wahl zur Behandlung einer polyartikulären juvenilen idiopathischen Arthritis.
- Der Einsatz von Methotrexat zur Steroideinsparung, u. a. bei Riesenzellarteriitis, Polymalgia rheumatica und Morbus Crohn ist nachgewiesen wirksam (Visser et al. 2008).

Literatur

Ash Z et al. A systematic literature review of drug therapies for the treatment of psoriatic arthritis: current evidence and meta-analysis informing the EULAR recommendations for the management of psoriatic arthritis. Ann Rheum Dis 2012; 71: 319–26. doi:10.1136/ard.2011.150995.

Deutsche Gesellschaft für Rheumatologie e. V. Therapie-Überwachungen, Merkblätter zur Therapie rheumatischer Krankheiten. Im Internet unter: http://dgrh.de/therapieueberwachen.html (zuletzt abgerufen am 24.07.2014).

Heydendael VM et al. Methotrexate versus cyclosporine in moderate-to-severe chronic plaque psoriasis. N Engl J Med 2003; 349: 658–65. doi:10.1056/NEJMoa021359.

Visser K et al. Multinational evidence-based recommendations for the use of methotrexate in rheumatic disorders with a focus on rheumatoid arthritis: integrating systematic literature research and expert opinion of a broad international panel of rheumatologists in the 3E Initiative. Ann Rheum Dis 2009; 68: 1086–93. doi:10.1136/ard.2008.094474.

Methylphenidat

Wirksamkeit ↑	Nutzen-Risiko-Bewertung ↑ bis →
QT-Zeit	
IND	**DOS**
Aufmerksamkeitsdefizit-Hyperaktivitätsstörung (ADHS) bei Kindern	(5–)10–60 mg/d in 2–3 Einzeldosen
Aufmerksamkeitsdefizit-Hyperaktivitätsstörung (ADHS) bei Erwachsenen	10–80 mg *retard*/d in 2 Einzeldosen
Narkolepsie	10–80 mg/d in 2–3 Einzeldosen
NW	Schlafstörungen, Appetitverlust, Tachyarrhythmien, Aggression und affektive Störungen, cerebrovaskuläre Erkrankungen
WW	MAO-Hemmer, Antidepressiva, Phenprocoumon
CAVE	nicht anwenden bei vorbekannten Herzerkrankungen, Glaukom, Hyperthyreose, cerebrovaskulären Erkrankungen oder schweren psychiatrischen Komorbiditäten! Abhängigkeitsentwicklung und missbräuchliche Verwendung möglich!

Methylphenidat ist zur Behandlung eines ADHS häufig besser wirksam als alleinige verhaltenstherapeutische und sozialpädagogische Maßnahmen. Aufgrund häufiger Nebenwirkungen sollten diese (unter Einbeziehung der Eltern) jedoch vor Einleitung einer medikamentösen Therapie ausgeschöpft werden.

Handelsnamen und -formen

- Concerta®, Equasym®, Medikinet®, Ritalin®, Methylphenidat (generisch)
- Dosis:
  5 mg / 10 mg / 20 mg Tabletten
  5 mg / 10 mg / 18 mg / 20 mg / 27 mg / 30 mg / 36 mg / 40 mg / 50 mg / 54 mg / 60 mg Hartkapseln/Tabletten retardiert

Pharmakologie

Wirkmechanismus

Psychostimulans

- Methylphenidat wirkt indirekt sympathomimetisch durch Freisetzung von Noradrenalin im ZNS und hemmt außerdem die Dopamin-Wiederaufnahme. Der zentral stimulierende Effekt soll, insbes. bei ADHS-Patienten, eine Steigerung der Konzentrationsfähigkeit und Leistungsfähigkeit zur Folge haben. Ferner kann es zu einer erhöhten psychophysischen Aktivität und Unterdrückung von Müdigkeit kommen. Methylphenidat wirkt darüber hinaus appetithemmend.

Indikationen und Dosis

- Aufmerksamkeitsdefizit-Hyperaktivitätsstörung (ADHS) im Rahmen eines therapeutischen Gesamtkonzeptes bei Kindern (oder Erwachsenen, nicht alle Präparate), wenn sich nichtmedikamentöse Maßnahmen allein als unzureichend erwiesen haben:
  - Kinder und Jugendliche: initial 1–2 × tgl. 5 mg p. o. unretardiertes Methylphenidat (morgens und mittags) täglich; Dosissteigerung um 5–10 mg in wöchentlichen Abständen unter Kontrolle von Wirksamkeit und Auftreten von Nebenwirkungen bis zum Erreichen einer individuellen Zieldosis (max. 60 mg/d); in Abhängigkeit der erforderlichen Wirkdauer evtl. Umstellung auf retardierte Präparate oder zusätzliche Gabe am Nachmittag
  - Erwachsene: initial 2 × tgl. 5 mg p. o. retardiertes Methylphenidat (morgens und mittags), Dosissteigerung um 10 mg in wöchentlichen Abständen unter Kontrolle von Wirksamkeit und Auftreten von Nebenwirkungen bis zum Erreichen einer individuellen Zieldosis (max. 80 mg/24 h)
- Narkolepsie im Erwachsenenalter
  - initial 2 × tgl. 10 mg p. o., Dosissteigerung um 10 mg in wöchentlichen Abständen unter Kontrolle von Wirksamkeit und Auftreten von Nebenwirkungen bis zum Erreichen einer individuellen Zieldosis (durchschnittliche Tagesdosis 20–30 mg, max. 80 mg/d) in 2–3 Einzeldosen

» Kontraindikationen

Glaukom, Phäochromozytom, Behandlung mit MAO-Hemmern aktuell oder innerhalb der letzten 14 Tage, Hyperthyreose oder Thyreotoxikose, schwere Depression, Anorexie, Suizidneigung, psychotische Symptome, schwere affektive Störungen, Manie, Schizophrenie, psychopathische oder Borderline-Persönlichkeitsstörungen sowie schwere und episodische (Typ I) bipolare affektive Störungen aktuell oder in der Vorgeschichte, vorbestehende Herz-Kreislauf-Erkrankungen, einschl. schwerer Hypertonie, Herzinsuffizienz, arterieller Verschlusskrankheit, Angina pectoris, hämodynamisch signifikanter, angeborener Herzfehler, Kardiomyopathien, Myokardinfarkt, potenziell lebensbedrohender Arrhythmien und Kanalopathien (Erkrankungen, die aufgrund von Dysfunktionen der Ionenkanäle verursacht werden); vorbestehende cerebrovaskuläre Erkrankungen, wie z. B. cerebrale Aneurysmen; Gefäßanomalien, einschl. Vaskulitis oder Schlaganfall; kongenitales Long-QT-Syndrom

Nebenwirkungen

- **sehr häufig:** Schlaflosigkeit, Nervosität, Kopfschmerzen, Schwitzen
- **häufig:** Appetitverlust, vermindertes Längenwachstum, gastrointestinale Unverträglichkeit, abnormales Verhalten, Aggression, affektive Störungen, Somnolenz, Schwindelgefühl, Dyskinesie, psychomotorische Hyperaktivität, Tachykardie, Palpitationen, Arrhythmien, arterielle Hypertonie, Alopezie, Pruritus und verschiedene Hautveränderungen, einschl. Urticaria, erektile Dysfunktion, Arthralgien, Husten, Nasopharyngitis, erhöhte Temperatur
- **weitere relevante Nebenwirkungen:** Blutbildveränderungen, angioneurotisches Ödem, Psychosen, Neuauftreten oder Verschlechterung von Tics, Suizidalität, Abhängigkeitsentwicklung, Krampfanfälle, Bewegungsstörungen; cerebrovaskuläre Erkrankungen, einschl. cerebraler Vaskulitiden; Sehstörungen, Myokardinfarkt, Leberwerterhöhungen

Wechselwirkungen

kontraindiziert: Linezolid[1], Moclobemid[1], Rasagilin[1], Selegilin[1], Tranylcypromin[2]

problematisch: Amitriptylin[3], Bromocriptin[4], Cabergolin[4], Citalopram[3], Doxepin[3], Fluoxetin[3], Fluphenazin[5], Haloperidol[5], Imipramin[3], Levodopa[4], Levomepromazin[5], Lisurid[4], Metoclopramid[5], Paroxetin[3], Pergolid[4], Phenobarbital[3], Phenprocoumon[6], Phenytoin[3], Pipamperon[5], Pramipexol[4], Ropinirol[4], Rotigotin[4], Sertralin[3], Trimipramin[3], Warfarin[6]

1 **MAO-Hemmer: schwere Blutdruckkrisen möglich, gleichzeitige Gabe kontraindiziert**
2 **schwere Blutdruckkrisen möglich, bei aktueller oder innerhalb von 14 Tagen erfolgter Therapie mit Tranylcypromin ist die Gabe von Methylphenidat kontraindiziert**
3 verlangsamter Metabolismus von genannter Substanz möglich, ggf. Dosisreduktion
4 andere dopaminerge Substanzen: verstärkte dopaminerge Wirkung möglich
5 Dopamin-Antagonisten: gegenseitige Abschwächung der Wirkung möglich
6 orale Antikoagulanzien: verstärkte gerinnungshemmende Wirkung möglich, INR-Kontrolle

Pharmakokinetik

- BV: 22 %
- t_{max}: 1,5 h
- HWZ: 2 h
- Plasmaproteinbindung: 20 %
- Methylphenidat unterliegt einem ausgeprägtem First-Pass-Metabolismus und wird durch hepatische Esterasen vornehmlich zu Ritalinsäure abgebaut und dann renal ausgeschieden

M

Intoxikation

- **Symptome:** Überstimulation des zentralen und sympathischen Nervensystems mit Erregung, Euphorie, Tremor, Halluzinationen, Konvulsionen, tachykarden Arrhythmien, Hypertonie, Temperaturerhöhung und Coma
- **Therapie:** frühe Gabe von Aktivkohlesuspension (1 g/kg KG), Abschirmung von äußeren Stimuli, evtl. Benzodiazepine; äußere Kühlung bei Hyperpyrexie

Einnahmehinweise und Patienteninformationen

- Einnahme der verordneten Dosis zu oder nach den Mahlzeiten; letzte Einnahme mind. 4 h vor dem Schlafen, um Einschlafstörungen zu vermeiden
- eine Einschränkung von Verkehrstüchtigkeit und Reaktionsfähigkeit ist möglich, insbes. bei Neueinstellung, Erhöhung der Dosis oder in Kombination mit Alkohol; bei regelmäßiger Einnahme ist eine Einschränkung der Verkehrstüchtigkeit weniger wahrscheinlich

Spezielle Patientengruppen und Sondersituationen

Geriatrie

- BEERS: negative Wertung (nicht verwenden bei Insomnie)
- PRISCUS: nicht gelistet
- dürfte bei geriatrischen Patienten eher selten zum Einsatz kommen; Vorsicht bei kardialen Vorerkrankungen

Pädiatrie

zugelassen ab 6 Jahren

Schwangerschaft

- unzureichende Datenlage, bisher keine Hinweise auf Teratogenität; Therapie, wenn überhaupt, nur bei gesundheitlicher Gefährdung der Mutter durch Behandlungsunterbrechung in Betracht ziehen
- perinatal kann es zu Anpassungsstörungen des Neugeborenen kommen
- geeignete Alternativen: psycho- und verhaltenstherapeutische Maßnahmen

Stillzeit

- bisher keine nachteilige Wirkung auf den Säugling bekannt, Erfahrungsumfang jedoch unzureichend, Therapie nicht empfohlen
- geeignete Alternativen: psycho- und verhaltenstherapeutische Maßnahmen

Niere

aus pharmakokinetischen Erwägungen Dosisanpassung vermutlich nur bei stark eingeschränkter Nierenfunktion erforderlich, jedoch unzureichende klinische Erfahrung

Leber

- **leicht eingeschränkte Leberfunktion:** aus pharmakokinetischen Erwägungen Dosisanpassung erforderlich, jedoch unzureichende klinische Erfahrung
- **mittel- oder höhergradige Leberfunktionsstörung:** Anwendung nicht empfohlen

Geschlechterspezifika

keine klinisch relevanten Unterschiede bekannt

Ethnien

keine klinisch relevanten Unterschiede bekannt

! Besonderheiten und Cave

- pharmakologische Behandlung von ADHS immer im Rahmen einer therapeutischen Gesamtstrategie zusammen mit verhaltenstherapeutischen und sozialpädagogischen Maßnahmen und nur bei unzureichender Wirkung nichtmedikamentöser Interventionen
- regelmäßige Überprüfung der Therapie, einschl. eines Absetzversuches alle 12 Monate (bei Schulkindern z. B. in den Ferien)
- vor der Therapie kardiovaskuläre und schwerwiegende psychiatrische Komorbiditäten ausschließen, erhöhtes Risiko für plötzlichen Herztod bei schweren kardialen Vorerkrankungen
- vorsichtige Anwendung bei Patienten, die durch eine Erhöhung von Blutdruck oder Herzfrequenz gefährdet sein können
- cerebrale Vaskulitis als sehr seltene Reaktion auf Methylphenidat, besondere Aufmerksamkeit bei neu aufgetretenen neurologischen Störungen
- Methylphenidat kann die Symptome vorbestehender psychiatrischer Erkrankungen verstärken und aggressives Verhalten hervorrufen
- Methylphenidat kann bei vorbestehender Epilpsie Krampfanfälle auslösen
- Missbrauch als Partydroge analog zu Amphetaminen und Zweckentfremdung zur Steigerung der geistigen Fähigkeiten (Neuroenhancement) sind beschrieben, besondere Vorsicht bei Patienten mit Risikofaktoren für Substanzmissbrauch
- Wachstumsverzögerung und verringerte Gewichtszunahme bei Therapie von Kindern beschrieben, Kontrollen empfohlen
- notwendige Kontrollen bei jeder Dosisanpassung und regelmäßig, mind. alle 6 Monate:
  - Blutdruck und Puls
  - Körpergewicht, Größe und Essverhalten
  - Untersuchung auf neu aufgetretene oder verschlimmerte psychiatrische Störungen (einschl. Suizidalität)

Wirkstoffbeurteilung

Anmerkung der Autoren: Die zunehmende Inzidenz und die beachtlichen regionalen und internationalen Unterschiede in der Häufigkeit der Diagnose ADHS und der Verordnungen von Methylphenidat werfen die Frage auf, ob die existierenden Diagnosekriterien und Empfehlungen zur Behandlung des Störungsbildes in allen Fällen richtig interpretiert werden. Die folgende Wirkstoffbeurteilung greift diese Diskussion nicht auf, sondern bezieht sich auf Studien, die die Erfüllung der Diagnosekriterien als notwendiges Einschlusskriterium voraussetzen.

- Methylphenidat **reduziert** die Kernsymptomatik einer ADHS besser als nichtmedikamentöse Therapiestrategien. In den vorliegenden Studien ist im direkten Vergleich eine kombinierte medikamentöse und verhaltenstherapeutische Behandlung einer rein medikamentösen Therapie nicht überlegen, allerdings werden in verschiedenen Unterkategorien häufiger signifikante Vorteile gegenüber der Vergleichsgruppe erreicht (The MTA Cooperative Group 1999; van der Oord et al. 2008). Aufgrund des nicht unerheblichen Risikos für unerwünschte Arzneimittelwirkungen sollten, wie in den Fachinformationen empfohlen, die nichtmedikamentösen Möglichkeiten ausgeschöpft und die Notwendigkeit der Fortführung der medikamentösen Therapie regelmäßig überprüft werden.
- Bei Kindern unter 6 Jahren sind verhaltenstherapeutische Maßnahmen unter Einbeziehung der Eltern besser untersucht, eine medikamentöse Therapie in dieser Altersgruppe kann entsprechend dem Zulassungsstatus nicht empfohlen werden.
- Die langfristige Wirksamkeit der verschiedenen Behandlungsstrategien ist derzeit nicht abschließend beurteilbar. Allerdings wurden positive Auswirkungen einer Behandlung (medikamentös oder nichtmedikamentös) auf verschiedene gesundheitliche und soziale Zielkriterien festgestellt (Shaw et al. 2012). Das Funktionsniveau von gesunden Kontrollkohorten wird trotz Behandlung nicht erreicht.
- Häufig persistieren ADHS-Symptome beim Übergang in das Erwachsenenalter. Auch bei der adulten ADHS ist Methylphenidat wirksam, und auch in dieser Indikation sollte die medikamentöse Therapie zusammen mit psychotherapeutischen und sozialpädagogischen Maßnahmen erfolgen.
- Zur Behandlung der Narkolepsie bei Erwachsenen ist Methylphenidat Mittel 2. Wahl; Modafinil und γ-Hydroxybuttersäure sind für diese Indikation besser untersucht.
- weiterführende Informationen: http://www.zentrales-adhs-netz.de/

Literatur

Shaw M et al. A systematic review and analysis of long-term outcomes in attention deficit hyperactivity disorder: effects of treatment and non-treatment. BMC Med 2012; 10: 99. doi:10.1186/1741-7015-10-99.

The MTA Cooperative Group. A 14-month randomized clinical trial of treatment strategies for attention-deficit/hyperactivity disorder. Multimodal Treatment Study of Children with ADHD. Arch Gen Psychiatry 1999; 56: 1073–86.
van der Oord S et al. Efficacy of methylphenidate, psychosocial treatments and their combination in school-aged children with ADHD: a meta-analysis. Clin Psychol Rev 2008; 28: 783–800. doi:10.1016/j.cpr.2007.10.007.

Metoclopramid

Wirksamkeit →	Nutzen-Risiko-Bewertung → bis ↓
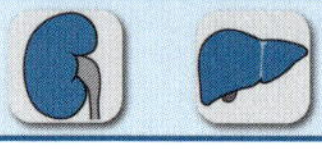	CYP2D6
IND	**DOS**
Übelkeit und Erbrechen	1–3 × tgl. 10 mg p. o. oder i. v.
NW	Müdigkeit, akute extrapyramidale Störungen, Spätdyskinesien
WW	Anticholinergika, Dopaminagonisten, MAO-Hemmer
CAVE	bei Kindern nur Mittel der 2. Wahl

Die Wirksamkeit von Metoclopramid ist allein in der Akuttherapie von Migräneattacken überzeugend nachgewiesen, für die meisten anderen Indikationen fehlt eine valide Evidenz, gut belegt ist jedoch das Potenzial für unerwünschte Wirkungen. Metoclopramid sollte, wenn überhaupt, nur zeitlich begrenzt (max. 5 Tage) verschrieben werden.

Handelsnamen und -formen

- Cerucal®, Gastrosil®, Paspertin®, MCP (generisch)
- Dosis:
  10 mg Tabletten,
  30 mg Retardkapseln
  10 mg Suppositorien
  10 mg/2 ml Injektionslösung
  50 mg/10 ml Konzentrat zur Herstellung einer Infusionslösung

M

Pharmakologie

Wirkmechanismus

Prokinetikum

- überwiegend zentraler Antagonismus an Dopamin-2-Rezeptoren (Chemorezeptoren-Triggerzone des Brechzentrums), dadurch zentrale antiemetische und prokinetische Wirkung und peripherer motilitätssteigernder Effekt. Des Weiteren Beeinflussung zentraler und peripherer 5-HT_3- und 5-HT_4-Serotonin-Rezeptoren

Indikationen und Dosis

- Prävention von verzögerter chemo- oder strahlentherapieinduzierter Übelkeit und ebensolchem Erbrechen

- Prävention von Übelkeit und Erbrechen nach Operationen
- symptomatische Behandlung von Übelkeit und Erbrechen, einschl. akuter migräneinduzierter Beschwerden
  - 1–3 × tgl. 10 mg p. o. (max. 30 mg/d) oder 1 × tgl. 30 mg ret. p. o.
  - 1–3 × tgl. 10 mg rektal
  - 1–3 × tgl. 10 mg langsam i. v. (max. 30 mg/d)

» Kontraindikationen

Phäochromozytom, prolaktinabhängige Tumoren, mechanischer Darmverschluss, Darmdurchbruch, Epilepsie-Patienten, Patienten mit extrapyramidalmotorischen Störungen (formal: Blutungen im Gastrointestinaltrakt)

Nebenwirkungen

- **sehr häufig:** keine
- **häufig:** Müdigkeit, Kopfschmerzen, Angst und Ruhelosigkeit
- **weitere relevante Nebenwirkungen:** Diarrhoe, akute extrapyramidale Störungen (Akathisie, Dyskinesie, Dystonie), in ca. 0,2 %, Hyperprolaktinämie, Spätdyskinesien und Parkinsonismus, malignes neuroleptisches Syndrom, Depression

Wechselwirkungen

CYP2D6-Substrat

kontraindiziert: keine

problematisch: Amantadin[1], Amitriptylin[2], Apomorphin[1], Atovaquon[3], Bromocriptin[1], Cabergolin[1], Chlorphenamin[2], Cimetidin[3], **Citalopram[4]**, Clemastin[2], Clomipramin[2], Darifenacin[2], Digoxin[3], Dihydroergocryptin[1], Dimenhydrinat[2], Dimetinden[2], Diphenhydramin[2], Dosulepin[2], Doxepin[2], **Escitalopram[4]**, Fesoterodin[2], **Fluoxetin[4]**, **Fluphenazin[4]**, Fluphenazin[2], **Fluvoxamin[4]**, **Haloperidol[4]**, Hydroxyzin[2], Imipramin[2], Levodopa[1], **Levomepromazin[4]**, Lisurid[1], **Linezolid[5]**, Lithium[6], Loperamid[2], Loratadin[2], Maprotilin[2], Nortriptylin[2], Opipramol[2], orale Kontrazeptiva[7], Oxybutynin[2], **Moclobemid[5]**, Paracetamol[6], **Paroxetin[4]**, Pergolid[1], Perphenazin[2], Pimozid[2], **Pipamperon[4]**, Piribedil[1], Pramipexol[1], Pramipexol[1], **Promethazin[4]**, Promethazin[2], Ropinirol[1], Rotigotin[1], Scopolamin[2], **Sertralin[4]**, Solifenacin[2], Thioridazin[2], Tizanidin[2], Tolterodin[2], **Tranylcypromin[5]**, Trimipramin[2], Trospium[2]

1 Dopaminagonisten: gegenseitige Abschwächung der Wirkung, Kombination vermeiden
2 Anticholinergika: verminderte Wirkung von Metoclopramid möglich
3 verminderte Resorption durch Metoclopramid möglich, ggf. Dosisanpassung
4 erhöhtes Risiko extrapyramidaler Störungen
5 MAO-Hemmer: Serotonin-Syndrom möglich, Kombination vermeiden
6 erhöhte Resorption durch Metoclopramid möglich, ggf. Dosisanpassung
7 verminderte Wirksamkeit möglich, zusätzliche empfängnisverhütende Maßnahmen empfehlenswert

Pharmakokinetik

- BV: 60–80 %
- t_{max}: 0,5–2 h
- HWZ: 2,6–4,6 h
- Plasmaproteinbindung: gering
- Ausscheidung unverändert oder nach hepatischer Konjugation zu 85 % renal

Intoxikation

- **Symptome:** Somnolenz, Verwirrtheit, extrapyramidalmotorische Störungen, Bradykardie und Blutdruckschwankungen, vereinzelt Methämoglobinämie
- **Therapie:** frühe Gabe von Aktivkohlesuspension (1 g/kg KG), supportive Maßnahmen
- **bei extrapyramidalmotorischen Störungen:** 2,5–5 mg Biperiden langsam i. v., ggf. erneute Gabe nach 30 min

Einnahmehinweise und Patienteninformationen

- eine Einschränkung von Verkehrstüchtigkeit und Reaktionsfähigkeit ist unwahrscheinlich, außer bei Auftreten von Müdigkeit oder Schwindel
- Metoclopramid kann die empfängnisverhütende Wirksamkeit oraler hormoneller Kontrazeptiva („Pille“) beeinträchtigen, zusätzliche empfängnisverhütende Maßnahmen sind in diesem Fall empfehlenswert

Spezielle Patientengruppen und Sondersituationen

Geriatrie

- Parkinsonismus als unerwünschte Wirkung tritt bei älteren Patienten häufiger auf, bei Indikationsstellung berücksichtigen
- PRISCUS: Die PRISCUS-Liste nennt Metoclopramid als empfehlenswerte Therapiealternative für Dimenhydrinat (als Antiemetikum)
- BEERS: negative Wertung wegen möglicher extrapyramidaler Nebenwirkungen, nicht geeignet bei Morbus Parkinson

Pädiatrie

- zugelassen ab 2 Jahren
- Spätdyskinesien treten bei Kindern häufiger auf, daher ist MCP in allen Indikationen bei Kindern nur Mittel der 2. Wahl
- **2–14 Jahre:** 1–3 × tgl. 0,1 mg/kg KG p. o. oder i. v., max. 0,5 mg/kg KG/d
- **Jugendliche bis 18 Jahre:** 1–3 × tgl. 5–10 mg p. o. oder i. v., max. 30 mg/d

Schwangerschaft

- Metoclopramid gehört zu den Mitteln der Wahl zur Behandlung von Übelkeit und Erbrechen in der Schwangerschaft, allerdings gelten auch hier die Einschränkungen bzgl. der Behandlungsdauer
- eine Hochdosistherapie wie bei Zytostatikagabe ist kontraindiziert

Stillzeit

Metoclopramid geht in die Muttermilch über, Anwendung während der Stillzeit nicht empfohlen

Niere

- **leichte bis mittelgradige Einschränkung der Nierenfunktion:** Dosisreduktion um 50 %
- **schwere Einschränkung der Nierenfunktion:** Dosisreduktion um 75 %

Leber

- **leichte bis mittelgradige Einschränkung der Leberfunktion:** Dosisanpassung nicht erforderlich
- **schwere Leberfunktionsstörung:** Dosisreduktion um 50 %

Geschlechterspezifika

signifikant höhere Rate an Nebenwirkungen bei Frauen, insbes. akute extrapyramidalmotorische Störungen (Paarkman et al. 2012)

Ethnien

keine klinisch relevanten Unterschiede bekannt

! Besonderheiten und Cave

- Unter Therapie mit Metoclopramid Auftreten von Spätdyskinesien möglich, Korrelation mit Therapiedauer und kumulativer Dosis, Anwendungsdauer daher max. 5 Tage
- besonders strenge Indikationsstellung bei Kindern, hier ist Metoclopramid in allen Indikationen nur Mittel der 2. Wahl
- Risiko eines malignen neuroleptischen Syndroms unter Therapie mit Metoclopramid (Symptome: Fieber, Muskelstarre, Bewusstseinstrübung) → Absetzen von Metoclopramid, stationäre Behandlung
- dyston-dyskinetische Bewegungsstörungen häufiger bei Patienten unter 30 Jahren, Parkinsonismus häufiger bei älteren Patienten

Wirkstoffbeurteilung

- Metoclopromid in **Kombination** mit **Acetylsalicylsäure** oder **Paracetamol** ist effektiv zur Behandlung einer Migräneattacke, in Kombination wird die Effektivität im Vergleich zur Monotherapie gesteigert, Übelkeit und Erbrechen als Symptom der Migräne werden reduziert (Derry et al. 2010; Kirthi et al. 2013).
- Die Daten zur Wirksamkeit von Metoclopramid zur **Prävention postoperativer Übelkeit** sind uneinheitlich. Metoclopramid scheint bei dieser Indikation wirksam zu sein, Ondansetron zeigt jedoch eine höhere Effektivität (de Oliveira et al. 2012; Wu et al. 2012).

- Es gibt Hinweise auf einen **begrenzten Nutzen** von Metoclopramid **bei Übelkeit und Erbrechen bei Kindern und Jugendlichen mit Gastroenteritis;** aufgrund der in dieser Altersgruppe erhöhten Inzidenz an Nebenwirkungen kann eine Anwendung **nicht empfohlen** werden (Fedorowicz et al. 2011).
- In der Behandlung der **(diabetischen) Gastroparese** führt Metoclopramid evtl. zu einer **kurzfristigen Verbesserung der Symptomatik und Magenentleerung.** Studien, die einen Vorteil bzgl. harter Endpunkte belegen, gibt es nicht, eine Anwendung von Metoclopramid kann bei dieser Indikation **nicht empfohlen** werden und erfolgt nach Änderung der Zulassung off-label.
- Zur **Prophylaxe** von **Zytostatika-induziertem Erbrechen** wird Metoclopramid **nicht mehr empfohlen,** Mittel der Wahl sind Steroide, die wirksameren 5-HT_3-Antagonisten und Neurokinin-1-Rezeptor-Antagonisten bei hohem emetogenem Potenzial.
- Zusammengefasst ist die Wirksamkeit von Metoclopramid lediglich in der Akuttherapie von Migräneattacken überzeugend, für die meisten anderen Indikationen fehlt eine Evidenz, gut belegt ist jedoch das Potenzial für unerwünschte Wirkungen. Metoclopramid sollte, wenn überhaupt, **nur zeitlich begrenzt (max. 5 Tage)** verschrieben werden. Entsprechend der Evidenz und den Vorgaben der European Medicines Agency (EMA) wurden die Indikationen und die empfohlenen Dosierungen für Metoclopramid vom Bundesinstitut für Arzneimittel und Medizinprodukte (BfArM) zum April 2014 angepasst. Die Bedeutung von Metoclopramid dürfte durch die Einschränkungen der Zulassung weiter abnehmen, was aufgrund des ungünstigen Nutzen/Risiko-Verhältnisses durchaus zu begrüßen wäre.

Literatur

De Oliveira GS Jr et al. Systemic metoclopramide to prevent postoperative nausea and vomiting: a meta-analysis without Fujii's studies. Br J Anaesth 2012; 109: 688–97.

Derry S et al. Paracetamol (acetaminophen) with or without an antiemetic for acute migraine headaches in adults. Cochrane Database Syst Rev 2010; CD008040.

Fedorowicz Z et al. Antiemetics for reducing vomiting related to acute gastroenteritis in children and adolescents. Cochrane Database Syst Rev 2011; CD005506. Im Internet unter: http://onlinelibrary.wiley.com/doi/10.1002/14651858.CD005506.pub5/abstract (zuletzt abgerufen am 18.07.2014).

Kirthi V et al. Aspirin with or without an antiemetic for acute migraine headaches in adults. Cochrane Database Syst Rev 2013; CD008041.

Parkman HP et al. Clinical response and side effects of metoclopramide: associations with clinical, demographic, and pharmacogenetic parameters. J Clin Gastroenterol 2012; 46: 494–503.

Wu SJ et al. Efficacy of ondansetron vs. metoclopramide in prophylaxis of postoperative nausea and vomiting after laparoscopic cholecystectomy: a systematic review and meta-analysis. Hepatogastroenterology 2012; 59: 2064–74.

Metoprolol

Wirksamkeit ↑	Nutzen-Risiko-Bewertung ↑
CYP2D6	
IND	**DOS**
chronische Herzinsuffizienz	23,75–190 mg/d Metoprololsuccinat 1 × tgl.
arterielle Hypertonie	47,5–190 mg/d Metoprololsuccinat bzw. 50–200 mg/d Metoprololtartrat in 1 (retardiert) oder 2 Einzeldosen
Angina pectoris/KHK	47,5–190 mg/d Metoprololsuccinat bzw. 50–200 mg/d Metoprololtartrat in 2 Einzeldosen
Langzeitbehandlung nach Herzinfarkt	95–190 mg/d Metoprololsuccinat bzw. 100–200 mg/d Metoprololtartrat in 1 (retardiert) oder 2 Einzeldosen
tachykarde Arrhythmien	47,5–190 mg/d Metoprololsuccinat bzw. 50–200 mg/d Metoprololtartrat in 1 (retardiert) oder 2 Einzeldosen
Migräneprophylaxe	95–190 mg/d Metoprololsuccinat bzw. 100–200 mg/d Metoprololtartrat in 1 (retardiert) oder 2 Einzeldosen
hyperkinetisches Herzsyndrom (funktionelle Herzbeschwerden)	47,5–190 mg/d Metoprololsuccinat bzw. 50–200 mg/d Metoprololtartrat in 1 (retardiert) oder 2 Einzeldosen
Akutbehandlung bei Herzinfarkt und Tachykardie (i. v.)	5 mg langsam i. v.
NW	Bradykardie, Bronchospasmen, Depression, Somnolenz
WW	Fluoxetin, Verapamil, Diltiazem, MAO-A-Hemmer
CAVE	nicht einsetzen bei Asthma und höhergradigen bradykarden Herzrhythmusstörungen! Reboundeffekt bei plötzlichem Absetzen! Die Symptome einer Hypoglykämie können vermindert sein!

Metoprolol ist Leitsubstanz der kardioselektiven β-Rezeptoren-Blocker und Bestandteil der Erstlinientherapie bei chronischer Herzinsuffizienz, stabiler Angina pectoris, Vorhofflimmern und (mit Einschränkungen) bei der Behandlung der arteriellen Hypertonie.

Handelsnamen und -formen

- Belok-Zok®, Jeprolol®, Lopressor®, Prelis®, Metoprolol (generisch)
- Dosis:
  23,75 mg / 47,5 mg / 95 mg / 190 mg Retardtabletten (Metoprololsuccinat)
  50 mg / 100 mg / 200 mg Tabletten oder Retardtabletten (Metoprololtartrat)
  5 mg/ml Injektionslösung

Pharmakologie

Wirkmechanismus

β_1-selektiver („kardioselektiver") β-Rezeptoren-Blocker ohne intrinsische sympathomimetische Aktivität; β_1-Selektivität nimmt mit steigender Dosis ab

- ▶ negativ chronotrop, negativ inotrop, Senkung der AV-Überleitungsgeschwindigkeit

Indikationen und Dosis

- chronische Herzinsuffizienz (Metoprololsuccinat)
  - ▶ nach Einleitung einer Therapie mit ACE-Hemmer initial 1 × tgl. 23,75 mg p. o. (retardiert) Metoprololsuccinat; Verdoppelung der Dosis alle 2–4 Wochen bis zum Erreichen einer Tagesdosis von 190 mg oder der höchsten vom Patienten tolerierten Dosis
- arterielle Hypertonie, Angina pectoris, koronare Herzkrankheit, tachykarde Arrhythmien, hyperkinetisches Herzsyndrom (funktionelle Herzbeschwerden), Migräneprophylaxe
  - ▶ initial 1 × tgl. 47,5 mg p. o. (Metoprololsuccinat) bzw. 50 mg p. o. (Metoprololtartrat); Dosissteigerung in wöchentlichen Abständen bis zum Erreichen der gewünschten Wirkung, max. 190 mg/d Metoprololsuccinat oder 200 mg/d Metoprololtartrat in 1 (ret.) oder 2 Einzeldosen
  - ▶ bei tachykarden Arrhythmien auch i. v.-Anwendung möglich: initial 5 mg langsam i. v., ggf. Wiederholung bis zu einer Gesamtdosis von 15 mg unter EKG- und Blutdruckkontrollen; orale Anwendung häufig zweckmäßiger
- Akutbehandlung bei Herzinfarkt (nur bei hämodynamisch stabilen Patienten: syst. RR ≥ 100 mmHg, Herzfrequenz ≥ 60/min)
  - ▶ initial 5 mg langsam i. v., ggf. Wiederholung bis zu einer Gesamtdosis von 15 mg unter EKG- und Blutdruckkontrollen; im Anschluss 25–50 mg Metoprololtartrat p. o. alle 6 h für 48 h
- Langzeitbehandlung nach Herzinfarkt
  - ▶ 95–190 mg/d Metoprololsuccinat bzw. 100–200 mg/d Metoprololtartrat in 1 (retardiert) oder 2 Einzeldosen

M

» Kontraindikationen

- Schock, AV-Block II.–III. Grades, Sinusknotensyndrom, sinuatrialer Block, Bradykardie (< 50 Schläge pro Minute), Hypotonie (RR_{syst} < 90 mmHg), Acidose, Asthma bronchiale, bronchiale Hyperreagibilität, höhergradige periphere

Durchblutungsstörungen (pAVK, Raynaud-Syndrom), gleichzeitige Gabe von MAO-A-Hemmern
- keine Therapieeinleitung bei akuter oder dekompensierter Herzinsuffizienz!

Nebenwirkungen

- **sehr häufig:** Müdigkeit
- **häufig:** Schwindel, Kopfschmerzen, orthostatische Hypotonie, Bradykardie, Palpitationen, Kältegefühl in den Gliedmaßen, gastrointestinale Unverträglichkeit
- **weitere relevante Nebenwirkungen:** bradykarde Herzrhythmusstörungen, Bronchospasmus, periphere Durchblutungsstörungen mit Gangrän, Blutbildveränderungen, Depression, verstärkte Traumaktivität, Halluzinationen, verminderte Symptomatik hypoglykämischer Zustände, erektile Dysfunktion (sehr selten)

Wechselwirkungen

CYP2D6-Substrat (Wirkstoffe: ► hintere Umschlaginnenseite)

kontraindiziert: Linezolid[2], Moclobemid[2], Tranylcypromin[2]

problematisch: **Adrenalin[3]**, Alpha-Methyldopa[4], Amiodaron[5], Clonidin[4], Digitalis-Glykoside[5], **Diltiazem[1]**, Dronedaron[5], Flecainid[5], **Fluoxetin[6]**, Glibenclamid[7], Gliclazid[7], Glimepirid[7], Gliquidon[7], Insulin[7], Moxonidin[4], Nateglinid[7], Prazosin[8], Propafenon[5], Repaglinid[7], **Verapamil[1]**

1 **herzwirksame Calciumantagonisten: bradykarde Herzrhythmusstörungen, nicht kombinieren, insbes. i. v.**
2 **MAO-A-Hemmer: extreme Blutdruckschwankungen möglich, gleichzeitige Gabe kontraindiziert**
3 **vermindertes Ansprechen auf Adrenalin, z. B. bei allergischen Reaktionen**
4 zentral wirksame Antihypertensiva: verstärkte Bradykardie- und Hypotonieneigung, Besonderheiten beim Absetzen beachten (s. u.)
5 Antiarrhythmika und bradykardisierende Medikamente: erhöhte Bradykardieneigung, vorsichtige Eindosierung, ggf. EKG-Kontrollen
6 **erhöhte Metoprolol-Serumspiegel, Hypotonie**
7 Antidiabetika: verminderte Symptomatik hypoglykämischer Zustände
8 erhöhte Wahrscheinlichkeit für (orthostatische) Hypotonie

Pharmakokinetik

- BV: 35–50 % (First-Pass-Effekt)
- t_{max}: 1,5–2 h
- HWZ: 3–5 h
- Plasmaproteinbindung: 12 %
- hepatische Metabolisierung über CYP2D6 zu Stoffwechselprodukten mit geringer oder fehlender Aktivität, im Anschluss renale Elimination

M

Intoxikation

- **Symptome:** bradykarde Herzrhythmusstörungen bis zur Asystolie, Hypotonie, Schock, Bronchospasmus, Coma
- **Therapie:** frühe Gabe von Aktivkohlesuspension (1 g/kg KG); bei Bradykardie und Hypotonie Atropin (0,5–2,0 mg i. v.) und Glucagon (initial 1–10 mg i. v., anschließend 2–2,5 mg/h als Dauerinfusion); bei unzureichender Wirkung Sympathomimetika, evtl. temporäre Schrittmachertherapie; bei Bronchospasmus Beta-Sympathomimetika vorwiegend als Aerosol oder Theophyllin i. v.

Einnahmehinweise und Patienteninformationen

- Einnahme ein- oder zweimal täglich unabhängig von den Mahlzeiten
- eine Einschränkung von Verkehrstüchtigkeit und Reaktionsfähigkeit ist möglich, insbes. bei Neueinstellung, Erhöhung der Dosis, bei Auftreten von Schwindel und Blutdruckschwankungen oder in Kombination mit Alkohol; bei regelmäßiger, dosiskonstanter Therapie ist eine Beeinträchtigung unwahrscheinlich
- Diabetiker: mögliche Kaschierung einer Unterzuckerung durch Metoprolol
- Alkoholkonsum kann unerwünschte Wirkungen von Metoprolol verstärken

Spezielle Patientengruppen und Sondersituationen

Geriatrie

geeignet

- PRISCUS: nicht gelistet
- BEERS: nicht gelistet

Pädiatrie

- zugelassen ab 6 Jahren bei arterieller Hypertonie
- Tagesdosis 0,48–0,95 mg/kg KG, max. 47,5 mg/d

M

Schwangerschaft

- nach Alpha-Methyldopa gehört Metoprolol zu den Mitteln der Wahl bei arterieller Hypertonie und kann auch bei anderen Indikationen eingesetzt werden
- während der Schwangerschaft wird eine Wachstumskontrolle des Feten empfohlen; reversible Symptome einer β-Rezeptoren-Blockade beim Neugeborenen können auftreten, sind jedoch nur selten klinisch relevant
- geeignete Alternative: Alpha-Methyldopa (Mittel der 1. Wahl), Nifedipin

Stillzeit

Metoprolol gehört zu den β-Rezeptoren-Blockern der Wahl in der Stillzeit; Bradykardien bei gestillten Kindern traten nur in wenigen Einzelfällen auf.

Niere

keine Dosisanpassung erforderlich

Leber

- **leichte bis mittelgradige Leberfunktionsstörung:** keine Dosisanpassung erforderlich
- **schwere Leberfunktionsstörung:** niedrige Initialdosis wählen, Dosisreduktion um 50 % erwägen
- geeignete Alternativen: Captopril, evtl. Propranolol

Geschlechterspezifika

aufgrund geschlechtsspezifischer pharmakokinetischer Unterschiede kommt es bei Patient*innen* zu höheren Wirkspiegeln von Metoprolol; klinische Relevanz fraglich (Luzier et al. 1999; Ghali et al. 2002)

Ethnien

- Bei Kaukasiern beträgt die Prävalenz langsamer CYP2D6-Metabolisierer ca. 7 %; klinisch relevant wird dies meist nur bei zusätzlicher Gabe eines CYP2D6-Inhibitors (► hintere Umschlaginnenseite).
- Bei Patienten afrikanischer Abstammung sollten in der Hochdrucktherapie vorzugsweise Thiaziddiuretika oder Calciumkanalblocker eingesetzt werden.

! Besonderheiten und Cave

- vorsichtige Anwendung wegen möglicher Verschlechterung eines AV-Blocks I. Grades
- bei Diabetikern und längerem Fasten Kaschierung der Symptome einer Hypoglykämie möglich
- Verschlechterung der Symptome einer Psoriasis unter β-Rezeptoren-Blockern wie Metoprolol möglich
- bei Phäochromozytom vor Therapie mit β-Rezeptoren-Blockern Gabe eines α-Blockers
- Reboundeffekt bei plötzlichem Absetzen, schrittweise Dosisreduktion empfohlen
- bei gleichzeitiger Gabe von Clonidin oder Moxonidin beim Absetzen erst Metoprolol und in einigen Tagen Abstand Clonidin oder Moxonidin absetzen
- unterschiedliche Darreichungsformen beachten: Metoprololsuccinat und Metoprololtartrat in der höchsten Dosierung von 200 mg werden als Retardtablette in den Handel gebracht → 1 × tägliche Gabe adäquat; bei nicht retardierter Darreichungsform: Aufteilung der Tagesdosis auf 2 Gaben

Wirkstoffbeurteilung

- Metoprolol ist die **Leitsubstanz der kardioselektiven β-Rezeptoren-Blocker**, an der sich neuere Substanzen messen müssen.
- Metoprolol wird zusammen mit anderen β-Rezeptoren-Blockern zusätzlich zu der Gabe eines ACE-Hemmers in den europäischen Leitlinien zur **Behandlung der chronischen Herzinsuffizienz** empfohlen (Authors/Task Force Members

et al. 2012). Der Nutzen von Metoprolol ist in dieser Indikation für die retardierte Darreichungsform in der Zieldosis 200 mg 1 ×/d erwiesen (MERIT-HF Study Group 1999). Metoprolol scheint in dieser Indikation den neueren Substanzen mit zusätzlich vasodilatativen Eigenschaften (Carvedilol und Nebivolol) nicht unterlegen zu sein (Chatterjee et al. 2013). Die COMET-Studie, die eine stärkere Senkung der Mortalität unter Carvedilol, verglichen mit Metoprolol, zeigte (Poole-Wilson et al. 2003), wurde zu Recht wegen der zu niedrigen Zieldosis von Metoprolol (2 × 50 mg unretardiertes Metoprololtartrat) kritisiert, Metaanalysen unter Einschluss dieser Daten sind ebenfalls zweifelhaft.

- Metoprolol wird zusammen mit anderen β-Rezeptoren-Blockern zur **Behandlung der arteriellen Hypertonie**, insbes. bei **kardialen Komorbiditäten** (chronische Herzinsuffizienz und stattgehabter Myokardinfarkt), von den europäischen Leitlinien empfohlen (Mancia et al. 2013). Andere Autoren zählen β-Rezeptoren-Blocker hier nicht zu den Wirkstoffen der 1. Wahl, da einige Metaanalysen eine geringere Wirksamkeit bei der Verhinderung von Schlaganfällen im Vergleich zu anderen Antihypertensiva zeigten (Wiysonge et al. 2012).
- Metoprolol wird zusammen mit den anderen β-Rezeptoren-Blockern als Mittel der **1. Wahl zur Behandlung der stabilen Angina pectoris** von den europäischen Leitlinien empfohlen (Task Force Members et al. 2013). In älteren Studien senkte Metoprolol die Mortalität in der Langzeittherapie nach akutem Myokardinfarkt (Olsson et al. 1992); wie groß der Vorteil bei konsequenter Sekundärprophylaxe mit Antihypertensiva und Statinen ist, bleibt jedoch unklar (Bangalore et al. 2012).
- Aufgrund des möglichen diabetogenen Effektes und einer Kaschierung der Symptome einer Hypoglykämie sind β-Rezeptoren-Blocker nicht Mittel der 1. Wahl bei metabolischem Syndrom und Diabetes mellitus.
- Metoprolol wird zusammen mit anderen β-Rezeptoren-Blockern sowie Verapamil und Diltiazem als Mittel der 1. Wahl zur **Frequenzkontrolle bei Vorhofflimmern** von den europäischen und amerikanischen Leitlinien empfohlen (European Heart Rhythm Association et al. 2010; American College of Cardiology Foundation et al. 2013). Es gibt keine ausreichende Evidenz für eine Überlegenheit einer dieser Substanzen oder Substanzgruppen (Al-Khatib et al. 2013). Der Beitrag, den Metoprolol zu einer Rezidivprophylaxe nach erfolgreicher Kardioversion leistet, ist signifikant, aber recht bescheiden (Rezidivrate 49 % vs. 60 % unter Placebo [Kühlkamp et al. 2000]). Bei stark symptomatischen Patienten kann Metoprolol zur akuten Frequenzkontrolle intravenös appliziert werden, in den meisten Fällen ist jedoch eine orale Therapie adäquat.
- Eine **frühe Therapie mit intravenösem Metoprolol bei akutem Myokardinfarkt** kann die Infarktausdehnung und die Häufigkeit von Arrhythmien verringern, sollte aber lediglich bei hämodynamisch stabilen Patienten erfolgen, da in der COMMIT-Studie ein erhöhtes Risiko für das Auftreten eines kardiogenen Schocks unter dieser Therapie bestand (Chen et al. 2005; Task Force/ESC 2012; Hamm et al. 2011). In den meisten Fällen ist eine orale Gabe im Behandlungsverlauf adäquat.

- Metoprolol gehört zu den Mitteln der 1. Wahl in der **Migräneprophylaxe** und ist in dieser Indikation besser verträglich als Flunarizin (Diener 2012; Sørensen et al. 1991).
- Bei der Therapie von funktionellen Herzbeschwerden ansonsten gesunder Patienten können β-Rezeptoren-Blocker durch eine Verringerung der Häufigkeit von Extrasystolen nützlich sein (Stec et al. 2012), die Evidenzlage ist in dieser Indikation naturgemäß dürftig.

Literatur

Al-Khatib SM et al. Treatment of Atrial Fibrillation. AHRQ Comparative Effectiveness Reviews. Rockville (MD): Agency for Healthcare Research and Quality (US) 2013. Im Internet unter: http://www.ncbi.nlm.nih.gov/books/NBK153118/ (zuletzt abgerufen am 18.07.2014).

American College of Cardiology Foundation et al. Management of patients with atrial fibrillation (compilation of 2006 ACCF/AHA/ESC and 2011 ACCF/AHA/HRS recommendations): a report of the American College of Cardiology/American Heart Association Task Force on practice guidelines. Circulation 2013; 127: 1916–26. doi:10.1161/CIR.0b013e318290826d.

Authors/Task Force Members et al. ESC Guidelines for the diagnosis and treatment of acute and chronic heart failure 2012: The Task Force for the Diagnosis and Treatment of Acute and Chronic Heart Failure 2012 of the European Society of Cardiology. Developed in collaboration with the Heart Failure Association (HFA) of the ESC. Eur Heart J 2012; 33: 1787–847. doi:10.1093/eurheartj/ehs104.

Bangalore S et al. β-Blocker use and clinical outcomes in stable outpatients with and without coronary artery disease. JAMA 2012; 308: 1340–9. doi:10.1001/jama.2012.12559.

Chatterjee S et al. Benefits of β blockers in patients with heart failure and reduced ejection fraction: network meta-analysis. BMJ 2013; 346: f55.

Chen ZM et al. Early intravenous then oral metoprolol in 45,852 patients with acute myocardial infarction: randomised placebo-controlled trial. Lancet 2005; 366: 1622–32. doi:10.1016/S0140-6736(05)67661-1.

Diener H-C. Leitlinien für Diagnostik und Therapie in der Neurologie. Stuttgart, New York: Thieme 2012.

European Heart Rhythm Association et al. Guidelines for the management of atrial fibrillation: the Task Force for the Management of Atrial Fibrillation of the European Society of Cardiology (ESC). Eur Heart J 2010; 31: 2369–429. doi:10.1093/eurheartj/ehq278.

Ghali JK et al. Metoprolol CR/XL in female patients with heart failure: analysis of the experience in Metoprolol Extended-Release Randomized Intervention Trial in Heart Failure (MERIT-HF). Circulation 2002; 105: 1585–91.

Hamm CW et al. ESC Guidelines for the management of acute coronary syndromes in patients presenting without persistent ST-segment elevation: The Task Force for the management of acute coronary syndromes (ACS) in patients presenting without persistent ST-segment elevation of the European Society of Cardiology (ESC). Eur Heart J 2011; 32: 2999–3054. doi:10.1093/eurheartj/ehr236.

Kühlkamp V et al. Use of metoprolol CR/XL to maintain sinus rhythm after conversion from persistent atrial fibrillation: a randomized, double-blind, placebo-controlled study. J Am Coll Cardiol 2000; 36: 139–46.
Luzier AB et al. Gender-related effects on metoprolol pharmacokinetics and pharmacodynamics in healthy volunteers. Clin Pharmacol Ther 1999; 66: 594–601. doi:10.1053/cp.1999.v66.103400001.
Mancia G et al. 2013 ESH/ESC Guidelines for the Management of Arterial Hypertension The Task Force for the Management of Arterial Hypertension of the European Society of Hypertension (ESH) and of the European Society of Cardiology (ESC). Eur Heart J 2013; 34: 2159–219.
MERIT-HF Study Group. Effect of metoprolol CR/XL in chronic heart failure: Metoprolol CR/XL Randomised Intervention Trial in Congestive Heart Failure (MERIT-HF). Lancet 1999; 353: 2001–7.
Olsson G et al. Metoprolol-induced reduction in postinfarction mortality: pooled results from five double-blind randomized trials. Eur Heart J 1992; 13: 28–32.
Poole-Wilson PA et al. Comparison of carvedilol and metoprolol on clinical outcomes in patients with chronic heart failure in the Carvedilol Or Metoprolol European Trial (COMET): randomised controlled trial. Lancet 2003; 362: 7–13. doi:10.1016/S0140-6736(03)13800-7.
Sørensen PS et al. Flunarizine versus metoprolol in migraine prophylaxis: a double-blind, randomized parallel group study of efficacy and tolerability. Headache 1991; 31: 650–7.
Stec S et al. Benign symptomatic premature ventricular complexes: short- and long-term efficacy of antiarrhythmic drugs and radiofrequency ablation. Kardiologia Polska 2012; 70: 351–8.
Task Force/ESC. Task Force on the management of ST-segment elevation acute myocardial infarction of the European Society of Cardiology (ESC) et al. ESC Guidelines for the management of acute myocardial infarction in patients presenting with ST-segment elevation. Eur Heart J 2012; 33: 2569–619. doi:10.1093/eurheartj/ehs215.
Task Force Members et al. 2013 ESC Guidelines on the Management of Stable Coronary Artery Disease: The Task Force on the Management of Stable Coronary Artery Disease of the European Society of Cardiology. Eur Heart J 2013; 34: 2949–3003. doi:10.1093/eurheartj/eht296.
Wiysonge CS et al. Beta-blockers for hypertension. Cochrane Database Syst Rev 2012; CD002003.

Mirtazapin

Wirksamkeit ↑	Nutzen-Risiko-Bewertung ↑
	CYP2D6 CYP3A4
IND	**DOS**
Depression	1 × tgl. 15–45 mg p. o.
NW	Gewichtszunahme, Somnolenz, Hyponatriämie, Blutbildveränderungen
WW	MAO-Hemmer, trizyklische Antidepressiva, Triptane
CAVE	erhöhtes Suizidrisiko zu Therapiebeginn möglich

Mirtazapin ist ein wirksames Antidepressivum, das sich durch einen relativ frühen Wirkungseintritt und die Eignung als Kombinationspartner bei unter Monotherapie therapierefraktären depressiven Episoden auszeichnet. Charakteristisch sind zudem eine häufig ausgeprägte Gewichtszunahme und die schlafanstoßende Wirkung.

Handelsnamen und -formen

- Remergil®, Mirtazelon®, Mirtazapin (generisch)
- Dosis:
  15 mg / 30 mg / 45 mg Filmtabletten
  15 mg / 30 mg / 45 mg Schmelztabletten
  15 mg/ml Lösung zum Einnehmen

Pharmakologie

Wirkmechanismus

Antidepressivum aus der Gruppe der noradrenergen und spezifisch serotonergen Antidepressiva (NaSSA)

- ▸ Antagonismus an präsynaptischen α_2-Rezeptoren sowie an serotonergen 5-HT_2- und 5-HT_3-Rezeptoren, dadurch spezifische Verstärkung der serotonergen Neurotransmission über 5-HT_1-Rezeptoren; außerdem Antagonismus an H_1-Histamin-Rezeptoren
- ▸ Modulation des serotonergen Systems, sedierende Partialwirkung durch H_1-Antagonismus

Indikationen und Dosis

Behandlung depressiver Erkrankungen (Episoden einer Major Depression)

- initial 1 × tgl. 15 mg p. o. (zur Nacht); bei unzureichender Wirkung innerhalb von 2–4 Wochen Dosissteigerung in 15-mg-Schritten bis max. 45 mg/d

» Kontraindikationen

Einnahme von MAO-Hemmern während, innerhalb von 14 Tagen vor oder nach Mirtazapin-Einnahme

Nebenwirkungen

- **sehr häufig:** Appetitsteigerung/Gewichtszunahme, Kopfschmerzen, Somnolenz, Mundtrockenheit
- **häufig:** anormale Träume, Verwirrtheit, Angst, Schwindel, Tremor, (orthostatische) Hypotonie, Übelkeit und Erbrechen, Diarrhoe, Ödeme, Arthralgien
- **weitere relevante Nebenwirkungen:** Blutbildveränderungen, Hyponatriämie, Erhöhung der Leberwerte, suizidales Verhalten, Restless Legs, Krampfanfälle, orale Hypästhesie

Wechselwirkungen

- CYP3A4- und CYP2D6-Substrat
- zentral dämpfende Medikamente und Alkohol: gegenseitige Wirkungsverstärkung

kontraindiziert: Linezolid[1], Moclobemid[1], Tranylcypromin[1]

problematisch: Almotriptan[2], Amitriptylin[2], Bupropion[2], Citalopram[2], Clomipramin[2], Dosulepin[2], Doxepin[2], Duloxetin[2], Eletriptan[2], Escitalopram[2], Fentanyl[2], Fluoxetin[2], Fluvoxamin[2], Frovatriptan[2], Granisetron[2], Imipramin[2], Johanniskraut[2], Maprotilin[2], Mianserin[2], Mirtazapin[2], Naratriptan[2], Nortriptylin[2], Ondansetron[2], Opipramol[2], Palonosetron[2], Paroxetin[2], Phenprocoumon[3], Rasagilin[2], Rizatriptan[2], Selegilin[2], Sertralin[2], Sumatriptan[2], Tapentadol[2], Tramadol[2], Trazodon[2], Trimipramin[2], Tropisetron[2], Tryptophan[2], Venlafaxin[2], Warfarin[3], Zolmitriptan[2]

1 **MAO-Hemmer: Gefahr eines Serotonin-Syndroms, gleichzeitige Gabe kontraindiziert; Abstand nach Einnahme von Tranylcypromin mind. 14 Tage, beim Wechsel auf Tranylcypromin frühestens 14 Tage nach letzter Einnahme von Mirtazapin**

2 andere Antidepressiva und serotonerge Substanzen: erhöhtes Risiko eines Serotonin-Syndroms, gleichzeitige hoch dosierte Einnahme vermeiden

3 orale Antikoagulanzien: INR-Erhöhung möglich, Gerinnungskontrollen empfohlen

Pharmakokinetik

- BV: 50 %
- t_{max}: 2 h
- HWZ: 20–40 h (bis 65 h)
- Plasmaproteinbindung: 85 %
- hepatische Metabolisierung u. a. über CYP2D6 und CYP3A4 zu verschiedenen aktiven und inaktiven Metaboliten; Elimination über Faeces und Urin

Intoxikation

- **Symptome:** Sedierung, Desorientierung, Blutdruckschwankungen
- **Therapie:** frühe Gabe von Aktivkohlesuspension (1 g/kg KG), ansonsten symptomatisch

Einnahmehinweise und Patienteninformationen

- Einnahme der verordneten Dosis einmal täglich abends
- eine Einschränkung von Verkehrstüchtigkeit und Reaktionsfähigkeit ist möglich, insbes. bei Neueinstellung, Erhöhung der Dosis oder in Kombination mit Alkohol
- Alkoholkonsum kann unerwünschte Wirkungen von Mirtazapin verstärken

Spezielle Patientengruppen und Sondersituationen

Geriatrie

- PRISCUS: Empfehlung von Mirtazapin als geeignete Therapiealternative zu Trizyklika und Benzodiazepinen
- BEERS: erhöhte Wahrscheinlichkeit einer Hyponatriämie, engmaschige Kontrollen empfohlen

Pädiatrie

nicht zugelassen wegen fehlendem Wirksamkeitsnachweis

Schwangerschaft

- mäßiger Erfahrungsumfang, Anwendung unter Abwägung von Nutzen und Risiko im 1.–3. Trimenon möglich
- perinatal kann es zu Anpassungsstörungen des Neugeborenen kommen
- der Erfahrungsumfang mit Sertralin und Citalopram ist wesentlich höher, diese Wirkstoffe sollten bei der Notwendigkeit einer antidepressiven Behandlung in der Schwangerschaft bevorzugt werden

Stillzeit

- mäßiger Erfahrungsumfang, Anwendung unter Abwägung von Nutzen und Risiko möglich
- in der Stillzeit ist Sertralin (neben Citalopram) Mittel der Wahl

Niere

- Dosisanpassung bei leichter Einschränkung der Nierenfunktion nicht regelhaft erforderlich
- **GFR < 30 ml/min/1,73 m²:** Dosisreduktion um 50 %

Leber

- Dosisanpassung bei leichter Einschränkung der Leberfunktion nicht regelhaft erforderlich
- **mittelgradige Leberfunktionsstörung:** Dosisreduktion um 50 %

- **stark eingeschränkte Leberfunktion:** nicht empfohlen
  geeignete Alternative: Citalopram

Geschlechterspezifika

Bei weiblichen Patienten wird bei gleicher Dosis ein 20 % höherer Serumspiegel von Mirtazapin gemessen (Unterecker et al. 2013).

Ethnien

keine klinisch relevanten Unterschiede bekannt

! Besonderheiten und Cave

- erhöhtes Suizidrisiko (auch) nach Behandlungsbeginn, initial engmaschige Anbindung (wöchentlich), Aufklärung des Patienten über den verzögerten Eintritt der antidepressiven Wirkung (1–2 Wochen nach Therapiebeginn)
- nach Remission Erhaltungstherapie über 4–9 Monate empfohlen (DGPPN 2010)
- zur Vermeidung von Absetzreaktionen schrittweises Ausschleichen, 15 mg alle 4 Wochen
- Knochenmarkdepression und Agranulozytose als (sehr) seltene, aber schwerwiegende Nebenwirkung, laborchemische Kontrollen und erhöhte Aufmerksamkeit bei Symptomen wie Fieber und Stomatitis
- Mirtazapin beim Auftreten von Ikterus absetzen
- vorsichtige Anwendung bei vorbestehender Epilepsie, eingeschränkter Nieren- oder Leberfunktion, Herzerkrankungen, Hypotonie, Diabetes mellitus, Miktionsstörungen und Engwinkelglaukom
- Auslösung einer manischen Phase bei Patienten mit bipolarer Erkrankung und Verstärkung psychotischer Symptome bei schizophrenen Patienten unter Behandlung mit Antidepressiva möglich
- empfohlene Laborkontrollen: ► Anhang, S. 569

M

Wirkstoffbeurteilung

- Die antidepressive Wirkung von Mirtazapin ist quantitativ vergleichbar mit jener der Trizyklika und der SSRI, wobei die Rate des Therapieversagens mit ca. 40–50 % in für Antidepressiva üblichen Größenordnungen liegt (Arroll et al. 2005; MacGillivray et al. 2003; Cipriani et al. 2012; Watanabe et al. 2011).
- Anders als die SSRI (z. B. Sertralin, Citalopram) besitzt **Mirtazapin** relevante **sedierende Eigenschaften**, was die Verwendung bei agitierten oder schlafgestörten Patienten nahelegt; ob diese Wahl im Einzelfall allerdings sinnvoll ist, muss individuell entschieden werden.
- Für die Wirkstoffwahl sollte die individuelle Anwendungserfahrung des behandelnden Arztes mitbestimmend sein (Papakostas et al. 2007). Bei leichten depressiven Episoden stellen psychotherapeutische Maßnahmen eine gleichwertige Behandlungsoption dar, bei schweren Episoden sollte immer eine kombinierte Therapie erfolgen.

- Aufgrund des abweichenden Wirkmechanismus tritt der **antidepressive Effekt** von Mirtazapin **vergleichsweise früh** auf (1–2 Wochen nach Therapiebeginn), Mirtazapin wirkt deutlich schlafanstoßend. Die Häufigkeit von Nebenwirkungen ist ähnlich wie bei anderen Substanzen, Mirtazapin führt häufiger zu einer **signifikanten Gewichtszunahme** und seltener zu sexuellen Funktionsstörungen.
- Mit seinem besonderen Wirkmechanismus bietet sich Mirtazapin als **Kombinationspartner bei therapierefraktären depressiven Episoden** an (in Kombination mit SSRI oder Trizyklika). Mirtazapin ist in dieser Indikation wirksam (McGrath et al. 2006; Carpenter et al. 2002), aufgrund des höheren Risikos unerwünschter Wirkungen sollte die Therapie jedoch engmaschig überwacht werden.

Literatur

Arroll et al. Efficacy and tolerability of tricyclic antidepressants and SSRIs compared with placebo for treatment of depression in primary care: a meta-analysis. Ann Fam Med 2005; 3: 449–56.

Carpenter LL et al. A double-blind, placebo-controlled study of antidepressant augmentation with mirtazapine. Biol Psychiatry 2002; 51: 183–8.

Cipriani et al. Citalopram versus other anti-depressive agents for depression. Cochrane Database Syst Rev 2012; CD006534.

Deutsche Gesellschaft für Psychiatrie, Psychotherapie und Nervenheilkunde (DGPPN), Hrsg. Nationale VersorgungsLeitlinie – Unipolare Depression. Heidelberg: Springer 2010.

MacGillivray et al. Efficacy and tolerability of selective serotonin reuptake inhibitors compared with tricyclic antidepressants in depression treated in primary care: systematic review and meta-analysis. BMJ 2003; 326: 1014.

McGrath PJ et al. Tranylcypromine versus venlafaxine plus mirtazapine following three failed antidepressant medication trials for depression: a STAR*D report. Am J Psychiatry 2006; 163: 1531–41; quiz 1666.

Papakostas GI et al. Comparing the rapidity of response during treatment of major depressive disorder with bupropion and the SSRIs: a pooled survival analysis of 7 double-blind, randomized clinical trials. J Clin Psychiatry 2007; 68: 1907–12.

Shen J et al. Mirtazapine, a sedating antidepressant, and improved driving safety in patients with major depressive disorder: a prospective, randomized trial of 28 patients. J Clin Psychiatry 2009; 70: 370–7.

Unterecker S et al. Effects of gender and age on serum concentrations of antidepressants under naturalistic conditions. J Neural Transm 2013; 120: 1237–46. doi:10.1007/s00702-012-0952-2.

Watanabe N et al. Mirtazapine versus other antidepressive agents for depression. Cochrane Database Syst Rev 2011; CD006528.

Molsidomin

Wirksamkeit ➔	Nutzen-Risiko-Bewertung ➔
IND	**DOS**
Langzeitbehandlung der Angina pectoris	4–24 mg/d in 2–3 Einzeldosen
NW	Kopfschmerzen, Hypotonie
WW	Phosphodiesterase-5-Hemmer
CAVE	nicht anwenden bei hypotonen Blutdruckwerten!

Molsidomin verringert zwar die Häufigkeit von Angina-pectoris-Anfällen, hat aber keinen Effekt auf die kardiovaskuläre Mortalität. Wirkstoffe der 1. Wahl in der Behandlung der stabilen Angina pectoris sind β-Rezeptoren-Blocker, nachrangig können auch ISDN/ISMN oder Calciumkanalblocker eingesetzt werden. Erst bei Kontraindikationen oder Unverträglichkeit dieser Wirkstoffe kommt Molsidomin als 3. Wahl in Betracht. Der theoretische Vorteil der fehlenden Toleranzentwicklung ist vermutlich ohne klinische Relevanz.

Handelsnamen und -formen

- Corvaton®, Molsiket®, Molsidomin (generisch)
- Dosis:
  2 mg / 4 mg Tabletten
  8 mg Retardtabletten
  2 mg/ml Injektionslösung

Pharmakologie

Wirkmechanismus

Koronarmittel

- direkte Freisetzung von NO aus dem aktiven Metaboliten
- Vasodilatation der venösen Kapazitätsgefäße, in geringerem Umfang auch der arteriellen Widerstandsgefäße

Indikationen und Dosis

Prophylaxe und Langzeitbehandlung der Angina pectoris, wenn andere Arzneimittel nicht angezeigt sind, nicht vertragen wurden oder nicht ausreichend wirksam waren, sowie bei Patienten in höherem Lebensalter

- p. o.: initial 2–3 × tgl. 2 mg; bei unzureichender Wirksamkeit Steigerung bis auf 4 × tgl. 4 mg (max. 16 mg/24 h) oder 2–3 × tgl. 8 mg Retardtabletten (max. 24 mg/24 h)

- i. v.: 2 (max. 4) mg als Bolus in mind. 2-stündigen Abständen oder als Dauerinfusion, üblicherweise max. 24 mg/24 h

» Kontraindikationen

akutes Kreislaufversagen, Hypotonie (RR_{syst} < 100 mmHg), gleichzeitige Anwendung von Phosphodiesterase-5-Hemmer, Stillzeit

Nebenwirkungen

- **sehr häufig:** keine
- **häufig:** Kopfschmerzen, Hypotonie
- **weitere relevante Nebenwirkungen:** Schwindel, Übelkeit, Reflextachykardie

Wechselwirkungen

kontraindiziert: Sildenafil[1], Tardenafil[1], Vardenafil[1]

problematisch: verstärkte Wirkung anderer blutdrucksenkender Medikamente

1 **PDE-5-Inhibitoren: starker Blutdruckabfall, Synkope, Myokardinfarkt, Kombination kontraindiziert**

Pharmakokinetik

- Molsidomin ist ein Prodrug, das in der Leber zum aktiven Metaboliten Linsidomin (SIN-1) umgewandelt wird
- BV: 45 %
- t_{max} (SIN-1): 1–2 h
- HWZ: 1–2 h
- Plasmaproteinbindung: 10 %
- Molsidomin und seine Metaboliten werden überwiegend (> 90 %) renal eliminiert

Intoxikation

- **Symptome:** Hypotonie und Schock
- **Therapie:** Volumensubstitution, Gabe von Noradrenalin oder Dobutamin
- **Cave:** Adrenalin ist kontraindiziert!

Einnahmehinweise und Patienteninformationen

- Einnahme wie verordnet unabhängig von den Mahlzeiten
- eine Einschränkung von Verkehrstüchtigkeit und Reaktionsfähigkeit ist unwahrscheinlich, außer bei Auftreten von Schwindel, Sehstörungen oder Blutdruckschwankungen
- bei Frauen im gebärfähigen Alter auf sichere Kontrazeption während der Therapie hinweisen!

Spezielle Patientengruppen und Sondersituationen

Geriatrie

geeignet

- PRISCUS: nicht gelistet
- BEERS: nicht gelistet

Pädiatrie

nicht zugelassen

Schwangerschaft

Anwendung nicht empfohlen bei unzureichender Datenlage

Stillzeit

kontraindiziert

Niere

Dosisanpassung i. d. R. nicht erforderlich, evtl. niedrigere Initialdosis wählen

Leber

Dosisanpassung i. d. R. nicht erforderlich, evtl. niedrigere Initialdosis wählen

Geschlechterspezifika

keine klinisch relevanten Unterschiede bekannt

Ethnien

keine klinisch relevanten Unterschiede bekannt

! Besonderheiten und Cave

- vorsichtige Anwendung bei Patienten mit hypertropher obstruktiver Kardiomyopathie, konstriktiver Perikarditis, Perikardtamponade, akuter Linksherzinsuffizienz und Aorten- oder Mitralstenose
- Anwendung bei frischem Herzinfarkt nur bei stabilen Kreislaufverhältnissen und unter Überwachung
- intravenöse Anwendung nur unter Überwachung

Wirkstoffbeurteilung

- In Studien mit geringer Patientenzahl verringert retardiertes Molsidomin die Häufigkeit von Angina-pectoris-Anfällen und verbessert die Belastbarkeit in der Ergometrie im Vergleich zu Placebo (Messin et al. 1995). Eine Beeinflussung der kardiovaskulären Mortalität bei stabiler Angina ist für langwirksame Nitrate im weiteren Sinne nicht zu verzeichnen, dies gilt allerdings auch für die wesentlich invasivere Koronarangiografie.

- Mittel **1. Wahl** in der **Behandlung der stabilen Angina pectoris sind β-Rezeptoren-Blocker in Kombination mit kurzwirksamen Nitraten bei Bedarf.** Mittel der 2. Wahl dürften die besser erprobten Substanzen Isosorbidmononitrat und Isosorbiddinitrat sowie Calciumkanalblocker sein (Fihn et al. 2012; Task Force Members et al. 2013).
- Bei Unverträglichkeit von Nitraten ist Molsidomin eine geeignete Alternative. **Der theoretische Vorteil der fehlenden Toleranzentwicklung scheint klinisch nicht relevant zu sein** (Wagner et al. 1991; Lehmann et al. 1998).
- Relevante Leitlinie: http://www.escardio.org/guidelines-surveys/esc-guidelines/Pages/stable-angina-pectoris.aspx

Literatur

Fihn SD et al. 2012 ACCF/AHA/ACP/AATS/PCNA/SCAI/STS Guideline for the diagnosis and management of patients with stable ischemic heart disease: a report of the American College of Cardiology Foundation/American Heart Association Task Force on Practice Guidelines, and the American College of Physicians, American Association for Thoracic Surgery, Preventive Cardiovascular Nurses Association, Society for Cardiovascular Angiography and Interventions, and Society of Thoracic Surgeons. J Am Coll Cardiol 2012; 60: e44–e164.

Lehmann G et al. Clinical comparison of antiischemic efficacy of isosorbide dinitrate and molsidomine. J Cardiovasc Pharmacol 1998; 31: 25–30.

Messin R et al. Acute and chronic effect of molsidomine extended release on exercise capacity in patients with stable angina, a double-blind cross-over clinical trial versus placebo. J Cardiovasc Pharmacol 1995; 25: 558–63.

Task Force Members et al. 2013 ESC Guidelines on the Management of Stable Coronary Artery Disease: The Task Force on the Management of Stable Coronary Artery Disease of the European Society of Cardiology. Eur Heart J 2013; 34: 2949–3003.

Wagner F et al. Differences in the antiischaemic effects of molsidomine and isosorbide dinitrate (ISDN) during acute and short-term administration in stable angina pectoris. Eur Heart J 1991; 12: 994–9.

Moxonidin

Wirksamkeit →	Nutzen-Risiko-Bewertung →

IND	DOS
essenzielle Hypertonie	1–2 × tgl. 0,2–0,3 mg p. o., max. 0,6 mg/d
NW	Mundtrockenheit, Schwindel, Übelkeit
WW	Trizyklika
CAVE	nicht anwenden bei Herzinsuffizienz!

Moxonidin kann als Reservemedikament bei unzureichender Blutdruckeinstellung unter Standardmedikation eingesetzt werden und ist in dieser Indikation besser verträglich als Clonidin.

Handelsnamen und -formen

- Cynt®, Physiotens®, Moxonidin (generisch)
- Dosis: 0,2 mg / 0,3 mg / 0,4 mg Tabletten

Pharmakologie

Wirkmechanismus

zentral wirksames antiadrenerges Antihypertensivum

- Moxonidin hemmt die Sympathikus-Aktivität durch Agonismus am I_1-Imidazolin-Rezeptor im ZNS und senkt den Blutdruck durch eine Reduktion des systemischen Gefäßwiderstandes

Indikationen und Dosis

essenzielle Hypertonie

- initial 1 × tgl. 0,2 mg p. o.; bei unzureichender Wirksamkeit frühestens nach 3 Wochen Dosiserhöhung auf 2 × tgl. 0,2 mg p. o., max. 0,6 mg/d

» Kontraindikationen

Sick-Sinus-Syndrom, sinuaurikuläre und atrioventrikuläre Überleitungsstörungen 2.–3. Grades, Ruhebradykardie unter 50/min, maligne Arrhythmien, Herzinsuffizienz NYHA II–IV, schwere koronare Herzkrankheit, instabile Angina pectoris, fortgeschrittene Nierenfunktionsstörung (GFR < 30 ml/min/1,73 m^2), Angioödem, schwere Lebererkrankungen

Nebenwirkungen

- **sehr häufig:** keine
- **häufig:** Kopfschmerzen, Schwindel, Müdigkeit, Mundtrockenheit
- **weitere relevante Nebenwirkungen:** Hypotonie, gastrointestinale Unverträglichkeit, Schlafstörungen, Ödemneigung

Wechselwirkungen

zentral dämpfende Medikamente und Alkohol: verstärkte Wirkung durch Moxonidin

kontraindiziert: keine

problematisch: Amitriptylin[1], Clomipramin[1], Dosulepin[1], Doxepin[1], Imipramin[1], Maprotilin[1], Nortriptylin[1], Opipramol[1], Trimipramin[1]

1 verminderte Wirksamkeit von Moxonidin, Kombination nicht empfohlen

Pharmakokinetik

- BV: 90 %
- t_{max}: 0,5–3 h
- HWZ: 2,2 h
- Plasmaproteinbindung: 7 %
- Elimination: 80–90 % unverändert renal

Intoxikation

- **Symptome:** Somnolenz, Bradykardie, Hypotonie
- **Therapie:** frühe Gabe von Aktivkohlesuspension (1 g/kg KG), Kreislaufstabilisierung, bei Bradykardie Gabe von Atropin (Erwachsene 0,5–1,5 mg Atropinsulfat alle 4–6 h, Kinder 0,01 mg Atropinsulfat pro kg KG, min. 0,1 mg, max. 0,5 mg)

M

Einnahmehinweise und Patienteninformationen

- Einnahme der verordneten Dosis zu oder nach den Mahlzeiten
- bei gleichzeitigem Alkoholkonsum können unerwünschte Wirkungen verstärkt werden
- eine Einschränkung von Verkehrstüchtigkeit und Reaktionsfähigkeit ist möglich, insbes. bei Neueinstellung, Erhöhung der Dosis, bei Auftreten von Schwindel und Blutdruckschwankungen oder in Kombination mit Alkohol; bei regelmäßiger, dosiskonstanter Einnahme ist eine Beeinträchtigung unwahrscheinlich
- bei Frauen im gebärfähigen Alter auf sichere Kontrazeption während der Therapie hinweisen!

Spezielle Patientengruppen und Sondersituationen

Geriatrie

- BEERS: nicht gelistet, jedoch wird von zentral wirksamen Antihypertensiva im Allgemeinen wegen zentralnervöser Nebenwirkungen und orthostatischer Hypotension abgeraten
- PRISCUS: nicht gelistet, jedoch wird von zentral wirksamen Antihypertensiva im Allgemeinen wegen zentralnervöser Nebenwirkungen und orthostatischer Hypotension abgeraten

Pädiatrie

- nicht zugelassen bis 16 Jahre
- geeignete Alternativen: Captopril, Valsartan

Schwangerschaft

- möglichst nicht anwenden bei unzureichender Datenlage
- geeignete Alternativen: Alpha-Methyldopa, Metoprolol, Nifedipin

Stillzeit

- möglichst nicht anwenden bei unzureichender Datenlage
- bei zwingender Indikation abstillen
- geeignete Alternativen: Alpha-Methyldopa, Metoprolol, Nifedipin

Niere

- **GFR < 60 ml/min/1,73 m²:** max. Tagesdosis 0,4 mg
- **GFR < 30 ml/min/1,73 m²:** formal kontraindiziert; in einigen Studien wurde Moxonidin 0,3 mg/d auch bei terminaler Niereninsuffizienz eingesetzt (Vonend et al. 2003)
- geeignete Alternativen: Ramipril, Valsartan, Verapamil

M

Leber

- **leichte bis mittelgradige Leberfunktionsstörung:** Dosisanpassung nicht erforderlich
- **stark eingeschränkte Leberfunktion:** kontraindiziert
  geeignete Alternative: Captopril

Geschlechterspezifika

keine klinisch relevanten Unterschiede bekannt

Ethnien

Bei Patienten afrikanischer Abstammung sollten in der Hochdrucktherapie vorzugsweise Thiaziddiuretika oder Calciumkanalblocker eingesetzt werden.

! Besonderheiten und Cave

- Wegen fehlender Therapieerfahrung und der Möglichkeit einer Verschlechterung der Symptomatik wird die Anwendung nicht empfohlen bei vorbekannter pAVK, Raynaud-Phänomen, Morbus Parkinson, Epilepsie, Glaukom, Depressionen oder Herzinsuffizienz NYHA I

- Bei kombinierter Behandlung mit einem β-Rezeptoren-Blocker im Falle einer Unterbrechung der Behandlung zuerst den β-Rezeptoren-Blocker und dann Moxonidin ausschleichend absetzen
- generell schrittweise Dosisreduktion über 2 Wochen beim Absetzen von Moxonidin

Wirkstoffbeurteilung

- Moxonidin senkt den Blutdruck bei Behandlung der arteriellen Hypertonie, allerdings fehlen Studien mit patientenrelevanten Endpunkten. Daher wird Moxonidin meist nur als **Reservemedikament** bei unzureichender Blutdrucksenkung unter Kombinationstherapie eingesetzt. Im Vergleich zu Clonidin ist Moxonidin besser verträglich (Plänitz 1984).
- Wegen Hinweisen auf erhöhte Mortalität in der MOXCON-Studie sollte Moxonidin nicht bei Patienten mit Herzinsuffizienz eingesetzt werden (Cohn et al. 2003).

Literatur

Cohn JN et al. Adverse mortality effect of central sympathetic inhibition with sustained-release moxonidine in patients with heart failure (MOXCON). Eur J Heart Fail 2003; 5: 659–67.

Plänitz V. Crossover comparison of moxonidine and clonidine in mild to moderate hypertension. Eur J Clin Pharmacol 1984; 27: 147–52.

Vonend O et al. Moxonidine treatment of hypertensive patients with advanced renal failure. J Hypertens 2003; 21: 1709–17. doi:10.1097/01.hjh.0000084733.53355.c3.

Nebivolol

Wirksamkeit ↑	Nutzen-Risiko-Bewertung ↑ bis →
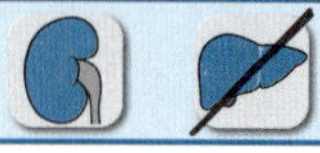	CYP2D6
IND	**DOS**
essenzielle Hypertonie	1 × tgl. 5 mg p. o.
chronische Herz-insuffizienz	1 × tgl. 1,25–10 mg p. o.
NW	Bradykardie, Schwindel, AV-Block, Bronchospasmen
WW	Calicumkanalblocker, Fluoxetin, MAO-Hemmer
CAVE	nicht einsetzen bei Asthma bronchiale und höhergradigen bradykarden Herzrhythmusstörungen, Reboundeffekt beim plötzlichen Absetzen, Symptome einer Hypoglykämie können vermindert sein

Nebivolol ist, wie andere β-Rezeptoren-Blocker auch, wirksam zur Behandlung der arteriellen Hypertonie und der Herzinsuffizienz. Einen klinischen Vorteil des zusätzlichen vasodilatativen Effektes von Nebivolol scheint es nicht zu geben; nachteilig ist jedoch die gravierende Abhängigkeit der Wirkstoffspiegel vom zumeist unbekannten individuellen CYP-Genotyp.

Handelsnamen und -formen

- Nebilet®, Nebivolol (generisch)
- Dosis: 5 mg Tabletten

Pharmakologie

Wirkmechanismus

β_1-selektiver („kardioselektiver“) β-Rezeptoren-Blocker ohne intrinsische sympathomimetische Aktivität; β_1-Selektivität nimmt mit steigender Dosis ab

- ▸ negativ chronotrop, negativ inotrop, Senkung der AV-Überleitungsgeschwindigkeit
- ▸ zusätzlich vasodilatatorisch durch NO-Freisetzung
- ▸ antihypertensive Wirkung

Indikationen und Dosis

- essenzielle Hypertonie
  - ▸ 1 × tgl. 5 mg p. o.

- chronische Herzinsuffizienz
  - nach Eindosierung von ACE-Hemmer oder Sartan 1 × tgl. 1,25 mg p. o., Dosisverdoppelung alle 2–4 Wochen bis zum Erreichen der Zieldosis von 1 × tgl. 10 mg oder der höchsten tolerierten Dosis

» Kontraindikationen

Leberinsuffizienz, akute oder dekompensierte Herzinsuffizienz; Sick-Sinus-Syndrom, einschl. sinuarterieller Block; AV-Block 2.–3. Grades, Asthma bronchiale oder Bronchospasmen in der Vorgeschichte, unbehandeltes Phäochromozytom, metabolische Acidose, Bradykardie (< 60 Schläge/min), Hypotonie, schwere periphere Durchblutungsstörungen

Nebenwirkungen

- **sehr häufig:** keine
- **häufig:** Bradykardie, Schwindel, Kopfschmerzen, Somnolenz, gastrointestinale Unverträglichkeit
- **weitere relevante Nebenwirkungen:** AV-Block, Herzinsuffizienz, Bronchospasmen, erektile Dysfunktion

Wechselwirkungen

CYP2D6-Substrat (Wirkstoffe: ▶ hintere Umschlaginnenseite)

kontraindiziert: keine

problematisch: **Adrenalin**[1], Alpha-Methyldopa[2], Amiodaron[3], Chinidin[3], Cibenzolin[3], Clonidin[2], Digitalis-Glykoside[3], **Diltiazem**[4], Disopyramid[3], Dronedaron[3], Flecainid[3], **Fluoxetin**[5], Glibenclamid[6], Gliclazid[6], Glimepirid[6], Gliquidon[6], Guanfacin[2], Insulin[6], Lidocain[3], Mexiletin[3], Moxonidin[2], Nateglinid[6], Prazosin[7], Propafenon[3], Repaglinid[6], Rilmenidin[2], **Verapamil**[4]

1 **vermindertes Ansprechen auf Adrenalin, z. B. bei allergischen Reaktionen**
2 zentral wirksame Antihypertensiva: verstärkte Bradykardie- und Hypotonieneigung, Besonderheiten beim Absetzen beachten (s. u.)
3 Antiarrhythmika und bradykardisierende Medikamente: erhöhte Bradykardieneigung/AV-Block (vorsichtige Eindosierung, ggf. EKG-Kontrollen)
4 **herzwirksame Calciumantagonisten: bradykarde Herzrhythmusstörungen/AV-Block (nicht kombinieren, insbes. nicht intravenös!)**
5 **erhöhte Nebivolol-Serumspiegel, Hypotonie**
6 Antidiabetika: verminderte Symptomatik hypoglykämischer Zustände
7 erhöhte Wahrscheinlichkeit für (orthostatische) Hypotonie

Pharmakokinetik

- Die Pharmakokinetik wird wesentlich durch genetische Polymorphismen des CYP2D6 beeinflusst; je nach individueller Genetik unterscheiden sich die Spitzenspiegel bei identischer Dosierung um den Faktor 20–30!
- BV: 12 % (schnelle Metabolisierer) bis 100 % (langsame Metabolisierer)
- t_{max}: 24 h (schnelle Metabolisierer)

- HWZ: 10 h (schnelle Metabolisierer) bis 50 h (langsame Metabolisierer)
- Plasmaproteinbindung: 98 %
- Metabolisierung überwiegend durch hepatische Hydroxylierung zu z. T. aktiven Produkten; Ausscheidung erfolgt zu 38 % mit dem Urin und zu 48 % über die Faeces

Intoxikation

- **Symptome:** bradykarde Herzrhythmusstörungen bis zur Asystolie, Hypotonie, Schock, Bronchospasmus, Coma
- **Therapie:** frühe Gabe von Aktivkohlesuspension (1 g/kg KG); bei Bradykardie und Hypotonie Atropin (0,5–2,0 mg i. v.) und Glucagon (initial 1–10 mg i. v., anschließend 2–2,5 mg/h als Dauerinfusion); bei unzureichender Wirkung Sympathomimetika, ggf. temporäre Schrittmachertherapie; bei Bronchospasmus Beta-Sympathomimetika vorwiegend als Aerosol oder Theophyllin i. v.

Einnahmehinweise und Patienteninformationen

- Einnahme einmal täglich unabhängig von den Mahlzeiten
- eine Einschränkung von Verkehrstüchtigkeit und Reaktionsfähigkeit ist möglich, insbes. bei Neueinstellung, Erhöhung der Dosis, bei Auftreten von Schwindel und Blutdruckschwankungen oder in Kombination mit Alkohol; bei regelmäßiger, dosiskonstanter Einnahme ist eine Beeinträchtigung unwahrscheinlich
- Diabetiker: mögliche Kaschierung einer Unterzuckerung durch Nebivolol
- Alkoholkonsum kann unerwünschte Wirkungen von Nebivolol verstärken
- bei Frauen im gebärfähigen Alter auf sichere Kontrazeption während der Therapie hinweisen!

Spezielle Patientengruppen und Sondersituationen

N

Geriatrie

- geeignet
  PRISCUS: nicht gelistet
  BEERS: nicht gelistet
- Initialdosis niedrig wählen (1 × tgl. 2,5 mg p. o.)

Pädiatrie

- nicht zugelassen
- geeignete Alternativen: Captopril, Valsartan

Schwangerschaft

- Anwendung nicht empfohlen
- geeignete Alternativen: Alpha-Methyldopa (1. Wahl), Metoprolol, Nifedipin

Stillzeit

- Anwendung nicht empfohlen
- geeignete Alternativen: Alpha-Methyldopa, Metoprolol, Nifedipin

Niere

GFR < 60 ml/min/1,73 m²: Initialdosis niedrig wählen (1 × tgl. 2,5 mg p. o.)

Leber

- bei eingeschränkter Leberfunktion kontraindiziert
- geeignete Alternativen: Metoprolol, Captopril, ggf. Propranolol

Geschlechterspezifika

keine klinisch relevanten Unterschiede bekannt

Ethnien

Bei Patienten afrikanischer Abstammung sollten in der Hochdrucktherapie vorzugsweise Thiaziddiuretika oder Calciumkanalblocker eingesetzt werden. Wenige nicht randomisierte Studien mit geringer Fallzahl zeigen eine gute Blutdrucksenkung durch Nebivolol in diesem Patientenkollektiv, was auf die zusätzliche NO-Freisetzung zurückgeführt wird (Merchant et al. 2009).

! Besonderheiten und Cave

- vorsichtige Anwendung wegen möglicher Verschlechterung eines AV-Blocks I. Grades
- bei Diabetikern und längerem Fasten Kaschierung der Symptome einer Hypoglykämie möglich
- Verschlechterung der Symptome einer Psoriasis unter β-Rezeptoren-Blockern wie Nebivolol möglich
- bei Phäochromozytom vor Therapie mit β-Rezeptoren-Blockern Gabe eines Alphablockers
- Reboundeffekt bei plötzlichem Absetzen, schrittweise Dosisreduktion empfohlen
- bei Prinzmetal-Angina Erhöhung von Anzahl und Dauer der Attacken durch β-Rezeptoren-Blocker möglich
- bei gleichzeitiger Gabe von Clonidin oder Moxonidin beim Absetzen erst Nebivolol und in einigen Tagen Abstand Clonidin/Moxonidin abgesetzen

N

Wirkstoffbeurteilung

- Nebivolol ist wirksam zur Behandlung der arteriellen **Hypertonie** (Weiss et al. 2011) und wird zusammen mit den anderen β-Rezeptoren-Blockern in dieser Indikation, insbes. bei kardialen Komorbiditäten (chronische Herzinsuffizienz und stattgehabter Myokardinfarkt), von den europäischen Leitlinien empfohlen (Mancia et al. 2013). Andere Autoren zählen β-Rezeptoren-Blocker nicht zu den

Mitteln der 1. Wahl, da einige Metaanalysen eine geringere Wirksamkeit bei der Verhinderung von Schlaganfällen im Vergleich zu anderen Antihypertensiva zeigten (Wiysonge et al. 2012).

- Nebivolol wird zusammen mit anderen β-Rezeptoren-Blockern in den europäischen Leitlinien zur Behandlung der chronischen **Herzinsuffizienz** empfohlen (Authors/Task Force Members et al. 2012). Allerdings konnte der SENIORS-Trial (Patienten über 70 Jahre mit chronischer Herzinsuffizienz) unter Nebivolol nur eine Verminderung des kombinierten Endpunktes aus Tod und Hospitalisierung, jedoch keine signifikante Senkung der Mortalität nachweisen (Flather et al. 2005).
- Einen **klinischen Vorteil** des zusätzlichen **vasodilatativen Effektes** von Nebivolol **scheint es nicht zu geben** (Chatterjee et al. 2013); nachteilig ist jedoch die gravierende **Abhängigkeit der Wirkstoffspiegel von der** zumeist unbekannten **individuellen hepatischen Enzymgenetik**. Hier erscheint die Anwendung anderer β-Rezeptoren-Blocker wie Bisoprolol oder Metoprolol sicherer.

Literatur

Authors/Task Force Members et al. ESC Guidelines for the diagnosis and treatment of acute and chronic heart failure 2012: The Task Force for the Diagnosis and Treatment of Acute and Chronic Heart Failure 2012 of the European Society of Cardiology. Developed in collaboration with the Heart Failure Association (HFA) of the ESC. Eur Heart J 2012; 33: 1787–847.

Chatterjee S et al. Benefits of β blockers in patients with heart failure and reduced ejection fraction: network meta-analysis. BMJ 2013; 346: f55.

Flather MD et al. Randomized trial to determine the effect of nebivolol on mortality and cardiovascular hospital admission in elderly patients with heart failure (SENIORS). Eur Heart J 2005; 26: 215–25. doi:10.1093/eurheartj/ehi115.

Mancia G et al. 2013 ESH/ESC Guidelines for the Management of Arterial Hypertension The Task Force for the Management of Arterial Hypertension of the European Society of Hypertension (ESH) and of the European Society of Cardiology (ESC). Eur Heart J 2013; 34: 2159–219.

Merchant N et al. Nebivolol in high-risk, obese African Americans with stage 1 hypertension: effects on blood pressure, vascular compliance, and endothelial function. J Clin Hypertens (Greenwich) 2009; 11: 720–5. doi:10.1111/j.1751-7176.2009.00198.x.

Weiss RJ et al. Efficacy and tolerability of nebivolol in stage I-II hypertension: a pooled analysis of data from three randomized, placebo-controlled monotherapy trials. Clin Ther 2011; 33: 1150–61. doi:10.1016/j.clinthera.2011.07.020.

Wiysonge CS et al. Beta-blockers for hypertension. Cochrane Database Syst Rev 2012; CD002003.

Wright JT Jr et al. Outcomes in hypertensive black and nonblack patients treated with chlorthalidone, amlodipine, and lisinopril. JAMA 2005; 293: 1595–608. doi:10.1001/jama.293.13.1595.

Nitrendipin

Wirksamkeit ↑	Nutzen-Risiko-Bewertung ↑
 CYP3A4	
IND	**DOS**
arterielle Hypertonie	1–2 × tgl. 10–20 mg p. o.
NW	Beinödeme, Tachykardie, Obstipation
WW	Digoxin, Prazosin, Verapamil
CAVE	nicht bei instabiler Angina pectoris anwenden!

Langwirksame Calciumantagonisten wie Nitrendipin gehören zu den Mitteln der 1. Wahl in der Behandlung der arteriellen Hypertonie. Hinweise auf prinzipielle Vorteile gegenüber anderen Substanzklassen bestehen nicht.

Handelsnamen und -formen

- Bayotensin®, Nitrendipin (generisch)
- Dosis: 10 mg / 20 mg Tabletten, 5 mg/ml Lösung zum Einnehmen

Pharmakologie

Wirkmechanismus

langwirksamer Calciumkanalblocker (Dihydropyridin-Typ) mit vorwiegender Gefäßwirkung

- Hemmung des Calcium-Einstroms in Gefäß- und weniger ausgeprägt in Herzmuskelzellen
- Vasodilatation der glatten Gefäßmuskulatur, dadurch Blutdrucksenkung
- Senkung des peripheren Widerstandes (Nachlast), dadurch Ökonomisierung der Herzarbeit

Indikationen und Dosis

arterielle Hypertonie

- initial 1 × tgl. 20 mg p. o.; bei unzureichender Wirkung Dosissteigerung auf 2 × tgl. 20 mg p. o.

» Kontraindikationen

instabile Angina pectoris, akuter Myokardinfarkt (innerhalb der letzten 4 Wochen), Schwangerschaft und Stillzeit

Nebenwirkungen

- **sehr häufig:** Kopfschmerzen, Hautrötung, Beinödeme

- **häufig:** Tachykardie, Schwindel, gastrointestinale Unverträglichkeit, Obstipation
- **weitere relevante Nebenwirkungen:** Angina pectoris, Leberenzymerhöhungen, Blutbildveränderungen, Gingiviahyperplasie

Wechselwirkungen

CYP3A4-Substrat

kontraindiziert: keine

problematisch: Digoxin[1], Prazosin[2]

1 erhöhter Plasmaspiegel von Digoxin möglich (Plasmaspiegelkontrolle!)
2 überschießende Blutdrucksenkung möglich

Pharmakokinetik

- BV: 20–30 % (hoher First-Pass-Effekt)
- t_{max}: 1–3 h
- HWZ: 8–12 h
- Plasmaproteinbindung: > 96 %
- hepatische Metabolisierung insbesondere über CYP3A4 zu unwirksamen Stoffwechselprodukten, die überwiegend renal (ca. 80 %) ausgeschieden werden

Intoxikation

- **Symptome:** Flush, Kopfschmerzen, Blutdruckabfall, Herzfrequenzänderungen
- **Therapie:** frühe Gabe von Aktivkohlesuspension (1 g/kg KG), i. v.-Gabe von 10 ml Calciumgluconat 10 %, im Verlauf als Dauerinfusion unter Kontrolle der Calciumkonzentration im Serum

Einnahmehinweise und Patienteninformationen

- Einnahme ein- bis zweimal täglich nach dem Essen
- eine Einschränkung von Verkehrstüchtigkeit und Reaktionsfähigkeit ist unwahrscheinlich, außer bei Auftreten von Schwindel oder Blutdruckschwankungen
- Grapefruit und grapefruithaltige Produkte während der Behandlung mit Nitrendipin vermeiden
- bei Frauen im gebärfähigen Alter auf sichere Kontrazeption während der Therapie hinweisen!

Spezielle Patientengruppen und Sondersituationen

Geriatrie

- geeignet
  PRISCUS: nicht gelistet
  BEERS: nicht gelistet

- Nitrendipin ist in dieser Patientengruppe durch die SYST-EUR-Studie gut evaluiert

Pädiatrie

- nicht zugelassen
- geeignete Alternativen: Captopril, Valsartan

Schwangerschaft

- kontraindiziert (unzureichende Erfahrung)
- geeignete Alternativen: Alpha-Methyldopa (1. Wahl), Metoprolol, ggf. Nifedipin

Stillzeit

- kontraindiziert (unzureichende Erfahrung)
- geeignete Alternativen: Alpha-Methyldopa, Nifedipin, Metoprolol

Niere

keine Dosisanpassung erforderlich

Leber

- **mittelgradige bis schwere Leberfunktionsstörung:** initiale Dosis 1 × tgl. 10 mg p. o. unter Kontrolle der Blutdruckeinstellung
- geeignete Alternative: Captopril

Geschlechterspezifika

keine klinisch relevanten Unterschiede bekannt

Ethnien

Bei Patienten afrikanischer Abstammung sollten in der Hochdrucktherapie vorzugsweise Thiaziddiuretika oder Calciumkanalblocker eingesetzt werden.

! Besonderheiten und Cave

- nicht bei instabiler Angina pectoris anwenden
- bei vorbestehender Angina pectoris Zunahme der Anfallshäufigkeit zu Behandlungsbeginn möglich
- bei Beinödemen und sonst guter Verträglichkeit kann eine Dosishalbierung und Kombination mit Thiaziddiuretiuka sinnvoll sein

N

Wirkstoffbeurteilung

Langwirksame Calciumantagonisten wie Nitrendipin gehören zu den Mitteln 1. Wahl in der Behandlung der arteriellen Hypertonie (Mancia et al. 2013). Hinweise auf prinzipielle Vorteile gegenüber anderen Substanzklassen bestehen nicht (Chen et al. 2010). Sinnvolle Kombinationspatner sind ACE-Hemmer, Thiaziddiuretika und Angiotensin-II-Rezeptor-Antagonisten (Sartane).

Literatur

Chen N et al. Calcium channel blockers versus other classes of drugs for hypertension. Cochrane Database Syst Rev 2010; (8): CD003654. doi:10.1002/14651858.CD003654.pub4.

Mancia G et al. 2013 ESH/ESC Guidelines for the Management of Arterial Hypertension The Task Force for the Management of Arterial Hypertension of the European Society of Hypertension (ESH) and of the European Society of Cardiology (ESC). Eur Heart J 2013; 34: 2159–219.

Novaminsulfon/Metamizol

Wirksamkeit ↑	Nutzen-Risiko-Bewertung ↑ bis →

IND	DOS
starke Schmerzen und Koliken	1–4 × tgl. 500–1 000 mg (max. 4 g/d)
Fieber	1–4 × tgl. 500–1 000 mg (max. 4 g/d)
NW	Hypotension, Agranulozytose
WW	Phenprocoumon, Warfarin
CAVE	Agranulozytose, Hypotonie und Schock bei zu schneller intravenöser Injektion, indikationsgemäßen Einsatz beachten

Novaminsulfon/Metamizol ist als Schmerzmittel und Antipyretikum wirksam, jedoch nur bei starken Schmerzen und Koliken sowie Tumorschmerzen zugelassen. Ob die Vorteile hinsichtlich gastrointestinaler und renaler Verträglichkeit das relativ geringe Risiko einer u. U. lebensbedrohlichen Agranulozytose aufwiegen, lässt sich aus der aktuellen Datenlage nicht sicher ableiten.

Handelsnamen und -formen

- Analsin®, Berlosin®, Novalgin®, Metamizol/Novaminsulfon (generisch)
- Dosis:
  500 mg (Brause-)Tabletten
  500 mg/ml Tropfen
  300 mg/1 000 mg Suppositorien
  1 g/2 ml und 2,5 g/5 ml Injektionslösung

Pharmakologie

Wirkmechanismus

Analgetikum/Antipyretikum

- Metamizol ist ein Pyrazolinonderivat mit analgetischer, antipyretischer und spasmolytischer Wirkung. Der Wirkmechanismus ist unklar.

Indikationen und Dosis

- akute starke Schmerzen nach Verletzungen oder Operationen, Koliken, Tumorschmerzen; sonstige akute oder chronische starke Schmerzen, soweit andere therapeutische Maßnahmen nicht indiziert sind; hohes Fieber, das auf andere Maßnahmen nicht anspricht
  - p. o.: 1–4 × tgl. 500–1 000 mg p. o., max. 4 g/d

- parenterale Gabe nur, wenn eine enterale Applikation nicht möglich ist
  - i. v.: 1 000 mg bis zu 4 × tgl. als Kurzinfusion (max. 500 mg/min); bei höheren Einzeldosen erhöhtes Risiko für Blutdruckabfall, langsame Infusion und engmaschige Überwachung

» Kontraindikationen

Analgetika-induziertes Asthma und Analgetika-Intoleranz, Störung der Knochenmarkfunktion (z. B. nach Zytostatikabehandlung), Glucose-6-phosphat-Dehydrogenasemangel (Favismus), akut intermittierende hepatische Porphyrie, Hypotonie, letztes Schwangerschaftsdrittel, Stillzeit, Kinder unter 3 Monate und unter 5 kg KG

Nebenwirkungen

- **sehr häufig:** keine
- **häufig:** keine
- **weitere relevante Nebenwirkungen:** anaphylaktische Reaktion, allergische Hautveränderungen, Asthmaanfälle, Agranulozytose (einschl. Fälle mit tödlichem Ausgang), Panzytopenie, hypotensive Reaktion und Schock, insbes. bei i. v.-Gabe

Wechselwirkungen

kontraindiziert: keine

problematisch: Amilorid[1], Captopril[1], Chlorthalidon[1], Ciclosporin[2], Furosemid[1], Hydrochlorothiazid[1], Lithium[1], Methotrexat[3], Phenprocoumon[4], Torasemid[1], Triamteren[1], Warfarin[4], Xipamid[1]

1 Beeinflussung der Wirkung durch Metamizol möglich
2 Abnahme des Ciclosporin-Serumspiegels möglich, Spiegelkontrolle bei regelmäßiger Einnahme
3 erhöhte Hämatotoxizität von Methotrexat, insbes. bei Hochdosistherapie, möglich
4 Beeinflussung der Wirkung durch Metamizol möglich, INR-Kontrollen

Pharmakokinetik

- Metamizol ist ein Prodrug, das zum pharmakologisch aktiven 4-N-Methylaminoantipyrin (MAA) umgewandelt wird
- BV: 90 %
- t_{max}: 1 h
- HWZ (MAA): 3,7 h
- Plasmaproteinbindung (MAA): 58 %
- Elimination: überwiegend renal

Intoxikation

- **Symptome:** Übelkeit, Erbrechen, akutes Nierenversagen, Schwindel, Somnolenz, Coma, Krämpfe und Blutdruckabfall

- **Therapie:** frühe Gabe von Aktivkohlesuspension (1 g/kg KG), Kreislaufstabilisierung, evtl. Hämodialyse zur Elimination

Einnahmehinweise und Patienteninformationen

- Einnahme der verordneten Dosis bis zu viermal täglich unabhängig von den Mahlzeiten
- bei Auftreten von hohem Fieber, Halsschmerzen oder Schleimhautveränderungen sollte die Behandlung pausiert und ein Arzt hinzugezogen werden
- eine Einschränkung von Verkehrstüchtigkeit und Reaktionsfähigkeit ist unwahrscheinlich, außer bei Auftreten von Schwindel oder Blutdruckschwankungen

Spezielle Patientengruppen und Sondersituationen

Geriatrie

- mit Einschränkungen geeignet
  BEERS: nicht gelistet
  PRISCUS: mit Einschränkungen als Alternative zu NSAR empfohlen
- Dosisreduktion bei älteren Patienten empfohlen
- geeignete Alternativen: Paracetamol, Tramadol

Pädiatrie

- zugelassen ab 3 Monaten (p. o. und i. m.) bzw. 1 Jahr (i. v.)
- Einzeldosis 6–16 mg/kg KG bis zu 4 × tgl.
- ab 15 Jahren (> 53 kg KG) Dosierung entsprechend der Erwachsenendosis
- geeignete Alternativen: Ibuprofen, Paracetamol

Schwangerschaft

- möglichst nicht anwenden
- kontraindiziert im letzten Schwangerschaftsdrittel
- geeignete Alternativen: Paracetamol (gesamte Schwangerschaft), Ibuprofen (bis 28. SSW)

Stillzeit

- kontraindiziert
- geeignete Alternativen: Paracetamol, Ibuprofen

Niere

keine Dosisanpassung erforderlich, Maximaldosierung vermeiden

Leber

keine Dosisanpassung erforderlich, Maximaldosierung vermeiden

Geschlechterspezifika

keine klinisch relevanten Unterschiede bekannt

Ethnien

keine klinisch relevanten Unterschiede bekannt

! Besonderheiten und Cave

- Agranulozytose als seltene, aber schwerwiegende Nebenwirkung; bei hohem Fieber, Schüttelfrost, Halsschmerzen, Schluckbeschwerden und Schleimhautveränderungen Metamizol sofort absetzen und Kontrolle des Blutbildes veranlassen; Aufklärung des Patienten über Symptome einer Agranulozytose
- Panzytopenie als sehr seltene, aber schwerwiegende Nebenwirkung, bei Verdacht Metamizol sofort absetzen und Kontrolle des Blutbildes veranlassen
- erhöhtes Risiko für anaphylaktische Reaktionen bei vorbekannter Analgetika-Intoleranz, Asthma bronchiale, chronischer Urticaria und Alkoholintoleranz
- unter Therapie mit Metamizol kann es zu schweren Hautreaktionen (Steven-Johnsen-Syndrom und toxische epidermale Nekrolyse) kommen
- hypotensive Reaktionen, insbes. nach schneller intravenöser Injektion, möglich; Patienten mit vorbestehender Hypotonie, Volumenmangel, instabilen Kreislaufverhältnissen und hohem Fieber sind besonders gefährdet; max. Infusionsgeschwindigkeit von 500 mg/min beachten, orale Applikationsformen bevorzugen
- **Verordnungen außerhalb der Indikation**, z. B. bei leichten bis mittelstarken Schmerzen, erfolgen **off-label** mit entsprechenden Folgen bzgl. Aufklärungspflicht und Arzthaftung (AkdÄ 2011)
- bei dauerhafter Einnahme regelmäßige Blutbildkontrolle empfohlen

Wirkstoffbeurteilung

- Metamizol ist nachgewiesen wirksam bei der **Behandlung postoperativer Schmerzen, Schmerzen bei Nierenkoliken und Pancreatitis**. Metamizol wird in der deutschen S3-Leitlinie „Perioperative und posttraumatische Schmerzen" als Behandlungsoption zusammen mit anderen Nicht-Opioiden empfohlen.
- Auch bei **Spannungskopfschmerz und Migräne** ist Metamizol wirksam, in Deutschland jedoch nur mit Einschränkungen zugelassen (Martínez-Martín et al. 2001).
- Das Auftreten einer **Agranulozytose** ist eine potenziell lebensbedrohliche unerwünschte Wirkung von Metamizol, aufgrund derer die Anwendung unter anderem in den USA nicht zugelassen ist. Die Angaben über die Häufigkeit einer Agranulozytose unter Metamizol schwanken, mehrere Studien schätzen die Inzidenz auf ca. einen Fall auf eine Mio. Anwendungswochen (Basak et al. 2010). Die geschätzte Odds-Ratio (OR), unter einer Therapie mit Metamizol an einer Agranulozytose zu erkranken, beträgt ca. 26 (zum Vergleich: OR [Clozapin]: 50, OR [Thiamazol]: 32) (Huber et al. 2014).
- Ob das verhältnismäßig geringe Risiko einer Agranulozytose die Einschränkungen der Zulassung von Metamizol rechtfertigt oder die gegenüber NSAR bessere gastrointestinale und renale Verträglichkeit überwiegen, ist strittig.

Literatur

Arzneimittelkommission der deutschen Ärzteschaft (AkdÄ). Agranulozytose nach Metamizol – sehr selten, aber häufiger als gedacht. Dtsch Arztebl 2011; 108: 1758–9.

Basak GW et al. Update on the incidence of metamizole sodium-induced blood dyscrasias in Poland. J Int Med Res 2010; 38: 1374–80.

Huber M et al. Drug-induced agranulocytosis in the Berlin case-control surveillance study. Eur J Clin Pharmacol 2014; 70: 339–45. doi:10.1007/s00228-013-1618-1.

Martínez-Martín P et al. Efficacy and safety of metamizol vs. acetylsalicylic acid in patients with moderate episodic tension-type headache: a randomized, double-blind, placebo- and active-controlled, multicentre study. Cephalalgia 2001; 21: 604–10.

Olmesartan

Wirksamkeit ↑ bis →   Nutzen-Risiko-Bewertung ↑ bis →

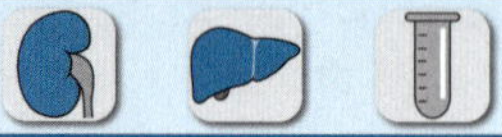

IND	DOS
Hypertonie	1 × tgl. 10–40 mg
NW	Hypertriglyzeridämie, Hyperurikämie, grippeähnliche Symptome, Erhöhung der Leberwerte, Sprue-ähnliche Enteropathie (sehr selten)
WW	ACE-Hemmer, Aliskiren
CAVE	nicht anwenden bei Cholestase!

Olmesartan ist bei arterieller Hypertonie Mittel 2. Wahl, wenn eine Therapie mit ACE-Hemmern nicht vertragen wird. Die meisten Studien mit Olmesartan haben Surrogatparameter als Endpunkte, andere Antihypertensiva sind besser untersucht.

Handelsnamen und -formen

- Belsar®, Olmetec®, Mencord®, Votum®
- Dosis: 10 mg / 20 mg / 40 mg Filmtabletten
- in Fixkombination mit Hydrochlorothiazid und/oder Amlodipin

Pharmakologie

Wirkmechanismus

Angiotensin-II-Rezeptor-Antagonist: nichtkompetitiver, selektiver Antagonist am AT_1-Rezeptor

- ▸ Hemmung der Angiotensin-II-vermittelten Effekte am AT_1-Rezeptor
- ▸ anhaltende Senkung des arteriellen Blutdrucks und des pulmonalen kapillaren Drucks ohne reflektorischen Anstieg der Herzfrequenz, Reduktion des renalen Gefäßwiderstandes, Verminderung einer Albuminurie

Indikationen und Dosis

essenzielle Hypertonie

- ▸ initial 1 × tgl. 10 mg p. o., bei unzureichender Blutdrucksenkung nach 2–4 Wochen Steigerung auf 1 × tgl. 20 mg p. o. (max. 40 mg/d) oder Kombination mit einem Calciumantagonisten oder Diuretikum

» Kontraindikationen

obstruktive Gallenfunktionsstörungen, 2. und 3. Schwangerschaftstrimenon

Nebenwirkungen

- **sehr häufig:** keine
- **häufig:** Hypertriglyzeridämie, Hyperurikämie, Schwindel, Kopfschmerzen, grippeähnliche Symptome (kausaler Zusammenhang unklar), gastrointestinale Unverträglichkeit, Erhöhung der Leberwerte
- **weitere relevante Nebenwirkungen:** Hypotonie, Hyperkaliämie, Verschlechterung der Nierenfunktion, Sprue-ähnliche Enteropathie

Wechselwirkungen

kontraindiziert: keine

problematisch: Acemetacin[1], Acetylsalicylsäure (> 300 mg/d)[1], **Aliskiren[2]**, Amilorid[3], **Benazepril[2]**, **Captopril[2]**, Celecoxib[1], Chlorthalidon[4], Ciclosporin[3], **Cilazapril[2]**, Cotrimoxazol[3], Diclofenac[1], **Enalapril[2]**, Eplerenon[3], Etoricoxib[1], **Fosinopril[2]**, Furosemid[4], Hydrochlorothiazid[4], Ibuprofen[1], Indapamid[4], Indometacin[1], Kalium[5], Ketoprofen[1], **Lisinopril[2]**, Lithium[6], Meloxicam[1], **Moexipril[2]**, Naproxen[1], Parecoxib[1], **Perindopril[2]**, Piretanid[4], Piroxicam[1], **Quinapril[2]**, **Ramipril[2]**, **Spirapril[2]**, Spironolacton[3], Tacrolimus[3] Torasemid[4], **Trandolapril[2]**, Triamteren[3], Trimethoprim[3], Xipamid[4], **Zofenopril[2]**

1 NSAR und Coxibe: Verminderung der antihypertensiven Wirkung, erhöhtes Risiko einer Verschlechterung der Nierenfunktion und einer Hyperkaliämie, ggf. Laborkontrollen

2 erhöhtes Risiko einer Verschlechterung der Nierenfunktion und eines dialysepflichtigen Nierenversagens, Kombination vermeiden

3 kaliumsparende Diuretika und potenziell nephrotoxische Substanzen: erhöhtes Risiko einer Hyperkaliämie und leicht erhöhtes Risiko einer Verschlechterung der Nierenfunktion, ggf. Laborkontrollen

4 Diuretika: leicht erhöhtes Risiko einer Verschlechterung der Nierenfunktion und überschießende Blutdrucksenkung, vorsichtige Eindosierung

5 erhöhtes Risiko einer Hyperkaliämie

6 erhöhter Serumspiegel von Lithium, Spiegelkontrolle empfohlen

Pharmakokinetik

- BV: 26 %
- t_{max}: 2 h
- HWZ: 10–15 h
- Plasmaproteinbindung: 99,7 %
- Metabolisierung: Olmesartan wird als Prodrug in Form eines Esters (Olmesartanmedoxomil) verabreicht, der während der Resorption in Darmmucosa und Pfortaderblut durch Esterasen in Olmesartan umgewandelt wird
- Elimination: unverändert hepatobiliär (60 %) und renal (40 %)

Intoxikation

- **Symptome:** Hypotonie, Schock, Nierenversagen
- **Therapie:** Wiederherstellung stabiler Kreislaufverhältnisse, Volumengabe

Einnahmehinweise und Patienteninformationen

- Einnahme einmal täglich zur selben Tageszeit unabhängig von den Mahlzeiten
- eine Einschränkung von Verkehrstüchtigkeit und Reaktionsfähigkeit ist möglich, insbes. bei Neueinstellung, Erhöhung der Dosis, bei Auftreten von Schwindel und Blutdruckschwankungen oder in Kombination mit Alkohol; bei regelmäßiger, dosiskonstanter Einnahme ist eine Beeinträchtigung unwahrscheinlich
- bei Frauen im gebärfähigen Alter auf sichere Kontrazeption während der Therapie hinweisen!

Spezielle Patientengruppen und Sondersituationen

Geriatrie

geeignet

- PRISCUS: nicht gelistet
- BEERS: nicht gelistet

Pädiatrie

- nicht zugelassen
- geeignete Alternative: Captopril, Valsartan

Schwangerschaft

- **1. Trimenon:** möglichst nicht anwenden (nach versehentlicher Therapie in die Frühschwangerschaft hinein Umstellung auf antihypertensive Therapie mit geringerem Risiko)
- **2. und 3. Trimenon:** kontraindiziert (Berichte über Fetopathien mit fetaler Anurie, Lungenhypoplasie, Kontrakturen der Extremitäten, Hypoplasien der Schädelkalotte, Thrombosen der V. cava inferior und Oligo-/Anhydramnion); bei Exposition bis ins 2. Trimenon hinein Umstellung der antihypertensiven Therapie sowie Ausschluss eines Oligohydramnions und Kontrolle des Neugeborenen hinsichtlich Nierenfunktion und Hypotonie
- geeignete Alternativen: Alpha-Methyldopa (1. Wahl), Metoprolol, Nifedipin

Stillzeit

- Anwendung nicht empfohlen
- geeignete Alternativen: Alpha-Methyldopa, Metoprolol, Nifedipin

Niere

- **GFR < 60 ml/min/1,73 m²:** Dosisreduktion um 50 %, Maximaldosis 20 mg/d
- **GFR < 20 ml/min/1,73 m²:** Anwendung nicht empfohlen
  geeignete Alternative: Lisinopril, Valsartan

Leber

- **leichte Leberfunktionsstörung:** Dosisanpassung nicht erforderlich
- **mittelgradige Leberfunktionsstörung:** Dosisreduktion um 50 %, Maximaldosis 20 mg/d
- **schwere Leberfunktionsstörung:** nicht empfohlen
- bei Cholestase kontraindiziert
  geeignete Alternative: Captopril, Metoprolol

Geschlechterspezifika

keine klinisch relevanten Unterschiede bekannt

Ethnien

Bei Patienten afrikanischer Abstammung sollten in der Hochdrucktherapie vorzugsweise Thiaziddiuretika oder Calciumkanalblocker eingesetzt werden.

! Besonderheiten und Cave

- 25 % der Maximaldosis eines Antiotensin-II-Rezeptor-Antagonisten erzielen etwa 65 % der max. Blutdrucksenkung, 50 % der Maximaldosis ca. 80 % der Blutdrucksenkung; eine Kombinationstherapie mit Calciumantagonisten oder Diuretika ist einer Monotherapie in Maximaldosierung in der Indikation Hypertonie vorzuziehen
- symptomatische Hypotonie nach Erstgabe möglich bei Kombination mit einem Diuretikum, Patienten mit schwerer Hypertonie, dekompensierter Herzinsuffizienz, Aorten- oder Mitralklappenstenose, obstruktiver hypertropher Kardiomyopathie, Nierenarterienstenose und Leberzirrhose, latentem oder manifestem Volumen- oder Salzmangel → evtl. Volumenmangel ausgleichen, niedrigste Initialdosis wählen, ggf. erste Einnahme unter Beobachtung
- Anwendung bei bilateraler Nierenarterienstenose oder Nierenarterienstenose bei (funktioneller) Einzelniere mit initial niedrigster Dosierung unter engmaschiger Kontrolle möglich (Chrysochou et al. 2012)
- Kombination Aliskiren/Sartan/ACE-Hemmer („duale RAAS-Blockade"): die Risiken (Hyperkaliämie, Nierenversagen) überwiegen den möglichen Nutzen bei dieser Kombination; sinnvoll lediglich in besonderen Ausnahmefällen (Herzinsuffizienz NYHA II–IV mit LVEF ≤ 40 % und persistierender Symptomatik unter kombinierter ACE-Hemmer- und β-Rezeptoren-Blocker-Therapie, falls Spironolacton oder Eplerenon nicht vertragen werden)
- Patienten mit einem primären Hyperaldosteronismus sprechen auf eine Behandlung mit Antiotensin-II-Rezeptor-Antagonisten schlecht an; geeignete Alternativen sind hier Spironolacton oder Eplerenon
- sehr seltenes Auftreten eines Sprue-ähnlichen Krankheitsbildes beschrieben (Rubio-Tapia et al. 2012), Reversibilität nach Absetzen von Olmesartan
- empfohlene Laborkontrollen: ▶ Anhang, S. 566

Wirkstoffbeurteilung

- Olmesartan ist zur Behandlung der **arteriellen Hypertonie** wirksam und wird zusammen mit anderen Antiotensin-II-Rezeptor-Antagonisten von den europäischen Leitlinien empfohlen. Bezüglich des Einflusses auf die kardiovaskuläre Morbidität existieren lediglich Studien mit Surrogatparametern als Endpunkte.
- Aufgrund des nephroprotektiven Effektes werden Antagonisten des RAAS zur Behandlung einer arteriellen Hypertonie bei Vorliegen eines Diabetes mellitus sowie Erkrankungen der Nieren, die mit einer Proteinurie einhergehen, besonders empfohlen (Mancia et al. 2013).
- Es gibt keine Evidenz für eine überlegende Wirksamkeit gegenüber ACE-Hemmern und anderen Antihypertensiva in den jeweiligen Indikationen. Husten und Angiödem als unerwünschte Wirkungen treten in Vergleich zu den ACE-Hemmern seltener auf. Die **Verordnung von Olmesartan** kommt hauptsächlich dann infrage, **wenn ACE-Hemmer nicht vertragen** werden.
- Sinnvolle Kombinationspartner in der antihypertensiven Therapie sind Calciumantagonisten und Diuretika, diese Kombinationen sind auch in fixer Kombination verfügbar (Single-Pill-Konzept), wodurch sich häufig eine verbesserte Therapieadhärenz erzielen lässt.

Literatur

Chrysochou C et al. Dispelling the myth: the use of renin-angiotensin blockade in atheromatous renovascular disease. Nephrol Dial Transplant 2012; 27: 1403–9.

Mancia G et al. 2013 ESH/ESC Guidelines for the Management of Arterial Hypertension The Task Force for the Management of Arterial Hypertension of the European Society of Hypertension (ESH) and of the European Society of Cardiology (ESC). Eur Heart J 2013; 34: 2159–219.

Rubio-Tapia A et al. Mayo Clin Proc 2012; 87: 732–8. doi:10.1016/j.mayocp.2012.06.003.

Omeprazol/Esomeprazol

Wirksamkeit ↑	Nutzen-Risiko-Bewertung ↑
IND	**DOS**
gastroösophageale Refluxkrankheit	• Omeprazol (O): 1 × tgl. 20–40 mg p. o. • Esomeprazol (EsO): 1 × tgl. 20–40 mg p. o.
Ulcera duodeni und Ulcera ventriculi	O: 1 × tgl. 20–40 mg p. o.
NSAR-bedingte gastroduodenale Ulcera	O u. EsO: 1 × tgl. 20 mg p. o.
Eradikation von *Helicobacter pylori*	O u. EsO: 2 × tgl. 20 mg p. o. (in Kombination mit Antibiotika)
Zollinger-Ellison-Syndrom	• O: 2 × tgl. 30–60 mg p. o. • EsO: 2 × tgl. 40–80 mg p. o.
Prophylaxe von Rezidivblutungen bei OGI-Blutungen	EsO: 80 mg i. v., dann 8 mg/h für 3 d, im Anschluss 1 × tgl. 40 mg p. o.
NW	Kopfschmerzen, Schwindel, Sehstörungen, Leberwert- und Blutbildveränderungen
WW	pH-abhängig resorbierte Wirkstoffe, Clopidogrel, Phenprocoumon, Nelfinavir, Warfarin
CAVE	erhöhtes Risiko für gastrointestinale Infektionen und Pneumonie; bei Langzeittherapie erhöhtes Risiko osteoporotischer Frakturen

Omeprazol ist die Leitsubstanz der Protonenpumpeninhibitoren mit guter Wirksamkeit in den jeweiligen Indikationen. Zu beachten ist das Wechselwirkungspotenzial mit Clopidogrel.

O

Handelsnamen und -formen

- Omeprazol
  Antra®, Omep®, Ulcozol®, Omeprazol (generisch)
  Dosis:
  10 mg / 20 mg / 40 mg Tabletten/Kapseln
  40 mg Pulver zur Herstellung einer Infusionslösung
- Esomeprazol
  Esomep®, Nexium®, Esomeprazol (generisch)

Dosis:
20 mg / 40 mg Tabletten/Kapseln
10 mg Granulat
40 mg Pulver zur Herstellung einer Infusionslösung

Pharmakologie

Wirkmechanismus

Protonenpumpeninhibitor

- spezifische Hemmung der H^+/K^+-ATPase (Protonenpumpe) der Parietalzellen
- Reduktion der basalen und stimulierten Magensäuresekretion

Indikationen und Dosis

in der Regel orale Applikation, ggf. intravenöse Gabe

- gastroösophageale Refluxkrankheit
  - Omeprazol: zur Therapie 1 × tgl. 20–40 mg p. o., über 4(–8) Wochen; zur symptomatischen und Langzeitbehandlung 10(–40) mg p. o. 1 × tgl. oder bei Bedarf
  - Esomeprazol: zur Therapie 1 × tgl. 40 mg p. o. über 4(–8) Wochen; zur symptomatischen und Langzeitbehandlung 20 mg p. o. 1 × tgl. oder bei Bedarf
- Eradikation von *Helicobacter pylori*
  - Omeprazol: 2 × tgl. 20 mg p. o. in Kombination mit Clarithromycin 500 mg p. o. und Amoxicillin 1 000 mg p. o. oder Clarithromycin 250–500 mg p. o. und Metronidazol 400 mg p. o. über 1 Woche
  - Esomeprazol: 2 × tgl. 20 mg p. o. in Kombination mit Clarithromycin 500 mg p. o. und Amoxicillin 1 000 mg p. o. oder Clarithromycin 250–500 mg p. o. und Metronidazol 400 mg p. o. über 1 Woche
- NSAR-bedingte gastroduodenale Ulcera
  - Omeprazol: zur Therapie 1 × tgl. 20 mg p. o. über 4(–8) Wochen; zur Prophylaxe 1 × tgl. 20 mg p. o.
  - Esomeprazol: zur Therapie 1 × tgl. 20 mg p. o. über 4(–8) Wochen; zur Prophylaxe 1 × tgl. 20 mg p. o.
- Zollinger-Ellison-Syndrom
  - Omeprazol: individuell angepasst 60–120 mg/d p. o. in 1–2 Einzeldosen
  - Esomeprazol: individuell angepasst 80–160 mg/d p. o. in 1–2 Einzeldosen
- Prophylaxe von Rezidivblutungen bei gastroduodenalen Ulcera
  - Omeprazol: nicht zugelassen
  - Esomeprazol: initial 80 mg über 30 min i. v., dann 8 mg/h über 3 Tage; im Anschluss 1 × tgl. 40 mg p. o. über 4 Wochen
- Ulcus duodeni und ventriculi anderer Genese
  - Omeprazol: zur Behandlung 1 × tgl. 20 mg p. o., bei unzureichender Wirkung 1 × tgl. 40 mg p. o. über 4(–8) Wochen; zur Rezidivprophylaxe 1 × tgl. 20 (–40) mg p. o.
  - Esomeprazol: nicht zugelassen

» Kontraindikationen

gleichzeitige Anwendung von Nelfinavir

Nebenwirkungen

- **sehr häufig:** keine
- **häufig:** Kopfschmerzen, gastrointestinale Unverträglichkeit
- **weitere relevante Nebenwirkungen:** erhöhtes Risiko osteoporotischer Frakturen, Leberwerterhöhung und Leberschäden, Blutbildveränderungen, interstitielle Nephritis, Sehstörungen; Elektrolytstörungen, einschl. schwerer Hypomagnesiämie

Wechselwirkungen

veränderte Resorption pH-abhängig resorbierbarer Wirkstoffe

kontraindiziert: Nelfinavir[1]

problematisch: **Atazanavir**[1], Chlorthalidon[2], **Clopidogrel**[3], Digitalis-Glykoside[4], **Erlontinib**[1], Furosemid[2], Hydrochlorothiazid[2], Indapamid[2], **Itraconazol**[1], **Ketoconazol**[1], **Mycophenolatmofetil**[1], Phenprocoumon[5], Phenytoin[6], Piretanid[2], **Posaconazol**[1], **Saquinavir**[1], Tacrolimus[6], **Telaprevir**[1], **Tipranavir**[1], Torasemid[2], Warfarin[5], Xipamid[2]

1 **Wirkstoffe mit pH-abhängiger Resorption: veränderte Resorption, Kombination vermeiden, bei Nelfinavir kontraindiziert**
2 Diuretika: erhöhtes Risiko für Hypomagnesiämie
3 **verminderte Hemmung der Thrombozytenaggregation, bei notwendiger Behandlung mit einem Protonenpumpeninhibitor Umstellung auf Pantoprazol**
4 erhöhtes Risiko für Hypomagnesiämie und leichte Spiegelerhöhung der Digitalis-Glykoside möglich
5 orale Antikoagulanzien: Beeinflussung der gerinnungshemmenden Wirkung möglich, INR-Kontrollen
6 Spiegelerhöhung möglich, ggf. Kontrolle des Serumspiegels

Pharmakokinetik

- BV: 40–60 % (Omeprazol), 50–89 % (Esomeprazol)
- t_{max}: 1–2 h
- HWZ: < 1 h (Omeprazol), 1,3 h (Esomeprazol)
- Plasmaproteinbindung: 97 %
- Metabolisierung: (Es)Omeprazol wird hepatisch über CYP2C19 und CYP3A4 verstoffwechselt
- Elimination: 80 % renal

Intoxikation

- **Symptome:** keine spezifische Symptomaik
- **Therapie:** keine

Einnahmehinweise und Patienteninformationen

- Einnahme wie verordnet ein- oder zweimal täglich auf nüchternen Magen
- eine Einschränkung von Verkehrstüchtigkeit und Reaktionsfähigkeit ist unwahrscheinlich, außer bei Auftreten von Sehstörungen

Spezielle Patientengruppen und Sondersituationen

Geriatrie

- geeignet
  PRISCUS: nicht gelistet
  BEERS: nicht gelistet
- ältere Patienten sind für osteoporotische Frakturen und infektiöse Komplikationen unter Therapie mit Protonenpumpeninhibitoren, aber auch für gastrointestinale Nebenwirkungen von NSAR möglicherweise besonders anfällig

Pädiatrie

- zugelassen ab 1 Jahr
- **Standarddosis bei KG zwischen 10–20 kg:** 10 mg/d, max. 20 mg/d
- **Standarddosis bei KG zwischen 20–40 kg:** 20 mg/d, max. 40 mg/d
- **ab 12 Jahren und > 40 kg KG:** wie Erwachsene

Schwangerschaft

- geeignet
- Mittel der Wahl in der Schwangerschaft bei den entsprechenden Indikationen

Stillzeit

- geeignet
- keine nachteilige Wirkung auf den Säugling bekannt

Niere

keine Dosisanpassung erforderlich

Leber

- **leichte bis mittelgradige Leberfunktionsstörung:** keine Dosisanpassung erforderlich
- **schwere Leberfunktionsstörung:** Dosisreduktion um 50 % erwägen

Geschlechterspezifika

keine klinisch relevanten Unterschiede bekannt

Ethnien

15–20 % der asiatischen Bevölkerung haben eine verminderte Aktivität von CYP2C19 und weisen daher eine deutlich erhöhte Plasmakonzentration von Omeprazol auf. Aufgrund der guten Verträglichkeit – auch höherer Dosierungen – ist eine Dosisanpassung von Omeprazol üblicherweise nicht erforderlich.

Besonderheiten und Cave

- bei rezidivierenden Magenbeschwerden, Gewichtsabnahme, Anämie, Teerstuhl, Schluckbeschwerden oder vor einer längerfristigen Therapie endoskopische Abklärung
- erhöhtes Risiko für gastrointestinale Infektionen, z. B. mit Salmonellen, *Campylobacter* oder *Clostridium difficile*, unter Therapie mit Protonenpumpeninhibitoren möglich
- reduzierte Resorption von Vitamin B_{12} unter Therapie mit Protonenpumpeninhibitoren möglich
- schwere Hypomagnesiämie unter längerer Therapie mit Protonenpumpeninhibitoren möglich: bei Auftreten von Krämpfen, Tetanie, Delir oder Herzrhythmusstörungen Protonenpumpeninhibitor absetzen, Magnesiumspiegel bestimmen (nicht immer reliabel) und ggf. substituieren
- bei längerer Therapie erhöhtes Risiko osteoporotischer Frakturen, insbes. bei Vorliegen weiterer Risikofaktoren möglich: Therapieindikation prüfen, ggf. Osteoporoseprophylaxe
- falsch negative Ergebnisse eines ^{13}C-Atemtests unter laufender Therapie mit Protonenpumpeninhibitoren möglich: Pausierung der Einnahme von Omeprazol für mind. 14 Tage vor Durchführung
- erhöhte Chromogranin-A-Spiegel unter laufender Therapie mit Protonenpumpeninhibitoren möglich: Pausierung der Einnahme von Omeprazol für mind. 5 Tage vor Durchführung
- Wirkabschwächung von Clopidogrel unter gleichzeitiger Einnahme von (Es) Omeprazol: Umstellung auf Pantoprazol
- Applikation über Magensonde nach Suspendierung in sauren Säften (Apfelsaft, Orangensaft) von Antra® und Nexium® mups möglich

Wirkstoffbeurteilung

- Omeprazol ist ein Gemisch (Racemat) aus den Enantiomeren R-Omeprazol und S-Omeprazol (Esomeprazol), in jeder 40-mg-Tablette Omeprazol sind also bereits 20 mg Esomeprazol enthalten. Beide Enantiomere hemmen die H^+/K^+-ATPase (Protonenpumpe) der Parietalzellen gleichermaßen, Esomeprazol weist leichte pharmakokinetische Vorteile (etwas bessere Bioverfügbarkeit und längere Halbwertszeit [► S. 373]) auf. Nicht wenige Vergleichsstudien stellen 20 mg Omeprazol 40 mg Esomeprazol gegenüber – mit absehbarem Ergebnis. Auch Metaanalysen, die auf solchen Studien beruhen, sind wertlos. Ein klinisch relevanter Vorteil von Esomeprazol über äquivalente Dosen von Omeprazol ist nicht erkennbar (Lightdale et al. 2006).
- Zur Therapie des gastroösophagealen Reflux haben die deutlich wirksameren Protonenpumpeninhibitoren andere Medikamenten abgelöst und sind in dieser Indikation wie auch in der Therapie von gastroduodenalen Ulcera Mittel der Wahl. Omeprazol wird ebenso wie andere Protonenpumpeninhibitoren als Be-

standteil einer Triple-Therapie zur *Helicobacter-pylori*-Eradikation empfohlen und ist in dieser Indikation nachgewiesen wirksam (Fischbach et al. 2009).

- Protonenpumpeninhibitoren sind wirksam zur Prophylaxe gastrointestinaler Komplikationen unter Therapie mit NSAR und sollten bei Patienten mit entsprechender Vorgeschichte, gleichzeitiger Therapie mit Thrombozytenaggregationshemmern (**Cave:** WW Omeprazol mit Clopidogrel), Antikoagulanzien oder Corticosteroiden verordnet werden.
- Aufgrund der Häufigkeit von dyspeptischen Beschwerden und der allgemein guten Wirksamkeit und Verträglichkeit ist eine Therapie mit Protonenpumpeninhibitoren weit verbreitet. Entsprechend können auch statistisch seltene Nebenwirkungen wie das erhöhte Risiko gastrointestinaler Infektionen und osteoporotischer Frakturen relevant werden. Die Therapie sollte mit der geringstmöglichen Dosis erfolgen und die Notwendigkeit einer dauerhaften Therapie bei jedem Patienten gelegentlich geprüft werden. Bei einigen Patienten ist zur Langzeittherapie auch eine bedarfsadaptierte Einnahme ausreichend.

Literatur

Fischbach W et al. S3-guideline „helicobacter pylori and gastroduodenal ulcer disease" of the German society for digestive and metabolic diseases (DGVS) in cooperation with the German society for hygiene and microbiology, society for pediatric gastroenterology and nutrition e. V., German society for rheumatology, AWMF-registration-no. 021/001. Z Gastroenterol 2009; 47: 1230–63. doi: 10.1055/s-0028-1109855.

Lightdale CJ et al. A multicenter, randomized, double-blind, 8-week comparative trial of low-dose esomeprazole (20 mg) and standard-dose omeprazole (20 mg) in patients with erosive esophagitis. Dig Dis Sci 2006; 51: 852–7.

Opipramol

Wirksamkeit ➔	Nutzen-Risiko-Bewertung ➔
QT-Zeit	CYP2D6
IND	**DOS**
Generalisierte Angststörung, somatoforme Störung	50–300 mg/d
NW	Somnolenz, Mundtrockenheit, Hypotonie
WW	zentral dämpfende Substanzen, MAO-Hemmer, Antiarrhythmika, Makrolid-Antibiotika, Domperidon, Neuroleptika, trizyklische Antidepressiva, Tryptophan, Fentanyl, Triptane
CAVE	kontraindizierte Interaktion mit MAO-Hemmern beachten, erhöhtes Suizidrisiko zu Therapiebeginn möglich; Vorsicht bei: Epilepsie, Prostatahyperplasie, Blutbildungsstörungen, cerebrovaskulärer Insuffizienz, Hypokaliämie, kardialen Komorbiditäten

Opipramol scheint zwar bei generalisierten Angststörungen wirksam zu sein, der klinische Wert dieser Effekte ist aber unsicher. Die Wirksamkeit bei somatoformen Störungen erscheint fraglich; der gelegentlich praktizierte Einsatz von Opipramol bei depressiven Episoden entbehrt jeglicher Evidenz.

Handelsnamen und -formen

- Insidon®, Ophel®, Opipram®, Opmun®, Opipramol (generisch)
- Dosis: 50 mg / 100 mg Filmtabletten

O

Pharmakologie

Wirkmechanismus

Anxiolytikum/Antidepressivum (formal: trizyklisches Antidepressivum)

- genauer Wirkmechanismus ist unklar; Opipramol gehört strukturell zu den trizyklischen Antidepressiva, bewirkt aber keine wesentliche Hemmung der Monoamin-Wiederaufnahme; nachgewiesen ist ein geringer Antagonismus an H_1-, D_2-, 5-HT_{2A}- und α_1-Rezeptoren sowie ein ausgeprägter Agonismus an den Sigmarezeptoren ($\sigma_1 > \sigma_2$)
- sedierende, anxiolytische und geringgradig stimmungsaufhellende Wirkung

Indikationen und Dosis

Generalisierte Angsstörung, somatoforme Störung

- initial 100–200 mg in 2–3 Einzeldosen, Dosissteigerung bis max. 300 mg/d, die größte Einzeldosis üblicherweise abends

» Kontraindikationen

gleichzeitige Gabe von MAO-Hemmern, akute Alkohol-, Schlafmittel-, Analgetika- und Psychopharmaka-Intoxikationen, akutes Delirium, akuter Harnverhalt, Prostatahyperplasie mit Restharnbildung, paralytischer Ileus, vorbestehende höhergradige AV-Blockierungen oder diffuse supraventrikuläre oder ventrikuläre Reizleitungsstörungen, unbehandeltes Engwinkelglaukom

Nebenwirkungen

- **sehr häufig:** keine
- **häufig:** Somnolenz, Mundtrockenheit, verstopfte Nase, Hypotonie, orthostatische Dysregulation
- **weitere relevante Nebenwirkungen:** Blutbildveränderungen, Schwindel, Somnolenz, Verwirrtheit, Krampfanfälle, Dyskinesien, Glaukomanfälle, Verlängerung des QT-Intervalls, Arrhythmien, Obstipation, Harnverhalt, Leberfunktionsstörungen

Wechselwirkungen

- CYP2D6-Substrat
- zentral dämpfende Medikamente und Alkohol: gegenseitige Wirkungsverstärkung

kontraindiziert: Linezolid[1], Moclobemid[1], Tranylcypromin[1]

problematisch: Almotriptan[2], Amiodaron[3], Amitriptylin[2], Azithromycin[3], Bupropion[2], Chloroquin[3], Citalopram[2,3], Clarithromycin[3], Clomipramin[2], Domperidon[3], Dosulepin[2], Doxepin[2], Dronedaron[3], Duloxetin[2], Eletriptan[2], Erythromycin[3], Escitalopram[2,3], Fentanyl[2], Flecainid[3], Fluoxetin[2], Fluvoxamin[2], Frovatriptan[2], Haloperidol[3], Imipramin[2], Johanniskraut[2], Levomepromazin[3], Maprotilin[2], Methadon[3], Mianserin[2], Mirtazapin[2], Moxifloxacin[2], Naratriptan[2], Nortriptylin[2], Ondansetron[2], Paroxetin[2], Pimozid[3], Rasagilin[2], Rizatriptan[2], Selegilin[2], Sertralin[2], Sotalol[3], Sulpirid[3], Sumatriptan[2], Tapentadol[2], Thioridazin[3], Tramadol[2], Trazodon[2], Trimipramin[2], Tryptophan[2], Venlafaxin[2], Zolmitriptan[2]

1 **Gefahr eines Serotonin-Syndroms, gleichzeitige Gabe kontraindiziert; Abstand nach Einnahme von Tranylcypromin min. 14 d, beim Wechsel auf Tranylcypromin frühestens 14 d nach letzter Einnahme von Opipramol**

2 andere Antidepressiva und serotonerge Substanzen: erhöhtes Risiko eines Serotonin-Syndroms, gleichzeitige hoch dosierte Einnahme vermeiden

3 Substanzen, die Torsades-de-pointes-Arrhythmien auslösen können: erheblich erhöhtes Risiko für Torsades-de-pointes-Arrhythmien, Kombination vermeiden

Pharmakokinetik

- BV: > 99 %
- t_{max}: 3 h
- HWZ: 6–9 h
- Plasmaproteinbindung: > 90 %
- hepatische Metabolisierung unter Beteiligung von CYP2D6 und anschließend überwiegend renale Elimination

Intoxikation

- **Symptome:** Sedierung, Verwirrtheit, Konvulsionen, Hypotonie, Arrhythmien, Torsades de pointes
- **Therapie:** symptomatisch; in schweren Fällen Magenspülung und wiederholte Gabe von Aktivkohlesuspension (1 g/kg KG)

Einnahmehinweise und Patienteninformationen

- Einnahme der verordneten Dosis zwei- bis dreimal täglich
- Alkoholkonsum kann zu verstärktem Auftreten von Nebenwirkungen führen
- Opipramol führt zu keiner Abhängigkeit, ein plötzliches Absetzen nach längerer Behandlung sollte jedoch vermieden werden
- eine Einschränkung von Verkehrstüchtigkeit und Reaktionsfähigkeit ist möglich, insbes. bei Neueinstellung, Erhöhung der Dosis oder in Kombination mit Alkohol

Spezielle Patientengruppen und Sondersituationen

Geriatrie

geeignet, anticholinerge Nebenwirkungen beachten

- PRISCUS: geeignete Alternative zu Benzodiazepinen
- BEERS: nicht gelistet

Pädiatrie

- zugelassen ab 6 Jahren
- Dosierung: 3 mg/kg KG in 2–3 Einzeldosen

Schwangerschaft

- möglichst nicht anwenden bei unzureichender Datenlage
- perinatal kann es zu Anpassungsstörungen des Neugeborenen kommen
- geeignete Alternativen: Amitriptylin, Citalopram, Sertralin

Stillzeit

- möglichst nicht anwenden bei unzureichender Datenlage; bei zwingender Indikation abstillen
- geeignete Alternativen: Amitriptylin, Citalopram, Sertralin

Niere

- **GFR < 60 ml/min/1,73 m²:** Anwendung nicht empfohlen
- geeignete Alternative: Citalopram bei GFR > 30 ml/min/1,73 m²

Leber

- **leichte Leberfunktionsstörung:** Dosisreduktion um 50 %
- **mittelgradig bis stark eingeschränkte Leberfunktion:** Anwendung nicht empfohlen
  geeignete Alternative: Citalopram

Geschlechterspezifika

keine klinisch relevanten Unterschiede bekannt

Ethnien

keine klinisch relevanten Unterschiede bekannt

! Besonderheiten und Cave

- Behandlung mit Opipramol frühestens 14 Tage nach Beendigung der Gabe eines irreversiblen MAO-Hemmers beginnen
- Pausierung von Opipramol mind. 14 Tage vor Beginn einer Therapie mit einem irreversiblen MAO-Hemmer
- Aufklärung des Patienten über eine mögliche Beeinträchtigung der Fahrtauglichkeit
- Serotonin-Syndrom bei der gleichzeitigen Anwendung von anderen serotonerg wirksamen Substanzen
- kurzfristiges Absetzen nach längerer Behandlung wegen der Gefahr von Absetzreaktionen vermeiden
- vorsichtige Anwendung bei vorbekannter Epilepsie, Prostatahyperplasie, Störungen der Blutbildung, cerebrovaskulärer Insuffizienz, Hypokaliämie, Bradykardie, angeborenem QT-Syndrom oder anderen klinisch relevanten Erregungsleitungsstörungen oder Arrhythmien
- notwendige Laborkontrolle: ▸ Anhang, S. 569

Wirkstoffbeurteilung

- Opipramol ist im angloamerikanischen Raum nicht zugelassen, entsprechend gering ist die Anzahl an qualitativ hochwertigen Studien. In einer placebokontrollierten Studie mit einer Patientenanzahl von insgesamt 307 Patienten mit einer **generalisierten Angststörung** war Opipramol 200 mg/d besser wirksam als Placebo (Verbesserung in der Hamilton Rating Scale for Anxiety 63 % vs. 47 %) und mit relativ wenigen Nebenwirkungen verbunden (Möller et al. 2001). Ob dieser Vorteil angesichts des hohen Placeboeffektes klinisch bedeutsam ist, erscheint fraglich. Auch die aktuelle S3-Leitlinie „Behandlung von Angststörungen" empfiehlt Opipramol ausschließlich als **nachrangige Therapiealternative** (Bandelow et al. 2014).

- In der Indikation **somatoforme Störung** konnte eine einzige Studie mit 200 Patienten eine Überlegenheit gegenüber Placebo nachweisen (Volz et al. 2000).
- Auch psychotherapeutische Interventionen sind in beiden Indikationen nachgewiesen wirksam und sollten bei entsprechender Verfügbarkeit als geeignete Alternative zu einer medikamentösen Therapie erwogen werden (Hofmann et al. 2008).
- Im Gegensatz zu Benzodiazepinen entwickelt sich bei dem Einsatz von Opipramol als Sedativum keine Abhängigkeit.
- Angesichts des fehlenden Nachweises einer antidepressiven Wirkung und der mit anderen Trizyklika vergleichbaren Toxizität bei Überdosierung halten wir Opipramol in der (off-label) Indikation der depressiven Episode für ungeeignet (Skopp et al. 1996).

Literatur

Bandelow B et al. Deutsche S3-Leitlinie „Behandlung von Angststörungen". 2014.

Hofmann SG et al. Cognitive-behavioral therapy for adult anxiety disorders: a meta-analysis of randomized placebo-controlled trials. J Clin Psychiatry 2008; 69: 621–32.

Möller HJ et al. Opipramol for the treatment of generalized anxiety disorder: a placebo-controlled trial including an alprazolam-treated group. J Clin Psychopharmacol 2001; 21: 59–65.

Skopp G et al. Fatal poisoning with the antidepressive agent opipramol. Forensic Sci Int 1996; 77: 45–51.

Volz HP et al. Opipramol for the treatment of somatoform disorders results from a placebo-controlled trial. Eur Neuropsychopharmacol 2000; 10: 211–7.

Oxycodon

Wirksamkeit ↑	Nutzen-Risiko-Bewertung ↑
	CYP3A4
IND	**DOS**
starke bis sehr starke Schmerzen	2 × tgl. 10–80 mg p. o. (retardiert)
NW	Übelkeit und Erbrechen, Obstipation, Somnolenz, Halluzinationen, Atemdepression, Harnverhalt
WW	andere zentral dämpfende Substanzen, Anticholinergika, Antikoagulanzien
CAVE	regelhafte Komedikation mit Antiemetika (initial) und Laxanzien (gesamter Therapieverlauf) erforderlich; Vorsicht bei pulmonalen Vorerkrankungen, Myasthenia gravis, stark beeinträchtigter ZNS-Funktion, intracranialen Raumforderungen und Substanzabhängigkeit

Oxycodon ist Morphin in Bezug auf Wirksamkeit und Häufigkeit von Nebenwirkungen gleichwertig, jedoch nicht überlegen. Es kann bei Kontraindikationen oder Unverträglichkeit gegenüber Morphin als Alternative eingesetzt werden.

Handelsnamen und -formen

- Oxygesic®, Oxycodon (generisch)
  Dosis:
  5 mg / 10 mg / 20 mg / 40 mg / 80 mg Retardtabletten
  5 mg / 10 mg / 20 mg Hartkapseln unretardiert
  5 mg / 10 mg / 20 mg Schmelztabletten
  10 mg/1 ml, 20 mg/2 ml Injektionslösung
- Targin® als Fixkombination mit Naloxon:
  Dosis: 5 mg / 2,5 mg, 10 mg / 5 mg, 20 mg / 10 mg, 40 mg / 20 mg Retardtabletten

Pharmakologie

Wirkmechanismus

- Opioid-Analgetikum
  - Agonismus an den Opioidrezeptoren, vorwiegend am μ-Rezeptor
  - analgetischer, sedierender, atemdepressiver und (initial) emetogener Effekt
  - analgetische Wirkung von Oxycodon ist etwa doppelt so hoch wie jene von Morphin (Äquivalenzdosen: ► S. 560)

- Naloxon soll als (lokaler) Opioid-Antagonist zu weniger Obstipation führen und durch ausgeprägten First-Pass-Effekt präsystemisch eliminiert werden.

Indikationen und Dosis

- starke bis sehr starke Schmerzen
  - p. o.: bei opioidnaiven Patienten initial 2 × tgl. 10 mg ret., sonst 50–70 % einer der vorherigen Opioiddosis entsprechenden Dosierung (▶ S. 560). Dosissteigerung um ⅓ der Tagesdosis oder in Abhängigkeit des zusätzlichen Opioidbedarfes bis max. 40 mg/d bei nichtmaligner Grunderkrankung, sonst max. 160 mg/d, in Einzelfällen bis 400 mg/d; zusätzliche Bedarfsmedikation ca. 1/6 der Tagesdosis
  - i. v./s. c.: 5–10 mg Oxycodonchlorid als Bolus langsam i. v. oder s. c., Wiederholung alle 4 h oder Infusion mit initial 2 mg/h
- schweres bis sehr schweres Restless-Legs-Syndrom (nur Targin®) nach Versagen einer dopaminergen Therapie
  - initial 2 × tgl. 5/2,5 mg ret. Dosissteigerung auf max. 40/20 mg/d, evtl. höhere Dosis zur Nacht

» Kontraindikationen

schwere Atemdepression, schwere COPD, Cor pulmonale, schweres Bronchialasthma, paralytischer Ileus, Schwangerschaft und Stillzeit

Nebenwirkungen

- **sehr häufig:** Sedierung, Schwindel, Kopfschmerzen, Obstipation, Übelkeit und Erbrechen, Pruritus
- **häufig:** Appetitabnahme, Stimmungsänderungen (Angst, Nervosität, Euphorie, Dysphorie), Agitiertheit, Schlaflosigkeit, Verwirrtheit, Denkstörungen, Synkope, Parästhesien, Hypotonie, Dyspnoe, abdominale Beschwerden, Mundtrockenheit, Harnverhalt, Dysurie, vermehrtes Schwitzen
- **weitere relevante Nebenwirkungen:** Halluzinationen, erhöhter Muskeltonus, Koordinationsstörungen, Sturzneigung, Krampfanfälle, Atemdepression, Stomatitis, Ileus, Abhängigkeitsentwicklung, sexuelle Dysfunktion

Wechselwirkungen

- CYP3A4-Substrat
- zentral dämpfende Substanzen, einschl. Alkohol: gegenseitige Wirkungsverstärkung

kontraindiziert: keine

problematisch: Amitriptylin[1], Chlorphenamin[1], Cimetidin[2], Clemastin[1], Clomipramin[1], Darifenacin[1], Dimenhydrinat[1], Dimetinden[1], Diphenhydramin[1], Dosulepin[1], Doxepin[1], Fesoterodin[1], Fluphenazin[1], Hydroxyzin[1], Imipramin[1], Loperamid[1], Loratadin[1], Maprotilin[1], Nortriptylin[1], Opipramol[1], Oxybutynin[1], Perphenazin[1],

Phenprocoumon[3], Pimozid[1], Promethazin[1], Scopolamin[1], Solifenacin[1], Thioridazin[1], Tizanidin[1], Tolterodin[1], Trimipramin[1], Trospium[1], Warfarin[3]

1 anticholinerge Wirkstoffe: verstärktes Auftreten unerwünschter anticholinerger Wirkungen wie Obstipation, Mundtrockenheit, Harnverhalt möglich
2 verlangsamter Abbau von Oxycodon möglich, Nebenwirkungen kontrollieren
3 orale Antikoagulanzien: veränderte Gerinnungshemmung möglich, INR-Kontrolle

Pharmakokinetik (unretardiert)

- BV: 66 %
- t_{max}: 1–1,5 h
- HWZ: 4–6 h
- Plasmaproteinbindung: 40 %
- Metabolisierung: Oxycodon wird teilweise hepatisch (CYP3A4) zu Stoffwechselprodukten abgebaut, die keinen wesentlichen Einfluss auf die Gesamtwirkung nehmen
- Elimination: teilweise unverändert, teilweise als Metabolit über Urin und Stuhl

Intoxikation

- **Symptome:** Somnolenz, Atemdepression, Hypotonie, Miosis
- **Therapie:** primär Sicherung der Atemwege und Beatmung, evtl. Antagonisierung mit Naloxon i. v.: initial 0,1–0,4 mg i. v. (oder i. m.), bei unzureichender Wirkung Wiederholung in Abständen von 2–3 min; wiederholte Injektion oder Dauerinfusion wegen kurzer Halbwertszeit von Naloxon erforderlich

Einnahmehinweise und Patienteninformationen

- Einnahme zweimal täglich nach einem festen Zeitschema
- zusätzliche Einnahme der Bedarfmedikation bei Schmerzspitzen in mind. 4-stündigen Abständen
- eine Einschränkung von Verkehrstüchtigkeit und Reaktionsfähigkeit ist möglich, insbes. bei Neueinstellung, Erhöhung der Dosis oder in Kombination mit Alkohol
- Nebenwirkungen können bei gleichzeitiger Einnahme von Alkohol verstärkt werden

Spezielle Patientengruppen und Sondersituationen

Geriatrie

geeignet

- PRISCUS: nicht gelistet
- BEERS: nicht gelistet

Pädiatrie

- zugelassen ab 12 Jahren
- Anwendung unter Abwägung von Nutzen und Risiko bei Unverträglichkeit anderer starker Schmerzmittel auch bei jüngeren Patienten möglich

- Dosierung: initial 0,1 mg/kg KG (max. 5 mg) bis zu 6 ×/d
- geeignete Alternativen: Morphin(tropfen), Tramadol, Tilidin

Schwangerschaft

- bisher keine Hinweise auf Teratogenität oder Toxizität, kurzzeitige Anwendung unter Abwägung von Nutzen und Risiko im 1.–3. Trimenon möglich, Tramadol und Buprenorphin sind jedoch besser untersucht
- perinatal kann es zu Anpassungsstörungen des Neugeborenen und bei längerdauernder Anwendung zu Entzugssymptomatik kommen
- geeignete Alternativen: (Paracetamol), Tramadol

Stillzeit

- vermutlich keine toxischen Wirkungen auf den Säugling, aufgrund der möglichen sedierenden und atemdepressiven Wirkung Anwendung nicht empfohlen (abstillen)
- geeignete Alternativen: (Paracetamol), Tramadol, evtl. Morphin

Niere

- **GFR > 30 ml/min/1,73 m²:** individuelle Dosierung unter Beachtung möglicher Zeichen einer Überdosierung
- **GFR ≤ 30 ml/min/1,73 m²:** initial Dosisreduktion um 50 %, individuelle Dosierung unter Beachtung möglicher Zeichen einer Überdosierung
- Alternativen: Tilidin, Buprenorphin

Leber

- **leichte Leberfunktionsstörung:** individuelle Dosierung unter Beachtung möglicher Zeichen einer Überdosierung
- **mittelgradige bis schwere Leberfunktionsstörung:** Anwendung möglich, Dosisreduktion um 50 %, mit niedrigster Dosis starten und besonders auf Zeichen einer Überdosierung achten
- Oxycodon/Naloxon ist bei eingeschränkter Leberfunktion wegen unzureichendem Abbau von Naloxon nicht geeignet

Geschlechterspezifika

keine klinisch relevanten Unterschiede bekannt

Ethnien

keine klinisch relevanten Unterschiede bekannt

! Besonderheiten und Cave

- grundsätzlich individuelle Dosistitration im Rahmen einer analgetischen Gesamtstrategie
- da insbes. initial häufig Übelkeit und Erbrechen auftreten Prophylaxe, z. B. 3 × tgl. 10 mg Metoclopramid oder niedrig dosiertes Haloperidol oder Promethazin über 5–7 Tage

- wegen häufiger Obstipation unter Analgesie mit Opioiden regelhaft Komedikation mit Laxanzien, z. B. Macrogol 1–2 Beutel tgl.
- in Palliativsituationen sind Kontraindikationen und Maximaldosierungen relativ
- bei geschwächten Patienten, Myxödem, Hypothyreose, instabiler Kreislaufregulation und Nebennierenrindeninsuffizienz vermehrt unerwünschte Wirkungen durch Sedierung und Hypotension
- unerwünschte psychiatrische Wirkungen bei Psychosen und Delirium tremens verstärkt
- bei Prostatahyperplasie und vorbestehenden Blasenentleerungstörungen erhöhtes Risiko für Harnverhalt
- durch vermehrten Tonus der glatten Sphinktermuskulatur ungünstige Beeinflussung einer akuten Pancreatitis oder einer Choledocholithisis möglich (theoretische Überlegung ohne Evidenz)
- Auslösung von Krampfanfällen bei bekannter Epilepsie oder erhöhter Neigung zu Krampfanfällen möglich
- in höheren Dosen opioidbedingte Atemdepression, insbes. bei pulmonalen Vorerkrankungen, möglich, im Rahmen einer adäquaten analgetischen Therapie jedoch selten; in einer aktuellen Beobachtungsstudie trat bis zu einer Dosis von 30 mg/d Morphinäquivalent keine erhöhte Mortalität bei sauerstoffpflichtigen COPD-Patienten auf (Ekström 2014), formal sind starke Opioide jedoch kontraindiziert
- Bei Retention von Kohlendioxid zusätzlich Hirndrucksteigerung möglich, vorsichtige Anwendung bei intracranialen Raumforderungen
- wie bei allen Opioiden Missbrauch und Abhängigkeitsentwicklung möglich, im Rahmen einer adäquaten analgetischen Therapie jedoch selten
- Kombination mit Naloxon: ab einer Dosierung von 40 mg Naloxon (bei Leberinsuffizienz auch in geringerer Dosis) kein 100%iger Abbau von Naloxon durch First-Pass-Effekt, dadurch vermehrt unerwünschte Wirkungen bzw. Wirkabschwächung von Oxycodon

Wirkstoffbeurteilung

- Die AkdÄ empfiehlt in Anlehnung an das Stufenschema der WHO orales Morphin als starkes Opioid 1. Wahl zur Behandlung von Tumorschmerzen, jedoch ist die Evidenz aller Therapieempfehlungen in diesem Bereich gering. In der Verordnungshäufigkeit hat Oxycodon orales Morphin hinter sich gelassen.
- Retardiertes Oxycodon ist in der Behandlung von **Tumorschmerzen** wirksam. Hinweise auf klinisch relevante Vorteile der analgetischen Wirksamkeit oder der Häufigkeit von Nebenwirkungen gegenüber Morphin bestehen nicht (Reid et al. 2006).
- Die Studienlage für den Einsatz von Opioiden bei chronischen Schmerzen von Patienten ohne maligne Erkrankung ist, insbes. für den Langzeitgebrauch, lü-

ckenhaft. Es gibt Hinweise für eine Wirksamkeit von Oxycodon bei chronischen Schmerzen, allerdings kommt es nicht selten zu unerwünschten Wirkungen und Therapieabbrüchen. Nationale und internationale Leitlinien erlauben einen Therapieversuch mit Opioiden bei **mittelstarken bis starken chronischen Schmerzen mit mutmaßlich somatischem Ursprung** (z.B. Arthrose, spezifischer Rückenschmerz, neuropathische Schmerzen) und Unwirksamkeit von oder Kontraindikationen gegen alternative Behandlungsformen (NSAR, physikalische Therapiemaßnahmen o. Ä.). Die Anwendung sollte im Rahmen eines therapeutischen Gesamtkonzeptes erfolgen und nach 6 Wochen bis 3 Monaten erneut evaluiert werden. Bei psychosomatischen Schmerzerkrankungen und Fibromyalgie sollten starke Opioide nicht eingesetzt werden.

- Oxycodon/Naloxon war in zwei industrienahen Studie einer Therapie mit Oxycodon als Monotherapie vom analgetischen Effekt her ebenbürtig und führte zu einer geringeren Beeinträchtigung der Darmfunktion. Dass die Kombination bei konsequenter Komedikation mit Laxanzien tatsächlich einen klinischen Vorteil bietet, wird u. a. auch von der AkdÄ angezweifelt (AkdÄ et al. 2012).

Literatur

Arzneimittelkommission der deutschen Ärzteschaft (AkdÄ), Kassenärztliche Bundesvereinigung (KBV). Oxycodon/Naloxon. Wirkstoff aktuell. Ausgabe 6/2012. Im Internet unter: http://www.akdae.de/Arzneimitteltherapie/WA/Archiv/Oxycodon-Naloxon.pdf (zuletzt abgerufen am 22.07.2014).

Ekström MP et al. Safety of benzodiazepines and opioids in very severe respiratory disease: national prospective study. BMJ 2014; 348: g445. doi:10.1136/bmj.g445.

Reid CM et al. Oxycodone for cancer-related pain: meta-analysis of randomized controlled trials. Arch Intern Med 2006; 166: 837–43. doi:10.1001/archinte.166.8.837.

Pantoprazol

Wirksamkeit ↑	Nutzen-Risiko-Bewertung ↑
IND	**DOS**
symptomatische Behandlung der gastroösophagealen Refluxkrankheit	1 × tgl. 20 mg p. o.
Prophylaxe von NSAR-induzierten gastrointestinalen Ulcera	1 × tgl. 20 mg p. o.
Langzeitbehandlung und Rezidivprophylaxe bei Refluxösophagitis	1 × tgl. 20–40 mg p. o.
Refluxösophagitis, Magen- und Zwölffingerdarmgeschwür	1–2 × tgl. 40 mg p. o. für 4–8 Wochen
Eradikation von *H. pylori*	2 × tgl. 40 mg p. o. (in Kombination mit Antibiotika)
Zollinger-Ellison-Syndrom und andere Erkrankungen, die mit einer pathologischen Hypersekretion von Magensäure einhergehen	2 × tgl. 40–80 mg p. o.
NW	Diarrhoe, Leberzellschädigung, Blutbildveränderungen, Sehstörungen, interstitielle Nephritis, Vitamin-B_{12}-Mangel, schwere Hypomagnesiämie (sehr selten)
WW	pH-abhängig resorbierte Wirkstoffe, Antikoagulanzien
CAVE	erhöhtes Risiko für gastrointestinale Infektionen und Pneumonie, bei Langzeittherapie erhöhtes Risiko osteoporotischer Frakturen

Pantoprazol ist wie andere PPI in den jeweiligen Indikationen nachgewiesen wirksam. Das Wechselwirkungspotenzial mit Clopidogrel wird als gering eingeschätzt.

Handelsnamen und -formen

- Gastrozol®, Pantoprem®, Pantozol®, Rifun®, Pantoprazol (generisch)
- Dosis:
  20 mg / 40 mg Tabletten
  40 mg Pulver zur Herstellung einer Injektionslösung

Pharmakologie

Wirkmechanismus

Protonenpumpeninhibitor

- spezifische Hemmung der H^+/K^+-ATPase (Protonenpumpe) der Parietalzellen
- Reduktion der basalen und stimulierten Magensäuresekretion

Indikationen und Dosis

- symptomatische Behandlung der gastroösophagealen Refluxkrankheit
  - 1 × tgl. 20 mg p. o. für 4–8 Wochen, nach Besserung der Beschwerden 20 mg bei Bedarf
- Prophylaxe von NSAR-induzierten gastrointestinalen Ulcera
  - 1 × tgl. 20 mg p. o.
- Langzeitbehandlung und Rezidivprophylaxe bei Refluxösophagitis
  - 1 × tgl. 20 mg p. o., bei stärkerer Symptomatik vorübergehende Dosiserhöhung auf 1 × tgl. 40 mg p. o.
- Refluxösophagitis, Magen- und Zwölffingerdarmgeschwür
  - 1 × tgl. 40 mg p. o./i. v. für 4–8 Wochen, ggf. Dosiserhöhung auf 2 × tgl. 40 mg p. o./i. v.
- Eradikation von *H. pylori*
  - Pantoprazol (2 × tgl. 40 mg p. o.) + Clarithromycin (2 × tgl. 500 mg p. o.) + Amoxicillin (2 × tgl. 1 000 mg p. o.) (French Triple) *oder*
    Pantoprazol (2 × tgl. 40 mg p. o.) + Clarithromycin (2 × tgl. 250–500 mg p. o.) + Metronidazol (2 × tgl. 400–500 mg p. o.) (Italian Triple) über 1 Woche, im Anschluss Pantoprazol 1 × tgl. 40 mg p. o. für 4–8 Wochen
- Zollinger-Ellison-Syndrom und andere Erkrankungen, die mit einer pathologischen Hypersekretion von Magensäure einhergehen
  - 2 × tgl. 40 mg p. o., Steigerung bis 2 × tgl. 80 mg p. o. möglich

» Kontraindikationen

keine

Nebenwirkungen

- **sehr häufig:** keine
- **häufig:** keine
- **weitere relevante Nebenwirkungen:** Diarrhoe, erhöhte Leberenzyme und Leberzellschädigung, (osteoporotische) Frakturen, Blutbildveränderungen, Sehstörungen, Hypomagnesiämie, interstitielle Nephritis, Vitamin-B_{12}-Mangel

P

Wechselwirkungen

kontraindiziert: keine

problematisch: **Atazanavir**[1], Chlorthalidon[2], **Erlontinib**[1], Furosemid[2], Hydrochlorothiazid[2], Indapamid[2], **Itraconazol**[1], **Ketoconazol**[1], **Mycophenolatmofetil**[1], **Nelfinavir**[1], Phenprocoumon[3], Piretanid[2], **Posaconazol**[1], **Saquinavir**[1], **Telaprevir**[1], **Tipranavir**[1], Torasemid[2], Warfarin[3], Xipamid[2]

1 **Wirkstoffe mit pH-abhängiger Resorption: veränderte Resorption, Kombination vermeiden**
2 Diuretika: erhöhtes Risiko für Hypomagnesiämie
3 orale Antikoagulanzien: Beeinflussung der gerinnungshemmenden Wirkung möglich, INR-Kontrollen

Pharmakokinetik

- BV: 77 %
- t_{max}: 2,5 h
- HWZ: 1 h
- Plasmaproteinbindung: 98 %
- die Hemmung der Säuresekretion hängt von der De-novo-Synthese der H^+/K^+-ATPase in den Parietalzellen ab und hält länger als 24 h an; die Metabolisierung erfolgt nahezu ausschließlich hepatisch über CYP2C19 und zu geringerem Ausmaß über CYP3A4; die Metaboliten werden überwiegend renal ausgeschieden

Intoxikation

- **Symptome:** keine spezifische Symptomatik bekannt
- **Therapie:** keine

Einnahmehinweise und Patienteninformationen

- Einnahme der Tabletten 1 h vor den Mahlzeiten, üblicherweise morgens
- eine Einschränkung von Verkehrstüchtigkeit und Reaktionsfähigkeit ist unwahrscheinlich, außer bei Auftreten von Sehstörungen

Spezielle Patientengruppen und Sondersituationen

P

Geriatrie

- geeignet
  PRISCUS: nicht gelistet
  BEERS: nicht gelistet
- ältere Patienten sind für osteoporotische Frakturen und infektiöse Komplikationen, aber auch für gastrointestinale Nebenwirkungen von NSAR möglicherweise besonders anfällig

Pädiatrie

- zugelassen ab 12 Jahren, die Dosierung entspricht der von Erwachsenen
- eine Anwendung ab 1 Jahr ist unter Abwägung von Nutzen und Risiko möglich und durch Studien in Wirksamkeit und Verträglichkeit belegt
- Alternative: Omeprazol (zugelassen ab 1 Jahr)

Schwangerschaft

- geeignet
- bisherige Erfahrungen ergaben keinen Hinweis auf eine fetotoxische Wirkung, Mittel der Wahl in der Schwangerschaft ist jedoch das besser untersuchte Omeprazol

Stillzeit

- geeignet
- keine nachteilige Wirkung auf den Säugling bekannt

Niere

keine Dosisanpassung erforderlich

Leber

- **leichte bis mittelgrade Leberfunktionsstörung:** keine Dosisanpassung erforderlich
- **schwere Leberfunktionsstörung:** Maximaldosis 20 mg/d

Geschlechterspezifika

keine klinisch relevanten Unterschiede bekannt

Ethnien

15–20 % der asiatischen Bevölkerung haben eine verminderte Aktivität von CYP2C19 und weisen daher eine erhöhte Plasmakonzentration von Pantoprazol auf. Aufgrund der guten Verträglichkeit auch höherer Dosen ist eine Anpassung üblicherweise nicht erforderlich.

! Besonderheiten und Cave

- bei rezidivierenden Magenbeschwerden, Gewichtsabnahme, Anämie, Teerstuhl, Schluckbeschwerden oder vor einer längerfristigen Therapie endoskopische Abklärung
- erhöhtes Risiko für gastrointestinale Infektionen, z. B. mit Salmonellen, *Campylobacter* oder *Clostridium difficile* unter Therapie mit Protonenpumpeninhibitoren möglich
- reduzierte Resorption von Vitamin B_{12} unter Therapie mit Protonenpumpeninhibitoren möglich
- schwere Hypomagnesiämie unter längerer Therapie mit Protonenpumpeninhibitoren möglich: bei Auftreten von Krämpfen, Tetanie, Delir oder Herzrhythmusstörungen Protonenpumpeninhibitor absetzen, Magnesiumspiegel bestimmen (nicht immer reliabel) und ggf. substituieren

- bei längerer Therapie erhöhtes Risiko osteoporotischer Frakturen, insbes. bei Vorliegen weiterer Risikofaktoren möglich → Therapieindikation prüfen, ggf. Osteoporoseprophylaxe
- falsch negative Ergebnisse eines ^{13}C-Atemtests unter laufender Therapie mit Protonenpumpeninhibitoren möglich: Pausierung der Einnahme von Omeprazol für mind. 14 Tage vor Durchführung
- erhöhte Chromogranin-A-Spiegel unter laufender Therapie mit Protonenpumpeninhibitoren möglich: Pausierung der Einnahme von Omeprazol für mind. 5 Tage vor Durchführung

Wirkstoffbeurteilung

- Zur **Therapie des gastroösophagealen Refluxes** haben die deutlich wirksameren Protonenpumpeninhibitoren andere Medikamenten abgelöst und sind in dieser Indikation Mittel der Wahl.
- Auch zur Therapie von gastroduodenalen Ulcera ist eine Therapie mit Protonenpumpeninhibitoren Mittel der Wahl. Pantoprazol ist ebenso wie andere Protonenpumpeninhibitoren als Bestandteil einer **Triple-Therapie** wirksam in der *Helicobacter-pylori*-Eradikation (Fischbach et al. 2009).
- Protonenpumpeninhibitoren sind wirksam zur **Prophylaxe gastrointestinaler Komplikationen unter Therapie mit NSAR** und sollten bei Patienten mit entsprechender Vorgeschichte, gleichzeitiger Therapie mit Thrombozytenaggregationshemmern, Antikoagulanzien oder Corticosteroiden verordnet werden.
- Aufgrund der Häufigkeit von dyspeptischen Beschwerden und der guten Wirksamkeit sowie Verträglichkeit ist eine Therapie mit Protonenpumpeninhibitoren weit verbreitet. Entsprechend können auch statistisch seltene Nebenwirkungen wie das erhöhte Risiko gastrointestinaler Infektionen und osteoporotischer Frakturen relevant sein. Die Notwendigkeit einer dauerhaften Therapie sollte bei jedem Patienten gelegentlich geprüft werden. Bei einigen Patienten ist in der Langzeittherapie auch eine bedarfsadaptierte Einnahme ausreichend.

Literatur

Fischbach W et al. S3-guideline „helicobacter pylori and gastroduodenal ulcer disease" of the German society for digestive and metabolic diseases (DGVS) in cooperation with the German society for hygiene and microbiology, society for pediatric gastroenterology and nutrition e. V., German society for rheumatology, AWMF-registration-no. 021/001. Z Gastroenterol 2009; 47: 1230–63.

Paracetamol

Wirksamkeit ↑	Nutzen-Risiko-Bewertung ↑

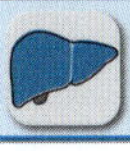

IND	DOS
leichte bis mäßig starke Schmerzen	1–4 × tgl. 500–1 000 mg p. o., rektal oder i. v. (unabhängig vom Applikationsweg max. 4 g/d)
Fieber	1–4 × tgl. 500–1 000 mg p. o., rektal oder i. v. (unabhängig vom Applikationsweg max. 4 g/d)
NW	Leberwerterhöhung
WW	andere Wirkstoffe mit hepatotoxischem Potenzial
CAVE	Leberschädigung bei Überdosierung

Paracetamol ist aufgrund des gegenüber NSAR vorteilhaften Nebenwirkungsprofils, insbes. bei älteren Patienten, Mittel der Wahl bei leichten bis mittelstarken Schmerzen. Leider ist die Wirksamkeit bei muskuloskelettalen Beschwerden meist gering.

Handelsnamen und -formen

- Captin®, ben-u-ron®, Perfalgan®, Vivimed® N, Paracetamol (generisch)
- Dosis:
  500 mg / 1 000 mg Tabletten, Kapseln, Brausetabletten
  250 mg / 500 mg / 1 000 mg Granulat
  40 mg/ml Lösung, Sirup
  75 mg / 125 mg / 250 mg / 500 mg / 1 000 mg Suppositorien
  10 mg/ml Infusionslösung
- diverse Kombinationspräparate

Pharmakologie

Wirkmechanismus

Analgetikum/Antipyretikum

▸ Der genaue Wirkmechanismus von Paracetamol ist unbekannt. Nachgewiesen ist eine starke Hemmung der cerebralen Prostaglandinsynthese. Die periphere Prostaglandinsynthese wird weniger inhibiert, daher verfügt Paracetamol über keinen nennenswerten antiphlogistischen Effekt.

Indikationen und Dosis

- leichte bis mäßig starke Schmerzen und/oder Fieber

P

- ▸ in Abhängigkeit von der Schmerzstärke 1–4 × tgl. 500–1 000 mg p. o. oder rektal (unabhängig vom Applikationsweg max. 4 g/d)
- mäßig starke Schmerzen und Fieber, wenn die intravenöse Anwendung klinisch gerechtfertigt ist und/oder wenn andere Arten der Anwendung nicht möglich sind, z. B. postoperativ
  - ▸ 500–1 000 mg als Kurzinfusion i. v., Wiederholung frühestens nach 4 h empfohlen, max. 4 g/24 h

» Kontraindikationen

schwere hepatozelluläre Insuffizienz (Child-Pugh ≥ 9)

Nebenwirkungen

- **sehr häufig:** keine
- **häufig:** keine
- **weitere relevante Nebenwirkungen:** Leberwerterhöhung, Blutbildveränderungen, Analgetika-induzierte Asthmaanfälle (sehr selten)

Wechselwirkungen

verstärkte Leberschädigung bei gleichzeitiger Einnahme anderer potenziell hepatotoxischer Substanzen und Alkohol

kontraindiziert: keine

problematisch: **Bosentan**[1], Colesevalam[2], Colestyramin[2], **Isoniazid**[1], **Phenobarbital**[1], Phenprocoumon[4], **Primidon**[1], **Probenicid**[3], **Rifampicin**[1], Warfarin[4]

1 **Induktoren hepatischer Enzyme: verstärkte Hepatotoxizität möglich, gleichzeitige Einnahme vermeiden**

2 verminderte Resorption von Paracetamol möglich

3 **Reduktion der Paracetamol-Clearance, Dosisreduktion um 50 %**

4 orale Antikoagulanzien: verstärkte Hemmung der Blutgerinnung möglich, INR-Kontrollen

Pharmakokinetik

- BV: ca. 100 %
- t_{max} (oral): 30–60 min
- HWZ: ca. 2 h, Wirkdauer 4–6 h
- Plasmaproteinbindung: gering
- Paracetamol wird hauptsächlich über eine hepatische Konjugation glucuronidiert (60–80 %) bzw. sulfatiert (20–30 %) und renal ausgeschieden; ein geringerer Anteil wird zum toxischen Metaboliten N-Acetyl-p-benzochinonimin (NAPQI) umgewandelt, der durch Glutathion entgiftet und dann biliär eliminiert wird; bei Intoxikation kommt es durch Erschöpfung der Glutathionreserven zu einer Erhöhung des toxischen Metaboliten, der dann hepatotoxisch wirkt; die Entgiftung kann durch die Gabe von SH-Donatoren wie N-Acetylcystein verbessert werden

Intoxikation

- **Symptome:** Übelkeit, Erbrechen, abdominale Schmerzen
  Eine Ingestion von mehr als 6 g oder mehr als 140 mg/kg KG führt zu einem Untergang von Leberzellen bis zum Leberversagen.
- **Therapie:** Als Antidot bei Paracetamolintoxikation steht N-Acetylcystein zu Verfügung. Die Behandlung sollte bei begründetem Verdacht möglichst früh erfolgen, bleibt aber auch bis 48 h nach Ingestion von Paracetamol eingeschränkt wirksam.
- Eine Abschätzung des Risikos eines Leberschadens kann bei bekanntem Zeitpunkt der Intoxikation mittels Bestimmung des Paracetamol-Serumspiegels und des Rumack-Matthew-Normogramms erfolgen.
- **Dosierung** (N-Acetylcystein i. v., vereinfachtes britisches Schema): initial 150 mg/kg KG über 60 min, im Anschluss 50 mg/kg KG über 4 h, dann 100 mg/kg KG über 16 h

Einnahmehinweise und Patienteninformationen

- Einnahme von 500–1 000 mg bis zu viermal täglich vor den Mahlzeiten
- eine Einschränkung von Verkehrstüchtigkeit und Reaktionsfähigkeit ist sehr unwahrscheinlich
- gleichzeitiger Alkoholkonsum geht mit erhöhtem Risiko für Leberschäden einher
- Vorsicht bei der gleichzeitigen Einnahme von Medikamenten gegen Erkältung und grippale Infekte, da diese häufig auch Paracetamol enthalten; es dürfen insgesamt nicht mehr als 4 g Paracetamol am Tag eingenommen werden

Spezielle Patientengruppen und Sondersituationen

Geriatrie

- das vorteilhafte Nebenwirkungsprofil macht Paracetamol zur analgetischen Therapie besonders geeignet
- BEERS: nicht gelistet
- PRISCUS: Paracetamol wird als geeignete Alternative für NSAR genannt

Pädiatrie

- Mittel der Wahl für Säuglinge, Kleinkinder und Kinder
- Einzeldosis: 15 mg/kg KG, Tagesdosis: max. 60 mg/kg KG
- Für **Kinder und Jugendliche ab 12 Jahren** (< 43 kg KG) gelten dieselben Dosisempfehlungen wie für Erwachsene.

Schwangerschaft

- geeignet, Analgetikum der Wahl in der Schwangerschaft
- mögliche Alternative: Ibuprofen bis zur 28. SSW

Stillzeit

- geeignet, Analgetikum der Wahl in der Stillzeit
- mögliche Alternative: Ibuprofen

Niere

GFR < 10 ml/min/1,73 m²: Verlängerung des Dosisintervalls auf 8 h, max. 3 g/24 h

Leber

- **leichte Leberfunktionsstörung:** Verlängerung des Dosisintervalls auf 8 h, max. 3 g/24 h
- **mittelgradig eingeschränkte Leberfunktion:** nicht empfohlen
- **stark eingeschränkte Leberfunktion:** kontraindiziert
- Alternative: evtl. Metamizol

Geschlechterspezifika

keine klinisch relevanten Unterschiede bekannt

Ethnien

keine klinisch relevanten Unterschiede bekannt

! Besonderheiten und Cave

- erhöhtes Risiko hepatotoxischer Wirkung bei mittelgradiger Leberfunktionsstörung, chronischem Alkoholmissbrauch und Gilbert-Syndrom (Morbus Meulengracht), möglichst niedrige Dosis oder alternatives Analgetikum verwenden
- bei unsachgemäßem oder chronischem Gebrauch Auftreten von Leberschädigung, Analgetikanephropathie und Analgetika-induziertem Kopfschmerz möglich

Wirkstoffbeurteilung

- Paracetamol ist wirksam zur **Behandlung akuter Schmerzen** wie postoperativer Schmerzen oder Migräne (Toms et al. 2008; Derry et al. 2010).
- Paracetamol ist zur Behandlung chronischer Schmerzen des muskuloskelettalen Systems wirksam, in diesen Indikationen bzgl. Schmerzreduktion den NSAR jedoch teilweise unterlegen (Towheed et al. 2006).
- Das Nebenwirkungsprofil ist aufgrund der geringen Nephrotoxizität und der verhältnismäßig guten gastrointestinalen Verträglichkeit, insbes. bei geriatrischen Patienten, vorteilhaft.
- In der momentan sehr prominenten **Diskussion um die kardiovaskuläre Sicherheit von NSAR** kann für Paracetamol leider keine endgültige Entwarnung gegeben werden, da es bei Langzeitanwendung ebenso wie klassische NSAR und COX-2-Hemmer zu einer arteriellen Hypertonie führen kann (Soubrier et al. 2013). Bis auf Weiteres kann Paracetamol (oder Naproxen) bei Patienten mit erhöhtem kardiovaskulärem Risiko dennoch als Analgetikum der Wahl gesehen werden.

- Auch für Paracetamol gilt „Die Dosis macht das Gift", Überdosierungen führen unbehandelt leider zuverlässig zu Leberschäden, weshalb die rezeptfrei erhältliche Packungsgröße 2009 auf 10 g beschränkt wurde.

Literatur

Derry S et al. Paracetamol (acetaminophen) with or without an antiemetic for acute migraine headaches in adults. Cochrane Database Syst Rev 2010; 11: CD008040. doi:10.1002/14651858.CD008040.pub2.

Soubrier M et al. Vascular effects of nonsteroidal antiinflammatory drugs. Joint Bone Spine 2013; 80: 358–62. doi:10.1016/j.jbspin.2012.12.002.

Toms L et al. Single dose oral paracetamol (acetaminophen) for postoperative pain in adults. Cochrane Database Syst Rev 2008; 4: CD004602. doi:10.1002/14651858.CD004602.pub2.

Towheed TE et al. Acetaminophen for osteoarthritis. Cochrane Database Syst Rev 2006; CD004257. doi:10.1002/14651858.CD004257.pub2.

Phenprocoumon

Wirksamkeit ↑	Nutzen-Risiko-Bewertung ↑
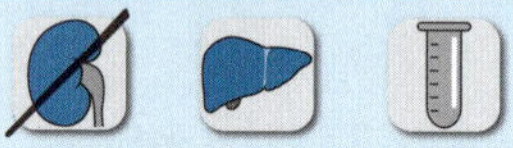	CYP2C9 CYP3A4
IND	**DOS**
Behandlung und Prophylaxe von Thrombosen und Embolien	individuell nach Ziel-INR
NW	Blutungen, Hepatitiden, Haarausfall, Hautnekrosen
WW	Amiodaron, Azathioprin, Carbamazepin, Ciprofloxacin, Citalopram, Cotrimoxazol, Diltiazem, Erythromycin, Fenofibrat, Fluconazol, Griseofulvin, Isoniazid, Mercaptopurin, Mesalazin, Metronidazol, Omeprazol, Phenobarbital, Primidon, Propafenon, Propranolol, Ribavirin, Rifampicin, Voriconazol
CAVE	Blutungsneigung

Phenprocoumon ist das Standardpräparat zur Prävention thromboembolischer Ereignisse. In den Indikationen Vorhofflimmern, tiefe Venenthrombose und Lungenembolie sind die neuen Antikoagulanzien eine Alternative, insbes. für schlecht einzustellende Patienten. Bei künstlichen Herzklappen bleiben die Vitamin-K-Antagonisten konkurrenzlos.

Handelsnamen und -formen

- Marcumar®, Phenpro (generisch)
- Dosis: 1,5 mg / 3 mg Tabletten

Pharmakologie

Wirkmechanismus

Antikoagulans aus der Gruppe der Cumarinderivate (Vitamin-K-Antagonisten)

- Hemmung der hepatischen Synthese Vitamin-K-abhängiger Gerinnungsfaktoren (II, VII, IX und X); initial kann es zu einer paradoxen prokoagulatorischen Wirkung kommen, da auch die Bildung der antikoagulatorisch wirksamen Proteine C und S gehemmt wird
- antikoagulative Wirkung

Indikationen und Dosis

- Vorhofflimmern mit einem CHA_2DS_2-VASc-Score ≥ 1 (bei weiblichem Geschlecht ≥ 2), Therapie und Rezidivprophylaxe von tiefer Venenthrombose und/oder Lungenembolie, biologischer Mitralklappenersatz in den ersten 3 Monaten, moderner mechanischer Aortenklappenersatz, Behandlung und Prophylaxe von Thrombosen und Embolien bei Thrombophilie
  - ▶ Ziel-INR: 2,5 (2–3)
- mechanischer Mitralklappenersatz
  - ▶ Ziel-INR 3 (2,5–3,5)
- Therapieeinleitung überlappend mit parenteraler Antikoagulation wegen initial paradox erhöhtem Thromboembolierisiko über 3–5 Tage und bis zum Erreichen einer therapeutischen Antikoagulation über mind. 24 h; Initialdosierung Tag 1: 0-0-2 oder 0-0-3, Tag 2: 0-0-2, Tag 3: 0-0-1, anschließend nach INR; durchschnittliche Dosierung 0-0-½ mit erheblichen individuellen Unterschieden

» Kontraindikationen

- hämorrhagische Diathesen, schwere Leberparenchymerkrankungen, schwere Thrombozytopenie, gastrointestinale Ulcera, frischer apoplektischer Insult, floride Endokarditis lenta, Perikarditis, Hirnarterienaneurysma, dissezierendes Aortenaneurysma, Operation am Augenhintergrund, Retinopathien mit Blutungsrisiko, Traumata oder chirurgische Eingriffe am ZNS, fixierte und behandlungsrefraktäre Hypertonie (> 200/105 mmHg), kavernöse Lungentuberkulose; nach urologischen Operationen, solange Blutungsneigung besteht; ausgedehnte offene Wunden (auch nach chirurgischen Eingriffen), Schwangerschaft
- formal kontraindiziert bei manifester Niereninsuffizienz und fortgeschrittener Arteriosklerose

Nebenwirkungen

- **sehr häufig:** Hämatome, Blutungen verschiedener Lokalisation, Hämaturie
- **häufig:** Hepatitiden
- **weitere relevante Nebenwirkungen:** Haarausfall, Hautnekrosen und paradoxe Embolieneigung (meist in den ersten Tagen der Behandlung), Leberparenchymschäden bis zum Leberversagen, Cholesterinmikroembolien, hämorrhagischer Apoplex

P

Wechselwirkungen

CYP2C9- und CYP3A4-Substrat

kontraindiziert: Alteplase[1], Reteplase[1], Streptokinase[1], Tenectplase[1], Urokinase[1]

problematisch: Abciximab[2], Acemetacin[3], Acetylsalicylsäure[2,3], Argatroban[4], **Allopurinol[5], Amiodaron[5], Amitriptylin[5], Amoxicillin/Clavulansäure[5], anabole Steroi-**

de[5], Apixaban[4], **Azathioprin**[6], **Azithromycin**[5], **Bezafibrat**[5], Bivalirudin[4], **Bosentan**[5], **Carbamazepin**[6], **Cefazolin**[5], **Cefibuten**[5], **Cefotaxim**[5], **Cefpodoxim**[5], Certoparin[4], **Chinidin**[5], **Chloralhydrat**[5], **Chlordiazepoxid**[5], Cilostazol[2], **Cimetidin**[5], **Ciprofloxacin**[5], **Citalopram**[5,7], **Clarithromycin**[5], **Clompramin**[5], Clopidogrel[2], **Colestyramin**[6], **Cotrimoxazol**[5], Dabigatran[4], Dalteparin[4], Danaparoid[4], Desirudin[4], Diclofenac[3], **Digitalis-Glykoside**[6], **Diltiazem**[5], Dipyramidol[2], **Dosulepin**[5], **Doxepin**[5], **Doxycyclin**[5], Enoxaparin[4], **Entacapone**[5], Eptifibatid[2], **Erythromycin**[5], **Escitalopram**[5,7], Etoricoxib[3], **Fenofibrat**[5], **Fischöl**[5], **Fluconazol**[5], **Fluoxetin**[7], **Fluvastatin**[5], **Fluvoxamin**[5,7], Fondaparinux[4], **Gemfibrozil**[5], **Griseofulvin**[6], Heparin[4], Ibuprofen[3], **Imipramin**[5], Indometacin[3], **Isoniazid**[5], **Itraconazol**[5], **Johanniskraut**[6], Ketoprofen[3], **Leflunomid**[5], **Levofloxacin**[5], **L-Thyroxin**[5], **Maprotilin**[5], Meloxicam[3], **Mercaptopurin**[6], **Mesalazin**[6], **Metformin**[5], **Metronidazol**[5], **Miconazol**[5], Nadroparin[4], Naproxen[3], **Nortriptylin**[5], **Omeprazol**[5], **Opipramol**[5], **Paracetamol**[5], Parecoxib[3], **Paroxetin**[7], **Phenobarbital**[6], **Phenytoin**[5], Piroxicam[3], Prasugrel[2], **Primidon**[6], **Propafenon**[5], **Propranolol**[5], **Raloxifen**[6], Reviparin[4], **Ribavirin**[6], **Rifampicin**[6], **Ritonavir**[5], Rivaroxaban[4], **Ropirinol**[5], **Sertralin**[5,7], **Simvastatin**[5], **Tamoxifen**[5], **Terbinafin**[6], **Tetracyclin**[5], **Thiouracil**[6], Ticagrelor[2], Ticlopidin[2], Tirofiban[2], **Tramadol**[5], **Trimipramin**[5], **Vitamin K**[6] **(keine routinemäßige Substitution)**, **Voriconazol**[5]

1 **Thrombolytika: Anwendung bei therapeutischer Antikoagulation kontraindiziert, bei ischämischen Schlaganfällen kann eine Thrombolyse bei entsprechender Indikation und einem INR ≤ 1,7 mit nur leicht erhöhtem Blutungsrisiko erfolgen**

2 Thrombozytenaggregationshemmer: erhöhtes Blutungsrisiko, Kombination vermeiden bzw. zeitlich begrenzen

3 NSAR: erhöhtes Blutungsrisiko, insbes. für gastrointestinale Blutungen; Kombination, wenn möglich, vermeiden oder Magenschutz

4 andere Antikoagulanzien: erhöhtes Blutungsrisiko; Kombination, außer bei Umstellung der Antikoagulation oder Neueinstellung vermeiden

5 **verstärkte Wirkung von Phenprocoumon möglich, INR-Kontrollen bei gleichzeitiger Gabe**

6 **verminderte Wirkung von Phenprocoumon möglich, INR-Kontrollen bei gleichzeitiger Gabe**

7 **SSRI: erhöhtes Blutungsrisiko möglich**

Pharmakokinetik

- BV: ~99 %
- t_{max}: 2,25 h
- HWZ: 6,5 d
- Plasmaproteinbindung: 99 %
- der Zeitpunkt des Wirkungseintrittes nach Erstgabe wird durch die Halbwertszeit der Gerinnungsfaktoren bestimmt
- Phenprocoumon wird hepatisch über CYP3A4 und CYP2C9 metabolisiert, weniger als 15 % werden unverändert renal ausgeschieden

Intoxikation

- **Symptome:** kapillartoxische Wirkung, Hirnödem, Blutungsneigung, spontane Blutungen
- **Therapie:** bei Intoxikation mit hohen Mengen beschleunigt die orale Gabe von Colestyramin (5 × 4 g/d) die Elimination von Phenprocoumon, setzt aber auch die orale Verfügbarkeit von Vitamin K herab
  - bei INR-Entgleisung zwischen 5 und 8 ohne Hinweis auf Blutung Pausierung von Vitamin-K-Antagonist ohne Vitamin-K-Supplementation empfohlen, evtl. 1–2 mg Vitamin K oral bei erhöhtem individuellen Blutungsrisiko, z. B. HAS-BLED ≥ 3
  - bei INR-Entgleisung > 8 ohne Hinweis auf Blutung Pausierung von Vitamin-K-Antagonist und orale Vitamin-K-Supplementation, z. B. 2,5–5 mg (Keeling et al. 2011)
  - bei unkomplizierten Blutungen: lokale hämostatische Maßnahmen, Gabe von Vitamin K als spezifischem Antagonisten vorzugsweise 5–10 mg oral oder langsam i. v.; verzögerter Wirkungseintritt!
  - bei lebensbedrohlichen Blutungen: Gabe von Prothrombinkonzentrat (PPSB): 1 IE PPSB/kg KG führen zu einem Anstieg des Quick-Wertes um 1–2 %, bei akuten Blutungen ist ein Quick-Wert von ≥ 60 % anzustreben
    - Beispiel: Patient mit einem KG von 75 kg, Quick 10 %:
      $60\,\%\ (\text{Quick}_{soll}) - 10\,\%\ (\text{Quick}_{ist}) = 50\,\%\ (\Delta\ \text{Quick})$
      $50\ (\Delta\ \text{Quick}) \times 75\ (\text{kg KG}) = 3\,750\ \text{IE PPSB}$
    - zusätzlich 10 mg Vitamin K langsam i. v.

Einnahmehinweise und Patienteninformationen

- Einnahme der verordneten Dosis einmal täglich abends
- stark wechselnde Ernährungsgewohnheiten, insbes. bzgl. Vitamin-K-haltiger Lebensmittel, können die Einstellung mit Phenprocoumon erschweren (grundsätzlicher Verzicht auf grünes Gemüse als „Marcumar-Diät" ist *nicht* erforderlich!)
- übermäßiger oder häufiger Alkoholkonsum kann die Einstellung mit Phenprocoumon erschweren und erhöht das Risiko für Blutungen oder Leberschäden
- bei Anzeichen einer Blutung (auch Verfärbung von Stuhl oder Urin, plötzliche starke Kopfschmerzen, Ohnmacht und Schwäche) sollte medizinische Hilfe in Anspruch genommen werden
- vor geplanten oder notfallmäßigen Eingriffen sollte der behandelnde Arzt über die Einnahme von Phenprocoumon unterrichtet werden
- eine Einschränkung von Verkehrstüchtigkeit und Reaktionsfähigkeit ist sehr unwahrscheinlich
- bei Frauen im gebärfähigen Alter auf sichere Kontrazeption während der Therapie hinweisen!

Spezielle Patientengruppen und Sondersituationen

Geriatrie

- geeignet
  PRISCUS: nicht gelistet
  BEERS: nicht gelistet
- geriatrische Patienten mit Vorhofflimmern weisen häufig ein hohes Schlaganfallrisiko auf, sodass sie trotz erhöhter Blutungsneigung von einer Antikoagulation profitieren; eine Sturzneigung geht nicht zwangsläufig mit häufigeren schweren Blutungen einher und sollte bei Patienten mit hohem Risiko für einen ischämischen Schlaganfall keine Kontraindikation darstellen (Donzé et al. 2012)

Pädiatrie

zugelassen ab 14 Jahren, Anwendung in speziellen Situationen auch bei jüngeren Patienten möglich

Schwangerschaft

- kontraindiziert wegen Gefahr fetaler Fehlbildungen (0,6 %); eine in der Frühschwangerschaft erfolgte Einnahme kann folgenlos bleiben und sollte nicht regelhaft zu einem Schwangerschaftsabbruch führen, im Falle einer Exposition sollte eine sonografische Feindiagnostik angeboten werden
- geeignete Alternativen: niedermolekulares Heparin, selten Low-Dose-Acetylsalicylsäure

Stillzeit

- möglichst nicht anwenden; die gestillten Kinder von Müttern, die mit Phenprocoumon therapiert werden, sollten Vitamin K_1 erhalten
- geeignete Alternativen: niedermolekulares Heparin, selten Low-Dose-Acetylsalicylsäure

Niere

- bei manifester Niereninsuffizienz formal kontraindiziert wegen erhöhter Blutungsbereitschaft; in der Praxis erfolgt eine Antikoagulation bei entsprechender Indikation häufig off-label
- geeignete Alternative: unfraktioniertes Heparin

Leber

- **leichte bis mittelgradige Leberfunktionsstörung:** besonders engmaschige Kontrolle der Gerinnungswerte empfohlen
- **stark eingeschränkte Leberfunktion:** kontraindiziert
- geeignete Alternative: (niedermolekulares) Heparin

Geschlechterspezifika

keine klinisch relevanten Unterschiede bekannt

Ethnien

keine klinisch relevanten Unterschiede bekannt

! Besonderheiten und Cave

- Verhalten vor geplanten Eingriffen und Operationen: ► Anhang, S. 571
- Bestimmung des individuellen Blutungsrisikos bei Beginn der Antikoagulation mittels HAS-BLED-Score, evtl. Korrektur beeinflussbarer Faktoren (Hypertonie, Wechselwirkung)
- schriftliche Aufklärung des Patienten über erhöhtes Blutungsrisiko erforderlich
- vorsichtige Anwendung wegen erhöhten Blutungsrisikos bei nicht therapiertem Anfallsleiden, Alkoholabusus und Nephrolithiasis
- Häufigkeit der INR-Kontrollen: In der Einstellungsphase alle 1–2 Tage → nach Erreichen eines therapeutischen INR-Wertes wöchentlich → bei stabilem INR-Wert alle 4–6 Wochen → bei stabiler Einstellung über 3–6 Monate individuelle Ausweitung des Intervalls auf 8–12 Wochen möglich
- bei stabiler INR-Einstellung und einem einzelnen subtherapeutischen Wert keine routinemäßige Überbrückung mit Heparin empfohlen, außer bei hohen Risiken wie frischer (< 30 Tage) tiefer Beinvenenthrombose oder Lungenembolie (Holbrook et al. 2012)

Wirkstoffbeurteilung

- Da im angloamerikanischen Raum Warfarin als Vitamin-K-Antagonist (VKA) bevorzugt wird, ist die Datenlage für diesen Wirkstoff wesentlich umfangreicher. Im Allgemeinen werden die Ergebnisse von Studien mit Warfarin auf Phenprocoumon übertragen, da sich die Pharmaka hauptsächlich in ihrer Halbwertszeit unterscheiden.
- VKA sind wirksam zur Primär- und Sekundärprävention von thromboembolischen Ereignissen bei nichtvalvulärem Vorhofflimmern, tiefer Beinvenenthrombose und Lungenembolie.
- VKA sind Mittel der Wahl zur Prophylaxe von Thromboembolien bei künstlichen Herzklappen und valvulär bedingtem Vorhofflimmern und in dieser Indikation zum jetzigen Zeitpunkt alternativlos.
- Die neuen oralen Antikoagulanzien (NOAK: Apixaban, Dabigatran, Rivaroxaban) sind Warfarin zur Prävention thromboembolischer Ereignissen in den Zulassungsstudien mind. gleichwertig bei geringerem Risiko für intracerebrale Blutungen. Nur für Apixaban konnte eine statistisch signifikante Senkung der Mortalität nachgewiesen werden. Hauptkritikpunkt an den Studien ist die mäßige Einstellung der VKA-Patienten (mittlere Zeit im therapeutischen INR-Bereich 55–66 %). Die europäischen und deutschen Leitlinien empfehlen den bevorzugten Einsatz der NOAK bei nichtvalvulärem Vorhofflimmern **bei Patientengruppen, die den Studienpopulationen entsprechen** (Camm et al. 2012), während die Arzneimittelkommission der deutschen Ärzteschaft die VKA weiterhin als Mittel 1. Wahl sieht (AkdÄ 2012).

- Bei guter INR-Einstellung (Zeit im therapeutischen INR-Bereich >70 %) ist ein Vorteil der NOAK gegenüber den VKA nicht nachgewiesen. Letztlich werden die Anwendungsbeobachtung und weitere Studien in den nächsten Jahren zeigen, welche Präparate sich im Therapiealltag bewähren. Auf Grundlage der bis zum jetzigen Zeitpunkt vorliegenden Studiendaten können NOAK eingesetzt werden, wenn eine adäquate Einstellung auf Phenprocoumon nicht gelingt oder unerwünschte Wirkungen auftreten.
- In den Studien zu den neuen oralen Antikoagulanzien unterrepräsentiert waren **Patienten mit sehr hohem Lebensalter und polymorbide Patienten**. Die Erfahrungen für VKA sind in dieser Population deutlich umfangreicher, durch INR-Kontrollen lassen sich Wirksamkeit und mögliche Wechselwirkungen besser erfassen.
- Zur Prophylaxe und Therapie thromboembolischer Ereignisse bei Patienten mit malignen Erkrankungen werden niedermolekulare Heparine bevorzugt.
- Bei Patienten, die **nach akutem Koronarereignis oder elektiver PCA** eine duale Thrombozytenaggregationshemmung und eine Antikoagulation wegen Vorhofflimmerns benötigen, sollte ein VKA-Antagonist als Antikoagulans erwogen werden, da dieser im Gegensatz zu den NOAK in der Langzeittherapie Acetylsalicylsäure ersetzen kann und so eine langfristige duale Antikoagulation unnötig ist (Lip et al. 2010). Die Studienlage für die neuen Antikoagulanzien in dieser Indikation ist momentan unzureichend.

Literatur

AkdÄ. Leitfaden der AkdÄ: Orale Antikoagulation bei nicht valvulärem Vorhofflimmern. Empfehlungen zum Einsatz der Antikoagulantien Dabigatran (Pradaxa®) und Rivaroxaban (Xarelto®). Version 1.0, September 2012. Im Internet unter: http://www.akdae.de/Arzneimitteltherapie/TE/LF/PDF/OAKVHF.pdf (zuletzt abgerufen am 17.06.2014).

Camm AJ et al. 2012 focused update of the ESC Guidelines for the management of atrial fibrillation: an update of the 2010 ESC Guidelines for the management of atrial fibrillation. Developed with the special contribution of the European Heart Rhythm Association. Eur Heart J 2012; 33: 2719–47. doi:10.1093/eurheartj/ehs253.

Donzé J et al. Risk of falls and major bleeds in patients on oral anticoagulation therapy. Am J Med 2012; 125: 773–8. doi:10.1016/j.amjmed.2012.01.033.

Holbrook A et al. Evidence-based management of anticoagulant therapy: Antithrombotic Therapy and Prevention of Thrombosis, 9th ed: American College of Chest Physicians Evidence-Based Clinical Practice Guidelines. Chest 2012; 141: e152S–e184S. doi:10.1378/chest.11-2295.

Keeling D et al. Guidelines on oral anticoagulation with warfarin – 4th ed. Br J Haematol 2011; 154: 311–24. doi:10.1111/j.1365-2141.2011.08753.x.

Lip GY et al. Antithrombotic management of atrial fibrillation patients presenting with acute coronary syndrome and/or undergoing coronary stenting: executive summary – a Consensus Document of the European Society of Cardiology Working Group on Thrombosis, endorsed by the European Heart Rhythm Association (EHRA) and the European Association of Percutaneous Cardiovascular Interventions (EAPCI). Eur Heart J 2010; 31: 1311–8. doi:10.1093/eurheartj/ehq117.

Pravastatin

Wirksamkeit ↑ bis → Nutzen-Risiko-Bewertung ↑

IND	DOS
Hypercholesterinämie	1 × tgl. 10–40 mg p. o.
kardiovaskuläre Prävention	1 × tgl. 40 mg p. o.
NW	Myopathie, Leberwerterhöhung
WW	Ciclosporin A, Clarithromycin, Erythromycin, Fibrate
CAVE	Rhabdomyolyse (insbes. bei gleichzeitiger Einnahme von Fibraten oder Nicotinsäure), Leberfunktionsstörungen

Pravastatin senkt in der Sekundärprävention das Schlaganfallrisiko und die kardiovaskuläre Mortalität, der positive Effekt auf die Gesamtmortalität in der Primärprävention ist eindeutig belegt, jedoch geringer ausgeprägt als früher angenommen. Besondere zurückhaltende Indikationsstellung gilt für Patienten mit geringem kardiovaskulärem Risiko. Es besteht kein klinischer Vorteil durch die Kombination mit Ezetimib. Pravastatin führt nur zu einer vergleichsweise geringen Senkung der Cholesterinkonzentration, von Vorteil ist allerdings das geringe Interaktionspotenzial.

Handelsnamen und -formen

- Pravasin®, Prastastatin (generisch)
- Dosis: 10 mg / 20 mg / 40 mg Tabletten

Pharmakologie

Wirkmechanismus

CSE-Hemmer (Statin)

- kompetitive Hemmung der hepatischen HMG-CoA-Reduktase (Cholesterinsynthese-Enzym)
- Senkung des Gesamtcholesterins sowie des LDL- und VLDL-Cholesterins im Serum

Indikationen und Dosis

- Hypercholesterinämie und kardiovaskuläre Prävention
  - in Abhängigkeit vom kardiovaskulären Risiko 1 × tgl. 20–40 mg Pravastatin abends

- Post-Transplantations-Hyperlipidämie
  - initial 1 × tgl. 20 mg abends, Anpassung auf 1 × tgl. 40 mg möglich

» Kontraindikationen

akute Lebererkrankung, einschl. ungeklärter Leberwerterhöhung über das 3-Fache des oberen Normwertes, Schwangerschaft und Stillzeit

Nebenwirkungen

- **sehr häufig:** keine
- **häufig:** keine
- **weitere relevante Nebenwirkungen:** Leberwerterhöhung, Leberfunktionsstörungen, Myopathie, einschl. Rhabdomyolyse, Nierenversagen, Muskelschwäche, interstitielle Lungenerkrankung, Sehstörungen (Doppelbilder), periphere Neuropathie

Wechselwirkungen

kontraindiziert: keine

problematisch: **Bezafibrat**[1], **Ciclosporin**[3], **Clarithromycin**[3], Colesevalem[2], Colestyramin[2], **Erythromycin**[3], **Fenofibrat**[1], **Gemfibrozil**[1], **Nicotinsäure**[1]

1 **Fibrate und Nicotinsäure: erhöhtes Risiko für Rhabdomyolyse, Kombination vermeiden, ggf. engmaschige klinische und laborchemische Kontrollen**

2 verminderte Bioverfügbarkeit von Pravastatin, Einnahme zeitlich versetzt

3 **Anstieg der systemischen Verfügbarkeit von Pravastatin, Dosisreduktion und engmaschige klinische und laborchemische Kontrollen bei gleichzeitiger Anwendung**

Pharmakokinetik

- BV: 17 %
- t_{max}: 1,25 h
- HWZ: 1,5–2 h
- Plasmaproteinbindung: 50 %
- Pravastatin wird zu ca. 66 % bei der ersten Passage von der Leber extrahiert, die wegen der zentralen Rolle in der Cholesterinbiosynthese auch Hauptwirkort ist; die periphere Wirkung ist von untergeordneter Rolle; Pravastatin wird zu 20 % renal und zu 70 % über den Stuhl ausgeschieden

Intoxikation

- **Symptome:** Daten zu spezifischer Symptomatik und Therapie liegen nicht vor.
- **Therapie:** Im Falle einer Myopathie ist auf eine ausreichende Volumengabe zu achten, um eine Beeinträchtigung der Nierenfunktion zu vermeiden.

Einnahmehinweise und Patienteninformationen

- Einnahme einmal täglich abends unabhängig von den Mahlzeiten
- eine Einschränkung von Verkehrstüchtigkeit und Reaktionsfähigkeit ist sehr unwahrscheinlich
- übermäßiger Alkoholkonsum kann zu Leberfunktionsstörungen führen
- bei unerklärlichen Muskelschmerzen, -schwäche oder -krämpfen den behandelnden Arzt aufsuchen
- bei Frauen im gebärfähigen Alter auf sichere Kontrazeption während der Therapie hinweisen!

Spezielle Patientengruppen und Sondersituationen

Geriatrie

- geeignet
  PRISCUS: nicht gelistet
  BEERS: nicht gelistet
- wegen des geringen Interaktionspotenzials zu bevorzugendes Statin bei geriatrischer Polypharmakotherapie
- zu weiteren geriatrischen Besonderheiten: ► Simvastatin (S. 464)

Pädiatrie

- zugelassen ab 8 Jahren
- **8–13 Jahre:** 10–20 mg (max. 20 mg) 1 × tgl.
- **14–18 Jahre:** 10–40 mg (max. 40 mg) 1 × tgl.

Schwangerschaft

- kontraindiziert
- geeignete Alternative: Colestyramin

Stillzeit

- kontraindiziert
- geeignete Alternative: Colestyramin

Niere

- **leichte Einschränkung der Nierenfunktion:** Dosisanpassung nicht erforderlich
- **GFR < 60 ml/min/1,73 m²:** Anfangsdosis 10 mg, höhere Dosierung unter engmaschiger Kontrolle der Laborparameter

Leber

- **leichte Leberfunktionsstörung:** Dosisanpassung nicht erforderlich
- **mittelgradige Leberfunktionsstörung:** Anfangsdosis 10 mg, höhere Dosierung unter engmaschiger Kontrolle der Laborparameter
- **höhergradige Einschränkung der Leberfunktion:** kontraindiziert
  geeignete Alternative: Colestyramin

Geschlechterspezifika

keine klinisch relevanten Unterschiede bekannt

Ethnien

keine klinisch relevanten Unterschiede bekannt

! Besonderheiten und Cave

- Laborkontrollen (inkl. Kreatinphosphokinase): ► Anhang, S. 568
- Die numerische LDL-Zielwert-Definition der ESC-Leitlinien ist willkürlich und kaum evidenzbasiert; aktuell existieren zwei mögliche Ansätze der präventiven Therapie mit Statinen:
  1. Orientierung an Cholesterin-Grenzwerten und Dosistitration für unterschiedliche Risikokonstellation („treat to target") → entsprechend der europäischen Leitlinie (ESC/EAS Guidelines: European Association for Cardiovascular Prevention & Rehabilitation et al. 2011)
  2. Feste Dosierungen für unterschiedliche Risikokonstellation ohne Anpassung an die Höhe der gemessenen Cholesterinwerte („fire and forget") → entsprechend der US-amerikanischen Leitlinie (ACC/AHA-Guideline: Stone et al. 2014)
- **sehr hohes Risiko (Score ≥ 10 %):** LDL-Cholesterin < 70 mg/dl (Atherosklerose im koronaren, cerebrovaskulären oder peripheren arteriellen Gefäßbett), Typ-2-Diabetes, Typ-1-Diabetes mit Organschäden, GFR < 60 ml/min/1,73 m^2
- **hohes Risiko (Score > 5 % bis < 10 %):** LDL-Cholesterin < 100 mg/dl
- **mäßig hohes Risiko (Score ≤ 1–5 %):** LDL-Cholesterin < 115 mg/dl
- **Lebererkrankungen** in der Anamnese oder relevanter Alkoholkonsum: Indikation besonders vorsichtig stellen, zurückhaltend dosieren
- Patienten mit **Risikofaktoren für eine Myopathie** (> 65 Jahre, Frauen, Nierenfunktionsstörung, unbehandelte Hypothyreose, hereditäre Muskelerkrankung, muskuläre Symptomatik in der Anamnese, Alkoholabusus): zurückhaltend dosieren oder direkt hydrophiles Statin mit niedrigerem Myopathie-Risiko bevorzugen (Rosuvastatin oder Fluvastatin)
- **gleichzeitige Anwendung** von **Fibraten** oder **Nicotinsäure erhöht das Risiko einer Rhabdomyolyse**, insbes. bei Vorliegen weiterer Risikofaktoren für eine Myopathie (s. o. und ► S. 568)
- Statine senken auch bei Patienten mit **pAVK** die Häufigkeit kardiovaskulärer Ereignisse, verlängern bei symptomatischen Patienten die schmerzfreie Gehstrecke (auch bei Patienten mit normwertigen Cholesterinwerten) und reduzieren vermutlich auch die Gesamtmortalität (HPS 2002)
- bei Einnahme von **Vitamin-K-Antagonisten** (Phenprocoumon, Warfarin): engmaschige Gerinnungskontrolle in den ersten Therapiewochen der Statin-Therapie, da eine verstärkte Gerinnungshemmung möglich ist
- als Näherung zur Dosisfindung: 10 mg/d Pravastatin reduzieren die LDL-Konzentration um ca. 20 %, 40 mg/d um ca. 25–30 %

- kein wesentlicher Einfluss des Cytochrom P450 auf den Pravastatin-Stoffwechsel, **daher im Vergleich zu anderen Statinen weniger pharmakokinetische Wechselwirkungen**

Wirkstoffbeurteilung

- Pravastatin ist wirksam zur Primär- und Sekundärprävention kardiovaskulärer Ereignisse und ist zusammen mit Simvastatin die am umfangreichsten untersuchte Substanz in diesen Indikationen (Sacks et al. 1996; Shepard et al. 1995). Bezogen auf die LDL-Reduktion ist die Wirkung eher schwach.
- Aufgrund des **gering ausgeprägten Interaktionspotenzials** eignet sich Pravastatin auch in der Therapie von geriatrischen Patienten mit Polymedikation sowie von Patienten nach Organtransplantation mit komplexer immunsuppressiver Therapie.
- Eine Therapieentscheidung in der Primärprävention sollte unter Berücksichtigung des individuellen Risikos für kardiovaskuläre Ereignisse erfolgen. Ein positiver Effekt auf die Gesamtmortalität in der Primärprävention konnte zuletzt durch eine Cochrane-Analyse belegt werden (Taylor et al. 2013), **zurückhaltend angewendet werden sollten Statine jedoch bei Patienten mit geringem kardiovaskulärem Risiko** (< 5 %/10 Jahre). Als Anhalt zur Dosisfindung gilt, dass eine Verdoppelung der Statin-Dosis eine LDL-C-Senkung um weitere 6 % bringt; das bedeutet jedoch auch, dass **bei hohen Ausgangswerten ein niedriger Zielwert mit Statinen allein** (auch in höchster Dosierung) **nicht immer erreicht** wird. Hier ist ggf. die Kombination mit Ionenaustauscherharz (Colestyramin) indiziert. Unabhängig davon empfiehlt die aktuelle Leitlinie der amerikanischen Fachgesellschaften American College of Cardiology (ACC) und American Heart Association (AHA) eine Abkehr von der Orientierung an LDL-Zielwerten („Treat to target"-Strategie) und postuliert stattdessen eine feste Statin-Dosis in Abhängigkeit vom individuellen Risikoprofil („Fire and forget"-Strategie) (Stone et al. 2014).
- Die Kombination mit Ezetimib liefert keinen klinischen Vorteil (Kastelein et al. 2005), führt aber möglicherweise zu einem erhöhten Krebsrisiko (Rossebø et al. 2008). Für den Einsatz zur Primärprävention von Osteoporose und Morbus Alzheimer gibt es keinerlei Evidenz.
- Bei Patienten mit **pAVK** senken Statine die Häufigkeit kardiovaskulärer Ereignisse, verlängern bei symptomatischen Patienten die schmerzfreie Gehstrecke (auch bei Patienten mit normwertigem Cholesterin) und reduzieren vermutlich auch die Gesamtmortalität (HPS 2002). Die aktuelle leitliniengerechte Therapie der pAVK umfasst daher bereits ab Fontaine-Stadium I die kombinierte Gabe eines Statins mit Acetylsalicylsäure oder Clopidogrel; Zielwert bei pAVK-Patienten sollte ein LDL-Cholesterin < 100 mg/dl sein (DGA 2009).
- Auch für Patienten mit **Typ-2-Diabetes** und kardiovaskulären Komorbiditäten bzw. chronischer Niereninsuffizienz gibt es keine Evidenz für den in den ESC-Leitlinien empfohlenen LDL-Cholesterin-Zielwert von < 70 mg/dl; ein Zielwert von < 100 mg/dl sollte aber erreicht werden.

Literatur

Arzneimittelkommission der deutschen Ärzteschaft (AkdÄ). Therapieempfehlungen Fettstoffwechselstörungen. 3. Aufl. 2012. Im Internet unter: http://www.akdae.de/Arzneimitteltherapie/TE/A-Z/PDF/Fettstoffwechselstoerungen.pdf (zuletzt abgerufen am 28.07.2014).

Deutsche Gesellschaft für Angiologie, Gesellschaft für Gefäßmedizin (DGA). Leitlinien zur Diagnostik und Therapie der peripheren arteriellen Verschlusskrankheit (PAVK). AWMF-Registernummer 065-003; 2009.

European Association for Cardiovascular Prevention & Rehabilitation et al. ESC/EAS Guidelines for the management of dyslipidaemias: the Task Force for the management of dyslipidaemias of the European Society of Cardiology (ESC) and the European Atherosclerosis Society (EAS). Eur Heart J 2011; 32: 1769–818.

Heart Protection Study Collaborative Group (HPS). MRC/BHF Heart protection study of cholesterol lowering with simvastatin in 20,536 high-risk individuals: a randomised placebo-controlled trial. Lancet 2002; 360: 7–22.

Kastelein JJ et al. Comparison of ezetimibe plus simvastatin versus simvastatin monotherapy on atherosclerosis progression in familial hypercholesterolemia. Design and rationale of the ezetimibe and simvastatin in hypercholesterolemia enhances atherosclerosis regression (ENHANCE) trial. Am Heart J 2005; 149: 234–9.

Rossebø AB et al. Intensive lipid lowering with simvastatin and ezetimibe in aortic stenosis. N Engl J Med 2008; 359: 1343–56.

Sacks FM et al. The effect of pravastatin on coronary events after myocardial infarction in patients with average cholesterol levels. Cholesterol and Recurrent Events Trial investigators. N Engl J Med 1996; 335: 1001–9. doi:10.1056/NEJM199610033351401.

Shepherd J et al. Prevention of coronary heart disease with pravastatin in men with hypercholesterolemia. West of Scotland Coronary Prevention Study Group. N Engl J Med 1995; 333: 1301–7. doi:10.1056/NEJM199511163332001.

Stone NJ et al. ACC/AHA guideline on the treatment of blood cholesterol to reduce atherosclerotic cardiovascular risk in adults: a report of the American College of Cardiology/American Heart Association Task Force on Practice Guidelines. J Am Coll Cardiol 2014; 63: 2889–934.

Taylor F et al. Statins for the primary prevention of cardiovascular disease. Cochrane Database Syst Rev 2013; 1: CD004816.

Prednisolon

Wirksamkeit ↑	Nutzen-Risiko-Bewertung ↑ bis →
IND	**DOS**
verschiedene allergische oder durch Autoimmunreaktionen unterhaltene Erkrankungen, Substitution bei Nebenniereninsuffizienz	• sehr hohe Dosierung: 80–250 mg(–1 g)/d • hohe Dosierung: 40–80 mg/d • mittlere Dosierung: 10–40 mg/d • niedrige Dosierung: ≤ 7,5 mg/d
NW	arterielle Hypertonie, Glaukom, gestörte Glucosetoleranz, Gewichtszunahme, Hypokaliämie, Infektionen, Osteoporose, Wundheilungsstörungen
WW	Antidiabetika, Diuretika, Fluorchinolone, NSAR
CAVE	erhöhtes Infektionsrisiko bei höherer Dosierung, Osteoporose-Prophylaxe bei längerer Dosierung, Ausschleichen bei längerer Gabe wegen adrenaler Suppression

Prednisolon ist in der Behandlung zahlreicher allergischer, entzündlicher und Autoimmunerkrankungen unerlässlich, der Nutzen in der Langzeittherapie ist durch die dann erhebliche Nebenwirkungsrate jedoch eingeschränkt.

Handelsnamen und -formen

- Decortin® H, Prednisolut®, Prednisolon (generisch)
- Dosis:
  1 mg/ 5 mg / 10 mg / 20 mg / 50 mg Tabletten
  10 mg / 25 mg / 50 mg / 100 mg / 250 mg / 500 mg / 1 000 mg Pulver zur Herstellung einer Injektionslösung

P

Pharmakologie

Wirkmechanismus

Glucocorticoid

- Bindung an intrazelluläre Rezeptoren, Glucocorticoid-typische genomische und nichtgenomische Effekte
- antiphlogistisch und immunmodulatorisch, Steigerung der Lipolyse und Gluconeogenese, kataboler Effekt an Muskulatur und Knochen, Natrium- und Volumenretention, Kaliumexkretion

Indikationen und Dosis

- verschiedene allergische oder durch Autoimmunreaktionen bedingte Erkrankungen
  - zur Therapie akuter und lebensbedrohlicher Krankheitsbilder hohe Initialdosis: 250–1 000 mg/d i. v., Umstellung auf orale Gabe nach 3–5 d möglich
  - Initialdosierung bei oraler Therapie akuter Erkrankungen: 40–100 mg/d (0,5–1 mg/kg KG)
  - nach kurzfristiger Therapie kann bei einigen Indikationen (Exazerbation einer COPD, akuter Asthmaanfall) das Prednisolon rasch und ohne Ausschleichen abgesetzt werden
- andere Krankheitsbilder (Polymyalgia rheumatica, Colitis ulcerosa) oder eine länger andauernde Therapie machen eine schrittweise Dosisreduktion unter Beobachtung der Aktivität der Grunderkrankung und möglicher Symptome einer Nebenniereninsuffizienz notwendig
  - vereinfachtes Reduktionschema für Prednisolon (► Tab. 1)

Tab. 1 Schema für eine schrittweise Reduktion der Prednisolon-Dosis

Tagesdosis	Reduktionsschritte
50–20 mg	10 mg alle 7 d
20–10(–5) mg	2,5 mg alle 7–14 d
< 10(–5) mg	1 mg alle 2–4 Wochen, evtl. alternierende Gaben

  - Prednisolon wird üblicherweise als morgendliche Einzeldosis gegeben, im Ausnahmefall kann die Dosis auf 2 Gaben (morgens > abends) aufgeteilt werden
  - zur längerfristigen Therapie sollte immer eine Prednisolon-Dosis ≤ 7,5 mg/d angestrebt werden; gelingt dies nicht, ist an eine Kombination mit anderen Immunsuppresiva bzw. an eine Optimierung durch weitere Therapiemaßnahmen zu denken
- Substitution bei Nebenniereninsuffizienz
  - 5–7,5 mg/d in 2 Einzeldosen morgens und mittags, Dosiserhöhung in Stresssituationen (Infektionen, OPs) auf das 2–10-Fache

P

» Kontraindikationen

keine

Nebenwirkungen

Die Häufigkeit des Auftretens von Nebenwirkungen ist abhängig von der Dosierung und Therapiedauer. In ► Tab. 2 werden die Nebenwirkungen nach Organsystemen geordnet aufgelistet.

Tab. 2 Nebenwirkungen auf die Organsysteme

Organsystem	Nebenwirkungen
Immunsystem	Neuauftreten oder Exazerbation von akuten oder chronischen Infektionserkrankungen, einschl. opportunistischer Infektionen
Blut- und Lymphsystem	Blutbildveränderungen (häufig Leukozytose)
endokrines System (Langzeitanwendung)	Cushing-Syndrom, Nebenniereninsuffizienz
Stoffwechsel, Volumen- und Elektrolythaushalt	Natrium- und Volumenretention, Hypokaliämie, verminderte Glucosetoleranz bis zur Erstmanifestation eines Diabetes mellitus, Gewichtszunahme, Dyslipidämie
Psyche und ZNS	Affektlabilität, Euphorie, Depressionen, Schlafstörungen, Suizidalität, Krampfneigung
Gefäße	art. Hypertonie, erhöhtes Thromboserisiko, Flush-Symptomatik
Auge	Katarakt, Glaukom
Gastrointestinaltrakt	Ulzerationen und Blutungen
Haut	Striae rubrae, Hautatrophie, Ekchymosen, Steroidakne
muskuloskelettales System	Muskelatrophie, Myopathie, Osteoporose, aseptische Knochennekrosen, Sehnenrupturen
Sonstiges	Wundheilungsstörungen, Störungen der Sexualhormonsekretion

Wechselwirkungen

kontraindiziert: keine

problematisch: **Acemetacin**[1], Acarbose[2], **Acetylsalicylsäure**[1], **Celecoxib**[1], Chlorthalidon[3], Ciclosporin[4], Ciprofloxacin[5], Dapagliflozin[2], **Diclofenac**[1], Enoxacin[5], **Etoricoxib**[1], Digitalis-Glykoside[6], Exenatide[2], Furosemid[3], Glibenclamid[2], Gliclazid[2], Glimepirid[2], Gliquidon[2], Hydrochlorothiazid[3], **Ibuprofen**[1], Indapamid[3], **Indometacin**[1], Insulin[2], **Ketoprofen**[1], Levofloxacin[5], Liraglutid[2], **Meloxicam**[1], Metformin[2], Moxifloxacin[5], **Naproxen**[1], Nateglinid[2], Norfloxacin[5], Ofloxacin[5], **Parecoxib**[1], Phenprocoumon[7], Pioglitazon[2], Piretanid[3], **Piroxicam**[1], Repaglinid[2], Saxagliptin[2], Sitagliptin[2], Torasemid[3], Vildagliptin[2], Warfarin[7], Xipamid[3]

1 **NSAR: erhöhtes Risiko gastrointestinaler Ulzerationen und Blutungen, bei notwendiger Kombination Magenschutz ergänzen**
2 Antidiabetika: verminderte BZ-senkende Wirkung, evtl. Dosisanpassung
3 Diuretika: erhöhtes Risiko einer Hypokaliämie
4 erhöhter Spiegel und verstärkte Nebenwirkungen von Ciclosporin
5 Fluorchinolone: erhöhtes Risiko atraumatischer Sehnenschäden
6 vermehrte Nebenwirkungen im Falle einer Hypokaliämie
7 orale Antikoagulanzien: Beeinflussung der Antikoagulation möglich, INR-Kontrollen

Pharmakokinetik

- BV: 100 %
- t_{max}: 1–2 h
- HWZ: 3 h
- Wirkdauer: 18–36 h
- Plasmaproteinbindung: 100 %
- hepatische Umwandlung durch Glucuronidierung (70 %) und Sulfatierung (30 %), im Anschluss überwiegend renale Eliminierung der inaktiven Metaboliten

Intoxikation

- **Symptome:** Akute Symptome einer Intoxikation sind nicht bekannt. Bei Überdosierung stehen vermutlich Hyperglykämie und Hypokaliämie im Vordergrund.
- **Therapie:** ggf. symptomatisch

Einnahmehinweise und Patienteninformationen

- Einnahme der verordneten Dosis möglichst früh morgens mit etwas Nahrung
- eine Einschränkung von Verkehrstüchtigkeit und Reaktionsfähigkeit ist sehr unwahrscheinlich

Spezielle Patientengruppen und Sondersituationen

Geriatrie

- geeignet
  PRISCUS: nicht gelistet
  BEERS: nicht gelistet
- erhöhtes Osteoporose-Risiko bei dieser Patientengruppe beachten

Pädiatrie

- zugelassen für Säuglinge, Kleinkinder und Kinder
- Tagesdosis: 0,25–3 mg/kg KG

Schwangerschaft

- geeignet

- Die Tagesdosis sollte, wenn möglich, im 1. Trimenon 10 mg nicht überschreiten; insbes. in den Schwangerschaftswochen 8–11 sollte die Dosis möglichst niedrig gehalten werden (< 10 mg/d). Bei Dauertherapie sollte ggf. das fetale Wachstum sonografisch kontrolliert werden.

Stillzeit

- geeignet
- verhältnismäßig geringer Übergang in die Muttermilch auch bei kurzzeitiger Hochdosistherapie, daher Mittel der Wahl in der Stillzeit bei notwendiger Therapie mit Corticosteroiden

Niere

keine Dosisanpassung erforderlich

Leber

- **leichte Leberfunktionsstörung:** Dosisanpassung nicht erforderlich
- **mittelgradige bis schwere Leberfunktionsstörung:** ggf. Dosisreduktion

Geschlechterspezifika

Estrogene, z. B. orale Kontrazeptiva, können die Halbwertszeit von Prednisolon verlängern.

Ethnien

Bei afroamerikanischen Patienten wurde eine vergleichsweise erhöhte Inzidenz von Nebenwirkungen (insbes. bei Diabetes mellitus und arterieller Hypertonie) beobachtet.

! Besonderheiten und Cave

- vorsichtige Anwendung bei schwer einstellbarem Hypertonus, Diabetes mellitus und psychiatrischen Erkrankungen
- strenge Indikationsstellung bei akuten oder chronischen Infektionskrankheiten
- erhöhtes Infektionsrisiko, einschl. opportunistischer Infektionen wie *Pneumocystis-jirovecii*-Pneumonie, bei ≥ 15 mg/d und in Kombination mit anderen Immunsuppressiva
- möglichst keine (hoch dosierte) Therapie 4–8 Wochen vor und 2 Wochen nach Lebendimpfungen
- bei Therapiedauer > 3 Monaten Indikation zu einer Osteoporoseprophylaxe: Vitamin-D_3-Substitution (mind. 1 000 IE/d) und ausreichende Calciumversorgung mit der Nahrung, ggf. durch Substitution; Knochendichtemessung; bei ≥ 7,5 mg/d und einem T-Wert ≤ –1,5 Indikation zur spezifischen Osteoporosetherapie
- bei längerer Therapiedauer ophthalmologische Kontrollen empfohlen
- bei gleichzeitiger Therapie mit NSAR erheblich erhöhtes Risiko für gastrointestinale Ulzerationen, ggf. prophylaktische Therapie mit Protonenpumpeninhibitoren

- bei hoch dosierter intravenöser Therapie ≥250 mg sollte eine Kontrolle der Kaliumwerte sowie ggf. eine orale Kaliumsubstitution erwogen werden

Wirkstoffbeurteilung

Im Folgenden wird die Evidenz für Prednisolon in einigen häufig genutzten Indikationen aufgeführt:

- Bei **akuten Exazerbationen einer COPD** ist die zeitlich begrenzte systemische Gabe von Prednisolon wirksam und verkürzt die Dauer der Hospitalisierung. Eine schrittweise Dosisreduktion scheint nicht erforderlich zu sein. Als Langzeittherapie besteht in Kombination mit einer adäquaten inhalativen Therapie kein zusätzlicher Nutzen, eine Daueranwendung sollte bei COPD daher vermieden werden (Walters et al. 2009).
- Bei **akutem Asthmaanfall** wird die orale oder parenterale Gabe von 25–100 mg Prednisolon empfohlen. Als Dauertherapie sollte eine systemische Therapie mit Corticoiden nur bei unter maximaler Therapie nicht ausreichend kontrollierter Erkrankung (Stufe 5) erfolgen.
- Bei **chronischer Polyarthritis** verbessert eine initiale Kombinationstherapie mit Prednisolon und einer DMARD-Substanz (disease-modifying antirheumatic drug) das Ansprechen und reduziert die Anzahl radiologisch nachweisbarer Gelenkschäden. In der Langzeittherapie sollte durch adäquaten Einsatz von Basistherapeutika eine Steroiddosis ≤7,5 mg/d oder ein komplettes Absetzen angestrebt werden (Gorter et al. 2010).
- Bei **Polymyalgia rheumatica und Riesenzellarteriitis** ist Prednisolon Mittel der Wahl, in diesen Indikationen ist eine zu rasche Dosisreduktion zu vermeiden. Kommt es unter adäquater Dosisreduktion zu Rezidiven, sollte eine steroideinsparende Therapie, z. B. mit Methotrexat (off-label), erwogen werden.
- Für den Einsatz von Prednisolon bei **idiopathischem Hörverlust**, idiopathischem Schwindel, Arthrose und Fibromyalgie-Syndrom besteht keine ausreichende Evidenz.

Literatur

Gorter SL et al. Current evidence for the management of rheumatoid arthritis with glucocorticoids: a systematic literature review informing the EULAR recommendations for the management of rheumatoid arthritis. Ann Rheum Dis 2010; 69: 1010–4. doi:10.1136/ard.2009.127332.

Walters JA et al. Systemic corticosteroids for acute exacerbations of chronic obstructive pulmonary disease. Cochrane Database Syst Rev 2009; 1: CD001288. doi:10.1002/14651858.CD001288.pub3.

Pregabalin

Wirksamkeit ↑	Nutzen-Risiko-Bewertung ↑ bis →
QT-Zeit	
IND	**DOS**
neuropathische Schmerzen	150–600 mg/d p. o.
Zusatztherapie bei Epilepsie	150–600 mg/d p. o.
Generalisierte Angststörung	150–600 mg/d p. o.
NW	Sedierung, Tremor, Koordinationsstörungen, Schwindel
WW	andere zentral dämpfenden Substanzen, Opioid-Analgetika
CAVE	(geringes) Abhängigkeitspotenzial, suizidales Verhalten

Pregabalin ist in der Behandlung neuropathischer Schmerzen wirksam, Nebenwirkungen sind bei adäquater Dosierung jedoch nicht selten. Auch bei generalisierter Angststörung ist Pregabalin wirksam, allerdings stehen nebenwirkungsärmere Therapiealternativen zur Verfügung.

Handelsnamen und -formen

- Lyrica®
- Dosis:
  25 mg / 50 mg / 75 mg / 100 mg / 150 mg / 200 mg / 225 mg / 300 mg Kapseln
  20 mg/ml Lösung zum Einnehmen

Pharmakologie

Wirkmechanismus

Antiepileptikum und Neuropathiemittel

- Modulation der neuronalen Erregungsweiterleitung durch Bindung an spannungsabhängige Calciumkanäle im ZNS
- antikonvulsive und analgetische Wirkung

Indikationen und Dosis

- neuropathische Schmerzen, Zusatztherapie bei Epilepsie
  - initial 2–3 × tgl. 50 mg, bei unzureichender Wirkung Steigerung in Abständen von mind. 1 Woche auf 300 mg, max. 600 mg/d

- Generalisierte Angststörung
  - ▸ initial 2–3 × tgl. 50 mg, bei unzureichender Wirkung Steigerung in Abständen von mind. einer Woche auf 300 mg, 450 mg bis max. 600 mg/d
- Restless-Legs-Syndrom (off-label)
  - ▸ initial 1 × tgl. 150 mg zur Nacht, Dosissteigerung nach einer Woche auf 300 mg zur Nacht

» Kontraindikationen

keine

Nebenwirkungen

- **sehr häufig:** Sedierung
- **häufig:** Gewichtszunahme, veränderter Affekt, Desorientierung, Koordinationsstörungen, Tremor, Dysarthrie, kognitive Störungen, Parästhesie, Gleichgewichtsstörung, Muskelzucken, Kopfschmerzen, verschwommenes Sehen, Schwindel, Übelkeit, Mundtrockenheit, Verstopfung, erektile Dysfunktion
- **weitere relevante Nebenwirkungen:** Neutropenie, Enzephalopathie, Halluzinationen, Depressionen, Suizidalität, Sprachstörungen, Synkopen, Verlust des Sehvermögens, Herzrhythmusstörungen, Herzinsuffizienz, QT-Zeit-Verlängerung, Pancreatitis, Rhabdomyolyse, Harninkontinenz und -verhalt, Blutbild- und Leberwertveränderungen

Wechselwirkungen

kontraindiziert: keine

problematisch: andere zentral dämpfende Substanzen: gegenseitige Wirkungsverstärkung möglich; Opioid-Analgetika: verstärktes Auftreten von Obstipation möglich

Pharmakokinetik

- BV: >90 %
- t_{max}: 2,5 h
- HWZ: 6,3 h
- Plasmaproteinbindung: 0 %
- Pregabalin wird zu 98 % unverändert renal ausgeschieden

P

Intoxikation

- **Symptome:** Somnolenz, Verwirrtheit, Unruhe
- **Therapie:** supportive Therapie, ggf. Elimination durch Hämodialyse

Einnahmehinweise und Patienteninformationen

- Einnahmehinweise zwei- oder dreimal täglich unabhängig von den Mahlzeiten
- Alkoholkonsum kann unerwünschte Wirkungen von Pregabalin verstärken

- eine Einschränkung von Verkehrstüchtigkeit und Reaktionsfähigkeit ist möglich, insbes. bei Neueinstellung, Erhöhung der Dosis oder in Kombination mit Alkohol; bei der Behandlung einer Epilepsie sind die gesonderten Empfehlungen zur Fahrtüchtigkeit zu beachten
- bei Frauen im gebärfähigen Alter auf sichere Kontrazeption während der Therapie hinweisen!

Spezielle Patientengruppen und Sondersituationen

Geriatrie

- geeignet
  PRISCUS: nicht gelistet
  BEERS: nicht gelistet
- vermehrte Sturzneigung durch Gangstörung und Sedierung möglich

Pädiatrie

- nicht zugelassen
- geeignete Alternative: Gabapentin

Schwangerschaft

- möglichst nicht anwenden bei unzureichender Datenlage
- geeignete Alternativen: Citalopram (Angststörungen), Amitriptylin niedrig dosiert (neuropathische Schmerzen), Lamotrigin (Epilepsie)

Stillzeit

möglichst nicht anwenden bei unzureichender Datenlage

Niere

- **GFR < 60 ml/min/1,73 m^2:** Dosisreduktion um 50 %, max. 300 mg/d
- **GFR < 30 ml/min/1,73 m^2:** Dosisreduktion um 75 %, max. 150 mg/d
- **GFR < 15 ml/min/1,73 m^2:** 25–75 mg 1 × tgl., max. 75 mg/d
- **Dialyse:** 25–75 (100) mg als Zusatzdosis nach Dialyse

Leber

keine Dosisanpassung erforderlich

Geschlechterspezifika

keine klinisch relevanten Unterschiede bekannt

Ethnien

keine klinisch relevanten Unterschiede bekannt

! Besonderheiten und Cave

- mögliche Sedierung und Sturzneigung bei Behandlung mit Pregabalin, insbes. bei älteren Patienten beachten

P

- vorübergehende Beeinträchtigung der Sehschärfe möglich, bei stärkeren Veränderungen Pregabalin absetzen
- Entzugssymptome, einschl. Entzugskrämpfe, bei raschem Absetzen möglich; schrittweise Dosisreduktion, insbes. nach längerer Anwendung empfohlen
- erhöhtes Risiko für das Auftreten einer symptomatischen Herzinsuffizienz bei älteren kardiovaskulär vorbelasteten Patienten
- gering erhöhtes Risiko für suizidales Verhalten unter Therapie mit Pregabalin nicht auszuschließen
- Fälle von missbräuchlicher Verwendung wurden beschrieben, Vorsicht bei Patienten mit Substanzabusus in der Vorgeschichte, keine Anwendung bei Polytoxikomanen

Wirkstoffbeurteilung

- Pregabalin ist bei ausreichend hoher Dosierung in der **Behandlung chronischer neuropathischer Schmerzen** (bei diabetischer Neuropathie, Post-Zoster-Neuralgie, zentral bedingten neuropathischen Schmerzen) wirksam (Moore et al. 2009) und wird in den Leitlinien der deutschen Gesellschaft für Neurologie in dieser Indikation empfohlen (Diener 2012). Bei ausgeprägten Beschwerden kann eine Kombination mit Opioid-Analgetika sinnvoll sein (Chaparro et al. 2012). Nebenwirkungen sind in der Monotherapie wie in der Kombinationstherapie häufig und führen bei 20–25 % der Patienten zu einem Therapieabbruch.
- Pregabalin als Zusatztherapie reduziert die Anfallshäufigkeit bei unter Monotherapie unzureichend kontrollierter fokaler **Epilepsie** (Lozsadi et al. 2008).
- Pregabalin ist wirksamer als Placebo in der **Behandlung einer generalisierten Angststörung** (GAD) (Boschen 2011). In dieser Indikation sollte jedoch vorzugsweise an die Möglichkeit psychotherapeutischer Interventionen gedacht werden (Hofmann et al. 2008). Die aktuelle S3-Leitlinie „Behandlung von Angststörungen“ (Bandelow et al. 2014) sieht für die Anwendung von Pregabalin bei GAD-Patienten ebenso wie für Escitalopram, Paroxetin, Venlafaxin und Duloxetin die höchste Evidenzkategorie (Ia), jedoch einen niedrigeren Empfehlungsgrad (B) als für die anderen Substanzen.
- Kleinere Studien konnten eine Wirksamkeit von Pregabalin beim **Restless-Legs-Syndrom** nachweisen, der Einsatz ist in Deutschland jedoch nicht zugelassen. Eine Therapie kommt evtl. als Reservemedikament bei Unverträglichkeit oder dem Auftreten einer Augmentation unter L-Dopa oder Dopaminagonisten infrage.

Literatur

Bandelow B et al. Deutsche S3-Leitlinie „Behandlung von Angststörungen“. 2014.

Boschen MJ. A meta-analysis of the efficacy of pregabalin in the treatment of generalized anxiety disorder. Can J Psychiatry 2011; 56: 558–66.

Chaparro LE et al. Combination pharmacotherapy for the treatment of neuropathic pain in adults. Cochrane Database Syst Rev 2012; CD008943. doi:10.1002/14651858.CD008943.pub2.
Diener H-C. Leitlinien für Diagnostik und Therapie in der Neurologie. Stuttgart, New York: Thieme 2012.
Hofmann SG et al. Cognitive-behavioral therapy for adult anxiety disorders: a meta-analysis of randomized placebo-controlled trials. J Clin Psychiatry 2008; 69: 621–32.
Lozsadi D et al. Pregabalin add-on for drug-resistant partial epilepsy. Cochrane Database Syst Rev 2008; CD005612. doi:10.1002/14651858.CD005612.pub2.
Moore RA et al. Pregabalin for acute and chronic pain in adults. Cochrane Database Syst Rev 2009; CD007076. doi:10.1002/14651858.CD007076.pub2.

Quetiapin

Wirksamkeit ↑	Nutzen-Risiko-Bewertung ↑ bis →
QT-Zeit	CYP3A4
IND	**DOS**
Schizophrenie	initial 100–300 mg/d p. o., mittlere Erhaltungsdosis 400–800 mg/d p. o.
bipolare affektive Störungen	initial 50–300 mg/d p. o., mittlere Erhaltungsdosis 400–600 (800) mg/d p. o.
Zusatztherapie bei depressiven Episoden	initial 50 mg/d p. o., Erhaltungsdosis 150–300 mg/d p. o. (nur Retardformen)
NW	Somnolenz, Schwindel, Gewichtszunahme, gestörte Glucosetoleranz, Dyslipidämie, Hypotonie, Spätdyskinesien
WW	Phenprocoumon, Warfarin
CAVE	kontraindiziert bei Demenz-assoziierten Psychosen, malignes neuroleptisches Syndrom

Quetiapin ist Mittel der Wahl zur Behandlung von depressiven Phasen einer bipolaren affektiven Störung. Bei Schizophrenie ist Quetiapin wirksam und führt seltener zu extrapyramidalen Nebenwirkungen als typische Neuroleptika.

Handelsnamen und -formen

- Seroquel®, Quetiapin (generisch)
- Dosis:
  25 mg / 50 mg / 100 mg / 150 mg / 200 mg / 300 mg Filmtabletten
  50 mg / 150 mg / 200 mg / 300 mg / 400 mg Retardtabletten

Pharmakologie

Wirkmechanismus

atypisches Antipsychotikum

- ▶ Antagonismus (Quetiapin und aktiver Metabolit) überwiegend an serotonergen 5-HT_2- und weniger an dopaminergen D_1- und D_2-Rezeptoren; durch die geringere Wechselwirkung mit dem dopaminergen System reduziertes Risiko für extrapyramidale Nebenwirkungen im Vergleich zu den typischen Antipsychotika

- außerdem hohe Affinität zum Norepinephrin-Transporter (NET), zu α_1- und histaminergen Rezeptoren sowie weniger ausgeprägte Affinität zu α_2- und serotonergen 5-HT_{1A}-Rezeptoren
- antipsychotische und stimmungsstabilisierende Wirkung

Indikationen und Dosis

- Schizophrenie
  - unretardiert: initial 1 × tgl. 50 mg p. o., dann 1 × tgl. 100 mg p. o. (2. Tag), Dosissteigerung um 100 mg/d bis zum Erreichen einer Erhaltungsdosis von 300 mg/d in 2–3 Einzeldosen; weitere Dosissteigerung bis max. 750 mg/d
  - retardiert: initial 1 × tgl. 300 mg p. o., Dosissteigerung auf 1 × tgl. 400–600 mg p. o. ab dem 2. Tag möglich; Maximaldosis 800 mg/d
- manische Phasen einer bipolaren Störungen
  - unretardiert: initial 1 × tgl. 100 mg p. o., dann schrittweise Dosiserhöhung um 100 mg pro Tag bis zur empfohlenen Erhaltungsdosis von 300 mg/d (max. 800 mg) in 1 oder 2 Einzeldosen (höhere Dosierung zur Nacht)
  - retardiert: initial 1 × tgl. 300 mg, Dosissteigerung auf 1 × tgl. 400–600 mg p. o. ab dem 2. Tag möglich; Maximaldosis 800 mg/d; zur Rezidivprophylaxe wird die Therapie in der Dosis fortgeführt, auf die der Patient in der Akutphase respondiert hat
- depressive Episoden einer bipolaren Störung
  - unretardiert: initial 1 × tgl. 50 mg p. o., dann 1 × tgl. 100 mg p. o. (2. Tag), Dosissteigerung um 100 mg/d bis zum Erreichen einer Erhaltungsdosis von 300 mg/d in 1 oder 2 Einzeldosen (höhere Dosierung zur Nacht); weitere Dosissteigerung bis max. 600 mg/d
  - retardiert: initial 1 × tgl. 50 mg p. o., dann 1 × tgl. 100 mg p. o. (2. Tag), Dosissteigerung um 100 mg/d bis zum Erreichen einer Erhaltungsdosis von 300 mg/d zur Nacht; in Einzelfällen weitere Dosissteigerung bis max. 600 mg/d; zur Rezidivprophylaxe wird die Therapie in der Dosis fortgeführt, auf die der Patient in der Akutphase respondiert hat
- Zusatztherapie bei Episoden einer monopolaren Depression
  - retardiert: initial 1 × tgl. 50 mg p. o. (zur Nacht), ab dem 3. Tag 1 × tgl. 150 mg p. o. (zur Nacht); weitere Dosissteigerung auf bis zu 300 mg/d

» Kontraindikationen

gleichzeitige Anwendung von starken CYP3A4-Inhibitoren (► vordere Umschlaginnenseite); Patienten mit Demenz-assoziierten Psychosen

Nebenwirkungen

- **sehr häufig:** Hb-Abfall, Dyslipidämie, gesteigerter Appetit und Gewichtszunahme, Schwindel, Somnolenz, Kopfschmerzen, extrapyramidale Symptome, Mundtrockenheit
- **häufig:** Blutbildveränderungen, Hyperprolaktinämie, Hypothyreose, gestörte Glucosetoleranz, anormale und Albträume, Dysarthrie, Tachykardie,

verschwommenes Sehen, Palpitationen, orthostatische Hypotonie, Dyspnoe, gastrointestinale Unverträglichkeit und Obstipation, Leberwerterhöhungen, periphere Ödeme

- **weitere relevante Nebenwirkungen:** Agranulozytose, SIADH und Hyponatriämie, metabolisches Syndrom, Krampfanfälle, Spätdyskinesien, Restless-Legs-Syndrom, QT-Zeit-Verlängerung, venöse Thromboembolien, Pancreatitis, Leberschädigung, malignes neuroleptisches Syndrom, CK-Erhöhung, Rhabdomyolyse, Dysphagie, Galaktorrhoe und Menstruationsstörungen als Folge einer Hyperprolaktinämie, sexuelle Funktionsstörungen, Priapismus

Wechselwirkungen

kontraindiziert: starke CYP3A4-Inhibitoren: ► vordere Umschlagseite

problematisch: andere zentral dämpfende Medikamente und Alkohol: gegenseitige Wirkungsverstärkung

Phenprocoumon[1], Warfarin[1]

1 INR-Erhöhung möglich, INR-Kontrollen empfohlen

Pharmakokinetik

- BV: unbekannt
- t_{max}: unretardiert 2 h, retardiert 6 h
- HWZ: 7 h (N-Desalkylquetiapin 12 h)
- Plasmaproteinbindung: 83 %
- Metabolisierung: hepatische Metabolisierung über CYP3A4 u. a. zum aktiven Metaboliten N-Desalkylquetiapin
- Elimination: 73 % renal, 21 % über die Faeces

Intoxikation

- **Symptome:** Sedierung bis zum Coma, Hypotonie, Tachykardie, Krampfanfälle, Atemdepression
- **Therapie:** frühe Gabe von Aktivkohlesuspension (1 g/kg KG), unterstützende Maßnahmen, keine Gabe von Adrenalin oder Dopamin (paradoxer Blutdruckabfall möglich)

Einnahmehinweise und Patienteninformationen

- Einnahme in genügendem Abstand (1 h) vor den Mahlzeiten oder vor dem Schlafengehen
- gleichzeitiger Verzehr von Grapefruit und grapefruithaltigen Produkten sollte vermieden werden
- Alkoholkonsum kann unerwünschte Wirkungen von Quetiapin verstärken
- eine Einschränkung von Verkehrstüchtigkeit und Reaktionsfähigkeit ist möglich, insbes. bei Neueinstellung, Erhöhung der Dosis oder in Kombination mit Alkohol

Spezielle Patientengruppen und Sondersituationen

Geriatrie

- geeignet
  PRISCUS: nicht gelistet
  BEERS: nicht gelistet
  - Quetiapin als geeignete Therapiealternative zu anderen Antipsychotika bei Morbus Parkinson
- Dosisreduktion um 50 % empfohlen
- (atypische) Antipsychotika erhöhen das Mortalitätsrisiko von Patienten mit Demenz-assoziierten Psychosen und sollten in dieser Indikation nicht verordnet werden

Pädiatrie

nicht zugelassen

Schwangerschaft

- ausreichender Erfahrungsumfang, Anwendung unter Abwägung von Nutzen und Risiko im 1.–3. Trimenon grundsätzlich möglich, sonografische Kontrollen der Entwicklung des Kindes werden empfohlen
- perinatal kann es zu Anpassungsstörungen des Neugeborenen kommen, evtl. Dosisreduktion zum Entbindungszeitpunkt

Stillzeit

unzureichender Erfahrungsumfang; ist eine Behandlung mit Quetiapin notwendig, sollte nicht gestillt werden

Niere

keine Dosisanpassung erforderlich

Leber

- **leichte bis mittlere Einschränkung der Leberfunktion:** Initialdosis 25 mg/d, Dosissteigerung in 25-mg-Schritten in Abhängigkeit von Ansprechen und unerwünschten Wirkungen
- **schwere Einschränkung der Leberfunktion:** nicht empfohlen

Geschlechterspezifika

keine klinisch relevanten Unterschiede bekannt

Ethnien

keine klinisch relevanten Unterschiede bekannt

! Besonderheiten und Cave

- erhöhtes Suizidrisiko bei Patienten mit einer depressiven Symptomatik bis zum Wirkungseintritt möglich, initial engmaschige Anbindung

- extrapyramidale Symptome und Spätdyskinesien können auch unter Quetiapin auftreten, in Einzelfällen auch nach Beendigung der Therapie
- vorsichtige Anwendung bei Patienten mit Herz-Kreislauf-Erkrankungen, einschl. angeborener QT-Zeit-Verlängerungen oder Krampfanfällen in der Vorgeschichte
- Somnolenz, Schwindel, Hypotonie und Sturzneigung bei Behandlung mit Quetiapin möglich, engmaschige Überwachung von Patienten mit Begleiterkrankungen, die für diese Zustände anfällig machen
- Auftreten von Schlaflosigkeit, Übelkeit, Kopfschmerzen und Diarrhoe bei abruptem Absetzen möglich, daher schrittweise Dosisreduktion über mind. 2 Wochen empfohlen
- atypische Antipsychotika erhöhen das Mortalitätsrisiko von Patienten mit Demenz-assoziierten Psychosen und sollten in dieser Indikation nicht verordnet werden
- malignes neuroleptisches Syndrom (Hyperthermie, Bewusstseinsstörung, Rigor und CK-Anstieg): Quetiapin absetzen, stationär psychiatrische oder intensivmedizinische Behandlung je nach Schweregrad
- schwere Neutropenie als mögliche Nebenwirkung, Laborkontrollen und Überwachung auf Infektionen, insbes. zu Beginn der Therapie erforderlich
- empfohlene Kontrolluntersuchungen: ► Tab. 3

Tab. 3 Kontrollparameter und -zeitpunkte bei Quetiapin-Gabe

Untersuchung	Zeitraum					
	Woche 1	Woche 4	Woche 12	3-monatlich	½-jährlich	jährlich
BMI, Hüftumfang, Blutdruck, Puls	X	X	X	X		
Blutbild, Leberenzyme	X	X	X	X		
Kreatinin	X	X	X		X	
EKG	X	X	(X)		X	
Lipidstatus	X	X	X			X
Nüchternglucose	X	X	X			X

Q

Wirkstoffbeurteilung

- Quetiapin wird zusammen mit anderen typischen und atypischen Antipsychotika zur Behandlung einer **Schizophrenie** in internationalen Leitlinien empfohlen (Hasan et al. 2012, 2013). Eine grundsätzliche Überlegenheit von Quetiapin gegenüber typischen Antipsychotika konnte nicht nachgewiesen werden, allerdings treten extrapyramidale Nebenwirkungen, Hyperprolaktinämie und EKG-Veränderungen seltener auf (Suttajit et al. 2013).
- Quetiapin wird in der S3-Leitlinie „Diagnostik und Therapie bipolarer Störungen“ bei guter Evidenzlage zusammen mit Stimmungsstabilisierern und anderen atypischen Antipsychotika zur phasenspezifischen Behandlung der Manie empfohlen (DGPPN et al. 2014).
- Quetiapin wird bei guter Evidenzlage als Mittel 1. Wahl zur phasenspezifischen Behandlung einer depressiven Episode empfohlen.
- Quetiapin wird nicht als Monotherapie zur Phasenprophylaxe bei Patienten mit bipolarer Störung empfohlen, hier ist Lithium unverändert Mittel der Wahl. Bei unzureichendem Ansprechen auf Lithium kann bei Patienten, die in der Akutbehandlung auf Quetiapin respondiert haben, dieses als Kombinationspartner eingesetzt werden.
- Quetiapin ist als Zusatztherapie in der Behandlung einer depressiven Episode wirksam (Spielmans et al. 2013), die Entscheidung einer Behandlung mit Quetiapin sollte im Rahmen eines psychiatrischen Gesamtkonzeptes durch einen Facharzt erfolgen.

Literatur

DGPPN et al. S3-Leitlinie „Diagnostik und Therapie bipolarer Störungen“. 2014.

Hasan A et al. World Federation of Societies of Biological Psychiatry (WFSBP) Guidelines for Biological Treatment of Schizophrenia, part 1: update 2012 on the acute treatment of schizophrenia and the management of treatment resistance. World J Biol Psychiatry 2012; 13: 318–78. doi:10.3109/15622975.2012.696143.

Hasan A et al. World Federation of Societies of Biological Psychiatry (WFSBP) guidelines for biological treatment of schizophrenia, part 2: update 2012 on the long-term treatment of schizophrenia and management of antipsychotic-induced side effects. World J Biol Psychiatry 2013; 14: 2–44. doi:10.3109/15622975.2012.739708.

Spielmans GI et al. Adjunctive atypical antipsychotic treatment for major depressive disorder: a meta-analysis of depression, quality of life, and safety outcomes. PLoS Med 2013; 10: e1001403. doi:10.1371/journal.pmed.1001403.

Suttajit S et al. Quetiapine versus typical antipsychotic medications for schizophrenia. Cochrane Database Syst Rev 2013; CD007815. doi:10.1002/14651858.CD007815.pub2.

Ramipril

Wirksamkeit ↑	Nutzen-Risiko-Bewertung ↑
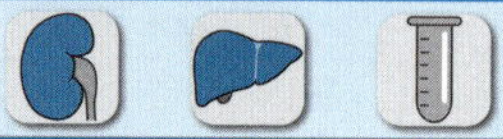	
IND	**DOS**
arterielle Hypertonie	1 × tgl. 2,5–10 mg p. o.
chronische Herzinsuffizienz	1,25–10 mg/d p. o. in 2 Einzeldosen
NW	Hyperkaliämie, Hypotonie, Reizhusten
WW	Aliskiren, Angiotensin-II-Rezeptor-Antagonisten, NSAR
CAVE	angioneurotisches Ödem (0,3 %)

Ramipril und gehört zu den Mitteln der 1. Wahl zur Therapie der arteriellen Hypertonie, Herzinsuffizienz und chronischen Nierenerkrankungen und ist in diesen Indikationen nachgewiesen wirksam.

Handelsnamen und -formen

- Delix®, Ramipril (generisch)
- Dosis: 2,5 mg / 5 mg / 10 mg Tabletten
- in Fixkombination mit Diuretika und Felodipin

Pharmakologie

Wirkmechanismus

ACE-Hemmer

- kompetitive Hemmung des Angiotensin-I-Converting-Enzyms
- reduzierte plasmatische Angiotensin-II-Konzentration → Vasodilatation
- Blutdrucksenkung (ohne signifikanten Effekt auf die Herzfrequenz)

Indikationen und Dosis

- arterielle Hypertonie
  - initial 1 × tgl. 2,5 mg p. o., Dosissteigerung bei unzureichender Wirkung auf 1 × tgl. 5 mg p. o. nach 2–4 Wochen, max. 10 mg/d
- kardiovaskuläre Prävention bei Patienten mit manifester atherothrombotischer kardiovaskulärer Erkrankung oder Diabetes und zusätzlichen kardiovaskulären Risikofaktoren
  - initial 1 × tgl. 2,5 mg p. o., Dosissteigerung bei guter Verträglichkeit alle 2–4 Wochen bis zur Zieldosis von 1 × tgl. 10 mg p. o.

- nichtdiabetische Nephropathie mit Makroproteinurie oder diabetische Mikroalbuminurie
  - initial 1 × tgl. 1,25 mg p. o., Dosissteigerung bei guter Verträglichkeit 2–4 Wochen bis zur Zieldosis von 1 × tgl. 5 mg p. o.
- symptomatische Herzinsuffizienz
  - initial 1 × tgl. 1,25 mg p. o., Dosisverdoppelung bei guter Verträglichkeit alle 2–4 Wochen bis zur Zieldosis von 2 × tgl. 5 mg p. o. oder der höchsten tolerierten Dosis
- sekundäre Prävention nach akutem Myokardinfarkt
  - initial 2 × tgl. 1,25–2,5 mg p. o., weitere Dosierung wie bei Herzinsuffizienz; wird eine Tagesdosis von 5 mg nicht toleriert, Behandlung unterbrechen

» Kontraindikationen

angioneurotisches Syndrom in der Vorgeschichte, hypotensive und hämodynamisch instabile Patienten, extrakorporale Behandlung mit Kontakt zwischen Blut und negativ geladenen Oberflächen, 2. und 3. Schwangerschaftstrimenon, (beidseitige Nierenarterienstenose oder Nierenarterienstenose bei Einzelniere)

Nebenwirkungen

- **sehr häufig:** keine
- **häufig:** Kopfschmerzen, Schwindel, Somnolenz, Reizhusten, gastrointestinale Unverträglichkeit, Myalgien, Hyperkaliämie, Hypotonie, Synkopen
- **weitere relevante Nebenwirkungen:** Blutbildveränderungen, Bronchospasmus, Pancreatitis, Verschlechterung der Nierenfunktion, angioneurotische Ödeme, Erhöhung der Leberwerte, Leberzellschaden

Wechselwirkungen

kontraindiziert: keine

problematisch: Acemetacin[1], Acetylsalicylsäure[1], **Aliskiren**[2], Allopurinol[3], Amilorid[4], **Azilsartan**[2], **Candesartan**[2], Celecoxib[1], Chlorthalidon[5], Ciclosporin[4], Cotrimoxazol[4], Diclofenac[1], Eplerenon[4], **Eprosartan**[2], Etoricoxib[1], Furosemid[5], Glibenclamid[6], Gliclazid[6], Glimepirid[6], Gliquidon[6], Hydrochlorothiazid[5], Ibuprofen[1], Indapamid[5], Indometacin[1], Insulin[6], **Irbesartan**[2], Kalium[7], Ketoprofen[1], Lithium[8], **Losartan**[2], Meloxicam[1], Naproxen[1], Nateglinid[6], **Olmesartan**[2], Parecoxib[1], Piretanid[5], Piroxicam[1], Repaglinid[6], Spironolacton[4], Tacrolimus[4], **Telmisartan**[2], Torasemid[5], Triamteren[4], Trimethoprim[4], **Valsartan**[2], Xipamid[5]

1 NSAR und Coxibe: Verminderung der antihypertensiven Wirkung, erhöhtes Risiko einer Verschlechterung der Nierenfunktion und einer Hyperkaliämie, ggf. Laborkontrollen

2 Sartane und Aliskiren: erhöhtes Risiko einer Verschlechterung der Nierenfunktion und eines dialysepflichtigen Nierenversagens, Kombination vermeiden

3 Allopurinol: erhöhtes Risiko für allergische Reaktionen (ggf. anderes Antihypertensivum wählen, keinen ACE-Hemmer)

4 kaliumsparende Diuretika und potenziell nephrotoxische Substanzen: erhöhtes Risiko einer Hyperkaliämie und leicht erhöhtes Risiko einer Verschlechterung der Nierenfunktion, ggf. Laborkontrollen
5 Diuretika: leicht erhöhtes Risiko einer Verschlechterung der Nierenfunktion und überschießende BZ-Senkung, vorsichtige Eindosierung
6 verstärkte BZ-Senkung möglich, ggf. Dosisanpassung
7 erhöhtes Risiko einer Hyperkaliämie
8 erhöhter Serumspiegel von Lithium, Spiegelkontrolle empfohlen

Pharmakokinetik

- BV: ca. 50 %
- t_{max} (Ramiprilat): 2–4 h
- HWZ: 13–17 h
- Plasmaproteinbindung: 50–70 %
- Ramipril ist ein Prodrug und wird nach oraler Gabe in den aktiven Metaboliten Ramiprilat umgewandelt; Ramiprilat wird unverändert oder nach hepatischer Konjugation überwiegend renal ausgeschieden

Intoxikation

- **Symptome:** Hypotonie, Schock, Elektrolytstörungen und Nierenversagen
- **Therapie:** frühe Gabe von Aktivkohlesuspension (1 g/kg KG), Kreislaufstabilisierung

Einnahmehinweise und Patienteninformationen

- Einnahme ein- oder zweimal täglich unabhängig von den Mahlzeiten
- eine Einschränkung von Verkehrstüchtigkeit und Reaktionsfähigkeit ist unwahrscheinlich, außer bei Blutdruckschwankungen zu Beginn der Therapie
- bei Frauen im gebärfähigen Alter auf sichere Kontrazeption während der Therapie hinweisen!

Spezielle Patientengruppen und Sondersituationen

Geriatrie

geeignet

- PRISCUS: nicht gelistet
- BEERS: nicht gelistet

Pädiatrie

- nicht zugelassen bei unzureichender Studienlage
- ACE-Hemmer können unter Abwägung von Nutzen und Risiko in der Therapie der arteriellen Hypertonie und einer chronischen Niereninsuffizienz bei Kindern eingesetzt werden, Dosierung: 0,05–0,2 mg/kg KG
- geeignete Alternative: Valsartan

Schwangerschaft

- **1. Trimenon:** möglichst nicht anwenden (nach versehentlicher Therapie in die Frühschwangerschaft hinein Umstellung der antihypertensive Therapie)
- **2. und 3. Trimenon:** kontraindiziert (Berichte über Fetopathien mit fetaler Anurie, Lungenhypoplasie, Kontrakturen der Extremitäten, Hypoplasien der Schädelkalotte, Thrombosen der V. cava inferior und Oligo-/Anhydramnion); bei Exposition bis ins 2. Trimenon hinein Umstellung der antihypertensiven Therapie sowie Ausschluss eines Oligohydramnions und Kontrolle des Neugeborenen hinsichtlich Nierenfunktion und Hypotonie
- Patientinnen, die planen, schwanger zu werden, sollten vor Beginn der Schwangerschaft auf eine alternative antihypertensive Therapie umgestellt werden
- **Alternativen:** Alpha-Methyldopa (1. Wahl), Metoprolol, Nifedipin

Stillzeit

- in den ersten Wochen nach der Entbindung bei Ramipril-Therapie nicht stillen (kardiovaskuläre und renale Effekte beim Säugling); ab 8 Wochen nach Entbindung kann auch unter Ramipril-Therapie gestillt werden (Säugling auf Hypotonie beobachten)
- geeignete Alternativen: Alpha-Methyldopa, Metoprolol, Nifedipin

Niere

- **GFR < 60 ml/min/1,73 m²:** Maximaldosis 5 mg/d
- **GFR < 30 ml/min/1,73 m² und Dialyse:** Initialdosis 1 × tgl. 1,25 mg p. o., Maximaldosis 5 mg/d

Leber

- **mittelgradige bis schwere Leberfunktionsstörung:** Maximaldosis 5 mg/d
- **Ikterus, Cholestase oder deutlicher Leberwert-Anstieg:** Therapie mit ACE-Hemmer sofort beenden, Abklärung eines hepatisch-nekrotischen Syndroms

Geschlechterspezifika

keine klinisch relevanten Unterschiede bekannt

Ethnien

Bei Patienten afrikanischer Abstammung sollten in der Hochdrucktherapie vorzugsweise Thiaziddiuretika oder Calciumkanalblocker eingesetzt werden.

! Besonderheiten und Cave

- 25 % der Maximaldosis eines ACE-Hemmers erzielen etwa 65 % der max. Blutdrucksenkung, 50 % der Maximaldosis ca. 90 % der Blutdrucksenkung; eine Kombinationstherapie mit Calciumantagonisten oder Diuretika ist einer Monotherapie bei Maximaldosierung für die Indikation Hypertonie vorzuziehen
- symptomatische Hypotonie nach Erstgabe möglich bei Kombination mit einem Diuretikum, Patienten mit schwerer Hypertonie, dekompensierter Herzinsuf-

fizienz, Aorten- oder Mitralklappenstenose, Nierenarterienstenose und Leberzirrhose, latentem oder manifestem Volumen- oder Salzmangel → niedrige Initialdosis (1,25 mg/d) wählen, ggf. erste Einnahme unter Beobachtung
- bei persistierendem Reizhusten (bis zu 10 % der Patienten) Umstellung üblicherweise auf einen Angiotensin-II-Rezeptor-Antagonisten
- **angioneurotisches Ödem** als seltene, aber schwerwiegende Komplikation bei der Behandlung mit einem ACE-Hemmer
  - Behandlung: ACE-Hemmer sofort absetzen, Antihistaminika nur wenig wirksam, Atemwege sichern, intensivmedizinische Betreuung, Rescue-Medikation (off-label): Firazyr® (Icatibant) 1 × 30 mg s. c. oder Berinert® (humaner C1-Esterase-Inhibitor) 1 × 20 IE/kg KG i. v.
- Kombination Sartan/Aliskiren und ACE-Hemmer („duale RAAS-Blockade“): in den meisten Fällen überwiegen die Risiken (Hyperkaliämie, Nierenversagen) den möglichen Nutzen bei dieser Kombination; sinnvoll lediglich in besonderen Ausnahmefällen (Herzinsuffizienz NYHA II–IV mit LVEF ≤ 40 % und persistierender Symptomatik unter kombinierter ACE-Hemmer- und β-Rezeptoren-Blocker-Therapie, falls Spironolacton oder Eplerenon nicht vertragen werden)
- vor Operationen mit Allgemeinanästhesie ACE-Hemmer pausieren
- Verstärkung anaphylaktischer Reaktionen bei Hyposensibilisierung möglich, ACE-Hemmer bei hohem Risiko pausieren
- LDL-Apharese oder Hämodialyse mit (älteren) High-Flux-Polyacrylnitrilmembranen (AN69) wegen schwerer anaphylaktischer Reaktionen kontraindiziert
- verbesserte BZ-Einstellung, aber auch verstärkte Hypoglykämieneigung bei medikamentös therapierten Diabetikern möglich
- empfohlene Laborkontrollen: ▸ Anhang, S. 566

Wirkstoffbeurteilung

- Ramipril ist in der **Behandlung der arteriellen Hypertonie** wirksam und wird zusammen mit anderen ACE-Hemmern von den europäischen Leitlinien empfohlen. Ramipril senkt die Mortalität von Hochrisikopatienten (in der Dosierung 10 mg/d) (Yusuf et al. 2000). Als Kombinationspartner sind Calciumantagonisten Mittel 1. Wahl, da in der ACCOMPLISH-Studie eine gegenüber Hydrochlorothiazid leicht überlegene Senkung der Mortalität gezeigt werden konnte.
- Ramipril und andere ACE-Hemmer führen in der Behandlung einer **symptomatischen Herzinsuffizienz** zu einer Reduktion von Mortalität und Hospitalisierungen (Garg et al. 1995) und sind in dieser Indikation in Kombination mit β-Rezeptoren-Blockern Mittel der 1. Wahl.
- Ramipril wirkt bei Patienten mit diabetischer und nichtdiabetischer **Nephropathie und Proteinurie** moderat nephroprotektiv und ist daher zusammen mit anderen ACE-Hemmern Mittel der Wahl bei der Behandlung der arteriellen Hypertonie bei Diabetikern sowie verschiedenen nephrologischen Erkrankungen (Mancia et al. 2013).

- In der **Akuttherapie nach Myokardinfarkt** senkt Ramipril die Mortalität, die Studiendaten stammen allerdings aus Zeiten, in denen eine Thrombolyse Behandlung der Wahl des Myokardinfarktes war. Aktuell werden ACE-Hemmer in jedem Fall bei Hochrisikopatienten und bei frühen Anzeichen einer Herzinsuffizienz nach Myokardinfarkt empfohlen.
- Nur bei Unverträglichkeit gegen ACE-Hemmer (Husten, Angioödem) sollte trotz der schlechteren Evidenzlage eine Therapie mit Angiotensin-II-Rezeptor-Antagonisten vorgezogen werden.

Literatur

Garg R et al. Overview of randomized trials of angiotensin-converting enzyme inhibitors on mortality and morbidity in patients with heart failure. Collaborative Group on ACE Inhibitor Trials. JAMA 1995; 273: 1450–6.

Mancia G et al. ESH/ESC guidelines for the management of arterial hypertension: the task force for the management of arterial hypertension of the European Society of Hypertension (ESH) and the European Society of Cardiology (ESC). Eur Heart J 2013; 34: 2159–219.

Wright JT Jr et al. Outcomes in hypertensive black and nonblack patients treated with chlorthalidone, amlodipine, and lisinopril. JAMA 2005; 293: 1595–608. doi:10.1001/jama.293.13.1595.

Yusuf S et al. Effects of an angiotensin-converting-enzyme inhibitor, ramipril, on cardiovascular events in high-risk patients. The Heart Outcomes Prevention Evaluation Study Investigators. N Engl J Med 2000; 342: 145–53, doi:10.1056/NEJM200001203420301.

Ranitidin

Wirksamkeit →	Nutzen-Risiko-Bewertung →
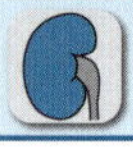	
IND	**DOS**
Duodenal- und Magenulcera	2 × tgl. 150 mg p. o. oder 1 × tgl. 300 mg p. o.
Refluxösophagitis	2 × tgl. 150 mg p. o. oder 1 × tgl. 300 mg p. o.
NW	keine
WW	pH-abhängig resorbierte Wirkstoffe, Phenprocoumon, Theophyllin, Warfarin
CAVE	–

Wegen signifikant schlechterer Wirksamkeit ist Ranitidin trotz guter Verträglichkeit in allen Indikationen nur Mittel zweiter Wahl hinter den Protonenpumpeninhibitoren.

Handelsnamen und -formen

- Ranitic®, Zantic®, Ranitidin (generisch)
- Dosis:
  75 mg/ 150 mg / 300 mg Filmtabletten und Brausetabletten
  50 mg/5 ml Injektionslösung

Pharmakologie

Wirkmechanismus

Gastritis-/Ulcusmittel aus der Gruppe der H_2-Antihistaminika
- ▶ kompetetiver Antagonismus am histaminischen H_2-Rezeptor
- ▶ Reduktion der basalen und stimulierten Magensäuresekretion

Indikationen und Dosis

- Sodbrennen
  - ▶ 1–2 × tgl. 75 mg p. o. für max. 2 Wochen
- Rezidivprophylaxe von Duodenalulcera
  - ▶ 1 × tgl. 150 mg p. o. (abends) für 6–12 Monate
- Duodenal- und benignen Magenulcera, Refluxösophagitis
  - ▶ 300 mg p. o.in 1 oder 2 Einzeldosen für 4–8 Wochen
- Prophylaxe der Säureaspiration während der Geburt
  - ▶ 150 mg p. o. einmalig

- Zollinger-Ellison-Syndrom
  - initial 3 × tgl. 150 mg p. o., Dosissteigerung bis max. 900 mg/d
- Prophylaxe bei schwerkranken Patienten zur Verhinderung von Stressblutungen von Magen und Duodenum
  - 3–4 × tgl. 50 mg i. v., nach Oralisierung 2 × tgl. 150 mg p. o.
- zur Narkosevorbehandlung vor größeren operativen Eingriffen zur Verhütung einer Säureaspiration
  - 50 mg i. v. 1 h präoperativ, ggf. Wiederholung nach 6–8 h

» Kontraindikationen

akute Porphyrie in der Anamnese

Nebenwirkungen

- **sehr häufig:** keine
- **häufig:** keine
- **weitere relevante Nebenwirkungen:** Blutbildveränderungen, Somnolenz, verschwommenes Sehen, Arrhythmien, Pancreatitis, Erhöhung der Leberwerte

Wechselwirkungen

kontraindiziert: keine

problematisch: **Atazanavir**[1], **Erlotinib**[1], **Itraconazol**[1], **Ketoconazol**[1], Midazolam[2], **Mycophenolatmofetil**[1], **Nelfinavir**[1], Phenprocoumon[3], **Posaconazol**[1], **Saquinavir**[1], **Telaprevir**[1], Theophyllin[2], **Tipranavir**[1], Triazolam[2], Warfarin[3]

1 **Wirkstoffe mit pH-abhängiger Resorption: veränderte Resorption möglich, Kombination vermeiden**
2 erhöhte Wirkspiegel möglich, evtl. Dosisreduktion
3 orale Antikoagulanzien: Beeinflussung der gerinnungshemmenden Wirkung möglich, INR-Kontrollen

Pharmakokinetik

- BV: 50 %
- t_{max}: 1,25–3 h
- HWZ: 2,3–3 h
- Plasmaproteinbindung: 15 %
- Ranitidin wird nach hepatischer Metabolisierung (30 % unverändert) renal ausgeschieden

Intoxikation

- **Symptome:** Auch bei hoher Dosierung (bis 6 g) ist kaum mit dem Auftreten toxischer Effekte zu rechnen.
- **Therapie:** ggf. symptomatisch

Einnahmehinweise und Patienteninformationen

- Einnahme als Einzeldosis vor dem Schlafengehen oder morgens und abends
- Alkoholkonsum kann unerwünschte Wirkungen von Ranitidin verstärken
- eine Einschränkung von Verkehrstüchtigkeit und Reaktionsfähigkeit ist unwahrscheinlich, außer bei Auftreten von Schwindel oder starker Somnolenz

Spezielle Patientengruppen und Sondersituationen

Geriatrie

geeignet

- PRISCUS: nicht gelistet
- BEERS: nicht gelistet

Pädiatrie

- zugelassen ab 2 Jahren
- 2 × tgl. 2–4 mg/kg KG, max. 300 mg/d

Schwangerschaft

- geeignet
- ausreichender Erfahrungsumfang, Anwendung unter Abwägung von Nutzen und Risiko im 1.–3. Trimenon möglich

Stillzeit

- nicht empfohlen, da verhältnismäßig starker Übertritt in die Muttermilch
- geeignete Alternative: Famotidin (oder Protonenpumpeninhibitoren, z. B. Omeprazol, Pantoprazol)

Niere

GFR < 50 ml/min/1,73 m^2: Reduktion der Tagesdosis auf 1 × tgl. 150 mg

Leber

Dosisanpassung vermutlich nicht erforderlich

Geschlechterspezifika

keine klinisch relevanten Unterschiede bekannt

Ethnien

keine klinisch relevanten Unterschiede bekannt

! Besonderheiten und Cave

- Bei rezidivierenden Magenbeschwerden, Gewichtsabnahme, Anämie, Teerstuhl, Schluckbeschwerden oder vor einer längerfristigen Therapie endoskopische Abklärung
- Testung auf *Helicobacter pylori* und entsprechende Eradikation bei Ulcus duodeni und Ulcus ventriculi

- Medikamente, die zu einer verminderten Sekretion von Magensäure führen, können das Auftreten von Infektionen der Atemwege (Pneumonie) und des Gastrointestinaltraktes (bakterielle Gastroenteritiden, pseudomembranöse Colitis) begünstigen. Bei Ranitidin scheinen diese Komplikationen aufgrund der geringeren Wirksamkeit weniger häufig als bei der Anwendung von Protonenpumpeninhibitoren aufzutreten.

Wirkstoffbeurteilung

- In der Therapie des gastroösophagealen Reflux und gastroduodenaler Ulcera wurden die H_2-Rezeptor-Antagonisten durch die besser wirksameren Protonenpumpeninhibitoren abgelöst und werden von den Leitlinien nicht mehr empfohlen (Fischbach et al. 2009).
- Bestehen Kontraindikationen oder Unverträglichkeiten gegenüber Protonenpumpeninhibitoren, stellt Ranitidin eine gut verträgliche, aber weniger wirksame Alternative dar.

Literatur

Fischbach W et al. S3-guideline „helicobacter pylori and gastroduodenal ulcer disease“ of the German society for digestive and metabolic diseases (DGVS) in cooperation with the German society for hygiene and microbiology, society for pediatric gastroenterology and nutrition e. V., German society for rheumatology, AWMF-registration-no. 021/001. Z Gastroenterol 2009; 47: 1230–63.

Rivaroxaban

Wirksamkeit ↑	Nutzen-Risiko-Bewertung ↑
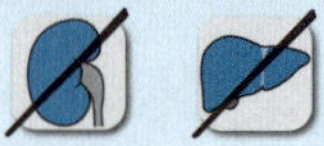 CYP3A4 P-Gp	
IND	**DOS**
Prävention von venösen Thromboembolien nach Hüft- oder Kniegelenksersatz	1 × tgl. 10 mg p. o.
Prävention von Schlaganfall und systemischer Embolie bei nichtvalvulärem Vorhofflimmern	1 × tgl. 20 mg p. o.
Behandlung und Prävention von tiefen Venenthrombosen und Lungenembolien	an Tag 1–21: 2 × tgl. 15 mg p. o., ab Tag 22: 1 × tgl. 20 mg p. o.
Prophylaxe atherothrombotischer Ereignisse zusätzlich zur Thrombozytenaggregationshemmung nach akutem Koronarsyndrom	2 × tgl. 2,5 mg p. o.
NW	Blutungen und Hämatome
WW	kombinierte CYP3A4- *und* P-Gp-Inhibitoren
CAVE	Patientenaufklärung über erhöhtes Blutungsrisiko

Rivaroxaban ist eine Alternative zur Prävention von Schlaganfällen bei Vorhofflimmern bei Patienten, die unter Vitamin-K-Antagonisten schlecht einzustellen sind. Zur Prophylaxe und Therapie von venösen Thromboembolien ist Rivaroxaban ähnlich gut geeignet wie niedermolekulare Heparine. Eine Anwendung in der Indikation zur Prophylaxe nach akutem Koronarsyndrom kann aufgrund der ungenügenden Studienqualität nicht empfohlen werden.

Handelsnamen und -formen

- Xarelto®
- Dosis: 2,5 mg / 10 mg / 15 mg / 20 mg Filmtabletten

Pharmakologie

Wirkmechanismus

Antikoagulans aus der Gruppe der direkten Faktor-Xa-Inhibitoren

- Unterbrechung der Gerinnungskaskade durch direkte Inhibition von aktiviertem Faktor X
- antikoagulative Wirkung

Indikationen und Dosis

- Prävention von venösen Thromboembolien nach Hüft- oder Kniegelenksersatz
  - 1 × tgl. 10 mg p. o. bis zur vollständigen Remobilisation 2–5 Wochen post-OP
- Prävention von Schlaganfall und systemischer Embolie bei nichtvalvulärem Vorhofflimmern
  - 1 × tgl. 20 mg p. o.
- Behandlung von tiefen Venenthrombosen (TVT) und Lungenembolien (LE) und Prävention von rezidivierenden TVT und LE
  - Tag 1–21: 2 × tgl. 15 mg p. o.; ab Tag 22: 1 × tgl. 20 mg p. o.
- zusätzlich eingenommen zu Acetylsalicylsäure (ASS) allein oder zu ASS plus Clopidogrel oder Ticlopidin bei erwachsenen Patienten zur Prophylaxe atherothrombotischer Ereignisse nach einem akuten Koronarsyndrom (ACS) mit erhöhten kardialen Biomarkern; Therapiebeginn nach Abschluss der kardiologischen Behandlung und Absetzen parenteraler Antikoagulanzien
  - 2 × tgl. 2,5 mg p. o. über 12 Monate

» Kontraindikationen

akute Blutung, Risikofaktoren für eine schwere Blutung (gastrointestinale Ulzerationen, maligne Neoplasien, Hirn- oder Rückenmarksverletzung, stattgehabte intracraniale Blutung, chirurgische Eingriffe an ZNS oder Augenhintergrund, Ösophagusvarizen, vaskuläre Anomalien), gleichzeitige Anwendung anderer Antikoagulanzien (außer bei Umstellung), Beeinträchtigung der Leberfunktion, Antikoagulation bei künstlichen Herzklappen, Schwangerschaft und Stillzeit, gleichzeitige plättchenhemmende Behandlung nach ACS bei Patienten mit anamnestischem Schlaganfall oder transitorischer ischämischer Attacke (nur für 2,5 mg)

Nebenwirkungen

- **sehr häufig:** Blutungen und Hämatome unterschiedlicher Lokalisation
- **häufig:** Anämie, Schwindel, Kopfschmerzen, Hypotonie, gastrointestinale Unverträglichkeit, Pruritus, periphere Ödeme, Anstieg der Leberwerte
- **weitere relevante Nebenwirkungen:** Leberfunktionsstörung, Verschlechterung der Nierenfunktion

Wechselwirkungen

CYP3A4- und P-Gp-Substrat (► vordere Umschlaginnenseite)

kontraindiziert: Apixaban[1], Argatroban[1], Alteplase[2], Atazanavir[3], Bivalirudin[1], Boceprevir[3], Certoparin[1], Dabigatran[1], Dalteparin[1], Danaparoid[1], Darunavir[3], Desirudin[1], Dronedaron[3], Enoxaparin[1], Fondaparinux[1], Fosamprenavir[3], Heparin[1], Indinavir[3], Itraconazol[3], Ketoconazol[3], Lopinavir[3], Miconazol[3], Nadroparin[1], Phenprocoumon[1], Posaconazol[3], Reteplase[2], Reviparin[1], Ritonavir[3], Saquinavir[3], Streptokinase[2], Telaprevir[3], Tenectplase[2], Tiprinavir[3], Urokinase[2], Voriconazol[3], Warfarin[1]

problematisch: Abciximab[4], Acemetacin[5], Acetylsalicylsäure[4,5], Celecoxib[5], Cilostazol[4], Citalopram[6], Clopidogrel[4], Diclofenac[5], Dipyramidol[4], Ebtifibatid[4], Escitalopram[6], Etoricoxib[5], Fluoxetin[6], Fluvoxamin[6], Ibuprofen[5], Indometacin[5], Ketoprofen[5], Meloxicam[5], Naproxen[5], Parecoxib[5], Paroxetin[6], Piroxicam[5], Prasugrel[4], Sertralin[6], Ticagrelor[4], Ticlopidin[4], Tirofiban[4]

1 **andere Antikoagulanzien: erhöhtes Blutungsrisiko; Kombination, außer zur Umstellung der Antikoagulation, kontraindiziert**
2 **Thrombolytika: Anwendung bei therapeutischer Antikoagulation kontraindiziert**
3 **starke CYP3A4- und P-Gp-Inhibitoren: erhöhte Spiegel von Rivaroxaban, Anwendung kontraindiziert**
4 Thrombozytenaggregationshemmer: erhöhtes Blutungsrisiko, Kombination vermeiden bzw. zeitlich begrenzen
5 NSAR: erhöhtes Blutungsrisiko, insbes. für gastrointestinale Blutungen; Kombination, wenn möglich, vermeiden oder Magenschutz
6 SSRI: erhöhtes Blutungsrisiko möglich

Pharmakokinetik

- BV: 66–100 %
- t_{max}: 2–4 h
- HWZ: 5–13 h
- Plasmaproteinbindung: 95 %
- Elimination: ⅓ der Substanz wird unverändert renal eliminiert, ⅔ werden hepatisch, u. a. durch CYP3A4, metabolisiert und anschließend renal und über den Stuhl ausgeschieden

Intoxikation

- **Symptome:** hauptsächlich Blutungskomplikationen
- **Therapie:** Ein spezifisches Antidot für Rivaroxaban ist nicht verfügbar, die Empfehlungen beruhen hauptsächlich auf theoretischen Überlegungen oder laborchemischen und tierexperimentellen Studien.
  - allgemeine Maßnahmen: Pausierung der Therapie mit Rivaroxaban, Gabe von Aktivkohlesuspension (1 g/kg KG) bei Überdosierung, lokale Blutstillung; Überprüfung und evtl. Absetzen von interagierender Komedikation
  - bei mittelschweren Blutungen zusätzlich: Transfusion von Erythrozytenkonzentraten und FFP bei hämodynamisch relevanten Blutungen
    evtl. Tranexamsäure (0,5–1 g langsam i. v.) oder Desmopressin (0,3–0,4 µg/kg KG über 30 min); bei Thrombozytopenie oder Thrombozytenfunktionsstörung Transfusion von gepooltem Thrombozytenkonzentrat
  - bei lebensbedrohlichen Blutungen zusätzlich: Gabe von Prothrombinkomplex-Konzentrat (PPSB: 25–50 IE/kg KG) oder aktiviertem Prothrombinkomplex-Konzentrat (FEIBA NF: 50 IE/kg KG) oder Faktor VIIa (NovoSeven® 100 µg/kg KG) empfohlen (Heidbuchel et al. 2013)

Einnahmehinweise und Patienteninformationen

- Einnahme wie verordnet zusammen mit einer Mahlzeit; wenn die Tabletten nicht als Ganzes geschluckt werden können, dürfen sie unmittelbar vor Anwendung zerkleinert werden
- bei Anzeichen einer Blutung (auch Verfärbung von Stuhl oder Urin, plötzliche starke Kopfschmerzen, Ohnmacht und Schwäche) sollte ein Arzt oder Krankenhaus aufgesucht werden
- vor geplanten oder notfallmäßigen Eingriffen sollte der behandelnde Arzt oder Zahnarzt über die Einnahme von Rivaroxaban unterrichtet werden
- eine Einschränkung von Verkehrstüchtigkeit und Reaktionsfähigkeit ist sehr unwahrscheinlich

Spezielle Patientengruppen und Sondersituationen

Geriatrie

- geeignet
  PRISCUS: nicht gelistet
  BEERS: nicht gelistet
- Halbwertszeit in höherem Lebensalter verlängert, Dosisanpassung jedoch nicht empfohlen

Pädiatrie

- nicht zugelassen
- geeignete Alternativen: Phenprocoumon, Heparin

Schwangerschaft

- kontraindiziert, unzureichende Datenlage
- geeignete Alternativen: niedermolekulares Heparin, ggf. Low-Dose-ASS

Stillzeit

- kontraindiziert
- geeignete Alternativen: niedermolekulares Heparin, ggf. Low-Dose-ASS

Niere

- **GFR ≥ 50 ml/min/1,73 m²:** Dosisanpassung nicht erforderlich
- **GFR < 50 ml/min/1,73 m²:** Dosisreduktion auf 15 mg 1 × tgl. (VHF), bei TVT ab Tag 22 Dosisreduktion auf 15 mg 1 × tgl. optional
- **GFR < 15 ml/min/1,73 m²:** Anwendung nicht empfohlen
  geeignete Alternativen: Phenprocoumon (off-label), Heparin

Leber

- **leichte Leberfunktionsstörung:** engmaschige klinische und ggf. laborchemische Therapiekontrollen
- **mittelgradige und schwere Leberfunktionsstörung:** kontraindiziert
  geeignete Alternative: (niedermolekulares) Heparin

Geschlechterspezifika und Ethnien

keine klinisch relevanten Unterschiede bekannt

! Besonderheiten und Cave

- vor Therapiebeginn Kontrolle von Leber- und Nierenwerten zum Ausschluss relevanter Einschränkungen
- wie bei allen Antikoagulanzien erhöhtes Blutungsrisiko unter Therapie mit Rivaroxaban, angemessene klinische und ggf. laborchemische Kontrollen empfohlen, Patienten sollten bei Therapiebeginn entsprechend aufgeklärt werden
- zusätzliche Risikofaktoren für Blutungen sind gleichzeitige Therapie mit CYP3A4- und P-Gp-Inhibitoren (► vordere Umschlaginnenseite), NSAR oder Thrombozytenaggregationshemmern, angeborene oder erworbene Blutgerinnungsstörungen, schlecht eingestellte und höhergradige arterielle Hypertonie, Erkrankungen des Gastrointestinaltraktes (entzündliche Darmerkrankung, Ösophagitis, Gastritis und gastroösophageale Refluxkrankheit), vaskuläre Retinopathie, Bronchiektasien oder pulmonale Blutung in der Anamnese
- nicht zugelassen zur Antikoagulation bei künstlichen Herzklappen
- bei hämodynamisch instabiler Lungenembolie wird Rivaroxaban nicht empfohlen, da die Erfahrungen mit einer ggf. indizierten Lyse gering sind
- das Ausmaß der Antikoagulation kann durch auf Rivaroxaban geeichte Bestimmung der Anti-Faktor-Xa-Aktivität bestimmt werden, die Prothrombinzeit (INR) lässt Rückschlüsse auf die Wirkung von Rivaroxaban zu, eignet sich aber nicht zur quantitativen Erfassung
- bei Umstellung auf Vitamin-K-Antagonisten sollte Rivaroxaban überlappend gegeben werden, bis ein therapeutischer INR-Wert erreicht ist, da es sonst zu einem erhöhten Risiko für Schlaganfälle kommen kann (Patel et al. 2013). Der INR-Wert kann bis 24 h nach Einnahme von Rivaroxaban erhöht sein, die Bestimmung sollte daher am Ende des Dosisintervalls erfolgen
- bei geplanten chirurgischen Eingriffen sollte Rivaroxaban mind. 24–48 h präoperativ pausiert werden (► Anhang, S. 577)
- Notfalleingriffe sollten, wenn möglich, bis auf 12 h nach der letzten Einnahme verschoben werden

Wirkstoffbeurteilung

- In den Studien RECORD 1–4 war Rivaroxaban in der Dosierung 10 mg 1 × tgl. zur Prävention venöser Thromboembolien bei Knie- und Hüftgelenkersatz etwas wirksamer als Enoxaparin, aber auf Kosten etwas häufigerer Blutungsereignisse.
- In den EINSTEIN-Studien war Rivaroxaban der Standardtherapie aus Enoxaparin und Vitamin-K-Antagonisten in der Prävention erneuter venöser Thromboembolien nach TVT oder LE nicht unterlegen. Ein Unterschied in der Mortalität bestand nicht. Die EINSTEIN-DVT-Studie wurde kritisiert, weil die

Patienten, die mit Vitamin-K-Antagonisten behandelt wurden, im Mittel nur zu 58 % der Behandlungszeit im therapeutischen INR-Bereich lagen.

- In der ROCKET-AF-Studie war Rivaroxaban der Standardtherapie mit Vitamin-K-Antagonisten in der Prävention von Schlaganfällen nicht unterlegen, ein Trend zur Überlegenheit von Rivaroxaban verfehlte die statistische Signifikanz ebenso wie ein Trend zur geringeren Gesamtmortalität knapp. Intracraniale Blutungen traten unter Rivaroxaban signifikant seltener auf (Patel et al. 2011).
- Die Studie wurde kritisiert, weil die Patienten, die mit Vitamin-K-Antagonisten behandelt wurden, im Mittel nur zu 55 % der Behandlungszeit im therapeutischen INR-Bereich lagen.
- Das Studiendesign selbst und auch die aufgeführten Werte für das relative Risiko (0,75–1,03) sind nicht zu beanstanden, die beeindruckenden Werte für die Nichtunterlegenheit von Rivaroxaban (meist $p < 0{,}001$) kommen jedoch durch die recht vorsichtige Formulierung der Nichtunterlegenheitshypothese zustande: Eine Nichtunterlegenheit wird angenommen, wenn das relative Risiko eines Schlaganfalls unter Rivaroxaban kleiner als 1,46-fach ist (Darby-Stewart et al. 2012).
- Die europäischen und deutschen Leitlinien empfehlen den bevorzugten Einsatz der neuen oralen Antikoagulanzien bei nichtvalvulärem Vorhofflimmern bei **Patientengruppen, die den Studienpopulationen entsprechen** (Camm et al. 2012), während für die AkdÄ die VKA weiterhin Mittel der 1. Wahl sind (AkdÄ 2012).
- Bei guter INR-Einstellung (Zeit im therapeutischen INR-Bereich > 70 %) ist ein klinisch relevanter Vorteil der NOAK gegenüber den VKA nicht nachgewiesen. Letztlich werden die Anwendungsbeobachtung und weitere Studien in den nächsten Jahren zeigen, welche Präparate sich im Therapiealltag bewähren.
- In den Studien unterrepräsentiert waren **Patienten mit sehr hohem Lebensalter**, multimorbide Patienten und vermutlich Patienten mit umfangreicher Begleitmedikation. Die Erfahrungen für VKA sind in dieser Population deutlich umfangreicher, durch INR-Kontrollen lassen sich Wirksamkeit und mögliche Wechselwirkungen besser erfassen.
- Auch zur Prophylaxe und Therapie thromboembolischer Ereignisse bei **Patienten mit malignen Erkrankungen** werden niedermolekulare Heparine bevorzugt, diese Patientengruppe war in den Zulassungsstudien der neuen Antikoagulanzien ausgeschlossen.
- Bei Patienten, die **nach akutem Koronarereignis oder elektiver PCA** eine duale Thrombozytenaggregationshemmung und eine Antikoagulation wegen Vorhofflimmerns benötigen, sollte ein VKA-Antagonist als Antikoagulans erwogen werden, da dieser im Gegensatz zu den NOAK in der Langzeittherapie Acetylsalicylsäure ersetzen kann und so eine langfristige duale Antikoagulation unnötig ist (Lip et al. 2010). Die Studienlage für die neuen Antikoagulanzien in dieser Indikation ist momentan unzureichend.
- In der ATLAS-ACS-2-TIMI-51-Studie reduzierte 2 × tgl. 2,5 mg Rivaroxaban das Auftreten des zusammengesetzten Endpunktes aus kardiovaskulärer Mortalität, Herzinfarkt und Schlaganfall gegenüber Placebo von 10,7 auf 9,1 % (RR: 0,84;

95 %; KI: 0,72–0,97) sowie die Gesamtmortalität von 11,0 auf 9,3 % (RR: 0,83; KI: 0,72–0,97). Die Raten schwerer und medizinisch relevanter Blutungsereignisse waren unter Rivaroxaban signifikant erhöht (1,8 vs. 0,6 % bzw. 12,9 vs. 7,5 %; $p < 0{,}001$) (Mega et al. 2012). Während in der Veröffentlichung angegeben wurde, dass nur 0,3 % der Studienteilnehmer in der Nachbeobachtung „verloren gingen", gab der Hersteller in der Anhörung bei der FDA an, dass die Nachsorge bei 11–13 % der Patienten unvollständig war und dass bei 8 % der Patienten zum Abschluss der Studie unklar war, ob sie noch lebten. In den Überprüfungen zeigte sich ferner, dass es Unklarheiten bei der Erfassung von Todesfällen in der Rivaroxabangruppe gab (AkdÄ 2014). Aufgrund dieser Unzulänglichkeiten wurde die Zulassung von der FDA abgelehnt. Uns ist unverständlich, warum die EMA zu einem anderen Ergebnis kam. Auf Grundlage dieser Daten kann eine Therapie mit Rivaroxaban nach akutem Koronarsyndrom nicht empfohlen werden.

- Für alle neuen Antikoagulanzien befinden sich spezifische Antidote in der fortgeschrittenen Entwicklung und dürften bald zu einer Zulassung kommen.

Literatur

AkdÄ. Leitfaden der AkdÄ: Orale Antikoagulation bei nicht valvulärem Vorhofflimmern. Empfehlungen zum Einsatz der Antikoagulantien Dabigatran (Pradaxa®) und Rivaroxaban (Xarelto®). Version 1.0, September 2012. http://www.akdae.de/Arzneimitteltherapie/TE/LF/PDF/OAKVHF.pdf (zuletzt abgerufen am 17.06.2014).

Arzneimittelkommission der deutschen Ärzteschaft (AkdÄ). Neue Arzneimittel 2014–15: Xarelto® (Rivaroxaban), neu zugelassene Indikation. November 25, 2014. http://www.akdae.de/Arzneimitteltherapie/NA/Archiv/201415-Xarelto.pdf.

Camm AJ et al. 2012 focused update of the ESC Guidelines for the management of atrial fibrillation: an update of the 2010 ESC Guidelines for the management of atrial fibrillation. Eur Heart J 2012; 33: 2719–47. doi:10.1093/eurheartj/ehs253.

Darby-Stewart A et al. Rivaroxaban vs. warfarin for stroke prevention in patients with nonvalvular atrial fibrillation Am Fam Physician 2012; 85: 577–86.

Heidbuchel H et al. European Heart Rhythm Association Practical Guide on the use of new oral anticoagulants in patients with non-valvular atrial fibrillation. Europace 2013; 15: 625–51. doi:10.1093/europace/eut083.

Lip GY et al. Antithrombotic management of atrial fibrillation patients presenting with acute coronary syndrome and/or undergoing coronary stenting: executive summary – a Consensus Document of the European Society of Cardiology Working Group on Thrombosis, endorsed by the EHRA and the EAPCI. Eur Heart J 2010; 31: 1311–8.

Mega JL, Braunwald E, Wiviott SD et al. Rivaroxaban in patients with a recent acute coronary syndrome. N Engl J Med 2012; 366(1): 9–19.

Patel MR et al. Rivaroxaban versus warfarin in nonvalvular atrial fibrillation. N Engl J Med 2011; 365: 883–91. doi:10.1056/NEJMoa1009638.

Patel MR et al. Outcomes of discontinuing rivaroxaban compared with warfarin in patients with nonvalvular atrial fibrillation: analysis from the ROCKET AF trial. J Am Coll Cardiol 2013; 61: 651–8. doi:10.1016/j.jacc.2012.09.057.

Salbutamol

Wirksamkeit ↑	Nutzen-Risiko-Bewertung ↑
IND	**DOS**
Asthma bronchiale	1–2 Hübe (100–200 µg) bei Bedarf, max. 12 Hübe (1 200 µg) pro Tag
COPD	1–2 Hübe (100–200 µg) bei Bedarf, max. 12 Hübe (1 200 µg) pro Tag
NW	Tremor, Tachykardie, Hypokaliämie
WW	Propranolol
CAVE	–

Salbutamol inhalativ ist Mittel der Wahl zur Bedarfstherapie und Behandlung von Exazerbationen bei COPD und Asthma bronchiale. Die systemische Anwendung ist nur in Ausnahmefällen sinnvoll.

Handelsnamen und -formen

- Apsomol®, Bronchospray®, Epaq®, Pädiamol®, Pentamol®, Salbubronch®, Salbuair®, Sultanol®, Ventilastin®, Volmac®, Salbutamol (generisch)
- Dosis:
  100 µg/Hub Dosieraerosol
  100 µg/ 200 µg/ 400 µg/Kapsel Pulver zur Inhalation
  5 mg/ml Inhalationslösung
  1,25 mg/2,5 ml / 2,5 mg/2,5 ml Fertiginhalat für Vernebler
  1 mg/ml / 5 mg/ml Lösung zum Einnehmen
  8 mg Retardtabletten

Pharmakologie

Wirkmechanismus

Broncholytikum aus der Gruppe der Sympathomimetika

- schnell und kurzwirksames selektives β_2-Sympathomimetikum; in höheren Dosierungen auch β_1-agonistisch
- Hemmung der Freisetzung bronchokonstriktorischer und proinflammatorischer Mediatoren, Steigerung der mukoziliären Clearance
- Relaxation der glatten Muskulatur der Bronchien, Schutz vor bronchokonstriktiven Stimuli

Indikationen und Dosis

- Prophylaxe und Behandlung bei obstruktiven Atemwegserkrankungen (Asthma bronchiale, COPD und Lungenemphysem)
  - Dosieraerosol/Pulver: 1–2 Hübe (100–200 µg) bei Bedarf, bei unzureichender Wirkung Wiederholung nach 4 min; max. 12 Hübe (1 200 µg)/d
  - Inhalationslösung/Fertiginhalat für Vernebler: 1,25–2,5 mg je Anwendung, max. 12,5 mg (5 Anwendungen)/d
  - Lösung zum Einnehmen (5 mg/ml): 8–16 Tropfen (2–4 mg) 3–4 × tgl., max. 60 Tropfen (15 mg)/d; nur anwenden, wenn eine inhalative Therapie nicht möglich ist
- Hyperkaliämie (off-label)
  - Dosieraerosol/Pulver: 4–6 Hübe (400–600 µg), max. 12 Hübe (1 200 µg), Wirkungseintritt nach ca. 30 min
  - Inhalationslösung/Fertiginhalat für Vernebler: 5 mg je Anwendung, max. 12,5 mg, Wirkungseintritt nach ca. 30 min

» Kontraindikationen

gleichzeitige Anwendung mit β-Rezeptoren-Blockern

Nebenwirkungen

- **sehr häufig:** keine
- **häufig:** Tremor, Kopfschmerzen, Tachykardie, Hyperglykämie, Hypokaliämie
- **weitere relevante Nebenwirkungen:** tachykarde Herzrhythmusstörungen, paradoxer Bronchospasmus, Hypertonie, Miktionsstörungen, hyperaktive Verhaltensauffälligkeiten (bei Kindern)

Wechselwirkungen

kontraindiziert: β-Rezeptoren-Blocker bei Asthma bronchiale

problematisch: **Atenolol**[1], **Bisoprolol**[1], Chlorthalidon[2], **Carvedilol**[1], Digitalis-Glykoside[2], Ergotamin[4], Furosemid[2], Hydrochlorothiazid[2], Indapamid[2], **Metoprolol**[1], **Nebivolol**[1], Piretanid[2], Procarbazin[5], **Propranolol**[1], **Sotalol**[1], Theophyllin[6], Torasemid[2], Xipamid[2]

1 **β-Rezeptoren-Blocker: Verminderung der Wirkung von Salbutamol möglich, Anwendung bei Asthma bronchiale kontraindiziert**
2 Diuretika: erhöhtes Risiko einer Hypokaliämie bei höherdosierter Anwendung
3 erhöhte Toxizität bei Hypokaliämie möglich
4 verstärkte Beeinflussung der Vasomotorik möglich
5 erhöhtes Risiko hypertoner Reaktionen
6 Verstärkung erwünschter und unerwünschter Wirkungen

Pharmakokinetik

- Eintritt der Wirkung nach Inhalation ca. 4 min, max. Wirkung nach 20–60 min, Wirkdauer ca. 2 h

- 80–90 % der Dosis werden oral aufgenommen, hepatisch metabolisiert und überwiegend renal ausgeschieden; systemisch beträgt die HWZ ca. 6 h

Intoxikation

- **Symptome:** tachykarde Herzrhythmusstörungen, Tremor, Ruhelosigkeit, Hypokaliämie
- **Therapie:** kardioselektive β-Rezeptoren-Blocker (Vorsicht bei Asthma bronchiale!), Kaliumsubstitution

Einnahmehinweise und Patienteninformationen

- bei Luftnot sowie zur Vorbeugung von Luftnot vor Anstrengung oder Allergenkontakt 1–2 Sprühstöße (Aerosol) bzw. eine Einzeldosis (Pulver) inhalieren
- den Atem nach der Anwendung so lange wie möglich anhalten
- wenn mehrere Anwendungen nicht zu einer Besserung der Beschwerden führen, sollte ärztliche Hilfe in Anspruch genommen werden
- eine Einschränkung von Verkehrstüchtigkeit und Reaktionsfähigkeit ist sehr unwahrscheinlich

Spezielle Patientengruppen und Sondersituationen

Geriatrie

geeignet

- PRISCUS: nicht gelistet
- BEERS: nicht gelistet

Pädiatrie

- zugelassen ab 4 Jahren, Verträglichkeit auch für Kinder < 4 Jahren nachgewiesen
- **Dosierung (4–11 Jahre):** 1 Hub (100 µg) bei Bedarf, max. 600 µg/d

Schwangerschaft

kurzwirksames Broncholytikum der Wahl in der Schwangerschaft, perinatal sollte eine mögliche Wehenhemmung durch Salbutamol bedacht werden

Stillzeit

kurzwirksames Broncholytikum der Wahl während der Stillzeit

Niere

keine Dosisanpassung erforderlich

Leber

keine Dosisanpassung erforderlich

Geschlechterspezifika

keine klinisch relevanten Unterschiede bekannt

Ethnien

keine klinisch relevanten Unterschiede bekannt

! Besonderheiten und Cave

- Salbutamol kann die Symptome von schweren Herzerkrankungen (frischer Myokardinfarkt, schwere KHK, hypertrophe obstruktive Kardiomyopathie), tachykarden Herzrhythmusstörungen, schwerer und unbehandelter Hypertonie, unbehandelter Hyperthyreose, unausgeglichener diabetischer Stoffwechsellage, Phäochromozytom und Hypokaliämie verschlechtern und sollte bei diesen Erkrankungen nur vorsichtig eingesetzt werden.
- Ein Blutdruckanstieg kann Patienten mit Aneurysmen gefährden.
- Bei akuter Verschlechterung einer obstruktiven Atemwegserkrankung vereinfacht die Inhalation über einen Vernebler die Applikation von Salbutamol.
- Wird Salbutamol täglich oder mehrmals täglich benötigt, sollte das zugrunde liegende Therapiekonzept überprüft und ggf. intensiviert werden.

Wirkstoffbeurteilung

- Salbutamol wird bei **Asthma bronchiale und COPD** leitlinienübergreifend als Bedarfstherapie bei gering ausgeprägter Erkrankung (Monotherapie) und bei höhergradiger Erkrankung (zusätzlich zu inhalativen Corticosteroiden und ggf. langwirksamen Bronchodilatatoren) empfohlen.
- Salbutamol wird in den jeweiligen Leitlinien, ggf. in Kombination mit Ipratropiumbromid, zur Therapie von akuten Exazerbationen bei COPD sowie bei einem akuten Asthmaanfall als Erstlinientherapie empfohlen.
- Salbutamol ist zur Prophylaxe von belastungsinduzierten Asthmaanfällen wirksam und wird in dieser Indikation empfohlen.
- Salmeterol führt verglichen mit Placebo zu einer kurzfristigen Verbesserung der FEV_1 bei Asthma und COPD. Studien, die Vorteile bzgl. Morbidität und Mortalität in der Langzeitbehandlung von Asthma bronchiale und COPD belegen, gibt es nicht.
- Die Häufigkeit unerwünschter Wirkungen ist bei systemischer Anwendung von β-Sympathomimetika wesentlich größer als bei der Inhalation. Die systemische Gabe von Salbutamol ist nur in Ausnahmefällen sinnvoll.

Salmeterol

Wirksamkeit ↑	Nutzen-Risiko-Bewertung ↑ bis →
IND	**DOS**
Asthma bronchiale	2 × tgl. 50–100 µg
COPD	2 × tgl. 50–100 µg
NW	Tremor, Tachykardie, Hypokaliämie
WW	Propranolol
CAVE	Anwendung bei Asthma bronchiale nur in Kombination mit inhalativem Corticosteroid

Salmeterol ist in den jeweiligen Indikationen wirksam. Jedoch sollte es bei Asthma bronchiale nur zusammen mit einem inhalativen Corticosteroid eingesetzt werden, bei COPD ist eine Monotherapie mit Tiotropiumbromid geringfügig überlegen.

Handelsnamen und -formen

- Serevent®
- Dosis: 50 µg/Dosis Pulver zur Inhalation, 25 µg/Dosis Druckgasinhalation
- Fixkombination mit Fluticason

Pharmakologie

Wirkmechanismus

Broncholytikum aus der Gruppe der Sympathomimetika

- langwirksames selektives β_2-Sympathomimetikum; in höheren Dosierungen auch β_1-agonistisch
- Hemmung der Freisetzung bronchokonstriktorischer und proinflammatorischer Mediatoren, Steigerung der mukoziliären Clearance
- Relaxation der glatten Muskulatur der Bronchien, Schutz vor bronchokonstriktiven Stimuli

Indikationen und Dosis

Langzeitbehandlung obstruktiver Atemwegserkrankungen wie Asthma bronchiale, chronische Bronchitis und Lungenemphysem

- 2 × tgl. 50–100 µg inhalativ, Maximaldosis 200 µg/d

» Kontraindikationen

keine

Nebenwirkungen

- **sehr häufig:** keine
- **häufig:** Tremor, Kopfschmerzen, Palpitationen, Muskelkrämpfe
- **weitere relevante Nebenwirkungen:** tachykarde Herzrhythmusstörungen, Hypokaliämie, Nervosität, paradoxer Bronchospasmus

Wechselwirkungen

kontraindiziert: β-Rezeptoren-Blocker bei Asthma bronchiale

problematisch: **Atenolol**[1], **Bisoprolol**[1], Chlorthalidon[2], **Carvedilol**[1], Digitalis-Glykoside[3], Furosemid[2], Hydrochlorothiazid[2], Indapamid[2], Ketoconazol[4], **Metoprolol**[1], **Nebivolol**[1], Piretanid[2], **Propranolol**[1], **Sotalol**[1], Theophyllin[4], Torasemid[2], Xipamid[2]

1 **β-Rezeptoren-Blocker: Verminderung der Wirkung von Salmeterol möglich, Anwendung bei Asthma bronchiale kontraindiziert**
2 Diuretika: erhöhtes Risiko einer Hypokaliämie bei höherdosierter Anwendung
3 erhöhte Toxizität bei Hypokaliämie möglich
4 starke CYP3A4-Inhibitoren: erhöhte systemische Verfügbarkeit und damit vermehrte Nebenwirkungen von Salmeterol möglich

Pharmakokinetik

- Wirkungseintritt lokal nach 10–20 min, max. Wirksamkeit nach 2 h, Wirkdauer 12 h
- bis zu 80 % der inhalierten Dosis werden aus dem Gastrointestinaltrakt resorbiert und hepatisch zu unwirksamen Produkten metabolisiert

Intoxikation

- **Symptome:** Schwindel, Hypertonie, Tremor, Kopfschmerzen, tachykarde Herzrhythmusstörungen, Hypokaliämie
- **Therapie:** kardioselektive β-Rezeptoren-Blocker (Vorsicht bei Asthma bronchiale), ggf. Kaliumsubstitution

Einnahmehinweise und Patienteninformationen

- morgens und abends 2 Sprühstöße (Aerosol) bzw. 1 Einzeldosis (Pulver) inhalieren
- den Atem nach der Anwendung so lange wie möglich anhalten
- eine Einschränkung von Verkehrstüchtigkeit und Reaktionsfähigkeit ist sehr unwahrscheinlich

Spezielle Patientengruppen und Sondersituationen

Geriatrie

geeignet

- PRISCUS: nicht gelistet
- BEERS: nicht gelistet

Pädiatrie

- zugelassen ab 4 Jahren, Therapiesicherheit bei Kindern nicht abschließend geklärt
- 2 × tgl. 50 µg inhalativ, max. 100 µg/d

Schwangerschaft

- ausreichender Erfahrungsumfang, Anwendung unter Abwägung von Nutzen und Risiko im 1.–3. Trimenon möglich
- perinatal kann es zu Tachykardien des Neugeborenen sowie zu einer Wehenhemmung kommen

Stillzeit

keine nachteilige Wirkung auf den Säugling bekannt, Anwendung möglich

Niere

keine Dosisanpassung erforderlich

Leber

keine Dosisanpassung erforderlich

Geschlechterspezifika

keine klinisch relevanten Unterschiede bekannt

Ethnien

In der SMART-Studie fiel eine Häufung von Asthma-assoziierten Todesfällen afroamerikanischer Patienten auf, sodass Salmeterol bei dieser Patientengruppe unter besonders engmaschiger Kontrolle angewendet werden sollte.

! Besonderheiten und Cave

- in der Therapie des Asthma bronchiale sollte Salmeterol nur in Kombination mit einem inhalativen Corticosteroid eingesetzt werden
- Verschlechterung der Symptome von Hyperthyreose, tachykarden Herzrhythmusstörungen, muskulären Einengungen im Bereich der Aortenklappe sowie eines schlecht eingestellten Diabetes mellitus wegen systemischer sympathomimetischer Effekte möglich
- bei akuter Verschlechterung eines Asthma bronchiale Therapie mit Salmeterol nicht beginnen; Salmeterol nicht zur Therapie akuter Asthmaanfälle verwenden
- Patienten bzgl. der Applikation von Salmeterol und dem Vorgehen bei Verschlechterung ihrer Grunderkrankung schulen

Wirkstoffbeurteilung

- Die Kombinationstherapie mit einem langwirksamen β_2-Sympathomimetikum und einem inhalativen Glucocorticoid ist die leitliniengerechte **Standardtherapie bei mittel- und schwergradigem Asthma bronchiale** (ab Stufe 3). Im direkten Vergleich der beiden langwirksamen β_2-Sympathomimetika Salmeterol und

Formoterol sowie der entsprechenden Kombinationspräparate (Salmeterol/Fluticason bzw. Formoterol/Budesonid) gibt es keine klinisch relevanten Unterschiede hinsichtlich Wirksamkeit, Verträglichkeit und Nebenwirkungsrate.

- Die Fixkombination aus β_2-Sympathomimetikum und Glucocorticoid besitzt keinen grundsätzlichen Zusatznutzen gegenüber der freien Kombination beider Wirkstoffe, während die Flexibilität der wirkstoffindividuellen Dosisanpassung in der Fixkombination jedoch nicht mehr gegeben ist. Im Einzelfall kann die Verwendung der Fixkombination jedoch der Verbesserung der Therapieadhärenz (Compliance) dienen.
- Es gibt Bedenken bzgl. der Sicherheit von langwirksamen β_2-Rezeptor-Agonisten bei Asthma bronchiale, da in einigen Studien unter Monotherapie eine erhöhte Rate an schweren Exazerbationen und Asthma-assoziierten Todesfällen aufgetreten ist. Die Sicherheit einer Kombinationstherapie mit Corticosteroiden ist bei Kindern nicht abschließend gesichert (Cates et al. 2012), bei einer überwiegend erwachsene Patienten beinhaltenden Metaanalyse konnte zuletzt kein signifikanter Unterschied zu einer Monotherapie mit inhalativen Corticosteroiden gefunden werden (Cates et al. 2013). Demgegenüber steht eine bessere Symptomkontrolle durch die Kombination aus langwirksamen β_2-Rezeptor-Agonisten und niedrig dosiertem inhalativem Corticosteroid im Vergleich zu einer Monotherapie mit höher dosiertem inhalativem Corticosteroid.
- Salmeterol als Monotherapie ist wirksam zur symptomatischen Behandlung einer **COPD** und senkt in dieser Indikation die Häufigkeit von Exazerbationen. Es gibt Hinweise auf eine etwas höhere Rate an Exazerbationen und unerwünschten Wirkungen im Vergleich mit Tiotropiumbromid (Chong et al. 2012).
- Bei stärkerer Symptomatik oder hohem Risiko für Exazerbationen ist die Kombination aus Salmeterol und einem inhalativen Corticosteroid besser wirksam als eine Monotherapie, entsprechende Kombinationspräparate sind verfügbar. Die INSPIRE-Studie zeigte keine signifikanten Unterschiede in der Häufigkeit von Exazerbationen im Vergleich zu einer Monotherapie mit Tiotropiumbromid; die Aussage bzgl. einer verringerten Mortalität ist aufgrund der hohen Anzahl an Studienabbrechern jedoch kritisch zu sehen (Welsh et al. 2013).

Literatur

Cates CJ et al. Safety of regular formoterol or salmeterol in adults with asthma: an overview of Cochrane reviews. Cochrane Database Syst Rev 2012; 10: CD010005. doi:10.1002/14651858.CD010005.pub2.

Cates CJ et al. Regular treatment with salmeterol and inhaled steroids for chronic asthma: serious adverse events. Cochrane Database Syst Rev 2013; 3: CD006922.

Chong J et al. Tiotropiumbromid versus long-acting beta-agonists for stable chronic obstructive pulmonary disease. Cochrane Database Syst Rev 2012; 9: CD009157. doi:10.1002/14651858.CD009157.pub2.

Welsh EJ et al. Combination inhaled steroid and long-acting beta2-agonist versus Tiotropiumbromid for chronic obstructive pulmonary disease. Cochrane Database Syst Rev 2013; 5: CD007891. doi:10.1002/14651858.CD007891.pub3.

Sertralin

Wirksamkeit ↑	Nutzen-Risiko-Bewertung ↑
 QT-Zeit	CYP3A4 CYP2D6

IND	DOS
Akuttherapie und Rezidivprophylaxe von Episoden einer Major Depression	1 × tgl. 50–200 mg p. o.
Zwangsstörung bei Erwachsenen und bei Kindern ab 6 Jahren	1 × tgl. 50–200 mg p. o.
Panikstörungen (mit und ohne Agoraphobie)	1 × tgl. 25–200 mg p. o.
Posttraumatische Belastungsstörung (PTBS), soziale Angststörungen	1 × tgl. 25–200 mg p. o.
NW	gastrointestinale, psychische, zentralnervöse und vegetative Störungen
WW	MAO-Hemmer, NSAR, HIV-Protease-Inhibitoren, Aprepitant, Neuroleptika, Pimozid, Triptane, trizyklische Antidepressiva, Antikonvulsiva, Calciumkanalblocker, Clopidogrel, Makrolid-Antibiotika, Flecainid, Fluconazol, Fentanyl, Grapefruit und grapefruithaltige Produkte, Azol-Antimykotika, Prasugrel, Propafenon, Rifampicin, Tramadol, Tryptophan, Phenprocoumon
CAVE	erhöhtes Suizidrisiko und paradoxe Angstreaktionen (insbes. zu Behandlungsbeginn), möglichst nicht verwenden bei Patienten mit Epilepsie, nie abrupt absetzen

Sertralin ist ein wirksames Antidepressivum; ebenso wie Citalopram ist es bei der Indikation für einen SSRI Wirkstoff der Wahl. Bei Angststörungen mit sozialer Phobie gehört es (mit anderen) ebenfalls zu den Wirkstoffen der Wahl. Bei posttraumatischen Belastungsstörungen kann Sertralin zur unterstützenden Symptomkontrolle eingesetzt werden, ohne allerdings die traumaspezifische Psychotherapie ersetzen zu können.

Handelsnamen und -formen

- Zoloft®, Sertralin (generisch)
- Dosis:
  50 mg / 100 mg Tabletten
  20 mg/ml Lösung zum Einnehmen

Pharmakologie

Wirkmechanismus

Antidepressivum aus der Gruppe der selektiven Serotonin-Wiederaufnahmehemmer (SSRI)

- Erhöhung der Serotoninkonzentration im synaptischen Spalt
- Modulation des serotonergen Systems

Indikationen und Dosis

- Episoden einer Major Depression, Rezidivprophylaxe von Episoden einer Major Depression
  - initial 1 × tgl. 50 mg p. o., ggf. Dosissteigerung in 50-mg-Schritten auf max. 200 mg/d, Abstand zwischen den einzelnen Dosisänderungen mind. eine Woche; Therapiedauer i. d. R. mind. 6 Monate; die zur Rezidivprophylaxe von Episoden einer Major Depression verwendete Dosierung entspricht meist der Dosierung zur Therapie der akuten Episode
- Zwangsstörung bei Erwachsenen und bei Kindern ab 6 Jahren
  - initial 1 × tgl. 50 mg p. o., ggf. Dosissteigerung in 50-mg-Schritten auf max. 200 mg/d, Abstand zwischen den einzelnen Dosisänderungen mind. eine Woche
- Panikstörungen (mit und ohne Agoraphobie), Posttraumatische Belastungsstörung (PTBS), soziale Angststörungen
  - initial 1 × tgl. 25 mg p. o., nach 1 Woche Dosiserhöhung auf 1 × tgl. 50 mg p. o., ggf. Dosissteigerung in 50-mg-Schritten auf max. 200 mg/d, Abstand zwischen den einzelnen Dosisänderungen mind. 1 Woche

» Kontraindikationen

Kombination mit Selegilin, Tranylcypromin oder Pimozid

Nebenwirkungen

- **sehr häufig:** Schlaflosigkeit, Schwindel, Kopfschmerzen, Somnolenz, Diarrhoe, Übelkeit, Mundtrockenheit
- **häufig:** Pharyngitis, Anorexie oder verstärkter Appetit, Depression, Depersonalisation, Angst/Nervosität, Agitiertheit, Albträume, Halluzinationen, reduzierte Libido/Impotenz, Bruxismus, Sehstörungen, Parästhesie, Tremor/erhöhter Muskeltonus, Myalgie, Geschmacksveränderungen, Aufmerksamkeitsstörung, Tinnitus, Palpitationen, Hitzewallung, Bauchschmerzen/Dyspepsie, Erbrechen, Obstipation, Blähungen, Hautausschlag, Hyperhidrose

- **weitere relevante Nebenwirkungen:** Infektion der oberen Atemwege, Gastroenteritis, Konvulsionen, Hyperkinesie/Dyskinesie, Harninkontinenz

Wechselwirkungen

- CYP3A4-Substrat (► vordere Umschlaginnenseite)
- CYP2D6-Inhibitoren (► hintere Umschlaginnenseite)

kontraindiziert: Linezolid[1], Moclobemid[2], Rasagilin[3], Selegilin[3], Pimozid[4], Tranylcypromin[3]

problematisch: Abciximab[5], Acetylsalicylsäure[5], Almotriptan[6], Amitriptylin[7], Amprenavir[8], Aprepitant[8], Buspiron[6], Carbamazepin[9], Chlorprothixen[10], Citalopram[11], Clarithromycin[8], Clomipramin[7], Clopidogrel[13], Clozapin[14], Desipramin[12], Diclofenac[5], Diltiazem[8], Doxepin[12], Eletriptan[6], Erythromycin[8], Escitalopram[15], Etoricoxib[5], Fentanyl[18], Flecainid[16], Fluconazol[8], Fluoxetin[11], Fluphenazin[17], Fluvoxamin[15], Frovatriptan[6], Flupentixol[19], Grapefruit und grapefruithaltige Produkte[20], Haloperidol[21], Ibuprofen[5], Imipramin[7], Indinavir[8], Itraconazol[8], Johanniskraut[22], Ketoconazol[8], Lithium[23], Lopinavir[8], Naratriptan[6], Nefazodon[8], Nelfinavir[8], Nortriptylin[7], Opipramol[24], Paroxetin[15], Perphenazin[10], Phenobarbital[25], Phenprocoumon[26], Phenytoin[27], Posaconazol[8], Prasugrel[5], Propafenon[28], Rifampicin[25], Ritonavir[8], Rizaptritan[6], Saquinavir[8], Sumatriptan[6], Telithromycin[8], Ticlopidin[5], Tramadol[18], Trimipramin[7], Tryptophan[12], Verapamil[8], Voriconazol[8], Warfarin[26], Zolmitriptan[6]

1 **Auslösung eines lebensgefährlichen Serotonin-Syndroms möglich (unter Linezolid-Therapie keine Sertralin-Therapie beginnen; bei zwingender Indikation für Linezolid das Sertralin absetzen)**

2 **Auslösung eines lebensgefährlichen Serotonin-Syndroms möglich, erhöhtes Risiko für ein malignes neuroleptisches Syndrom (MNS) (Therapie mit Sertralin frühestens 10 Tage nach Absetzen von Moclobemid beginnen; Therapie mit Moclobemid darf frühestens 7 Tage nach Absetzen von Sertralin begonnen werden)**

3 **Auslösung eines lebensgefährlichen Serotonin-Syndroms möglich, erhöhtes Risiko für ein malignes neuroleptisches Syndrom (MNS) (Therapie mit Sertralin darf frühestens 2 Wochen nach Absetzen des MAO-Hemmers begonnen werden; Therapie mit dem MAO-Hemmer darf frühestens 7 Tage nach Absetzen von Sertralin begonnen werden)**

4 **Anstieg der Pimocid-Plasmakonzentrationen und kritische QT-Zeit-Verlängerung (Kombination kontraindiziert)**

5 erhöhtes Risiko gastrointestinaler Blutungen (ggf. Magenschutz mit Pantoprazol [niedrig dosiert])

6 Auslösung eines lebensgefährlichen Serotonin-Syndroms möglich, erhöhtes Risiko für ein malignes neuroleptisches Syndrom (MNS) (möglichst nicht kombinieren!)

7 Abbauhemmung durch Sertralin (möglichst nicht kombinieren; bei zwingender Indikation Spiegelbestimmung und ggf. Dosisreduktion des trizyklischen Antidepressivums)

8 Anstieg der Sertralin-Plasmakonzentration (möglichst nicht kombinieren; bei zwingender Indikation Spiegelbestimmung und ggf. Dosisreduktion von Sertralin)

9 Reduktion der Plasmakonzentration von Sertralin (Spiegelbestimmung und ggf. Dosisanpassung)

10 Abbauhemmung durch Sertralin, verstärkte extrapyramidalmotorische Symptomatik (möglichst nicht kombinieren; bei zwingender Indikation Spiegelbestimmung und ggf. Dosisreduktion des Neuroleptikums)

11 Auslösung eines lebensgefährlichen Serotonin-Syndroms möglich, erhöhtes Risiko für ein malignes neuroleptisches Syndrom (MNS) (möglichst nicht kombinieren; Kombination auch pharmakologisch nicht sinnvoll!)
12 Agitiertheit, gastrointestinale Störungen, Auslösung eines lebensgefährlichen Serotonin-Syndroms möglich (möglichst nicht kombinieren!)
13 einerseits erhöhtes Risiko gastrointestinaler Blutungen, andererseits Wirkungsabschwächung von Clopidogrel (Kombination vermeiden)
14 additive QT-Zeit-Verlängerung (möglichst nicht kombinieren; bei zwingender Indikation Spiegelbestimmung, EKG-Kontrolle und ggf. Dosisreduktion von Clozapin)
15 Auslösung eines lebensgefährlichen Serotonin-Syndroms möglich (möglichst nicht kombinieren; Kombination auch pharmakologisch nicht sinnvoll!)
16 Hemmung der Metabolisierung durch Sertralin (Spiegelbestimmung und ggf. Dosisreduktion von Flecainid)
17 Abbauhemmung durch Sertralin, verstärkte extrapyramidalmotorische Symptomatik und additive QT-Zeit-Verlängerung (möglichst nicht kombinieren; bei zwingender Indikation EKG-Kontrolle, Spiegelbestimmung und ggf. Dosisreduktion von Fluphenazin)
18 Auslösung eines lebensgefährlichen Serotonin-Syndroms möglich, erhöhtes Risiko für ein malignes neuroleptisches Syndrom (MNS) (möglichst nicht kombinieren! Alternativ Kombination Morphin oder Tilidin möglich!)
19 Abbauhemmung durch Sertralin, verstärkte extrapyramidalmotorische Symptomatik, erhöhtes Risiko für Herzrhythmusstörungen (möglichst nicht kombinieren; bei zwingender Indikation EKG-Kontrolle, Spiegelbestimmung und ggf. Dosisreduktion von Flupentixol)
20 erhebliche Erhöhung der Sertralin-Plasmakonzentrationen (keine Grapefruit oder grapefruithaltige Produkte unter Sertralin-Therapie!)
21 additive QT-Zeit-Verlängerung, erhöhtes Risiko für malignes neuroleptisches Syndrom (MNS) (möglichst nicht kombinieren; bei zwingender Indikation EKG-Kontrolle und ggf. Dosisanpassung bzw. Absetzen eines der beiden Wirkstoffe)
22 Verstärkung der Nebenwirkungen von Sertralin (möglichst nicht kombinieren)
23 erhöhte Lithium-Toxizität durch Sertralin (Spiegelbestimmung und ggf. Dosisreduktion des Lithiums)
24 Abbauhemmung durch Sertralin, erhöhtes Risiko für ein malignes neuroleptisches Syndrom (MNS) (möglichst nicht kombinieren; bei zwingender Indikation Spiegelbestimmung und ggf. Dosisreduktion von Opipramol)
25 Reduktion der Plasmakonzentration von Sertralin (Spiegelbestimmung und ggf. Dosisanpassung)
26 erhöhtes Blutungsrisiko durch Sertralin (engmaschige INR-Kontrolle bei An- und Absetzen von Sertralin, ggf. Dosisanpassung des Vitamin-K-Antagonisten)
27 Anstieg der Plasmakonzentrationen von Phenytoin und Absinken der Plasmakonzentrationen von Sertralin (Spiegelbestimmung beider Wirkstoffe ggf. Dosisanpassung)
28 Hemmung der Metabolisierung durch Sertralin (Spiegelbestimmung und ggf. Dosisreduktion von Propafenon)

Pharmakokinetik

- BV: 70 %
- pharmakologische Wirkung über Sertralin sowie den weniger stark wirksamen Hauptmetaboliten N-Desmethyl-Sertralin
- t_{max}: 5–8 h
- HWZ: 26 h (Sertralin) bzw. 100 h (N-Desmethyl-Sertralin)

S

- Plasmaproteinbindung: 98 %
- Elimination: > 99 % biliär

Intoxikation

- Überdosierungen mit letalem Ausgang nach ausschließlicher Einnahme von Sertralin sind möglich, treten meist jedoch nur bei Mischintoxikation auf
- **Symptome:** Schwindel, Übelkeit und Erbrechen, Unruhe und Agitiertheit, Tachykardie, Akkommodationsstörungen, Hypomanie
- **Therapie:** kein spezifisches Antidot vorhanden; nach oraler Intoxikation Resorptionshemmung (Gabe von Aktivkohlesuspension [1 g/kg KG], Magenspülung nur in Ausnahmefällen); Überwachung der Vitalzeichen und ggf. symptomatische Therapie; EKG-Kontrolle wegen möglicher QT-Zeit-Verlängerung, forcierte Diurese und Hämodialyse sind zur Elimination *nicht* wirksam; Antidot bei Serotonin-Syndrom ist Cyproheptadin (Initialdosis 12 mg, gefolgt von 2 mg alle 2 h bis zur Symptomkontrolle), Hyperthermie spricht *nicht* auf Antipyretika (z. B. Paracetamol) an

Einnahmehinweise und Patienteninformationen

- eine Einschränkung von Verkehrstüchtigkeit und Reaktionsfähigkeit ist möglich, insbes. bei Neueinstellung, Erhöhung der Dosis oder in Kombination mit Alkohol
- Alkohol vermeiden
- auf Grapefruit und grapefruithaltige Produkte vollständig verzichten!
- zu Beginn der Therapie können häufiger Suizidgedanken aufkommen (Patient und Umfeld informieren)
- antidepressive Wirkung setzt frühestens nach 1–2 Wochen ein
- kein plötzliches Absetzen!

Spezielle Patientengruppen und Sondersituationen

Geriatrie

- Sertralin gehört mit Citalopram und Mirtazapin zu den Antidepressiva der Wahl bei geriatrischen Patienten
- PRISCUS: nicht gelistet
- BEERS: weniger geeignet bei geriatrischen Patienten mit Syndrom der inadäquaten ADH-Sekretion (SIADH)/Hyponatriämie (Verschlechterung der Hyponatriämie möglich), gilt für alle SSRI
- erhöhtes Risiko einer Hyponatriämie (regelmäßige Kontrolle; bestehende Hyponatriämie vor Therapiebeginn mit Sertralin ausgleichen!)
- besonders zurückhaltend dosieren bei Patientinnen

Pädiatrie

- zugelassen ab 6 Jahren (bei Zwangsstörung)

- **6–12 Jahre:** initial 1 × tgl. 25 mg p. o., ggf. Dosissteigerung in 50-mg-Schritten auf max. 200 mg/d, Abstand zwischen den einzelnen Dosisänderungen mind. 1 Woche
- **13–17 Jahre:** initial 1 × tgl. 50 mg p. o., ggf. Dosissteigerung in 50-mg-Schritten auf max.200 mg/d, Abstand zwischen den einzelnen Dosisänderungen mind. 1 Woche
- Wirksamkeit bei Episoden einer Major Depression bei Kindern nicht belegt

Schwangerschaft

- innerhalb der SSRI ist Sertralin (neben Citalopram) Mittel der Wahl in der Schwangerschaft
- bei mit Sertralin stabil eingestellten Patientinnen sollte die Therapie bei Eintritt einer Schwangerschaft unverändert fortgesetzt werden, um keine bedrohlichen Krisen zu provozieren
- falls vertretbar, Dosisreduktion in den Wochen vor Entbindungstermin, um Anpassungsstörungen des Neugeborenen zu vermeiden
- **1. Trimenon:** keine eindeutigen Hinweise auf erhöhte Fehlbildungsrate
- **2. und 3. Trimenon:**
  - häufig funktionelle Auswirkungen beim Neugeborenen, die meist selbstlimitierend sind und nicht länger als die ersten zwei Lebenswochen anhalten (Übererregbarkeit, Tremor, Trinkstörungen, erhöhter Muskeltonus, Atemnotsyndrom, Hypoglykämien, auffälliges Schlafverhalten)
  - möglicherweise persistierender pulmonaler Hochdruck (Risikoerhöhung fraglich)

Stillzeit

- geeignet (kein Abstillen erforderlich)
- innerhalb der Gruppe der SSRI ist Sertralin (neben Citalopram) Mittel der Wahl in der Stillzeit
- wirksame Sertralin-Plasmakonzentrationen bei gestillten Kindern äußerst unwahrscheinlich

Niere

keine Einschränkung

Leber

- **leichte bis mittelgradige Einschränkung der Leberfunktion:** vorsichtig dosieren
- **schwere Einschränkung der Leberfunktion:** Anwendung nicht empfohlen

Geschlechterspezifika

Plasmaspiegel von Sertralin sind bei Frauen im Vergleich zu Männern um 50–70 % erhöht (zurückhaltend dosieren bei Patientinnen!)

Ethnien

keine klinisch relevanten Unterschiede bekannt

! Besonderheiten und Cave

- erhöhtes Suizidrisiko, insbes. zu Behandlungsbeginn und bei Patienten < 25 Jahren möglich (Angehörige informieren; besonders engmaschige Überwachung zu Therapiebeginn und Dosissteigerung)
- bei suizidalem Verhalten in der Anamnese besonders engmaschige Überwachung des Patienten in den ersten Therapiewochen
- antidepressive Wirkung setzt frühestens nach 1–2 Wochen Therapiedauer ein
- Akathisie/psychomotorische Unruhe kann insbes. zu Behandlungsbeginn auftreten; bei diesen Patienten wirkt eine weitere Dosissteigerung schädlich
- Patienten mit Diabetes: BZ-Einstellung kann durch Sertralin verändert werden (engmaschige Kontrolle bei An- und Absetzen von Sertralin und ggf. Dosisanpassung der BZ-senkenden Medikation [orale Antidiabetika/Insulin])
- Patienten mit anamnestisch bekannter Manie/Hypomanie: Auslösung manischer/hypomanischer Symptomatik durch Sertralin möglich; bei Aufreten von Manien unter Sertralin die Therapie abbrechen
- Schizophrenie: Verschlechterung der psychotischen Symptomatik durch Sertralin möglich
- Epilepsie: aufgrund der Krampfschwellensenkung sollte Sertralin nicht bei Patienten mit instabiler Epilespie eingesetzt werden; bei Patienten mit kontrollierter Epilepsie nur unter sorgfältiger Überwachung; bei Auftreten von epileptischen Anfällen Sertralin absetzen
- Patienten mit Engwinkelglaukom: bei prädisponierten Patienten Erhöhung des Augeninnendrucks durch Sertralin möglich (bei Sertralin-Therapie regelmäßige augenärztliche Kontrolle!)
- Sertralin kann zu falsch positiven Urintests auf Benzodiazepine führen
- Absetzen von Sertralin:
  - nicht abrupt absetzen, sonst Absetzreaktion möglich (dosisreduziertes Ausschleichen über mehrere Wochen bis Monate)
  - Absetzreaktion: Schlafstörungen, Agitiertheit, Angstzustände, Sehstörungen, Übelkeit und Erbrechen, Suizidgedanken

Wirkstoffbeurteilung

Depression

- Sertralin ist ein wirksames Antidepressivum, wobei die Rate des Therapieversagens mit ca. 40–50 % in einer für Antidepressiva üblichen Größenordnungen liegt (Arroll et al. 2005; MacGillivray et al. 2003; Cipriani et al. 2012). Bei der Indikation für einen **SSRI** sind **Sertralin und Citalopram Mittel der Wahl**: Beide Substanzen zeichnen sich aus durch höchste Rezeptorselektivität, fehlende Toleranzentwicklung bei Langzeiteinnahme, geringere CYP-inhibierende Wirkung als Fluoxetin sowie kürzere Halbwertszeit und geringere Entzugssymptomatik als bei älteren SSRI. Bei Unverträglichkeit oder unzulänglicher Wirksamkeit von

Sertralin (oder Citalopram) sollte als 2. Wahl auf das SSNRI Venlafaxin oder auf Trizyklika (Amitriptylin) umgestellt werden (Cipriani et al. 2009; IQWiG 2009). Bei agitierten oder schlafgestörten Patienten bieten sich wegen der sedierenden Wirkkomponente Amitripytlin oder Mirtazapin an; ob diese Wahl im Einzelfall allerdings sinnvoll ist, muss individuell entschieden werden.

- Für die Wirkstoffwahl sollte die individuelle Anwendungserfahrung des behandelnden Arztes mitbestimmend sein (Papakostas et al. 2007). Bei leichten depressiven Episoden stellen psychotherapeutische Maßnahmen eine gleichwertige Behandlungsoption dar, bei schweren Episoden sollte immer eine kombinierte Therapie erfolgen. Bei depressiven Patienten mit komorbiden Zwangsstörungen sollte statt Sertralin bevorzugt Citalopram eingesetzt werden (Ackerman et al. 2002).
- **Nachteile** von Sertralin **gegenüber trizyklischen Antidepressiva** (wie Amitriptylin) sind die schlechtere Wirksamkeit bei schwer depressiven Patienten (Anderson 2000), die nichtlineare Dosis-Wirkungs-Beziehung sowie die erhöhte Suizidalität (Donovan et al. 2000; Juurlink et al. 2006; Shoval et al. 2011).
- **Vorteile gegenüber trizyklischen Antidepressiva** sind die nahezu fehlende Sedierung (Fahrtauglichkeit nicht beeinträchtigt), die bessere Überdosierungssicherheit (NICE 2004) sowie die bessere Verträglichkeit mit einer (bei ambulanten Patienten) vergleichbaren Wirksamkeit (Cipriani et al. 2012). SSRI wie Sertralin besitzen zwar ein problematisches Nebenwirkungsprofil, das sich aber qualitativ vom Nebenwirkungsprofil der trizyklischen Antidepressiva (Delir, kardiale Blockbildung, Harnverhalt) unterscheidet; bei Unverträglichkeit der Trizyklika kann daher auf Sertralin (oder Citalopram) gewechselt werden.

Angststörungen

- In der Therapie von **Panikstörungen** sind Psychotherapie und Pharmakotherapie gleichberechtigt und sollten sich in den meisten Fällen ergänzen. Für diese Indikation gibt es keine Unterschiede bzgl. der Effektstärken zwischen Clomipramin, Imipramin und verschiedenen SSRI (Paroxetin, Citalopram, Fluoxetin, Sertralin). Entscheidend für die Wirkstoffwahl sind daher das Nebenwirkungsprofil, bezogen auf den individuellen Patienten, und die persönliche Anwendungserfahrung des Arztes. Die aktuelle S3-Leitlinie „Behandlung von Angststörungen“ empfiehlt bei dieser Indikation gleichberechtigt Citalopram/Escitalopram, Paroxetin, Sertralin und Venlafaxin (Bandelow et al. 2014). Benzodiazepine sind nur als Wirkstoffe der Reserve für die Behandlung akuter Panikattacken bzw. zur Überbrückung der Wirklatenz von Antidepressiva geeignet (Bandelow et al. 2014).
- Bei **sozialen Phobien** gehört Sertralin (wie auch Escitalopram, Paroxetin und Venlafaxin) zu den Wirkstoffen der 1. Wahl (Bandelow et al. 2014).

Zwangsstörungen

Für die Indikation der Zwangsstörungen gibt es zwar Hinweise auf eine Wirksamkeit von SSRI, inkl. Sertralin, jedoch bislang keine validen Daten hinsichtlich möglicher Effektstärken-Unterschiede zwischen den einzelnen Wirkstoffe dieser Gruppe (Soomro et al. 2008; NICE 2006).

Posttraumatische Belastungsstörung (PTBS)

- Bei posttraumatischen Belastungsstörungen kann Sertralin zur unterstützenden Symptomkontrolle eingesetzt werden, ohne allerdings die traumaspezifische Psychotherapie ersetzen zu können.
- weiterführende Informationen: Nationale Versorgungsleitlinie Depression (http://www.depression.versorgungsleitlinien.de/)

Literatur

Ackerman DL et al. Multivariate meta-analysis of controlled drug studies for obsessive-compulsive disorder. J Clin Psychopharmacol 2002; 22: 309–17.

Anderson IM. Selective serotonin reuptake inhibitors versus tricyclic antidepressants: a metaanalysis of efficacy and tolerability. J Affect Disord 2000; 58: 19–36.

Arroll B et al. Efficacy and tolerability of tricyclic antidepressants and SSRIs compared with placebo for treatment of depression in primary care: a meta-analysis. Ann Fam Med 2005; 3: 449–56.

Bandelow B et al. Deutsche S3-Leitlinie „Behandlung von Angststörungen". 2014.

Cipriani A et al. Citalopram versus other anti-depressive agents for depression. Cochrane Database Syst Rev 2012; CD006534.

Colonna L et al. A randomized, double-blind, 24-week study of escitalopram (10 mg/day) versus citalopram (20 mg/day) in primary care patients with major depressive disorder. Curr Med Res Opin 2005; 21: 1659–68.

Donovan S et al. Deliberate self-harm and antidepressant drugs. Investigation of a possible link. Brit J Psychiatry 2000; 177: 551–6.

IQWiG, Institut für Qualität und Wirtschaftlichkeit im Gesundheitswesen. Antidepressiva auf dem Prüfstand. In: Jahresbericht 2009, S. 24–26.

Juurlink DN et al. The risk of suicide with selective serotonin reuptake inhibitors in the elderly. Am J Psychiatry 2006; 163: 813–21.

MacGillivray S et al. Efficacy and tolerability of selective serotonin reuptake inhibitors compared with tricyclic antidepressants in depression treated in primary care: systematic review and meta-analysis. BMJ 2003; 326: 1014.

National Collaborating Centre for Mental Health, National Institute for Clinical Excellence (NICE) Depression: Management of depression in primary and secondary care. Clinical Guideline 23, 2004.

Papakostas GI et al. Comparing the rapidity of response during treatment of major depressive disorder with bupropion and the SSRIs: a pooled survival analysis of 7 double-blind, randomized clinical trials. J Clin Psychiatry 2007; 68: 1907–12.

Shoval G et al. Effectiveness and safety of citalopram in hospitalized adolescents with major depression: a preliminary, 8-week, fixed-dose, open-label, prospective study. Clin Neuropharmacol 2011; 34: 182–5.

Soomro GM et al. Selective serotonin re-uptake inhibitors (SSRIs) versus placebo for obsessive compulsive disorder (OCD). Cochrane Database Syst Rev 2008; 1: CD001765. doi:10.1002/14651858.CD001765.pub3.

Simvastatin

Wirksamkeit ↑	Nutzen-Risiko-Bewertung ↑
	CYP3A4
IND	**DOS**
Hypercholesterinämie, homozygote familiäre Hypercholesterinämie, kardiovaskuläre Prävention bei Patienten mit manifester atherosklerotischer Herzerkrankung oder Diabetes mellitus	1 × tgl. 5–40 mg p. o. (abends), max. 80 mg/d
NW	Myopathie
WW	CYP3A4-Inhibitoren, Amiodaron, Calciumkanalblocker, Ciclosporin A, Fibrate, Fusidinsäure
CAVE	Indikation zurückhaltend stellen und Simvastatin niedrig dosieren bei Lebererkrankungen in der Anamnese, relevantem Alkoholkonsum, eingeschränkter Nierenfunktion, bei Frauen und geriatrischen Patienten

Simvastatin ist ein wirksamer Hemmer des Cholesterinsynthese-Enzyms und Leitsubstanz innerhalb dieser Wirkstoffgruppe. Wie alle Statine senkt auch Simvastatin in der Sekundärprävention das Schlaganfallrisiko und die kardiovaskuläre Mortalität; der positive Effekt auf die Gesamtmortalität in der Primärprävention ist eindeutig belegt, jedoch geringer ausgeprägt als früher angenommen. Besonders zurückhaltende Indikationsstellung gilt für Patienten mit geringem kardiovaskulärem Risiko. Es besteht kein klinischer Vorteil durch die Kombination mit Ezetimib.

Handelsnamen und -formen

- Zocor®, Simvastatin (generisch)
- Dosis: 5 mg / 10 mg / 20 mg / 40 mg / 80 mg Tabletten

Pharmakologie

Wirkmechanismus

CSE-Hemmer (Statin)

- ▸ kompetitive Hemmung der hepatischen HMG-CoA-Reduktase (Cholesterinsynthese-Enzym)
- ▸ Senkung von LDL und Cholesterin gesamt, weniger stark der Triglyceride

S

Indikationen und Dosis

Hypercholesterinämie (primäre oder kombinierte Hyperlipidämie), homozygote familiäre Hypercholesterinämie, kardiovaskuläre Prävention bei Patienten mit manifester atherosklerotischer Herzerkrankung oder Diabetes mellitus

- **initial:** 1 × tgl. 5–10 mg p. o. (abends), ggf. Dosisanpassung nach Cholesterinwert
- **Erhaltung:** 1 × tgl. 5–40 mg p. o. (abends)
- **maximal:** 1 × tgl. 80 mg p. o. (abends)

» Kontraindikationen

aktive Lebererkrankungen oder unklare Erhöhung der Serumtransaminasen, Schwangerschaft und Stillzeit, gleichzeitige Einnahme von starken CYP3A4-Inhibitoren, Gemfibrozil, Ciclosporin oder Danazol

Nebenwirkungen

- **sehr häufig:** keine
- **häufig:** Myopathie (dosisabhängig)

Wechselwirkungen

CYP3A4-Substrat (▶ vordere Umschlaginnenseite)

kontraindiziert: starke CYP3A4-Inhibitoren[1]

Ciclosporin A[1], Danazol[1], Fusidinsäure (systemisch)[1], Gemfibrozil[1]

problematisch: mäßige CYP3A4-Inhibitoren[2]

Amiodaron[2], Amlodipin[2], Bezafibrat[3], Colchicin[4], Ditiazem[2], Fenofibrat[2], Grapefruit und grapefruithaltige Produkte[5], Lomitapid[6], Nicotinsäure[2,7], Phenprocoumon[8], Verapamil[2], Warfarin[8]

1 **deutlich erhöhtes Risiko für Myopathie/Rhabdomyolyse, gleichzeitige Gabe kontraindiziert, bei zwingender Indikation Statin-Therapie unterbrechen!**
2 erhöhtes Risiko für Myopathie/Rhabdomyolyse, Simvastatin-Dosis max. 20 mg/d
3 erhöhtes Risiko für Myopathie/Rhabdomyolyse, möglichst nicht kombinieren, Simvastatin-Dosis max. 10 mg/d
4 erhöhtes Risiko für Myopathie/Rhabdomyolyse, engmaschige Überwachung insbes. bei eingeschränkter Nierenfunktion
5 Grapefruit und grapefruithaltige Produkte vermeiden
6 erhöhtes Risiko für Myopathie/Rhabdomyolyse, Simvastatin-Dosis max. 40 mg/d
7 bei asiatischen Patienten kontraindiziert
8 verstärkte Gerinnungshemmung möglich, initial engmaschige INR-Kontrollen

Pharmakokinetik

- BV: 5 % der Betahydroxysäure nach erster Leberpassage
- t_{max}: 2 h
- HWZ: 2 h
- Plasmaproteinbindung: 65 %

- Simvastatin unterliegt einem ausgeprägten First-Pass-Effekt in der Leber, die wegen der zentralen Rolle in der Cholesterinbiosynthese auch Hauptwirkort ist. Die periphere Wirkung ist von untergeordneter Rolle. Simvastatin wird nach Metabolisierung über CYP3A4 zu 60 % über den Stuhl ausgeschieden.

Intoxikation

- **Symptome:** Daten zu spezifischer Symptomatik und Therapie liegen nicht vor
- **Therapie:** im Falle einer Myopathie auf eine ausreichende Volumengabe achten, um eine Beeinträchtigung der Nierenfunktion zu vermeiden

Einnahmehinweise und Patienteninformationen

- Einnahme einmal täglich abends unabhängig von den Mahlzeiten
- eine Einschränkung von Verkehrstüchtigkeit und Reaktionsfähigkeit ist sehr unwahrscheinlich
- Grapefruit und grapefruithaltige Produkte vermeiden!
- übermäßiger Alkoholkonsum kann zu Leberfunktionsstörungen führen
- bei unerklärlichen Muskelschmerzen, -schwäche oder -krämpfen den behandelnden Arzt aufsuchen
- bei Frauen im gebärfähigen Alter auf sichere Kontrazeption während der Therapie hinweisen!

Spezielle Patientengruppen und Sondersituationen

Geriatrie

- geeignet
  PRISCUS: nicht gelistet
  BEERS: nicht gelistet
- bei Indikation für ein Statin Pravastatin bevorzugen (Pravastatin wird als einziges Statin nicht über das CYP-System metabolisiert und ist kein Substrat/Inhibitor des P-Gp; Vorteil bei geriatrischer Polymedikation: keine metabolischen Interaktionen)
- auch geriatrische Patienten profitieren von einer Statin-Therapie, wenn kardiovaskuläres Risikoprofil, individuelle Gesamtsituation (Risikofaktoren für Myopathie?) und allgemeine Grundsätze der geriatrischen Pharmakotherapie („start low, go slow“) berücksichtigt werden (ESC/EAS-Leitlinienempfehlung)
- erhöhtes Diabetes-Risiko durch Statin-Einnahme in der Primärprävention; daher Primärprävention mit Statin bei geriatrischen Patienten erst bei hohem kardiovaskulärem Risiko (ARRIBA-Score > 20 %); in der Sekundärprävention ist das erhöhte Diabetes-Risiko nachrangig zum kardiovaskulären Benefit (Carter et al. 2013)
- grundlegende Ernährungsumstellung: bei geriatrischen Patienten strikte Diätformen hinsichtlich eines erhöhten Malnutritionsrisikos prüfen

- reversible Reduktion der Muskelkraft (Mobilitätseinschränkung) bei geriatrischen Patienten häufiger
- die aktuellen Leitlinienempfehlungen (ESC/EAS) sehen keine altersabhängige Adaptierung der LDL-Zielwerte vor
- positiver Effekt einer Statin-Therapie hinsichtlich kardiovaskulärer Ereignisse und Mortalität auch bei Patienten > 65 Jahren, dabei kein Anstieg von Tumorrate oder Tumormortalität (Langzeitanalyse der HPS-Studie [HPS 2011])

Pädiatrie

- zugelassen ab 10 Jahren (Jungen ab Tanner-Stadium II, Mädchen ab 12 Monaten nach der Menarche)
- vor Statin-Therapie mit cholesterinsenkender Diät beginnen
- **initial:** 1 × tgl. 10 mg p. o. (abends)
- **Erhaltung:** 1 × tgl. 10 bis max. 40 mg p. o. (abends)
- bei Indikation für ein Statin Pravastatin bevorzugen (Pravastatin wird als einziges Statin nicht über das CYP-System metabolisiert und ist kein Substrat/Inhibitor des P-Gp: keine metabolischen Interaktionen [Makrolide!]; zugelassen ab 8 Jahren)

Schwangerschaft

- kontraindiziert
- erscheint eine Statin-Therapie auch in der Schwangerschaft zwingend, Simvastatin bevorzugen (Colestyramin ist wegen der Gefahr fetaler Hypovitaminosen keine geeignete Alternative!)

Stillzeit

- kontraindiziert
- Simvastatin während der Stillzeit pausieren; Nachteile für die Mutter durch Therapieunterbrechung während der Schwangerschaft sind nicht zu erwarten

Niere

- **GFR > 30 ml/min/1,73 m^2:** keine Einschränkung
- **GFR < 30 ml/min/1,73 m^2:** max. 10 mg/d

Leber

- **leichte bis mittelgradige Einschränkung der Leberfunktion:** vorsichtig dosieren
- **schwere Einschränkung der Leberfunktion:** Anwendung nicht empfohlen

Geschlechterspezifika

Nutzen der Primärprävention bei Frauen vermutlich geringer als bei Männern (bei Nutzen-Risiko-Abwägung berücksichtigen); sonstige Unterschiede beruhen vermutlich auf einer Unterrepräsentation von Frauen in den relevanten klinischen Studien

Ethnien

bei asiatischen Patienten nicht zusammen mit Nicotinsäure anwenden

! Besonderheiten und Cave

- Laborkontrollen (inkl. Kreatinphosphokinase): ► Anhang, S. 568
- Die numerische LDL-Zielwert-Definition der ESC-Leitlinien ist willkürlich und kaum evidenzbasiert; aktuell existieren zwei mögliche Ansätze der präventiven Therapie mit Statinen:
  1. Orientierung an Cholesterin-Grenzwerten und Dosistitration für unterschiedliche Risikokonstellation („treat to target") → entsprechend der europäischen Leitlinie (ESC/EAS Guidelines: European Association for Cardiovascular Prevention & Rehabilitation et al. 2011)
  2. feste Dosierungen für unterschiedliche Risikokonstellation ohne Anpassung an die Höhe der gemessenen Cholesterinwerte („fire and forget") → entsprechend der US-amerikanischen Leitlinie (ACC/AHA-Guideline: Stone et al. 2014)
- **sehr hohes Risiko (Score ≥ 10 %):** LDL-Cholesterin < 70 mg/dl (Atherosklerose im koronaren, cerebrovaskulären oder peripheren arteriellen Gefäßbett), Typ-2-Diabetes, Typ-1-Diabetes mit Organschäden, GFR < 60 ml/min/1,73 m^2
- **hohes Risiko (Score > 5 % bis < 10 %):** LDL-Cholesterin < 100 mg/dl
- **mäßig hohes Risiko (Score ≤ 5 %):** LDL-Cholesterin < 115 mg/dl
- **Lebererkrankungen** in der Anamnese oder relevanter Alkoholkonsum: Indikation besonders vorsichtig stellen, zurückhaltend dosieren
- Patienten mit **Risikofaktoren für eine Myopathie** (> 65 Jahre, Frauen, Nierenfunktionsstörung, unbehandelte Hypothyreose, hereditäre Muskelerkrankung, muskuläre Symptomatik in der Anamnese, Alkoholabusus): zurückhaltend dosieren oder direkt hydrophiles Statin mit niedrigerem Myopathie-Risiko bevorzugen (Rosuvastatin oder Fluvastatin)
- **gleichzeitige Anwendung** von **Fibraten** oder **Nicotinsäure erhöht das Risiko einer Rhabdomyolyse**, insbes. bei Vorliegen weiterer Risikofaktoren für eine Myopathie (s. o.)
- Statine senken auch bei Patienten mit **pAVK** die Häufigkeit kardiovaskulärer Ereignisse, verlängern bei symptomatischen Patienten die schmerzfreie Gehstrecke (auch bei Patienten mit normwertigen Cholesterinwerten) und reduzieren vermutlich auch die Gesamtmortalität (HPS 2002).
- Bei gegebener Indikation für ein Statin sollte bei Patienten mit **Polymedikation Pravastatin** bevorzugt werden, da dieses innerhalb der Statine das geringste Interaktionspotenzial besitzt.
- Näherungsweise senken 10 mg Simvastatin den LDL-Spiegel um ca. 30 %, 80 mg um 45–50 %.

Wirkstoffbeurteilung

- Simvastatin ist die wirksame Leitsubstanz innerhalb der Wirkstoffgruppe der Statine; allerdings besitzt es, bezogen auf die LDL-reduzierende Wirkung/mg Wirkstoff, nur eine mittelstarke Wirkung.

- Eine Therapieentscheidung in der Primärprävention sollte unter Berücksichtigung des individuellen Risikos für kardiovaskuläre Ereignisse erfolgen. Ein positiver Effekt auf die Gesamtmortalität in der Primärprävention konnte zuletzt durch eine Cochrane-Analyse belegt werden (Taylor et al. 2013), **zurückhaltend angewendet werden sollten Statine jedoch bei Patienten mit geringem kardiovaskulärem Risiko** (< 5 %/10 Jahre). Als Anhalt zur Dosisfindung gilt, dass eine Verdoppelung der Statin-Dosis eine LDL-C-Senkung um weitere 6 % bringt; das bedeutet jedoch auch, dass **bei hohen Ausgangswerten ein niedriger Zielwert mit Statinen allein** (auch in höchster Dosierung) **nicht immer erreicht** wird. Hier ist ggf. die Kombination mit Ionenaustauscherharz (Colestyramin) indiziert. Unabhängig davon empfiehlt die aktuelle Leitlinie der amerikanischen Fachgesellschaften American College of Cardiology (ACC) und American Heart Association (AHA) eine Abkehr von der Orientierung an LDL-Zielwerten („Treat to target"-Strategie) und postuliert stattdessen eine feste Statin-Dosis in Abhängigkeit vom individuellen Risikoprofil („Fire and forget"-Strategie) (Stone et al. 2014).
- Die Kombination mit Ezetimib liefert keinen klinischen Vorteil (Kastelein et al. 2005), führt aber möglicherweise zu einem erhöhten Krebsrisiko (Rossebø et al. 2008). Für den Einsatz zur Primärprävention von Osteoporose und Morbus Alzheimer gibt es keinerlei Evidenz.
- Bei Patienten mit **pAVK** senken Statine die Häufigkeit kardiovaskulärer Ereignisse, verlängern bei symptomatischen Patienten die schmerzfreie Gehstrecke (auch bei Patienten mit normwertigem Cholesterin) und reduzieren vermutlich auch die Gesamtmortalität (HPS 2002). Die aktuelle leitliniengerechte Therapie der pAVK umfasst daher bereits ab Fontaine-Stadium I die kombinierte Gabe eines Statins mit Acetylsalicylsäure oder Clopidogrel; Zielwert bei pAVK-Patienten sollte ein LDL-Cholesterin < 100 mg/dl sein (DGA 2009).
- Auch für Patienten mit **Typ-2-Diabetes** und kardiovaskulären Komorbiditäten bzw. chronischer Niereninsuffizienz gibt es keine Evidenz für den in den ESC-Leitlinien empfohlenen LDL-Cholesterin-Zielwert von < 70 mg/dl; ein Zielwert von < 100 mg/dl sollte aber erreicht werden.

Literatur

Carter AA et al. Risk of incident diabetes among patiens treated with statins: population based study. BMJ 2013; 346: f2610.

Deutsche Gesellschaft für Angiologie, Gesellschaft für Gefäßmedizin (DGA). Leitlinien zur Diagnostik und Therapie der peripheren arteriellen Verschlusskrankheit (PAVK). AWMF-Registernummer 065-003; 2009.

European Association for Cardiovascular Prevention & Rehabilitation et al. ESC/EAS Guidelines for the management of dyslipidaemias: the Task Force for the management of dyslipidaemias of the European Society of Cardiology (ESC) and the European Atherosclerosis Society (EAS). Eur Heart J 2011; 32: 1769–818.

Heart Protection Study Collaborative Group (HPS). MRC/BHF Heart protection study of cholesterol lowering with simvastatin in 20,536 high-risk individuals: a randomised placebo-controlled trial. Lancet 2002; 360: 7–22.
Heart Protection Study Collaborative Group (HPS). Effects on 11-years mortality and morbidity for lowering LDL-cholesterol with simvastatin for about 5 years in 20536 high-risk individuals: a randomized controlled trial. Lancet 2011; 378: 2013–20.
Kastelein JJ et al. Comparison of ezetimibe plus simvastatin versus simvastatin monotherapy on atherosclerosis progression in familial hypercholesterolemia. Design and rationale of the ezetimibe and simvastatin in hypercholesterolemia enhances atherosclerosis regression (ENHANCE) trial. Am Heart J 2005; 149: 234–9.
Rossebø AB et al. Intensive lipid lowering with simvastatin and ezetimibe in aortic stenosis. N Engl J Med 2008; 359: 1343–56.
Stone NJ et al. 2013 ACC/AHA guideline on the treatment of blood cholesterol to reduce atherosclerotic cardiovascular risk in adults: a report of the American College of Cardiology/American Heart Association Task Force on Practice Guidelines. Circulation 2014; 129: S1–45.
Stone NJ et al. ACC/AHA guideline on the treatment of blood cholesterol to reduce atherosclerotic cardiovascular risk in adults: a report of the American College of Cardiology/American Heart Association Task Force on Practice Guidelines. J Am Coll Cardiol 2014; 63: 2889–934.
Taylor F et al. Statins for the primary prevention of cardiovascular disease. Cochrane Database Syst Rev 2013; 1: CD004816.

Sitagliptin

Wirksamkeit ➔	Nutzen-Risiko-Bewertung ➔
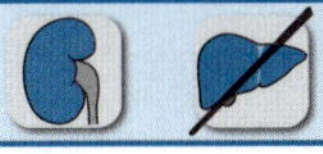	
IND	**DOS**
Diabetes mellitus Typ 2	1 × tgl. 100 mg p. o.
NW	gastrointestinale Unverträglichkeiten, Infekte
WW	keine
CAVE	Pancreatitis

Sitagliptin ist in der Behandlung des Diabetes mellitus Typ 2 nicht Mittel der 1. Wahl. Vorteil ist das geringe Risiko für Hypoglykämien und Gewichtszunahme, allerdings gibt es bisher keinen Nachweis einer Senkung der Mortalität.

Handelsnamen und -formen

- Januvia®, Xelevia®
- Dosis: 25 mg / 50 mg / 100 mg Filmtabletten
- Fixkombination mit Metformin

Pharmakologie

Wirkmechanismus

orales Antidiabetikum aus der Gruppe der DPP-4-Inhibitoren

- ▸ Hemmung der Dipeptidylpeptidase 4 (DPP-4), dadurch erhöhter Spiegel der Inkretin-Hormone; diese hemmen die Glucagonfreisetzung und fördern die glucoseabhängige Insulinfreisetzung
- ▸ Senkung eines erhöhten Glucosespiegels, Hypoglykämien treten nur selten auf, üblicherweise keine Gewichtszunahme

Indikationen und Dosis

- Therapie des Diabetes mellitus Typ 2 bei Patienten, bei denen Diät und Bewegung allein den BZ nicht ausreichend senken und für die Metformin aufgrund von Gegenanzeigen oder Unverträglichkeit nicht geeignet ist.
  - ▸ 1 × tgl. 100 mg p. o.
- in Kombination mit Metformin, einem Sulfonylharnstoff oder einem PPAR-γ-Agonisten, wenn Diät und Bewegung sowie eine Monotherapie den BZ nicht ausreichend senken
  - ▸ zusätzlich 1 × tgl. 100 mg oder 2 × tgl. 50 mg; ggf. Dosisanpassung von Antidiabetika mit Hypoglykämierisiko (Sulfonylharnstoffe, Glinide, Insulin)

» Kontraindikationen

akute Pancreatitis

Nebenwirkungen

- **sehr häufig:** keine
- **häufig:** Kopfschmerzen, gastrointestinale Unverträglichkeit, Infektionen der oberen Atemwege
- **weitere relevante Nebenwirkungen:** akute Pancreatitis, Leukozytose, Hypoglykämie, Gliederschmerzen

Wechselwirkungen

kontraindiziert: keine

problematisch: Digoxin[1], Exatanid[2], Glibenclamid[2], Gliclazid[2], Glimepirid[2], Gliquidon[2], Insulin[2]

1 erhöhte Plasmaspiegel möglich, Spiegelbestimmung notwendig
2 verstärkte BZ-Senkung, ggf. Dosisanpassung

Pharmakokinetik

- BV: 87 %
- t_{max}: 1–4 h
- HWZ: 12 h
- Plasmaproteinbindung: 38 %
- Elimination: 79 % unverändert renal; ansonsten CYP3A4-abhängiger Metabolismus zu inaktiven Produkten und renale oder fäkale Ausscheidung

Intoxikation

- **Symptome:** nicht bekannt (keine Toxizität bis Dosen von 1 700 mg beobachtet)
- **Therapie:** keine

Einnahmehinweise und Patienteninformationen

- bei anhaltenden starken Oberbauchschmerzen sollte eine ärztliche Vorstellung zur Abklärung einer möglichen Entzündung der Bauchspeicheldrüse erfolgen
- eine Einschränkung von Verkehrstüchtigkeit und Reaktionsfähigkeit ist bei stabiler BZ-Einstellung unwahrscheinlich

Spezielle Patientengruppen und Sondersituationen

Geriatrie

geeignet

- PRISCUS: nicht gelistet
- BEERS: nicht gelistet

Pädiatrie

- nicht zugelassen
- geeignete Alternativen: bei Diabetes mellitus Typ 2 Metformin, ansonsten Insulin

Schwangerschaft

- nicht zugelassen, nicht anwenden bei unzureichender Datenlage
- geeignete Alternative: Humaninsulin

Stillzeit

- nicht zugelassen, nicht anwenden bei unzureichender Datenlage
- geeignete Alternative: Humaninsulin

Niere

- **GFR < 60 ml/min/1,73 m²:** 50 mg/d
- **GFR < 30 ml/min/1,73 m² und Dialyse:** 25 mg/d, Vorsicht bei Kombination mit starken CYP3A4-Inhibitoren (► vordere Umschlaginnenseite)

Leber

- **leichte bis mittelgradige Einschränkung der Leberfunktion:** keine Dosisreduktion
- **stark eingeschränkte Leberfunktion:** nicht empfohlen
  geeignete Alternative: Insulin

Geschlechterspezifika

keine klinisch relevanten Unterschiede bekannt

Ethnien

keine klinisch relevanten Unterschiede bekannt

! Besonderheiten und Cave

- vermehrtes Auftreten von Infektionen und (auch schweren) Pancreatitiden unter der Therapie mit Sitagliptin möglich (Singh et al. 2013); Patienten über die Symptome einer Pancreatitis aufklären, um ein frühzeitiges therapeutisches Eingreifen zu ermöglichen
- ferner wurde vereinzeltes Auftreten von Neoplasien der Bauchspeicheldrüse berichtet (Elashoff et al. 2011), die Datenlage diesbezüglich ist noch unzureichend

Wirkstoffbeurteilung

- In den publizierten Studien senkt Sitagliptin den HbA_{1c}-Wert in der Monotherapie und in Kombination, z. B. mit Metformin, zusätzlich um ca. 0,7 %. Prospektive Studien bzgl. harter Endpunkte fehlen noch.
- Sitagliptin führt zu keiner Gewichtszunahme und kann in angepasster Dosierung auch bei Patienten mit eingeschränkter Nierenfunktion eingesetzt werden. Klinisch relevante Hypoglykämien sind sehr selten. Zuletzt erzielte Sitagliptin in einer großen retrospektiven Analyse mit anderen oralen Antidiabetika vergleichbare Werte für Mortalität und Hospitalisierung (Eurich et al. 2013).
- Zusammenfassend **bleibt Metformin Mittel der Wahl zur Behandlung eines Diabetes mellitus Typ 2**. Sitagliptin kann als alternative Therapie eingesetzt werden, wenn Metformin kontraindiziert ist, eine gewichtsneutrale Therapie angestrebt wird und Hypoglykämien ein Problem darstellen, ansonsten sind Sulfonylharnstoffe oder eine Insulintherapie als Mittel 2. Wahl anzusehen.
- Sitagliptin kann ferner als Kombinationspartner, insbes. von Metformin, eingesetzt werden, wenn eine Monotherapie keine ausreichende Kontrolle der BZ-Werte ermöglicht.

Literatur

Elashoff M et al. Pancreatitis, pancreatic, and thyroid cancer with glucagon-like peptide-1-based therapies. Gastroenterology 2011; 141: 150–6. doi:10.1053/j.gastro.2011.02.018.

Eurich DT et al. Comparative safety and effectiveness of sitagliptin in patients with type 2 diabetes: retrospective population based cohort study. BMJ 2013; 346: f2267.

Singh S et al. Glucagonlike peptide 1-based therapies and risk of hospitalization for acute pancreatitis in type 2 diabetes mellitus: a population-based matched case-control study. JAMA Intern Med 2013; 173: 534–9. doi:10.1001/jamainternmed.2013.2720.

Spironolacton

Wirksamkeit ↑	Nutzen-Risiko-Bewertung ↑
IND	**DOS**
chronische Herzinsuffizienz NYHA II–IV und EF < 35 %	25–50 mg/d
Ödeme und Aszites bei Leberzirrhose	50–100 mg/d (in Kombination mit Furosemid)
primärer Hyperaldosteronismus	25–200 mg/d
NW	Hyperkaliämie, Verschlechterung der Nierenfunktion, Gynäkomastie
WW	ACE-Hemmer, Sartane, Amilorid, Triamteren, Kalium
CAVE	–

Spironolacton ist in den zugelassenen Indikationen nachgewiesen wirksam; häufige Hyperkaliämien, eine Verschlechterung der Nierenfunktion sowie Gynäkomastie (bei Männern) verhindern jedoch nicht selten das Erreichen der empfohlenen Zieldosis.

Handelsnamen und -formen

- Aldactone®, Jenaspiron®, Osyrol®, Spironolacton (generisch)
- Dosis: 25 mg / 50 mg / 100 mg Tabletten und Kapseln
- Fixkombination mit Furosemid

Pharmakologie

Wirkmechanismus

- Aldosteronantagonist
- kompetitiver Antagonismus am Aldosteronrezeptor (Wirkung ist vom Vorhandensein von Aldosteron abhängig! Kein Aldosteron, keine Wirkung!)
- verminderte Natrium- (und Wasser-)Rückresorption und verminderte Kaliumsekretion

Indikationen und Dosis

- primärer Hyperaldosteronismus (wenn keine OP angezeigt)

S

  - Therapieziel ist eine Normalisierung des Serumkaliums und eine Senkung des erhöhten Blutdrucks
  - initial 1 × tgl. 12,5–25 mg p. o. (morgens), Verdoppelung der Dosis bei unzureichender Wirkung in 7- bis 14-tägigen Abständen bis max. 200 mg/d in 2 Einzeldosen, ggf. Kombination mit Antihypertensiva
- Ödeme und/oder Aszites bei Erkrankungen, die mit einem sekundären Hyperaldosteronismus einhergehen
  - initial 1 × tgl. 50–100 mg p. o. (morgens), Verdoppelung der Dosis bei unzureichender Wirkung in 7- bis 14-tägigen Abständen bis max. 200 mg/d in 2 Einzeldosen oder Kombination mit 20–80 mg/d Furosemid
- symptomatische chronische Herzinsuffizienz NYHA II–IV und EF < 35 % trotz optimaler Therapie mit ACE-Hemmer und β-Rezeptoren-Blocker (leitliniengerecht, aber off-label):
  - initial 1 × tgl. 25 mg p. o., ggf. Dosissteigerung nach 4–8 Wochen auf 1 × tgl. 50 mg p. o.

» Kontraindikationen

Anurie, akutes Nierenversagen, hochgradige Niereninsuffizienz (GFR < 30 ml/min/1,73 m^2), klinisch relevante Hyperkaliämie, Hyponatriämie oder Hypovolämie, Schwangerschaft und Stillzeit

Nebenwirkungen

- **sehr häufig:** keine
- **häufig:** Hyperkaliämie, Hyperurikämie, Herzrhythmusstörungen, Gynäkomastie (dosisabhängig)
- **weitere relevante Nebenwirkungen:** Hyponatriämie, Hypokalzämie, Hypovolämie, Hypotonie, Verschlechterung der Nierenfunktion, Acidose, Gichtanfälle, Thrombozytopenie, Agranulozytose, gastrointestinale Unverträglichkeit und Ulcera, orthostatische Hypotonie, Kopfschmerzen, Schwindel, Menstruationsstörungen

Wechselwirkungen

kontraindiziert: keine

problematisch: Acemetacin[1], Acetylsalicylsäure (> 300 mg/d)[1], Amilorid[2], Azilsartan[3], Benazepril[3], Candesartan[3], Captopril[3], Celecoxib[1], Chlorthalidon[4], Ciclosporin[1], Cilazapril[3], Cotrimoxazol[1], Digoxin[5], Enalapril[3], Eprosartan[3], Etoricoxib[1], Fosinopril[3], Furosemid[4], Hydrochlorothiazid[4], Ibuprofen[1], Indapamid[4], Indometacin[1], Irbesartan[3], Kalium[2], Ketoprofen[1], Lisinopril[3], Lithium[6], Losartan[3], Meloxicam[1], Moexipril[3], Naproxen[1], Olmesartan[3], Parecoxib[1], Perindopril[3], Piretanid[4], Piroxicam[1], Quinapril[3], Ramipril[3], Spirapril[3], Tacrolimus[1], Telmisartan[3], Torasemid[4], Trandolapril[3], Triamteren[2], Trimethoprim[1], Valsartan[3], Xipamid[4], Zofenopril[3]

1 NSAR, Coxibe und andere potenziell nephrotoxische Substanzen: erhöhtes Risiko einer Verschlechterung der Nierenfunktion und einer Hyperkaliämie, Dauertherapie vermeiden, ggf. Laborkontrollen
2 kaliumsparende Diuretika und Kalium: erhöhtes Risiko einer Hyperkaliämie, Kombination vermeiden
3 ACE-Hemmer und Sartane: erhöhtes Risiko einer Verschlechterung der Nierenfunktion, einer Hypotonie und einer Hyperkaliämie, laborchemische und klinische Kontrollen empfohlen, kombinierte Therapie ist leitliniengerecht bei Herzinsuffizienz
4 Diuretika: erhöhtes Risiko einer Verschlechterung der Nierenfunktion, vorsichtige Eindosierung, laborchemische und klinische Kontrollen, insbes. bei höherer Dosierung, empfohlen
5 erhöhte Digoxinspiegel möglich, Verfälschung der RIA-Laborbestimmung möglich
6 erhöhter Lithiumspiegel möglich, Spiegelkontrolle empfohlen

Pharmakokinetik

- BV: 75 %
- t_{max}: 1–2 h (Spironolacton) bzw. 2–3 h (aktive Metaboliten)
- HWZ: 1–2 h (Spironolacton) 3–20 h (Metaboliten)
- Plasmaproteinbindung: 90 %
- Spironolacton unterliegt einem ausgeprägten First-Pass-Effekt zu verschiedenen Metaboliten mit antimineralcorticoider Wirksamkeit, verlässliche Angaben zur effektiven Bioverfügbarkeit fehlen; Ausscheidung der aktiven und inaktiven Metaboliten überwiegend renal

Intoxikation

- **Symptome:** Hypovolämie, Hyponatriämie, Hyperkaliämie, Nierenversagen, Hypotonie bis zum Schock, Lähmungen, Arrhythmien, Herzstillstand; typische EKG-Veränderungen: Erhöhung der T-Welle, QRS-Verbreiterungen, Bradykardie
- **Therapie:** frühe Gabe von Aktivkohlesuspension (1 g/kg KG), Wiederherstellung stabiler Kreislaufverhältnisse, Volumengabe

Einnahmehinweise und Patienteninformationen

- Einnahme wie verordnet zu den Mahlzeiten
- übermäßiger Lakritzkonsum (regelmäßig > 50 g/d) kann die Wirksamkeit von Spironolacton verringern
- eine Einschränkung von Verkehrstüchtigkeit und Reaktionsfähigkeit ist unwahrscheinlich, außer bei Auftreten von Schwindel oder Blutdruckschwankungen

Spezielle Patientengruppen und Sondersituationen

Geriatrie

- PRISCUS: nicht gelistet
- BEERS: empfohlene Maximaldosis 25 mg/d

Pädiatrie

- zugelassen (Anwendungsdauer max. 30 Tage)
- Initialdosis 0,5–3 mg/kg KG, Maximaldosis 9 mg/kg KG

Schwangerschaft

- kontraindiziert
- unzureichende Datenlage, Therapie nur in Ausnahmefällen gerechtfertigt

Stillzeit

- kontraindiziert
- unzureichende Datenlage, Therapie nur in Ausnahmefällen gerechtfertigt

Niere

- **mittelgradig eingeschränkte Nierenfunktion:** Initialdosis ggf. auf 12,5 mg/d reduzieren
- **stark eingeschränkte Nierenfunktion (GFR < 30 ml/min/1,73 m^2):** kontraindiziert

Leber

Dosisanpassung im Allgemeinen nicht erforderlich, Initialdosis ggf. auf 12,5 mg/d reduzieren

Geschlechterspezifika

- Der antiandrogene Effekt von Spironolacton (einschl. Gynäkomastie) dürfte zu einer schlechteren Therapieadhärenz bei männlichen Patienten beitragen. Spironolacton kann bei Frauen zu einer Vertiefung, bei Männern zu einer Erhöhung der Stimmlage führen.
- geeignete Alternative: Eplerenon

Ethnien

keine klinisch relevanten Unterschiede bekannt

! Besonderheiten und Cave

- angestrebter Volumenverlust bei Behandlung von Ödemen und Aszites i. d. R. 0,5–1 kg/d
- verfälschte Bestimmungen der Digoxin-Serumkonzentration mit RIA-Assays durch Spironolacton möglich
- in einer Dosierung von unter 50 mg/d tritt eine Gynäkomastie nach sechs Monaten in weniger als 7 % der Fälle auf, in einer Dosierung ≥ 150 mg in mehr als 50 %
- Laborkontrollen: ► Anhang, S. 567

Wirkstoffbeurteilung

- Spironolacton wird empfohlen zur **Behandlung der fortgeschrittenen Herzinsuffizienz** (NYHA II–IV und EF < 35 % trotz Therapie mit einem ACE-Hemmer oder ARB) und senkt in dieser Indikation nachgewiesen die Mortalität. Wegen häufiger Hyperkaliämie oder Verschlechterung der Nierenfunktion sind regelmäßige Laborkontrollen nötig, nicht selten muss auf eine geringere Dosis (12,5 mg/d) ausgewichen werden (Authors/Task Force Members et al. 2012).
- In der Therapie von **Aszites bei Leberzirrhose** ist Spironolacton (ggf. in Kombination mit einem Schleifendiuretikum) Mittel der Wahl.
- Spironolacton ist Mittel der Wahl in der **Behandlung eines primären Hyperaldosteronismus**, wenn eine operative Therapie nicht sinnvoll erscheint. Es senkt in dieser Indikation den häufig erhöhten Blutdruck und korrigiert die (nicht immer vorhandene) Hypokaliämie (Funder et al. 2008).

Literatur

Authors/Task Force Members et al. ESC Guidelines for the diagnosis and treatment of acute and chronic heart failure 2012: The Task Force for the Diagnosis and Treatment of Acute and Chronic Heart Failure 2012 of the European Society of Cardiology. Developed in collaboration with the Heart Failure Association (HFA) of the ESC. Eur Heart J 2012; 33: 1787–847. doi:10.1093/eurheartj/ehs104.

Funder JW et al. Case detection, diagnosis, and treatment of patients with primary aldosteronism: an endocrine society clinical practice guideline. J Clin Endocrinol Metab 2008; 93: 3266–81. doi:10.1210/jc.2008-0104.

T

Tamsulosin

Wirksamkeit ↑ bis →	Nutzen-Risiko-Bewertung ↑
 CYP3A4	
IND	**DOS**
benigne Prostatahyperplasie	1 × tgl. 0,4 mg p. o.
NW	Ejakulationsstörungen
WW	keine relevanten Wechselwirkungen
CAVE	Vorsicht bei geplanter Katarakt-OP
Tamsulosin gehört zu den Wirkstoffen der Wahl zur symptomatischen Behandlung der benignen Prostatahyperplasie.	

Handelsnamen und -formen

- Alna®, Omnic®, Prostacure®, Tadin®, Tamsublock®, Tamsunar®, Tamsulosin (generisch)
- Dosis: 0,4 mg Retardtabletten/-kapseln
- auch als Fixkombination mit Dutasterid im Handel

Pharmakologie

Wirkmechanismus

Therapeutikum bei benigner Prostatahyperplasie (selektiver α_1-Rezeptor-Antagonist)

- Blockade der postsynaptischen α_{1A}- und α_{1D}-Rezeptoren
- Relaxation der glatten Muskulatur von Prostata und Urethra

Indikationen und Dosis

benigne Prostatahyperplasie (BPH), Blasenentleerungsstörungen bei Frauen (off-label), Erleichterung eines Steinabgangs bei Harnleitersteinen oder nach Stoßwellenlithotripsie (off-label)

- 1 × tgl. 0,4 mg p. o.

» Kontraindikationen

schwere Leberinsuffizienz, orthostatische Hypotension

Nebenwirkungen

- **sehr häufig:** keine
- **häufig:** Schwindel, Ejakulationsstörungen

- **weitere relevante Nebenwirkungen:** orthostatische Hypotension/Synkopen (sehr selten, meist auf Placebo-Niveau)

Wechselwirkungen

CYP3A4-Substrat (vermutlich ohne klinische Relevanz)

kontraindiziert: keine

problematisch: Doxazosin[1], Terazosin[1], Urapidil[1]

1 verstärkte Blutdrucksenkung möglich

Pharmakokinetik

- BV: 57–99 %
- t_{max}: 4–6 h
- HWZ: 13–19 h
- Plasmaproteinbindung: 99 %
- langsame hepatische Metabolisierung über CYP2A4 und CYP2D6, im Anschluss renale Eliminierung der Metaboliten

Intoxikation

- **Symptome:** Hypotonie
- **Therapie:** frühe Gabe von Aktivkohlesuspension (1 g/kg KG), Volumengabe, ggf. Catecholamine

Einnahmehinweise und Patienteninformationen

- Einnahme einmal täglich unabhängig von den Mahlzeiten
- eine Einschränkung von Verkehrstüchtigkeit und Reaktionsfähigkeit ist unwahrscheinlich, außer bei Auftreten von Schwindel oder Blutdruckschwankungen

Spezielle Patientengruppen und Sondersituationen

Geriatrie

geeignet

- PRISCUS: nicht gelistet
- BEERS: nicht gelistet

Pädiatrie

nicht zugelassen, nicht indiziert

Schwangerschaft

nicht zugelassen, nicht indiziert

Stillzeit

nicht zugelassen, nicht indiziert

T

Niere

- keine Dosisanpassung erforderlich
- bei stark eingeschränkter Nierenfunktion (eGFR < 10 ml/min/1,73 m^2) auf Zeichen einer Überdosierung (orthostatische Hypotension, Schwindel) achten

Leber

- **leichte bis mittelgradige Leberfunktionsstörung:** keine Dosisanpassung erforderlich
- **stark eingeschränkte Leberfunktion:** kontraindiziert
  geeignete Alternative: mit Einschränkungen Terazosin

Geschlechterspezifika

Tamsulosin kann bei Blasenentleerungsstörungen auch bei Frauen wirksam sein.

Ethnien

keine klinisch relevanten Unterschiede bekannt

! Besonderheiten und Cave

- Im Falle von rezidivierendem Harnverhalt, rezidivierenden Harnwegsinfektionen, konservativ nicht beherrschbaren, rezidivierenden Makrohämaturien, einer Dilatation des oberen Harntraktes sowie einer eingeschränkten Nierenfunktion oder Niereninsuffizienz durch BPH ist eine operative Behandlung vorzuziehen.
- in Einzelfällen symptomatische Hypotonie unter Tamsulosin möglich
- Bei Einnahme von Tamsulosin vor einer Katarakt-OP Auftreten von intraoperativen Komplikationen durch ein intraoperatives Floppy-Iris-Syndrom (IFIS) auch nach Pausierung der Einnahme möglich. Bei Patienten mit bekanntem Katarakt die Notwendigkeit einer Operation vor Behandlungsbeginn abklären, ggf. einen alternativen Wirkstoff (Dutasterid, Finasterid) wählen. Keine grundsätzliche Kontraindikation für Katarakt-OP bei Einnahme von Tamsulosin bei entsprechenden intraoperativen Vorsichtsmaßnahmen.

Wirkstoffbeurteilung

- Tamsulosin ist nachgewiesen wirksam zur symptomatischen Behandlung der benignen Prostatahyperplasie und gehört in dieser Indikation zu den Mitteln der 1. Wahl (Dreikorn et al. 2009). Die Häufigkeit von Nebenwirkungen durch Hypotension (Schwindel, Präsynkope, Synkope) unterscheidet sich in der Dosierung von 0,4 mg/d nicht signifikant vom Placebo-Niveau.
- Tamsulosin ist auch zur Behandlung funktioneller Blasenentleerungsstörungen bei Frauen wirksam (Meyer et al. 2012) und kann den Abgang kleinerer Harnleitersteine erleichtern.

Literatur

Dreikorn K et al. S2-Leitlinie „Therapie des benignen Prostatasyndroms (BPS)“. Stand: 01.02.2009 (in Überarbeitung). Im Internet unter: http://www.awmf.org/leitlinien/detail/ll/043-035.html (zuletzt abgerufen am 25.08.2014).

Meyer LE et al. Tamsulosin for voiding dysfunction in women. Int Urol Nephrol 2012; 44: 1649–56. doi:10.1007/s11255-012-0275-0.

T

Telmisartan

Wirksamkeit ↑ **Nutzen-Risiko-Bewertung ↑**

IND	DOS
arterielle Hypertonie	1 × tgl. 20–80 mg p. o.
kardiovaskuläre Prävention	1 × tgl. 80 mg p. o.
NW	Hypotonie, Hyperkaliämie
WW	ACE-Hemmer, Aliskiren, NSAR
CAVE	nicht anwenden bei Cholestase

Telmisartan ist in den jeweiligen Indikationen Mittel der 2. Wahl, wenn eine Therapie mit ACE-Hemmern nicht vertragen wird.

Handelsnamen und -formen

- Micardis®, Kinzalmono®
- Dosis: 20 mg / 40 mg / 80 mg Tabletten
- Kombinationspräparate mit Hydrochlorothiazid und Amlodipin

Pharmakologie

Wirkmechanismus

Angiotensin-II-Rezeptor-Antagonist: nichtkompetitiver, selektiver Antagonist am AT_1-Rezeptor

- ▸ Hemmung der Angiotensin-II-vermittelten Effekte am AT_1-Rezeptor
- ▸ anhaltende Senkung des arteriellen Blutdrucks und des pulmonalen kapillaren Drucks ohne reflektorischen Anstieg der Herzfrequenz, Reduktion des renalen Gefäßwiderstandes

Indikationen und Dosis

- arterielle Hypertonie
  - ▸ initial 1 × tgl. 20–40 mg p. o. (morgens); bei unzureichender Blutdrucksenkung nach 2–4 Wochen Steigerung auf 1 × tgl. 80 mg p. o. oder Kombination mit einem Calciumantagonisten oder Diuretikum
- Reduktion der kardiovaskulären Morbidität bei Erwachsenen mit manifester atherothrombotischer kardiovaskulärer Erkrankung oder Diabetes mellitus Typ 2 mit dokumentiertem Endorganschaden
  - ▸ 1 × tgl. 80 mg p. o. (morgens)

» Kontraindikationen

obstruktive Gallenfunktionsstörungen, stark eingeschränkte Leberfunktion, Cholestase, 2. und 3. Schwangerschaftstrimenon

Nebenwirkungen

- **sehr häufig:** keine
- **häufig:** keine
- **weitere relevante Nebenwirkungen:** gastrointestinale Beschwerden, akutes Nierenversagen, Anstieg der Leberwerte, Infektionen der oberen Atemwege, Hyperkaliämie, moderater Kreatininanstieg

Wechselwirkungen

kontraindiziert: keine

problematisch: Acemetacin[1], Acetylsalicylsäure (> 300 mg/d)[1], **Aliskiren**[2], Amilorid[3], **Benazepril**[2], **Captopril**[2], Celecoxib[1], Chlorthalidon[4], Ciclosporin[3], **Cilazapril**[2], Cotrimoxazol[3], Diclofenac[1], Digoxin[7], **Enalapril**[2], Eplerenon[3], Etoricoxib[1], **Fosinopril**[2], Furosemid[4], Hydrochlorothiazid[4], Ibuprofen[1], Indapamid[4], Indometacin[1], Kalium[5], Ketoprofen[1], **Lisinopril**[2], Lithium[6], Meloxicam[1], **Moexipril**[2], Naproxen[1], Parecoxib[1], **Perindopril**[2], Piretanid[4], Piroxicam[1], **Quinapril**[2], **Ramipril**[2], **Spirapril**[2], Spironolacton[3], Tacrolimus[3], Torasemid[4], **Trandolapril**[2], Triamteren[3], Trimethoprim[3], Xipamid[4], **Zofenopril**[2]

1 NSAR und Coxibe: Verminderung der antihypertensiven Wirkung, erhöhtes Risiko einer Verschlechterung der Nierenfunktion und einer Hyperkaliämie, ggf. Laborkontrollen

2 **ACE-Hemmer und Aliskiren: erhöhtes Risiko einer Verschlechterung der Nierenfunktion und eines dialysepflichtigen Nierenversagens, Kombination vermeiden**

3 kaliumsparende Diuretika und potenziell nephrotoxische Substanzen: erhöhtes Risiko einer Hyperkaliämie und leicht erhöhtes Risiko einer Verschlechterung der Nierenfunktion, ggf. Laborkontrollen

4 Diuretika: leicht erhöhtes Risiko einer Verschlechterung der Nierenfunktion und überschießende Blutdrucksenkung, vorsichtige Eindosierung

5 erhöhtes Risiko einer Hyperkaliämie

6 erhöhter Serumspiegel von Lithium, Spiegelkontrolle empfohlen

7 Erhöhung der Digoxinkonzentration möglich, Spiegelkontrolle

Pharmakokinetik

- BV: 50 %
- t_{max}: 1 h
- HWZ: 20 h
- Plasmaproteinbindung: ca. 100 %
- Telmisartan wird durch Glucuronidierung in ein unwirksames Konjungat überführt und zu > 99 % mit den Faeces ausgeschieden

T

Intoxikation

- **Symptome:** Hypotonie, Schock, Nierenversagen
- **Therapie:** Gabe von Aktivkohlesuspension (1 g/kg KG), Wiederherstellung stabiler Kreislaufverhältnisse, Volumengabe

Einnahmehinweise und Patienteninformationen

- Einnahme einmal täglich unabhängig von den Mahlzeiten
- eine Einschränkung von Verkehrstüchtigkeit und Reaktionsfähigkeit ist unwahrscheinlich, außer bei Auftreten von Schwindel, Sehstörungen oder Blutdruckschwankungen
- bei Frauen im gebärfähigen Alter auf sichere Kontrazeption während der Therapie hinweisen!

Spezielle Patientengruppen und Sondersituationen

Geriatrie

geeignet

- PRISCUS: nicht gelistet
- BEERS: nicht gelistet

Pädiatrie

- nicht zugelassen
- geeignete Alternative: Valsartan

Schwangerschaft

- **1. Trimenon:** möglichst nicht anwenden (nach versehentlicher Therapie in die Frühschwangerschaft hinein Umstellung auf antihypertensive Therapie mit geringerem Risiko)
- **2. und 3. Trimenon:** kontraindiziert (Berichte über Fetopathien mit fetaler Anurie, Lungenhypoplasie, Kontrakturen der Extremitäten, Hypoplasien der Schädelkalotte, Thrombosen der V. cava inferior und Oligo-/Anhydramnion); bei Exposition bis ins 2. Trimenon hinein Umstellung der antihypertensiven Therapie sowie Ausschluss eines Oligohydramnions und Kontrolle des Neugeborenen hinsichtlich Nierenfunktion und Hypotonie
- geeignete Alternativen: Alpha-Methyldopa (1. Wahl), Metoprolol, Nifedipin

Stillzeit

- Anwendung nicht empfohlen
- geeignete Alternativen: Alpha-Methyldopa, Metoprolol, Nifedipin

Niere

GFR < 30 ml/min/1,73 m^2: Dosisreduktion um 50 %, Initialdosis 20 mg, Kontrolle der Retentionsparameter und des Kaliumspiegels

Leber

- **leichte bis mittelgradige Leberfunktionsstörung:** Dosisreduktion um 75 %, Maximaldosis 20 mg/24 h
- **stark eingeschränkte Leberfunktion und Cholestase:** kontraindiziert
- geeignete Alternative: Captopril

Geschlechterspezifika

erhöhte Plasmakonzentration bei Frauen vermutlich ohne klinische Relevanz

Ethnien

- Bei Patienten afrikanischer Abstammung sollten in der Hochdrucktherapie vorzugsweise Thiaziddiuretika oder Calciumkanalblocker eingesetzt werden.
- Eine Erhöhung der Transaminasen scheint bei japanischen Patienten häufiger aufzutreten.

! Besonderheiten und Cave

- 25 % der Maximaldosis eines Angiotensin-II-Rezeptor-Antagonisten erzielen etwa 65 % der max. Blutdrucksenkung, 50 % der Maximaldosis ca. 80 % der Blutdrucksenkung; eine Kombinationstherapie mit Calciumantagonisten oder Diuretika ist einer Monotherapie in Maximaldosierung vorzuziehen.
- Anwendung bei bilateraler Nierenarterienstenose oder Nierenarterienstenose bei (funktioneller) Einzelniere mit initial niedrigster Dosierung unter engmaschiger Kontrolle möglich (Chrysochou et al. 2012)
- vorsichtige Anwendung bei vorbestehender Aorten- oder Mitralklappenstenose
- Kombination Sartan und ACE-Hemmer („duale RAAS-Blockade"): in den meisten Fällen überwiegen die Risiken (Hyperkaliämie, Nierenversagen) den möglichen Nutzen bei dieser Kombination; sinnvoll lediglich in besonderen Ausnahmefällen (Herzinsuffizienz NYHA II–IV mit LVEF $\leq$40 % und persistierender Symptomatik unter kombinierter ACE-Hemmer- und β-Rezeptoren-Blocker-Therapie, falls Spironolacton oder Eplerenon nicht vertragen werden)
- bei Kombination mit einem Diuretikum und bei Volumendepletion überschießende Blutdrucksenkung möglich, niedrige Initialdosis empfohlen, erste Einnahme ggf. unter Beobachtung
- schlechtes Ansprechen von Patienten mit einem primären Hyperaldosteronismus auf eine Behandlung mit Angiotensin-II-Rezeptor-Antagonisten; Alternativen sind Spironolacton und Eplerenon
- in der ProFESS-Studie leicht erhöhte Häufigkeit von Sepsisfällen unter Telmisartan im Vergleich zu Placebo (0,49 % vs. 0,70 %) (Yusuf et al. 2008)
- empfohlene Laborkontrollen: ► Anhang, S. 566

Wirkstoffbeurteilung

- Telmisartan ist in der **Behandlung der arteriellen Hypertonie** wirksam und wird zusammen mit anderen Angiotensin-II-Rezeptor-Antagonisten von den europäischen Leitlinien empfohlen. Die Ontarget-Studie konnte keine Überlegenheit von Telmisartan gegenüber Ramipril bzgl. kardiovaskulärer Mortalität und Morbidität nachweisen, Husten als unerwünschte Wirkung trat unter Telmisartan seltener (1,1 % vs. 4,2 %), eine symptomatische Hypotonie häufiger (2,6 % vs. 1,7 %) auf (ONTARGET Investigators et al. 2008).
- Aufgrund des nephroprotektiven Effektes werden Antagonisten des RAAS zur Behandlung einer arteriellen Hypertonie bei Vorliegen eines Diabetes mellitus sowie Erkrankungen der Nieren, die mit einer Proteinurie einhergehen, besonders empfohlen. Telmisartan ist in dieser Indikation Enalapril nicht unterlegen (Barnett et al. 2004).
- Es gibt keine Evidenz für eine überlegene Wirksamkeit gegenüber ACE-Hemmern und anderen Antihypertensiva in den jeweiligen Indikationen, lediglich Husten und Angioödem treten in Vergleich zu den ACE-Hemmern deutlich seltener auf. Die Verordnung von Telmisartan kommt insbes. dann infrage, wenn ACE-Hemmer nicht vertragen werden.
- Sinnvolle Kombinationspartner in der antihypertensiven Therapie sind Calciumantagonisten und Diuretika, diese Kombinationen sind auch in fixer Kombination verfügbar (Single-Pill-Konzept), wodurch sich häufig eine verbesserte Therapieadhärenz erzielen lässt.

Literatur

Barnett AH et al. Angiotensin-receptor blockade versus converting-enzyme inhibition in type 2 diabetes andnephropathy. N Engl J Med 2004; 351: 1952–61. doi:10.1056/NEJMoa042274.

Chrysochou C et al. Dispelling the myth: the use of renin-angiotensin blockade in atheromatous renovascular disease. Nephrol Dial Transplant 2012; 27: 1403–9.

ONTARGET Investigators et al. Telmisartan, ramipril, or both in patients at high risk for vascular events. N Engl J Med 2008; 358: 1547–59. doi:10.1056/NEJMoa0801317.

Yusuf S et al. Telmisartan to prevent recurrent stroke and cardiovascular events. N Engl J Med 2008; 359: 1225–37.

Theophyllin

Wirksamkeit ↑ bis → Nutzen-Risiko-Bewertung → bis ↓

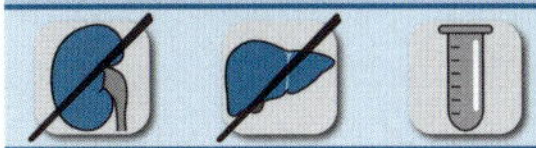

IND	DOS
COPD	Anpassung nach Plasmakonzentration
Asthma bronchiale	Anpassung nach Plasmakonzentration
zentrale Atem-regulationsstörungen	1 × tgl. 250–500 mg ret.
NW	Tachykardie, Tremor, Kopfschmerzen
WW	Allopurinol, Aciclovir, Ciprofloxacin, Clarithromycin, Diltiazem, Enoxacin, Erythromycin, Estriol/Estradiol, Febuxostat, Fluvoxamin, Levofloxacin, Moxifloxacin, Norfloxacin, Ofloxacin, Pentoxifyllin, Propafenon, Propranolol, Ranitidin, Roxithromycin, Verapamil, Zafirlukast
CAVE	enge therapeutische Breite

Theophyllin ist in der symptomatischen Therapie von Asthma und COPD wirksam, aufgrund häufiger Nebenwirkungen und der engen therapeutischen Breite jedoch nicht Mittel der 1. Wahl.

Handelsnamen und -formen

- Aminophyllin®, Bronchoparat®, Bronchoretard®, Euphylong®, Uniphyllin®, Theophyllin (generisch)
- Dosis:
  100 mg / 125 mg / 200 mg / 250 mg / 300 mg / 350 mg / 375 mg / 500 mg Retardkapseln
  200 mg/10 ml Injektionslösung

Pharmakologie

Wirkmechanismus

Bronchospasmolytikum

- genauer Wirkmechanismus ist nicht abschließend geklärt; wie andere Methylxanthine hemmt Theophyllin die Phosphodiesterase, was zu einer erhöhten intrazellulären cAMP-Konzentration führt
- Bronchodilatation, ein antiphlogistischer Effekt wird diskutiert

T

Indikationen und Dosis

- persistierendes Asthma bronchiale oder mittel- bis schwergradige COPD
  - Theophyllin muss in Abhängigkeit von der Plasmakonzentration individuell titriert werden; erwünschte Theophyllin-Plasmakonzentration 8–15 µg/ml, bei höheren Spitzenspiegeln kommt es zunehmend zu unerwünschten Wirkungen. Der Spitzenspiegel wird 4–8 h nach morgendlicher Einnahme eines Retardpräparates und 3–5 Tage nach der letzten Dosisänderung bestimmt.
  - Risikofaktoren für verminderte Theophyllin-Clearance: Herz-, Leber- oder Niereninsuffizienz, Alter > 60 Jahre, Hypothyreose, COPD, Fieber, (virale) Infektionen, Medikamente (► S. 489); bei Risikofaktoren für verminderte Theophyllin-Clearance nicht mehr als 400 mg/d ohne Spiegelbestimmung!
  - Risikofaktoren für erhöhte Theophyllin-Clearance: Rauchen, Medikamente (► S. 489)
  - orales Aufdosierungsschema: initial 300 mg (retardiert) in 2–3 Einzeldosen für 3 Tage, bei guter Verträglichkeit
    - Steigerung auf 400 mg/d (retardiert) in 2 Einzeldosen für 3 Tage, bei weiterhin guter Verträglichkeit *und fehlenden Risikofaktoren für verminderte Theophyllin-Clearance*
    - Steigerung auf 10 mg/kg Sollgewicht, max. 600 mg/d in 2 Einzeldosen
    - Spiegelbestimmung nach 3–5 Tagen
  - weitere Dosisanpassung: (► Tab. 4)

Tab. 4 Theophyllin: Dosisanpassungen (Quelle u. a.: http://www.rxlist.com/theolair-drug/indications-dosage.htm)

Plasmakonzentration	Dosisanpassung
< 10 µg/ml	bei guter Verträglichkeit *und* unzureichender Symptomkontrolle Dosiserhöhung um 25 %, Kontrolle nach 3–5 Tagen
10–14,9 µg/ml	Dosis beibehalten
15–19,9 µg/ml	Dosisreduktion um 10 %
20–25 µg/ml	Dosisreduktion um 25 %, Kontrolle nach 3–5 Tagen
25–30 µg/ml	bei Symptomatik Behandlung einer Intoxikation; ansonsten nächste Dosis pausieren, Dosisreduktion um 30–50 %, Kontrolle nach 3 Tagen
> 30 µg/ml	Einnahme pausieren, Behandlung einer Intoxikation; falls Therapie fortgeführt werden soll, Dosisreduktion um mind. 50 %

- zentrale Atemregulationsstörungen (z. B. Schlafapnoe)
  - 250–500 mg Retardkapseln 1 × tgl. zur Nacht

T

- zur Akutbehandlung von Atemnotzuständen bei Asthma bronchiale und COPD (nicht empfohlen)
  - i. v.: bei nicht vorbehandelten Patienten initial 4–5 mg/kg Normalgewicht innerhalb von 20–30 min, bei vorbehandelten Patienten 2–3 mg/kg KG; Erhaltungsdosis 2–15 mg/kg Normalgewicht/24 h, Anpassung nach Spiegelbestimmung

» Kontraindikationen

frischer Myokardinfarkt, akute tachykarde Herzrhythmusstörungen

Nebenwirkungen

- **sehr häufig:** Sinustachykardie, Blutdruckabfall, Magen-Darm-Beschwerden, Diarrhoe, Elektrolytentgleisungen (Hypokaliämie, Hyperkalzämie), Hyperurikämie, Hyperglykämie, Kopfschmerzen, Erregungszustände, Tremor, Schlaflosigkeit, verstärkte Diurese
- **weitere relevante Nebenwirkungen:** Vorhofflimmern, Tachyarrhythmien, Krampfanfälle

Wechselwirkungen

- verminderte Wirkung sedierender Arzneimittel durch Theophyllin
- erhöhter Plasmaspiegel von Theophyllin bei Impfungen (Influenza, BCG) möglich

kontraindiziert: keine

problematisch: **Aciclovir**[1], Adenosin[2], **Allopurinol**[1], Atenolol[3], Bisoprolol[3], Carbamazepin[2,3], Carvedilol[3], Chlorthalidon[4], **Cimetidin**[1], **Ciprofloxacin**[1,5], **Clarithromycin**[1], **Diltiazem**[1], **Enoxacin**[1,5], Ephedrin[6], Epinephrin[6], **Erythromycin**[1], **Estradiol**[1], **Febuxostat**[1], **Fluvoxamin**[1], Furosemid[4], Hydrochlorothiazid[4], **Imipenem**[1,5], Indapamid[4], **Interferon α**[1], **Isoniazid**[1,2], Johanniskraut[2], **Levofloxacin**[1,5], Lithium[7], Metoprolol[3], **Moxifloxacin**[1,5], Nebivolol[3], **Norfloxacin**[1,5], **Ofloxacin**[1,5], **Peginterferon α**[1], **Pentoxifyllin**[1], Phenobarbital[2], **Phenylpropanolamin**[1], Phenytoin[2], Piretanid[4], Primidon[2], **Propafenon**[1], **Propranolol**[1,3], **Ranitidin**[1], Rifampicin[2], Ritonavir[2], **Roxithromycin**[1], Sotalol[3], **Spiramycin**[1], **Ticlopidin**[1], Torasemid[4], **Verapamil**[1], Xipamid[4], **Zafirlukast**[1]

1 **erhöhter Theophyllin-Plasmaspiegel, Dosisreduktion und Spiegelkontrolle**
2 verminderter Theophyllin-Plasmaspiegel, Spiegelkontrolle und ggf. Dosisanpassung
3 gegenseitige Wirkungsabschwächung
4 Diuretika: verstärkte diuretische Wirkung und Hypokaliämieneigung
5 **verstärkte Krampfneigung bei gleichzeitiger Gabe anderer, die Krampfschwelle herabsetzender Wirkstoffe**
6 gegenseitige Wirkungsverstärkung
7 abgeschwächte Wirkung und verminderter Plasmaspiegel durch Theophyllin, Spiegelkontrolle

T

Pharmakokinetik

- BV: 99 %
- t_{max}: ca. 7 h
- HWZ stark variabel (4–24 h)
- Plasmaproteinbindung: 60 %
- nach hepatischer Metabolisierung in pharmakologisch wenig oder nicht wirksame Produkte erfolgt eine überwiegend renale Exkretion; Raucher und Kinder metabolisieren signifikant schneller

Intoxikation

- **Symptome:** Übelkeit, Erbrechen, Diarrhoe, Tachykardie, ventrikuläre und supraventrikuläre Tachyarrhythmien, Hypotension, Krampfanfälle, Rhabdomyolyse
- Bei jedem Anzeichen einer möglichen Intoxikation sollte eine Pausierung der Einnahme und eine Bestimmung der Plasmakonzentration vorgenommen werden.
- **Therapie:** wiederholte Gabe von Aktivkohlesuspension, initial 1 g/kg KG, dann 20 g alle 2–4 h
  - bei Krampfanfällen: initial 4 mg Lorazepam langsam i. v.; bei unzureichender Wirkung innerhalb von 10–15 min nochmals 4 mg langsam i. v., max. 8 mg/12 h; alternativ Diazepam 0,1–0,3 mg/kg KG, max. 15 mg
  - bei tachykarden Herzrhythmusstörungen: Propranolol 1 mg langsam i. v., bei unzureichender Wirkung alle 2 min bis max. 5 mg (Kontraindikation bei Asthma bronchiale)
    Alternativ: evtl. Esmolol wegen besserer Steuerbarkeit (Empfehlung nicht empirisch belegt): initial 0,5 mg/kg KG langsam i. v., danach 50 µg/kg KG/min als Dauerinfusion, bei unzureichendem Ansprechen nach 5 min erneut 0,5 mg/kg KG langsam i. v., Dosissteigerung auf 100 µg/kg KG/min (problematisch bei Asthma bronchiale)
  - Alternativ (bei Asthma bronchiale): Verapamil i. v., initial 5 mg, ggf. erneut 5 mg nach 5–10 min, falls erforderlich im Anschluss 5–10 mg/h kontinuierlich, max. 100 mg/24 h
  - bei schweren Intoxikationen Hämodialyse oder Hämoperfusion
  - die Therapie kann nach den Plasmaspiegel von Theophyllin ausgerichtet werden

Einnahmehinweise und Patienteninformationen

- Einnahme morgens und abends nach den Mahlzeiten
- Einschränkung von Verkehrstüchtigkeit und Reaktionsfähigkeit sehr unwahrscheinlich
- bei Auftreten von Übelkeit und Erbrechen, Herzrasen oder Zittern sollte die Einnahme von Theophyllin pausiert und der behandelnde Arzt aufgesucht werden, da diese Symptome ein Zeichen einer Überdosierung sein können

- Veränderungen im Rauchverhalten, länger anhaltendes Fieber und Impfungen können die Wirkung von Theophyllin beeinflussen, ggf. sollte Kontakt zu dem behandelnden Arzt aufgenommen werden

Spezielle Patientengruppen und Sondersituationen

Geriatrie

- PRISCUS: nicht gelistet
- BEERS: nicht verwenden bei Schlafstörungen
- Dosisreduktion bei Patienten über 60 Jahren empfohlen
- geeignete Alternativen: bei COPD Tiotropiumbromid oder β-Sympathomimetika inhalativ

Pädiatrie

- zugelassen ab 12 Monaten
- **1–8 Jahre:** Initialdosis 10 mg/d, max. 300 mg, mittlere Tagesdosis 24 mg/kg KG
- **9–12 Jahre:** Initialdosis 10 mg/d, max. 300 mg, mittlere Tagesdosis 20 mg/kg KG
- **13–16 Jahre:** Initialdosis 10 mg/d, max. 300 mg, mittlere Tagesdosis 18 mg/kg KG
- geeignete Alternativen: Corticosteroide und β-Sympathomimetika inhalativ

Schwangerschaft

- strenge Indikationsstellung
- ausreichender Erfahrungsumfang, Anwendung unter Abwägung von Nutzen und Risiko im 1.–3. Trimenon möglich
- perinatal kann es zu Tachykardie, Tremor und Erbrechen beim Neugeborenen kommen
- während der Schwangerschaft kann es zu einem Anstieg des Theophyllinspiegels kommen, daher werden regelmäßige Kontrollen empfohlen

Stillzeit

keine nachteilige Wirkung auf den Säugling bekannt, Anwendung unter Beobachtung des Säuglings auf Nebenwirkungen möglich; bei Gabe höherer Dosierungen abstillen

Niere

- **GFR < 30 ml/min/1,73 m^2:** Dosisreduktion in Abhängigkeit des Serumspiegels
- bei stark eingeschränkter Nierenfunktion evtl. Akkumulation aktiver Metaboliten, daher nicht empfohlen
- geeignete Alternativen: Tiotropiumbromid, β-Sympathomimetika oder Corticoide inhalativ

Leber

- **leichte bis mittlere Leberfunktionsstörung:** Dosisreduktion in Abhängigkeit vom Serumspiegel

T

- **stark eingeschränkte Leberfunktion:** kontraindiziert
- geeignete Alternativen: bei COPD Tiotropiumbromid oder β-Sympathomimetika inhalativ

Geschlechterspezifika

keine klinisch relevanten Unterschiede bekannt

Ethnien

keine klinisch relevanten Unterschiede bekannt

! Besonderheiten und Cave

- durch plötzlichen Nicotinverzicht toxische Plasmaspiegel bei zuvor stabil eingestellten Patienten möglich
- akute Virusinfektionen, Fieber und einige Impfungen können zu einer Erhöhung des Plasmaspiegels und der Notwendigkeit einer Anpassung der Theophyllindosis führen
- besonders ungünstiges Risiko-Nutzen-Verhältnis bei (Anwendung vermeiden): instabiler Angina pectoris, Neigung zu tachykarden Arrhythmien, schlecht eingestellter art. Hypertonie, hypertroph obstruktiver Kardiomyopathie, Hyperthyreose, Epilepsie, Magen- und Zwölffingerdarmgeschwüren, Porphyrie, multimorbiden Patienten

Wirkstoffbeurteilung

- Theophyllin führt in der **Langzeitbehandlung der COPD** zusätzlich zu anderen Therapieoptionen zu einer moderaten Verbesserung von FEV_1 und FVC, weist aber im Vergleich mit den meisten inhalativen Bronchodilatatoren ein ungünstigeres Nutzen-Risiko-Verhältnis auf und ist daher nicht Mittel der Wahl (GOLD 2014). Ein Therapieversuch mit Theophyllin kommt infrage, wenn eine Therapie mit Inhalativa allein zu keiner befriedigenden Symptomreduktion führt und eine orale Therapie notwendig ist.
- Auch in der **Asthmatherapie** weisen Inhalativa ein besseres Nutzen-Risiko-Verhältnis auf und sind einer Therapie mit Theophyllin vorzuziehen. Wiederum stellt eine Therapie mit Theophyllin eine Möglichkeit dar, wenn andere Behandlungen ausgereizt oder nicht anwendbar sind.
- Es gibt in Metaanalysen keinen nachgewiesenen klinisch relevanten Nutzen einer Therapie mit intravenösem Theophyllin bei akuten Exazerbationen einer COPD (Barr et al. 2003). Mittel der Wahl sind kurzwirksame β-Sympathomimetika und Anticholinergika als kontinuierliche Inhalation sowie intravenöse Corticoide. Greifen diese Therapiemaßnahmen nicht, ist eine (nichtinvasive) Beatmung indiziert.

T

- Eine aktuelle Metaanalyse konnte keinen Nutzen einer intravenösen Therapie zusätzlich zu inhalativen β-Sympathomimetika bei akuten Asthmaanfällen belegen (Nair et al. 2012), jedoch kam es bei >20 % der behandelten Patienten zu unerwünschten Wirkungen wie Erbrechen.
- In der Therapie eines zentralen Schlafapnoesyndroms bei Erwachsenen gibt es nur mäßige Evidenz für die Wirksamkeit von Theophyllin, hier ist eine nächtliche Beatmung Mittel der Wahl (Aurora et al. 2012).

Literatur

Aurora RN et al. The treatment of central sleep apnea syndromes in adults: practice parameters with an evidence-based literature review and meta-analyses. Sleep 2012; 35: 17–40.

Barr RG et al. Methylxanthines for exacerbations of chronic obstructive pulmonary disease. Cochrane Database Syst Rev 2003; (2): CD002168. doi:10.1002/14651858.CD002168.

Global Initiative for Chronic Obstructive Lung Disease (GOLD), Hrsg. Global Strategy for Diagnosis, Management, and Prevention of COPD. Updated 2014. Im Internet unter: http://www.goldcopd.org/ (zuletzt abgerufen am 25.08.2014).

Nair P et al. Addition of intravenous aminophylline to inhaled beta(2)-agonists in adults with acute asthma. Cochrane Database Syst Rev 2012; 12: CD002742. doi:10.1002/14651858.CD002742.pub2.

T

Tilidin

Wirksamkeit ↑ bis →   Nutzen-Risiko-Bewertung ↑ bis →

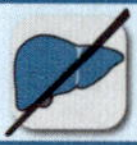 **CYP3A4**

IND	**DOS**
starke und sehr starke Schmerzen	100–600 mg/d in 2 Einzeldosen
NW	Übelkeit, Schwindel, Obstipation
WW	Phenprocoumon
CAVE	nicht anwenden bei Leberinsuffizienz

Tilidin ist ein mittelstarkes Opioid der 2. Wahl bei Kontraindikationen gegen Tramadol.

Handelsnamen und -formen

- Valoron® N, Tilidin (generisch) (in fixer Kombination mit Naloxon)
- Dosis:
  50/4 mg / 100/8 mg / 150/12 mg / 200/16 mg Retardtabletten
  50/4 mg / 0,72 ml (20 Tropfen) Lösung zum Einnehmen

Pharmakologie

Wirkmechanismus

- Opioid-Analgetikum
  - Prodrug, dessen Metabolit Nortilidin als Agonist an Opioidrezeptoren bindet
  - analgetischer, sedierender, atemdepressiver und (initial) emetogener Effekt
  - psychostimulierender Effekt (vermittelt durch Amphetamin-Partialstruktur)
  - analgetische Wirkung entspricht etwa 20 % der Morphin-Wirkung
- Das in den Kombinationspräparaten enthaltene Naloxon wirkt als Opioidrezeptor-Antagonist, unterliegt in der gegebenen Dosierung aber einem hohen First-Pass-Effekt, sodass systemisch keine wirksamen Konzentrationen erreicht werden. Naloxon soll die Opioid-typische Obstipation reduzieren und eine missbräuchliche intravenöse Anwendung verhindern.

Indikationen und Dosis

starke und sehr starke Schmerzen

- initial 2 × tgl. 50–100 mg p. o. (Retardtabletten), Dosissteigerung bis 400 mg/d (max. 600 mg/d) in 2 Einzeldosen; 1/10–1/6 der Tagesdosis als Bedarfsmedikation

» Kontraindikationen

Opiatabhängigkeit, andere Abhängigkeitserkrankungen, mittel- bis höhergradige Einschränkung der Leberfunktion

Nebenwirkungen

- **sehr häufig:** Übelkeit, Erbrechen
- **häufig:** Schwindel, Benommenheit, Diarrhoe, Abdominalschmerzen, vermehrtes Schwitzen
- **weitere relevante Nebenwirkungen:** Verwirrtheit, Halluzinationen, Obstipation

Wechselwirkungen

- CYP3A4-Substrat
- zentral dämpfende Substanzen, einschl. Alkohol: gegenseitige Wirkungsverstärkung

kontraindiziert: keine

problematisch: Phenprocoumon[1], Warfarin[1]

1 orale Antikoagulanzien: INR-Erhöhung möglich, INR-Kontrollen empfohlen

Pharmakokinetik

- Tilidin ist ein Prodrug, das einem ausgeprägten First-Pass-Effekt zum wirksamen Metaboliten Nortilidin unterliegt; der weitere Abbau erfolgt ebenfalls hepatisch zum unwirksamen Bisnortilidin, das renal eliminiert wird
- pharmakokinetische Kennzahlen für Nortilidin (Tilidin-Retardtabletten):
  t_{max}: 4,7 h
  HWZ: 5,5 h
- Naloxon unterliegt bei normaler Leberfunktion einem ausgeprägten First-Pass-Effekt und erreicht keine nennenswerte Plasmakonzentration

Intoxikation

- **Symptome:** Bewusstseinsstörungen, Coma, Atemdepression, Krampfanfälle, Miosis
- **Therapie:** Gabe von Aktivkohlesuspension (1 g/kg KG), primär Sicherung der Atemwege, bei Krampfanfällen z. B. Lorazepam 4 mg langsam (2 min) i. v.; evtl. Antagonisierung mit Naloxon i. v.: initial 0,1–0,4 mg i. v. (oder i. m.), bei unzureichender Wirkung Wiederholung in Abständen von 2–3 min; wiederholte Injektion oder Dauerinfusion wegen kurzer Halbwertszeit von Naloxon erforderlich

Einnahmehinweise und Patienteninformationen

- Einnahme der Retardkapsel/-tablette mit ausreichend Flüssigkeit unabhängig von den Mahlzeiten morgens und abends; bei akuten Schmerzen 10–30 Tropfen zusätzlich

T

- eine Einschränkung von Verkehrstüchtigkeit und Reaktionsfähigkeit ist möglich, insbes. bei Neueinstellung, Erhöhung der Dosis oder in Kombination mit Alkohol
- Alkoholkonsum kann unerwünschte Wirkungen von Tilidin verstärken

Spezielle Patientengruppen und Sondersituationen

Geriatrie

geeignet

- PRISCUS: nicht gelistet
- BEERS: nicht gelistet

Pädiatrie

- Tropfen zugelassen ab 2 Jahren
- Einzeldosis: 0,5 mg/kg KG, max. 2–3 mg/kg KG pro Tag

Schwangerschaft

- unzureichende Datenlage, Anwendung nicht empfohlen
- geeignete Alternativen: Paracetamol, Ibuprofen (bis 28. SSW), Tramadol

Stillzeit

- unzureichende Datenlage, Anwendung nicht empfohlen, bei zwingender Anwendung abstillen/Milch verwerfen
- geeignete Alternativen: Paracetamol, Ibuprofen, Tramadol (mit Einschränkungen)

Niere

keine Dosisanpassung erforderlich

Leber

- **leichte Leberfunktionsstörungen:** keine Dosisanpassung erforderlich
- **mittelgradige bis starke Einschränkung der Leberfunktion:** nicht empfohlen geeignete Alternative: Fentanyl (dosisangepasst)

Geschlechterspezifika

keine klinisch relevanten Unterschiede bekannt

Ethnien

keine klinisch relevanten Unterschiede bekannt

! Besonderheiten und Cave

- grundsätzlich individuelle Dosistitration im Rahmen einer analgetischen Gesamtstrategie
- initial häufig Übelkeit und Erbrechen, ggf. Prophylaxe mit z. B. 3 × tgl. 10 mg Metoclopramid
- bei Obstipation Komedikation mit Laxanzien, z. B. Macrogol 1–2 Beutel tgl.

- zur Therapie chronischer Schmerzen grundsätzlich retardierte Formulierung und ggf. schnell wirksame Bedarfsmedikation; unretardierte Opioide sind schlechter verträglich und weisen ein höheres Abhängigkeitspotenzial auf
- wie bei allen Opioiden Missbrauch und Abhängigkeitsentwicklung möglich, im Rahmen einer adäquaten analgetischen Therapie jedoch selten
- in höheren Dosen opioidbedingte Atemdepression, insbes. bei pulmonalen Vorerkrankungen möglich, im Rahmen einer adäquaten analgetischen Therapie jedoch selten; in einer aktuellen Beobachtungsstudie trat bis zu einer Dosis von 30 mg/d Morphinäquivalent keine erhöhte Mortalität bei sauerstoffpflichtigen COPD-Patienten auf (Ekström et al. 2014)
- bei Retention von Kohlendioxid zusätzlich Hirndrucksteigerung möglich, vorsichtige Anwendung bei intracranialen Raumforderungen
- wenn regelmäßig eine Tagesdosis > 400 mg zur Schmerzkontrolle benötigt wird, ist die Umstellung auf ein stärker wirksames Opioid sinnvoll (► S. 560)
- aufgrund zunehmender missbräuchlicher Verwendung sind die nicht retardierten Formulierungen seit dem 01.01.2013 als Betäubungsmittel eingestuft

Wirkstoffbeurteilung

- Wohl auch wegen der fehlenden Zulassung in den USA ist die Anzahl qualitativ hochwertiger Studien, die die Wirksamkeit von Tilidin belegen, gering. Tilidin wird zusammen mit Tramadol und Codein zu den mittelstarken Opioiden gerechnet. Kleinere Studien und Verlaufsbeobachtungen belegen eine Wirksamkeit von Tilidin in der Therapie akuter und chronischer Schmerzen (Flöter et al. 2002). Die Datenlage für Tramadol ist wesentlich umfangreicher, auch scheint das Abhängigkeitspotenzial von Tilidin höher zu sein, **sodass in den meisten Indikationen eine Therapie mit Tramadol besser geeignet ist**.
- Ein Vorteil von Tilidin ist die gute Verträglichkeit bei eingeschränkter Nierenfunktion und die (vermutlich) fehlende Interaktion mit serotonergen Arzneimitteln.

Literatur

Ekström MP et al. Safety of benzodiazepines and opioids in very severe respiratory disease: national prospective study. BMJ 2014; 348: g445. doi:10.1136/bmj.g445.

Flöter T et al. [Tilidine/naloxon retard in long-term administration in chronic pain and multimorbidity. Multicenter study of long-term tolerance and effectiveness in 2 years observation]. Fortschr Med Orig 2002; 120: 29–35.

T

Timolol

Wirksamkeit ↑	Nutzen-Risiko-Bewertung ↑
IND	**DOS**
erhöhter Augeninnendruck, Grüner Star (chronisches Offenwinkelglaukom), auch nach Linsenentfernung	1–2 × tgl. 1 Tropfen 0,1–0,5 %
NW	lokale Reizung, Bradykardie, Bronchospasmen
WW	Diltiazem, Verapamil
CAVE	nicht anwenden bei Asthma oder bradykarden Herzrhythmusstörungen!

Timolol gehört zu den Wirkstoffen der Wahl in der Behandlung des chronischen Offenwinkelglaukoms; Prostaglandinderivate scheinen jedoch geringfügig wirksamer zu sein und besitzen ein geringeres Potenzial für systemische Neben- und Wechselwirkungen.

Handelsnamen und -formen

- Arutimol®, Dispatim®, Tim-Ophtal®, Timo-COMOD®, generisch
- Dosis: 0,1 %/-0,25 % /-0,5 % Augentropfen
- diverse Kombinationspräparate mit Brinzolamid, Dorzolamid, Brimonidin, Bimatoprost, Latanoprost, Travoprost, Pilocarpin

Pharmakologie

Wirkmechanismus

- nichtselektiver β-Rezeptoren-Blocker
- lokal Senkung des Augeninnendrucks durch Verminderung der Kammerwasserproduktion

Indikationen und Dosis

- erhöhter Augeninnendruck (okuläre Hypertension)
- Grüner Star (chronisches Offenwinkelglaukom)
- Grüner Star nach Linsenentfernung (Aphakieglaukom)
- kindliches Glaukom, wenn andere therapeutische Maßnahmen nicht ausreichen
  - ▸ initial 2 × tgl. einen Tropfen 0,1–025 % in beide Augen, Dosisanpassung in Abhängigkeit von der erreichten Senkung des Augeninnendrucks, max. 2 × tgl. 0,5 %

» Kontraindikationen

bronchiale Hypereagibilität, Asthma bronchiale, schwere COPD, Sick-Sinus-Syndrom, Sinusbradykardie, sinuatrialer Block, AV-Block II.–III. Grades, akute Herzinsuffizienz, kardiogener Schock, schwere allergische Rhinitis, dystrophische Störungen der Hornhaut

Nebenwirkungen

ohne Angabe von Häufigkeit:

- **lokal:** Reizungen und Trockenheit des Auges, Sehstörungen
- **systemisch:** bradykarde Herzrhythmusstörungen, Hypotonie, Bronchospasmen

Wechselwirkungen

CYP2D6-Substrat

kontraindiziert: keine

problematisch: Atenolol[1], Bisoprolol[1], Carvedilol[1], **Diltiazem[2]**, Metoprolol[1], Nebivolol[1], Propranolol[1], **Verapamil[2]**

1 systemische β-Rezeptoren-Blocker: verstärkte Hypotonieneigung, verminderte zusätzliche Senkung des Augeninnendrucks

2 kardial wirksame Calciumantagonisten: erhöhtes Risiko für bradykarde Herzrhythmusstörungen und AV-Block, Kombination vermeiden

Pharmakokinetik

- maximaler Kammerwasserspiegel nach 1 h
- systemisch maximale Plasmakonzentration (häufig unterhalb der Nachweisgrenze) nach ca. 1 h

Intoxikation

- es existieren Fallberichte über lebensbedrohliche Intoxikationen nach bestimmungsgemäß lokaler Anwendung bei Kleinkindern und Säuglingen; bei Erwachsenen sind Intoxikationen nur durch versehentliches Verschlucken der Augentropfen zu erwarten
- **Symptome:** Hypotonie, Bradykardie, Asystolie, Bronchospasmen, Krampfanfälle
- **spezifische Behandlung:** frühe Gabe von Aktivkohlesuspension (1 g/kg KG) bei oraler Aufnahme; bei Bradykardie und Hypotonie Atropin (0,5–2 mg i. v.) und Glucagon (initial 1–10 mg i. v., anschließend 2–2,5 g/h als Dauerinfusion). Bei unzureichender Wirkung Sympathomimetika, evtl. temporäre Schrittmachertherapie; bei Bronchospasmus β-Sympathomimetika vorwiegend als Aerosol oder Theophyllin i. v.

Einnahmehinweise und Patienteninformationen

- Nebenwirkungen werden vermindert und die Wirksamkeit wird verbessert, wenn für 1–2 min nach Anwendung Druck auf den Tränenkanal ausgeübt oder die Augen geschlossen werden

T

- Kontaktlinsen vor Anwendung entfernen und frühestens 15 min nach Anwendung wieder einsetzen
- eine Einschränkung der Verkehrstüchtigkeit ist unwahrscheinlich, außer bei Verschlechterung der Sehleistung oder Schwindel

Spezielle Patientengruppen und Sondersituationen

Geriatrie

geeignet

- PRISCUS: nicht gelistet
- BEERS: nicht gelistet

Pädiatrie

zugelassen zur vorübergehenden Anwendung; Dosierung: 0,1 % 1 ×/d

Schwangerschaft

- ausreichender Erfahrungsumfang, Anwendung unter Abwägung von Nutzen und Risiko im 1.–3. Trimenon möglich
- perinatal ist auf Anzeichen einer β-Rezeptor-Blockade (Bradykardie, Atemdepression) des Neugeborenen zu achten

Stillzeit

keine nachteilige Wirkung auf den Säugling bekannt, Anwendung möglich

Niere

Dosisanpassung nicht erforderlich

Leber

Dosisanpassung nicht erforderlich

Geschlechterspezifika

keine Unterschiede

Ethnien

Bei stark pigmentierter Iris kann die Wirkung von Timolol abgeschwächt sein.

! Besonderheiten und Cave

- auch bei lokaler Anwendung können relevante systemische Nebenwirkungen auftreten, entsprechende Kontraindikationen und Arzneimittelwechselwirkungen sind zu berücksichtigen
- Verstärkung bradykarder Herzrhythmusstörungen möglich
- vorsichtige Anwendung bei leichter bis mittelgradiger COPD wegen möglicher Bronchospasmen
- Maskierung der Symptome einer Hypoglykämie möglich
- vermindertes Ansprechen auf Adrenalin, z. B. bei allergischen Reaktionen oder perioperativ, möglich

- bei Kontaktlinsenträgern kann in den Tropfen enthaltenes Benzalkoniumchlorid (Konservierungsmittel) Verfärbungen hervorrufen, ggf. unkonservierte Einmaldosen verwenden

Wirkstoffbeurteilung

- Timolol senkt wirksam den Augeninnendruck; einer im Vergleich zu Prostaglandinderivaten besseren lokalen Verträglichkeit stehen eine etwas geringere Wirksamkeit und die möglichen systemischen unerwünschten Wirkungen gegenüber (Orme et al. 2010; Dietlein et al. 2009). Beide Wirkstoffgruppen können jedoch in Abhängigkeit von Begleiterkrankungen als Wirkstoffe der 1. Wahl genutzt werden.
- Ist eine stärkere Senkung des Augeninnendrucks notwendig, stehen Kombinationspräparate von Timolol mit Prostaglandinderivaten zur Verfügung.

Literatur

Dietlein TS et al. The medical and surgical treatment of glaucoma. Dtsch Arztebl Int 2009; 106: 597–605; quiz 606. doi:10.3238/arztebl.2009.0597.

Orme M et al. Mixed treatment comparison and meta-regression of the efficacy and safety of prostaglandin analogues and comparators for primary open-angle glaucoma and ocular hypertension. Curr Med Res Opin 2010; 26: 511–28. doi:10.1185/03007990903498786.

T

Tiotropiumbromid

Wirksamkeit ↑	Nutzen-Risiko-Bewertung ↑
IND	**DOS**
Dauertherapie bei COPD	1 × tgl. 18 µg inhalativ
Zusatztherapie bei Asthma bronchiale (nur Respimat®)	1 × tgl. 5 µg (2 Hübe)
NW	Mundtrockenheit, Harnverhalt, erhöhter Augeninnendruck
WW	keine
CAVE	–

Tiotropiumbromid ist Mittel der 1. Wahl zur Behandlung der COPD. Tiotropiumbromid als Respimat® ist ferner als Zusatztherapie bei unter Standardtherapie schlecht eingestelltem Asthma bronchiale begrenzt wirksam.

Handelsnamen und -formen

- Spiriva®, Respimat®
- Dosis:
  18 µg/Kapseln Inhalationspulver
  2,5 µg/Hub Inhalationslösung

Pharmakologie

Wirkmechanismus

Broncholytikum aus der Gruppe der lokal wirkenden Parasympatholytika (Anticholinergika)

- ▶ Antagonisierung der bronchokonstriktiven Vaguswirkung am Bronchialsystem
- ▶ Bronchodilatation

Indikationen und Dosis

- Dauertherapie bei COPD
  - ▶ 1 × tgl. 1 Kapsel (entsprechend 18 µg Tiotropiumbromid) oder 1 × tgl. 2 Hübe (entsprechend 5 µg Tiotropiumbromid)
- zusätzlicher dauerhaft einzusetzender Bronchodilatator bei erwachsenen Asthma-Patienten, die als Dauertherapie eine Kombination aus inhalativen Corticosteroiden (≥ 800 µg Budesonidäquivalent/Tag) und langwirksamen β_2-Rezeptor-Agonisten erhalten, und die im Vorjahr mindestens eine schwere Exazerbation erfahren haben
  - ▶ 1 × tgl. 2 Hübe (5 µg Tiotropiumbromid)

» Kontraindikationen

Überempfindlichkeit gegenüber Atropin (und Atropinderivaten) oder gegenüber Lactose (verwendeter Trägerhilfsstoff)

Nebenwirkungen

- **sehr häufig:** keine
- **häufig:** Mundtrockenheit
- **weitere relevante Nebenwirkungen:** Schwindel, Kopfschmerzen, Sehstörungen, erhöhter Augeninnendruck, Bronchospasmus, tachykarde Herzrhythmusstörungen, Obstipation, Harnverhalt

Wechselwirkungen

kontraindiziert: keine

problematisch: Amitriptylin[1], Atropin[1], Chlorphenamin[1], Clemastin[1], Clomipramin[1], Darifenacin[1], Dimenhydrinat[1], Dimetinden[1], Diphenhydramin[1], Dosulepin[1], Doxepin[1], Fesoterodin[1], Fluphenazin[1], Hydroxyzin[1], Imipramin[1], Loperamid[1], Loratadin[1], Maprotilin[1], Nortriptylin[1], Opipramol[1], Oxybutynin[1], Perphenazin[1], Pimozid[1], Promethazin[1], Scopolamin[1], Solifenacin[1], Thioridazin[1], Tizanidin[1], Tolterodin[1], Trimipramin[1], Trospium[1]

1 andere Anticholinergika: vermehrtes Auftreten von Nebenwirkungen möglich

Pharmakokinetik

Der Anteil des in den Atemwegen wirksamen Tiotropiumbromids beträgt bei der Inhalationslösung ca. 40 %, bei dem Pulverinhalat deutlich weniger. Die Wirkung setzt innerhalb von 30 min nach Inhalation ein, die Wirkdauer ist länger als 24 h nachweisbar. Die systemische Bioverfügbarkeit liegt bei 2–3 %, Tiotropiumbromid wird hauptsächlich unverändert renal ausgeschieden.

Intoxikation

- **Symptome:** wegen der geringen Bioverfügbarkeit Überdosierung unwahrscheinlich; mögliche Symptome sind tachykarde Herzrhythmusstörungen, Mundtrockenheit, Obstipation, Harnverhalt, weitere anticholinerge Symptomatik; eine Passage der Blut-Hirn-Schranke ist aufgrund der Struktur (quartäre Ammoniumverbindung) nicht zu erwarten
- **Therapie:** bei Tachykardie Verapamil oder kardioselektive β-Rezeptoren-Blocker

Einnahmehinweise und Patienteninformationen

- einmal täglich Inhalation einer Kapsel mit einem tiefen Atemzug, im Anschluss kurz die Luft anhalten, dann normal weiteratmen
- mind. einmal monatlich sollte der Pulverinhalator mit warmem Wasser gereinigt werden und anschließend an der Luft trocknen

T

- der Respimat-Inhalator sollte einmal wöchentlich mit einem feuchten Tuch gereinigt werden
- es sollte keine Inhalationslösung in das Auge gelangen
- eine Einschränkung von Verkehrstüchtigkeit und Reaktionsfähigkeit ist unwahrscheinlich, außer bei Auftreten von Sehstörungen

Spezielle Patientengruppen und Sondersituationen

Geriatrie

geeignet

- PRISCUS: nicht gelistet
- BEERS: nicht gelistet

Pädiatrie

- nicht zugelassen; die Indikation COPD tritt bei Kindern und Jugendlichen nicht auf, die Anwendung bei Asthma bronchiale ist selten sinnvoll
- geeignete Alternativen: β-Sympathomimetika, inhalative Steroide

Schwangerschaft

- unzureichende Datenlage, Anwendung unter Abwägung von Nutzen und Risiko im 1.–3. Trimenon möglich
- geeignete Alternative: Ipratropiumbromid

Stillzeit

- unzureichende Datenlage, Anwendung unter Abwägung von Nutzen und Risiko wegen geringer oraler Verfügbarkeit möglich
- geeignete Alternative: Ipratropiumbromid

Niere

- keine Dosisanpassung erforderlich
- Bei eingeschränkter Nierenfunktion ist die systemische Elimination verlangsamt, was aufgrund der geringen resorbierten Menge klinisch nicht bedeutsam sein dürfte.

Leber

keine Dosisanpassung erforderlich

Geschlechterspezifika

keine klinisch relevanten Unterschiede bekannt

Ethnien

keine klinisch relevanten Unterschiede bekannt

! Besonderheiten und Cave

- vor der Anwendung Einweisung des Patienten in die korrekte Bedienung des Gerätes

- wegen möglicher systemischer anticholinerger Wirkungen vorsichtige Anwendung bei Engwinkelglaukom, Prostatahyperplasie und Blasenentleerungsstörung
- aufgrund verringerter Speichelproduktion kann es zur Begünstigung von Karies kommen, gründliche Mundhygiene essenziell

Wirkstoffbeurteilung

- **Tiotropiumbromid verbessert die Lebensqualität und senkt die Häufigkeit von Exazerbationen bei Patienten mit behandlungsbedürftiger COPD.** Tiotropiumbromid senkt die Häufigkeit von Exazerbationen wirksamer als langwirksame β-Sympathomimetika (Chong et al. 2012).
- **Keines der zur Behandlung der COPD verfügbaren Präparate beeinflusst das Fortschreiten der Erkrankung wesentlich**, überzeugende Daten für eine Senkung der Mortalität fehlen ebenso. Daher sollten nichtmedikamentöse Maßnahmen, insbes. Nicotinkarenz, allen Patienten nahegelegt werden.
- Tiotropiumbromid verbessert bei erwachsenen Patienten mit schlecht eingestelltem Asthma unter Standardtherapie (inhalative Corticosteroide und langwirksame β_2-Rezeptor-Agonisten) und einer persistierenden Obstruktion (FEV_1 ≤ 80 % der Norm 30 min nach 400 µg Salbutamol inhalativ) die Lungenfunktion signifikant und verringert in den Zulassungsstudien das Risiko einer Exazerbation um 21 % (Kerstjens et al. 2012). Die Lebensqualität bezogen auf die Asthmaerkrankung besserte sich jedoch nicht in einem klinisch relevanten Ausmaß; die Häufigkeit von Nebenwirkungen liegt auf dem Niveau der Anwendung bei COPD.
- Auf Grundlage der Studiendaten ist Tiotropiumbromid in dieser Indikation eine geeignete Therapieoption, zumal andere Therapiemöglichkeiten wie systemische Corticosteroide oder Theophyllin durch stärkere Nebenwirkungen belastet sind.
- In der Darreichungsform als Respimat bestanden Bedenken bzgl. einer höheren kardiovaskulären Sterblichkeit, die sich in einer prospektiven randomisierten Studie jedoch nicht bestätigten (Wise et al. 2013).

Literatur

Chong J et al. Tiotropiumbromid versus long-acting beta-agonists for stable chronic obstructive pulmonary disease. Cochrane Database Syst Rev 2012; 9: CD009157.

Kerstjens HA, Engel M, Dahl R, Paggiaro P, Beck E, Vandewalker M, Sigmund R, Seibold W, Moroni-Zentgraf P, Bateman ED. Tiotropium in asthma poorly controlled with standard combination therapy. N Engl J Med 2012; 367(13): 1198–207.

Wise RA et al. Tiotropiumbromid Respimat inhaler and the risk of death in COPD. N Engl J Med 2013; 369: 1491–501.

Torasemid

Wirksamkeit ↑	Nutzen-Risiko-Bewertung ↑
QT-Zeit	
IND	**DOS**
Ödeme bei Herzinsuffizienz	1 × tgl. 5–20 mg p. o.
Ödeme bei (terminaler) Niereninsuffizienz	1 × tgl. 50–200 mg p. o.
NW	Elektrolytstörungen, Hypovolämie, Hypotonie
WW	Kontrastmittel, NSAR, Thiaziddiuretika
CAVE	bei Kombination mit ACE-Hemmern oder Angiotensin-II-Rezeptor-Antagonisten initial überschießende Blutdrucksenkung möglich, Ototoxizität bei rascher intravenöser Injektion

Torasemid ist zusammen mit Furosemid Diuretikum der Wahl, wenn ein stärkerer diuretischer Effekt notwendig ist oder eine eingeschränkte Nierenfunktion besteht.

Handelsnamen und -formen

- Torem®, Unat®, Torasemid (generisch)
- Dosis:
  2,5 mg / 5 mg / 10 mg / 20 mg / 200 mg Tabletten
  10 mg/2 ml / 20 mg/4 ml Injektionslösung
  200 mg/20 ml Infusionslösung

Pharmakologie

Wirkmechanismus

Schleifendiuretikum

- Hemmung des $Na^+/K^+/2\ Cl^-$-Kotransports im aufsteigenden Teil der Henle'schen Schleife
- saluretische und diuretische Wirkung

Indikationen und Dosis

- arterielle Hypertonie
  - initial 1 × tgl. 2,5 mg p. o. (morgens), bei unzureichender Wirkung nach 8–12 Wochen Dosissteigerung auf 5 mg/d
- Behandlung und Prophylaxe kardialer Ödeme und/oder Ergüsse

  - p. o.: initial 1 × tgl. 5–10 mg p. o. (morgens), Dosissteigerung bis auf 20 mg/d
  - i. v.: initial 1 × tgl. 10 mg langsam i. v., Dosissteigerung bis max. 40 mg/d Torasemid über 3 Tage
- Aufrechterhaltung einer Restdiurese bei schwerer Niereninsuffizienz
  - p. o.: initial 1 × tgl. 50 mg p. o. (morgens), Dosissteigerung bis max. 200 mg/d
  - i. v.: initial 1 × tgl. 50 mg i. v. innerhalb von mind. 0,5–1 h über Perfusor; Dosissteigerung bis max. 200 mg/d innerhalb von mind. 1–2 h; nicht länger als 1 Woche anwenden

» Kontraindikationen

Hypotonie, Hypovolämie, Hypokaliämie, Miktionsstörungen und Harnabflussbehinderungen, Überempfindlichkeit gegen Sulfonylharnstoffe, Nierenversagen mit Anurie, Hyponatriämie, Stillzeit

Nebenwirkungen

- **sehr häufig:** keine
- **häufig:** metabolische Alkalose, Muskelkrämpfe, Hyperurikämie, Elektrolytstörungen (Hypokaliämie, Hypomagnesiämie, Hypokalzämie, selten Hyponatriämie), Hypovolämie, gastrointestinale Beschwerden, Anstieg der γ-GT, Dyslipidämie, Kopfschmerzen, Schwindel, Somnolenz
- **weitere relevante Nebenwirkungen:** prärenale Verschlechterung der Nierenfunktion, Pancreatitis, thromboembolische Komplikationen, Blutbildveränderungen, Hörschädigung, Herzrhythmusstörungen

Wechselwirkungen

kontraindiziert: keine

problematisch: Acemetacin[1], Acetylsalicylsäure (> 300 mg/d)[1], Aliskiren[2], **Amikain**[3], Amilorid[4], Amiodaron[5], Azilsartan[2], Azithromycin[5], Benazepril[2], Candesartan[2], Captopril[2], Celecoxib[1], Chloralhydrat[6], Chloroquin[5], **Chlorthalidon**[7], Cilazapril[2], **Cisplatin**[3], Citalopram[5], Clarithromycin[5], Diclofenac[1], Etoricoxib[1], Digitalis-Glykoside[8], Domperidon[5], Dronedaron[5], Enalapril[2], Eplerenon[4], Eprosartan[2], Erythromycin[5], Escitalopram[5], Flecainid[5], Fosinopril[2], **Gentamycin**[3], Haloperidol[5], **Hydrochlorothiazid**[7], Ibuprofen[1], **Indapamid**[7], Indometacin[1], **iodhaltige Kontrastmittel**[9], **Lithium**[10], Losartan[2], Meloxicam[1], Metformin[11], Methadon[5], Methotrexat[12], Moexipril[2], Moxifloxacin[5], Naproxen[1], Olmesartan[2], Ondansetron[5], Parecoxib[1], Perindopril[2], Phenytoin[13], Pimozid[5], Piroxicam[1], Quinapril[2], Ramipril[2], Sotalol[5], Spirapril[2], Spironolacton[4], Sulpirid[5], Telmisartan[2], Thioridazin[5], **Tobramycin**[3], Trandolapril[2], Triamteren[4], Valsartan[2], **Xipamid**[7], Zofenopril[2]

1 NSAR und Coxibe: verminderte Wirkung von Furosemid und erhöhtes Risiko für Nierenversagen, Dauertherapie vermeiden

2 ACE-Hemmer, Aliskiren und Sartane: erhöhtes Risiko einer überschießenden Blutdrucksenkung und leicht erhöhtes Risiko einer Verschlechterung der Nierenfunktion, vorsichtige Eindosierung

T

3 **verstärkte Oto- und Nephrotoxizität möglich, bei Cisplatin max. 10 mg Torasemid**
4 kaliumsparende Diuretika und Aldosteronantagonisten: verstärkte diuretische Wirkung und leicht erhöhtes Risiko einer Verschlechterung der Nierenfunktion, vorsichtige Eindosierung
5 erhöhtes Risiko von Torsades-de-pointes-Arrhythmien bei Hypokaliämie, Kaliumspiegel kontrollieren, hochnormale Werte anstreben
6 vermehrt Unverträglichkeitsreaktionen, gleichzeitige Anwendung vermeiden
7 **Thiaziddiuretika: stark erhöhtes Risiko für Elektrolytentgleisungen und Verschlechterung der Nierenfunktion bei sequenzieller Nephronblockade, engmaschige klinische und Laborkontrollen**
8 erhöhte Toxizität im Falle einer Hypokaliämie
9 **erhöhtes Risiko einer Verschlechterung der Nierenfunktion bei Hypovolämie, ausreichende Hydration gewährleisten, Torasemid ggf. kurzfristig pausieren**
10 **Erhöhung des Lithiumspiegels und Verstärkung der nephro- und kardiotoxischen Wirkung möglich, Spiegelkontrolle**
11 erhöhtes Risiko einer Laktacidose bei Verschlechterung der Nierenfunktion durch Hypovolämie
12 erhöhte Wirkspiegel bei gleichzeitiger Gabe hoher Dosen Torasemid möglich
13 verminderte Wirkung von Torasemid möglich

Pharmakokinetik

- BV: 80–90 %
- t_{max}: 1–2 h
- HWZ: 3–4 h, Wirkung bis zu 12 h
- Plasmaproteinbindung: > 99 %
- Torasemid wird hepatisch zu verschiedenen Metaboliten mit geringer oder fehlender pharmakologischer Aktivität verstoffwechselt, anschließend überwiegend (80 %) renale Ausscheidung

Intoxikation

- **Symptome:** Volumendepletion, Hypotonie, Elektrolytstörungen, prärenales Nierenversagen
- **Therapie:** Volumen- und Elektrolytsubstitution

Einnahmehinweise und Patienteninformationen

- Einnahme einmal täglich (bevorzugt morgens) unabhängig von den Mahlzeiten
- eine Einschränkung von Verkehrstüchtigkeit und Reaktionsfähigkeit ist unwahrscheinlich, außer bei Auftreten von Schwindel, Sehstörungen oder Blutdruckschwankungen
- bei Frauen im gebärfähigen Alter auf sichere Kontrazeption während der Therapie hinweisen!

Spezielle Patientengruppen und Sondersituationen

Geriatrie

geeignet

- PRISCUS: nicht gelistet
- BEERS: nicht gelistet

Pädiatrie

- zugelassen ab 12 Jahren
- geeignete Alternative: Furosemid (zugelassen bei Säuglingen, Kleinkindern und Kindern)

Schwangerschaft

- bei zwingender Indikation Anwendung möglich, jedoch nicht empfohlen: Beeinträchtigung der uteroplacentaren Perfusion möglich, bei Exposition sonografische Kontrollen angeraten
- Bei Schwangerschaftshochdruck und -ödemen gehören Diuretika nicht zur Standardtherapie; außerhalb spezieller Indikationen sind physikalische Maßnahmen zur Ödemtherapie zu bevorzugen. Ist in speziellen Fällen die Anwendung eines Diuretikums indiziert, ist Hydrochlorothiazid Wirkstoff der Wahl; muss in der Akuttherapie schwerer hypertensiver Erkrankungen ein Schleifendiuretikum verwendet werden, so sollte dies Furosemid sein.
- geeignete Antihypertensiva in der Schwangerschaft: Alpha-Methyldopa (1. Wahl), Nifedipin (Alternative), Metoprolol (Alternative)

Stillzeit

- kontraindiziert
- Anwendung nicht empfohlen, möglicherweise verminderte Milchproduktion
- geeignete Alternative: Hydrochlorothiazid mit ähnlichen Einschränkungen

Niere

Bei terminaler Nierenfunktion kann eine Dosissteigerung auf bis zu 200 mg/d zur Aufrechterhaltung einer adäquaten Diurese erforderlich sein.

Leber

schwere Leberfunktionsstörung: vorsichtige Eindosierung

Geschlechterspezifika

langsamere Elimination und möglicherweise häufiger unerwünschte Wirkungen bei Frauen, evtl. niedrigere Initialdosis wählen

Ethnien

Bei Patienten afrikanischer Abstammung sollten in der Hochdrucktherapie vorzugsweise Thiaziddiuretika oder Calciumkanalblocker eingesetzt werden.

! Besonderheiten und Cave

- Auftreten einer Hypotonie bei Kombination mit einem ACE-Hemmer, einem Angiotensin-II-Rezeptor-Antagonisten oder Aliskiren möglich: niedrige Initialdosis wählen, erste Einnahme ggf. unter Beobachtung

T

- bei intravenöser Anwendung Infusionsgeschwindigkeit max. 1–2 mg/min, bevorzugt Anwendung als Kurzinfusion
- 200 mg Tabletten und 200 mg Injektionslösung nicht bei normaler Nierenfunktion anwenden
- vorsichtige Anwendung bei Patienten mit vorbestehender Hypotonie, Hypoproteinämie und bei Patienten, die durch einen starken Blutdruckabfall besonders gefährdet wären (koronare Herzkrankheit, Aortenstenose, periphere oder cerebrale Durchblutungsstörungen in der Anamnese)
- Verschlechterung der Stoffwechsellage bei latentem oder manifestem Diabetes mellitus möglich
- Erhöhung der Harnsäurespiegel und Auslösung eines Gichtanfalls möglich
- Dekompensation bei Patienten mit Harnabflussbehinderungen möglich
- wegen guter oraler Bioverfügbarkeit ist die intravenöse Gabe bis auf wenige Ausnahmen verzichtbar
- bei gleichzeitiger Gabe von Thiaziddiuretika (sequenzielle Nephronblockade) kommt es besonders häufig zu Elektrolytentgleisungen
- im Falle einer Hypokaliämie erhöhtes Risiko von Arrhythmien, insbes. bei gleichzeitiger Einnahme von Torsade-de-pointes-induzierenden Substanzen
- vorsichtige Anwendung bei vorbestehenden Herzrhythmusstörungen

Wirkstoffbeurteilung

- Torasemid und andere Schleifendiuretika werden in der Behandlung kardialer Ödeme bei **Herzinsuffizienz** von den aktuellen Leitlinien empfohlen. Diuretika führen hauptsächlich zu einer symptomatischen Besserung sowie zu einer Verminderung der Häufigkeit von Hospitalisierungen; Hinweise auf eine Verringerung der Mortalität und eine Verbesserung der Belastungskapazität gibt es nur in kleineren Studien. Diuretika sollten bei Herzinsuffizienz in Kombination mit adäquat dosiertem ACE-Hemmer und β-Rezeptoren-Blocker in der niedrigsten Dosis zum Erreichen eines stabilen „Trockengewichtes" eingesetzt werden.
- Torasemid und andere Schleifendiuretika werden ferner empfohlen zur Behandlung von **Volumenüberladung und Hypertonie bei chronischer Niereninsuffizienz** und in Kombination mit einem Aldosteronantagonisten in der **Therapie von Aszites und Ödemen bei Leberzirrhose**.
- Vermutlich aufgrund der längeren Halbwertszeit und der verlässlicheren Bioverfügbarkeit im Verhältnis zu Furosemid scheint Torasemid in der Therapie von Ödemen bei chronischer Herzinsuffizienz Vorteile zu bieten. Den Nachweis einer signifikant verringerten Mortalität in einer qualitativ hochwertigen Studie gibt es nicht. Die TORIC-Studie, die ein entsprechendes Ergebnis suggeriert, war weder randomisiert noch adäquat verblindet (Cosín et al. 2002).
- **Zur Behandlung einer arteriellen Hypertonie sind Hydrochlorothiazid und Chlorthalidon Diuretika der Wahl** und deutlich besser untersucht.

Literatur

Authors/Task Force Members et al. ESC Guidelines for the diagnosis and treatment of acute and chronic heart failure 2012: The Task Force for the Diagnosis and Treatment of Acute and Chronic Heart Failure 2012 of the European Society of Cardiology. Developed in collaboration with the Heart Failure Association (HFA) of the ESC. EurHeart J 2012; 33: 1787–847. doi:10.1093/eurheartj/ehs104.

Cosín J et al. Torasemide in chronic heart failure: results of the TORIC study. Eur J Heart Fail 2002; 4: 507–13.

Tramadol

Wirksamkeit ↑ **Nutzen-Risiko-Bewertung ↑**

 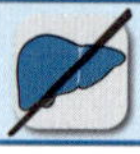 CYP2D6

IND	DOS
Behandlung von mäßig starken bis starken Schmerzen	• p. o. (unretardiert): 50–100 mg alle 4–6 h, max. 400 mg/d • p. o. (retardiert): 50–200 mg 2 × tgl., max. 400 mg/d • rektal: 100 mg alle 4–6 h, max. 400 mg/d • i. v.: 50–100 mg alle 4–6 h, max. 400 mg/d
NW	Schwindel, Übelkeit, Somnolenz, Obstipation
WW	MAO-Hemmer, serotonerge Substanzen
CAVE	keine gleichzeitige Behandlung mit MAO-Hemmern! Serotonin-Syndrom bei gleichzeitiger Gabe von Antidepressiva möglich! Wirkungsverstärkung von Marcumar möglich!

Tramadol ist das mittelstarke Opioid der 1. Wahl zur Therapie mäßig starker bis starker Schmerzen.

Handelsnamen und -formen

- Tramal®, Tramadol (generisch)
- Dosis:
  50 mg Tabletten/Hartkapseln (unretardiert)
  50 mg/ 100 mg / 150 mg / 200 mg / 300 mg / 400 mg Retardkapseln und -tabletten
  100 mg Suppositorien
  100 mg/ml Tropfen zum Einnehmen
  50 mg/1 ml und 100 mg/2 ml Injektionslösung

Pharmakologie

Wirkmechanismus

dual wirksames Opioid-Analgetikum

- Agonist an Opioidrezeptoren
- analgetischer, sedierender, atemdepressiver und (initial) emetogener Effekt
- außerdem Wiederaufnahmehemmung von Noradrenalin und verstärkte Freisetzung von Serotonin, dadurch schmerzmodulierende Wirkung über deszendierende Bahnen im Rückenmark
- analgetische Wirkung entspricht etwa 10 % der Morphinwirkung

Indikationen und Dosis

mäßig starke bis starke Schmerzen

- initial 2 × tgl. 50–100 mg p. o. (retardiert), Dosissteigerung bis max. 400 mg/d, zusätzliche Bedarfsmedikation ca. 1/10–1/6 der Tagesdosis
- zur Dosistitration oder bei akuten Schmerzen 50–100 mg p. o. unretardiert, rektal oder i. v. alle 4–6 h, max. 400 mg/d

» Kontraindikationen

akute Intoxikation mit zentral dämpfenden Substanzen, Behandlung mit MAO-Hemmern, nicht ausreichend kontrollierte Epilepsie

Nebenwirkungen

- **sehr häufig:** Schwindel, Übelkeit
- **häufig:** Kopfschmerzen, Somnolenz, Obstipation, Erbrechen, Mundtrockenheit, Schwitzen
- **weitere relevante Nebenwirkungen:** Hypotonie, Tachykardie, Synkopen, Tremor, Atemdepression, Krampfanfälle, Verwirrtheit, Halluzinationen, Dys- und Euphorie, Abhängigkeitsentwicklung, Leberwerterhöhungen, Absetzreaktionen, Hypoglykämie

Wechselwirkungen

- zentral dämpfende Substanzen, einschl. Alkohol: gegenseitige Wirkungsverstärkung
- Einnahme von Substanzen, die die Krampfschwelle herabsetzen: zusätzlich erhöhte Krampfneigung bei gleichzeitiger Einnahme von Tramadol möglich
- CYP2D6-Inhibitoren: verminderte analgetische Wirkung möglich (► hintere Umschlaginnenseite)

kontraindiziert: Linezolid[1], Moclobemid[1], Tranylcypromin[1]

problematisch: Amitriptylin[2], Bupropion[2], Citalopram[2], Clomipramin[2], Dosulepin[2], Doxepin[2], Duloxetin[2], Escitalopram[2], Fluoxetin[2], Fluvoxamin[2], Imipramin[2], Johanniskraut[2], Maprotilin[2], Mianserin[2], Mirtazapin[2], Nortriptylin[2], Paroxetin[2], Phenprocoumon[3], Rasagilin[2], Selegilin[2], Sertralin[2], Trazodon[2], Trimipramin[2], Tryptophan[2], Venlafaxin[2], Warfarin[3]

1 **MAO-A-Hemmer: Gefahr eines Serotonin-Syndroms, gleichzeitige Anwendung kontraindiziert, Abstand zur Einnahme von Tranylcypromin mind. 14 d**

2 Antidepressiva und andere serotonerge Substanzen: erhöhtes Risiko eines Serotonin-Syndroms, erhöhte Krampfbereitschaft möglich, Vorsicht bei gleichzeitiger hoch dosierter Anwendung

3 orale Antikoagulanzien: INR-Erhöhung möglich (regelmäßige Kontrollen)

Pharmakokinetik

- BV: 70 %
- t_{max}: 1,2 h (Tropfen), 5 h (ret)

- HWZ: 6 h
- Plasmaproteinbindung: 20 %
- hepatische Metabolisierung u. a. durch CYP2D6; der Hauptmetabolit O-Desmethyltramadol besitzt eine deutlich höhere Affinität zu den Opioidrezeptoren als die Muttersubstanz und trägt wesentlich zum analgetischen Effekt bei; Glucuronidierung der aktiven und inaktiven Metaboliten und Ausscheidung überwiegend (90 %) renal

Intoxikation

- **Symptome:** Bewusstseinsstörungen, Coma, Atemdepression, Schock, Krampfanfälle, Miosis
- **Therapie:** Gabe von Aktivkohlesuspension (1 g/kg KG), Sicherung der Atemwege, bei Krampfanfällen z. B. Lorazepam 4 mg langsam (2 min) i. v.; evtl. Antagonisierung mit Naloxon i. v.: initial 0,1–0,4 mg i. v. (oder i. m.), bei unzureichender Wirkung Wiederholung in Abständen von 2–3 min; wiederholte Injektion oder Dauerinfusion wegen kurzer Halbwertszeit von Naloxon erforderlich

Einnahmehinweise und Patienteninformationen

- Einnahme der Retardkapsel/-tablette mit ausreichend Flüssigkeit unabhängig von den Mahlzeiten morgens und abends; bei akuten Schmerzen 10–30 Tropfen zusätzlich
- eine Einschränkung von Verkehrstüchtigkeit und Reaktionsfähigkeit ist möglich, insbes. bei Neueinstellung, Erhöhung der Dosis oder in Kombination mit Alkohol
- Alkoholkonsum kann unerwünschte Wirkungen von Tramadol verstärken

Spezielle Patientengruppen und Sondersituationen

Geriatrie

- PRISCUS: nicht gelistet
- BEERS: nicht verwenden bei Krampfleiden
- bei Patienten über 75 Jahren Initialdosis um 25–50 % reduzieren

Pädiatrie

- zugelassen ab 1 Jahr (Tropfen)
- pädiatrische Dosierung: Einzeldosis 1–2 mg/kg KG, max. 8 mg/kg KG/d, 400 mg/24 h nicht überschreiten
- geeignete Alternative: Ibuprofen, Paracetamol

Schwangerschaft

- ausreichender Erfahrungsumfang, Anwendung unter Abwägung von Nutzen und Risiko im 1.–3. Trimenon möglich
- perinatal kann es zu Anpassungsstörungen des Neugeborenen (Atemdepression, Entzugserscheinungen) kommen
- geeignete Alternativen: Paracetamol, Ibuprofen (bis 28. SSW)

Stillzeit

- möglichst nicht anwenden
- kurzzeitige Anwendung unter Beobachtung des Säuglings auf Symptomatik möglich, besondere Vorsicht wegen möglicher Atemdepression bei Apnoeneigung
- geeignete Alternativen: Paracetamol, Ibuprofen

Niere

- **GFR von < 60 ml/min/1,73 m²:** Dosisreduktion um 50 %
- **GFR < 30 ml/min/1,73 m²:** nicht empfohlen
- geeignete Alternativen: Paracetamol, Tilidin

Leber

- **mittelgradige Leberfunktionsstörung:** Dosisreduktion um 50 %
- **stark eingeschränkte Leberfunktion:** nicht empfohlen
- geeignete Alternative: Fentanyl (dosisreduziert)

Geschlechterspezifika

keine klinisch relevanten Unterschiede bekannt

Ethnien

keine klinisch relevanten Unterschiede bekannt

! Besonderheiten und Cave

- grundsätzlich individuelle Dosistitration im Rahmen einer analgetischen Gesamtstrategie
- initial häufig Übelkeit und Erbrechen, ggf. Prophylaxe mit z. B. 3 × tgl. 10 mg Metoclopramid
- bei Obstipation Komedikation mit Laxanzien, z. B. Macrogol 1–2 Beutel tgl.
- Tagesdosen über 300 mg/d führen hauptsächlich zu verstärkten Nebenwirkungen ohne bessere Wirksamkeit. Wenn notwendig, sollte auf ein stärkeres Opioid umgestellt werden (► S. 560)
- zur Therapie chronischer Schmerzen grundsätzlich retardierte Formulierung und ggf. schnell wirksame Bedarfsmedikation; unretardierte Opioide sind schlechter verträglich und weisen ein höheres Abhängigkeitspotenzial auf
- Behandlung mit Tramadol frühestens 14 Tage nach Beendigung der Gabe eines irreversiblen MAO-Hemmers, Pausierung von Tramadol mind. 7 Tage vor Beginn einer Therapie mit einem irreversiblen MAO-Hemmer
- wie bei allen Opioiden Missbrauch und Abhängigkeitsentwicklung möglich, im Rahmen einer adäquaten analgetischen Therapie jedoch selten
- in höheren Dosen opioidbedingte Atemdepression, insbes. bei pulmonalen Vorerkrankungen, möglich, im Rahmen einer adäquaten analgetischen Therapie, insbes. bei Tramadol, jedoch selten; in einer aktuellen Beobachtungsstudie trat bis zu einer Dosis von bis zu 30 mg/d Morphinäquivalent keine erhöhte Mortalität bei sauerstoffpflichtigen COPD-Patienten auf (Ekström et al. 2014)

T

- bei Retention von Kohlendioxid zusätzlich Hirndrucksteigerung möglich, vorsichtige Anwendung bei intracranialen Raumforderungen
- erhöhte Krampfneigung bei Behandlung mit Tramadol möglich
- Serotonin-Syndrom bei gleichzeitiger höher dosierter Behandlung mit serotonerg wirksamen Substanzen wie Antidepressiva möglich
- wenn regelmäßig eine Tagesdosis > 300 mg zur Schmerzkontrolle benötigt wird, Umstellung auf ein stärker wirksames Opioid bei organischer Schmerzursache sinnvoll
- verstärkte Bildung von aktiven Metaboliten bis zur Intoxikation bei CYP2D6-Phänotypen mit ultraschnellem Metabolismus möglich
- Hypoglykämie kann als unerwünschte Wirkung insbes. zu Behandlungsbeginn auch bei Patienten auftreten, die keine antidiabetische Medikation einnehmen
- die gleichzeitige Gabe von Tramadol und starken Opioiden ist in der Regel nicht sinnvoll

Wirkstoffbeurteilung

- Tramadol ist bei der **Behandlung von Schmerzen**, einschl. Schmerzen bei Arthrose, Rückenschmerzen, neuropathischen Schmerzen, und (mit Einschränkungen) bei Fibromyalgie, wirksamer als Placebo, allerdings treten auch Nebenwirkungen häufiger auf (Cepeda et al. 2006).
- Im Falle einer guten individuellen Verträglichkeit stellt niedrig bis moderat dosiertes Tramadol eine **Alternative zu NSAR** bei chronischen Schmerzen dar, wenn deren Einsatz aufgrund kardialer, renaler oder gastrointestinaler Begleiterkrankungen kontraindiziert ist (Furlan et al. 2006).
- Die AkdÄ empfiehlt in Anlehnung an das Stufenschema der WHO orales Tramadol als mittelstarkes Opioid zur Behandlung von Tumorschmerzen, jedoch ist die Evidenz dieser Therapieempfehlungen eher schlecht (AkdÄ 2007). Bei stärkeren Schmerzen oder hohem Bedarf an Tramadol sollte in dieser Indikation rasch auf ein starkes Opioid eskaliert werden.
- Aufgrund der von anderen Opioiden abweichenden Pharmakodynamik mit zusätzlicher Beeinflussung des noradrenergen Systems ergibt sich ein leicht abweichendes Nebenwirkungsprofil und vermutlich ein geringeres Abhängigkeitspotenzial.

Literatur

Arzneimittelkommission der deutschen Ärzteschaft (AkdÄ), Hrsg. Empfehlungen zur Therapie von Tumorschmerzen. 2007. Im Internet unter: http://www.akdae.de/Arzneimitteltherapie/TE/A-Z/PDF/Tumorschmerz.pdf (zuletzt abgerufen am 25.08.2014).

Cepeda MS et al. Tramadol for osteoarthritis. Cochrane Database Syst Rev 2006; (3): CD005522.

Ekström MP et al. Safety of benzodiazepines and opioids in very severe respiratory disease: national prospective study. BMJ 2014; 348: g445. doi:10.1136/bmj.g445.

Furlan AD et al. Opioids for chronic noncancer pain: a meta-analysis of effectiveness and side effects. CMAJ 2006; 174: 1589–94.

Trospiumchlorid

Wirksamkeit ↑ **Nutzen-Risiko-Bewertung ↑ bis →**

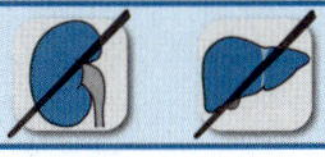

IND	DOS
Detrusorinstabilität oder Detrusorhyperreflexie mit Pollakisurie, imperativem Harndrang und Dranginkontinenz	45 mg/d p. o., aufgeteilt auf 3 × tgl. 15 mg p. o. oder auf 1 × morgens 30 mg p. o. und 1 × abends 15 mg p. o.; alternativ 1 × tgl. 60 mg p. o. (Retardkapsel)
Erleichterung endoskopischer Untersuchungen und Funktionsdiagnostik des Gastrointestinaltraktes	einmalig 1,2 mg oder 2 mg langsam i. v. injizieren
NW	Mundtrockenheit, Obstipation, Übelkeit, Akkommodationsstörungen, Tachykardie, Restharnbildung
WW	Antihistaminika, trizyklische Antidepressiva, β-Sympathomimetika, Amantadin, Chinidin, Domperidon, Metoclopramid
CAVE	vor Therapiebeginn organische Ursachen für Pollakisurie und Dranginkontinenz ausschließen; Einfluss der anticholinergen Effekte auf mögliche Komorbiditäten berücksichtigen

Trospiumchlorid ist in der Therapie der Dranginkontinenz hinsichtlich subjektiver und objektiver Endpunkte auch im Vergleich mit Placebo wirksam. Zwar scheint es etwas schwächer wirksam zu sein als Oxybutynin, besitzt dafür aber den Vorteil fehlender zentralnervöser Nebenwirkungen. Bei geriatrischen Patienten sollte Trospiumchlorid daher als 1. Wahl eingesetzt werden.

Handelsnamen und -formen

- Spasmex®, Spasmolyt®, Trospi®, Urivesc®, Trospiumchlorid (generisch)
- Dosis:
  5 mg / 10 mg / 15 mg / 20 mg / 30 mg / 45 mg Tabletten
  60 mg Retardkapseln
  1,2 mg/2 ml / 2 mg/2 ml Injektionslösung

T

Pharmakologie

Wirkmechanismus

peripher wirkendes Parasympatholytikum (Anticholinergikum)

- hohe Affinität zu muskarinischen M_1- und M_3-Rezeptoren
- Tonussenkung der glatten Muskulatur im Gastrointestinal- und Urogenitaltrakt, dabei Reduktion der Detrusorkontraktilität; außerdem Hemmung der Bronchialsekret-, Speichel- und Schweißsekretion sowie der Akkommodation; keine (bzw. vernachlässigbare) zentrale Effekte
- Abnahme des maximalen Detrusordrucks, Zunahme der funktionellen Blasenkapazität

Indikationen und Dosis

- Detrusorinstabilität oder Detrusorhyperreflexie mit Pollakisurie, imperativem Harndrang und Dranginkontinenz
  - (30–)45 mg/d p. o., aufgeteilt auf (2–)3 × tgl. 15 mg p. o. oder auf 1 × morgens 30 mg p. o. und 1 × abends 15 mg p. o.; alternativ 1 × tgl. 60 mg p. o. (Retardkapsel)
- Erleichterung endoskopischer Untersuchungen und Funktionsdiagnostik des Gastrointestinaltraktes
  - einmalig 1,2 mg oder 2 mg langsam i. v. injizieren

» Kontraindikationen

- **p. o.:** Harnverhalt, Engwinkelglaukom, Tachyarrhythmie, Myasthenia gravis, schwere chronisch-entzündliche Darmerkrankungen (Colitis ulcerosa, Morbus Crohn), toxisches Megacolon, dialysepflichtige Niereninsuffizienz (Kreatinin-Clearance < 10 ml/min/1,73 m^2)
- **i. v.:** Harnverhalt bei subvesikaler Obstruktion, Engwinkelglaukom, Tachyarrhythmie, Myasthenia gravis, Kinder und Jugendliche < 18 Jahren

Nebenwirkungen

- **sehr häufig:** keine
- **häufig:** Mundtrockenheit, Obstipation, Übelkeit
- **weitere relevante Nebenwirkungen:** Akkommodationsstörungen, Restharnbildung, Tachykardie/-arrhythmie, Angioödeme (Häufigkeit nicht bekannt)

Wechselwirkungen

kontraindiziert: keine

problematisch: Amantadin[1], Amitriptylin[1], Azelastin[1], Cetirizin[1], Chinidin[1], Cisprid[2], Clemastin[1], Clomipramin[1], Desloratadin[1], Dimetinden[1], Disopyramid[1], Domperidon[2], Dosulepin[1], Doxepin[1], Ebastin[1], Fenoterol[3], Fexofenadin[1], Formoterol[3], Imipramin[1], Indacaterol[3], Levocetirizin[1], Loratadin[1], Maprotilin[1], Mizolastin[1], Metoclopramid[2], Nortriptylin[1], Opipramol[1], Rupatadin[1], Salbutamol[3], Salmeterol[3], Terbutalin[3], Trimipramin[1]

1 Verstärkung der anticholinergen Wirkungen
2 Abschwächung der prokinetischen Wirkung
3 Verstärkung der tachykarden Wirkung

Pharmakokinetik

- BV: 5–35 %
- t_{max}: 4–6 h
- HWZ: 5–18 h
- Plasmaproteinbindung: 50–80 %
- Elimination: überwiegend unverändert renal

Intoxikation

- **Symptome:** anticholinerge Symptome (Mundtrockenheit, Tachykardie, Hautrötung, Akkommodationsstörungen, Miktionsbeschwerden); schwere Intoxikationen mit vitaler Gefährdung sind nicht bekannt
- **Therapie:** symptomatisch (β-Rezeptoren-Blocker bei ausgeprägter Tachykardie, Pilocarpin bei Glaukompatienten), im sehr seltenen Einzelfall Gabe von Aktivkohlesuspension (1 g/kg KG) und ggf. Katheterisierung bei Harnverhalt erforderlich

Einnahmehinweise und Patienteninformationen

eine Einschränkung von Verkehrstüchtigkeit und Reaktionsfähigkeit ist möglich (Akkommodationsstörungen!), insbes. bei Neueinstellung, Erhöhung der Dosis oder in Kombination mit Alkohol

Spezielle Patientengruppen und Sondersituationen

Geriatrie

- geeignet
  BEERS: nicht gelistet
  PRISCUS: Positiv-Wertung
- die PRISCUS-Liste empfiehlt Trospiumchlorid wegen der fehlenden zentralen Wirkungen als sinnvolle Therapiealternative für die gegebenen Indikationen
- Trospiumchlorid sollte bei geriatrischen Patienten bevorzugt eingesetzt werden, da es keine zentralnervösen Nebenwirkungen zeigt; auf Substanzen wie Oxybutynin, Solifenacin oder Tolterodin sollte verzichtet werden
- grundsätzlich ist der Stellenwert der urologischen anticholinergen Therapie in der Geriatrie und insbes. bei dementen Patienten unklar
- **Cave Restharnbildung:** Die Reduktion der Detrusorkontraktilität kann zu Restharnbildung führen, die mit Pollakisurie oder Nykturie eine Drangsymptomatik imitieren kann, daher sollten unter anticholinerger Therapie regelmäßig Restharnkontrollen durchgeführt werden. Besonders relevant ist

dies bei immobilen/geriatrischen Patienten mit degenerativen (subklinischen) Veränderungen des Detrusors oder mit einer die Detrusorkontraktilität beeinträchtigenden nichturologischen Begleitmedikation.

Pädiatrie

- **p. o.:** bei Kindern < 12 Jahren (p. o.) wegen unzureichender Datenlage nicht empfohlen
- **i. v.:** kontraindiziert < 18 Jahren

Schwangerschaft

- bei strenger Indikation geeignet, da keine besser geeigneten Alternativen zur Verfügung stehen
- es gibt, bei allerdings geringem Erfahrungsumfang, keine Berichte über teratogene Effekte durch Trospiumchlorid; bei perinataler Anwendung sind atropinartige Wirkungen beim Neugeborenen nicht auszuschließen

Stillzeit

- bei strenger Indikation geeignet, da keine besser geeigneten Alternativen zur Verfügung stehen
- gestillten Säugling sorgfältig auf atropinartige Wirkungen beobachten

Niere

- **GFR 30–60 ml/min/1,73 m^2:** vorsichtig dosieren, auf anticholinerge Wirkungen achten
- **GFR < 30 ml/min/1,73 m^2:** Tagesdosis auf max. 20 mg begrenzen
- **GFR < 10 ml/min/1,73m^2:** kontraindiziert

Leber

- **leichte bis mittelgradige Einschränkung der Leberfunktion:** keine Dosisanpassung erforderlich
- **starke Einschränkung der Leberfunktion:** Anwendung nicht empfohlen (bei fehlender Datenlage)

Geschlechterspezifika

keine klinisch relevanten Unterschiede bekannt

Ethnien

keine klinisch relevanten Unterschiede bekannt

! Besonderheiten und Cave

- vor Therapiebeginn mit Trospiumchlorid sollten **organische Ursachen** für Pollakisurie und Dranginkontinenz ausgeschlossen werden (Tumoren, Infektionen, Polydipsie, Herz-/Nierenerkrankungen)
- besonderes vorsichtige und zurückhaltende Anwendung (wegen anticholinerger Effekte) bei Patienten mit obstruktiven Erkrankungen des Gastrointestinal-

traktes (z. B. Pylorusstenose), Harnabflussstörungen mit Restharnbildung, autonomer Neuropathie, Hiatushernie, Hyperthyreose, koronarer Herzkrankheit oder Herzinsuffizienz

Wirkstoffbeurteilung

- Anticholinergika wie Trospiumchlorid reduzieren die Detrusorkontraktilität, wodurch der max. Detrusordruck sinkt und die funktionelle Blasenkapazität steigt. Dies führt zu einer Besserung der Drangsymptomatik mit Verlängerung der Miktionsintervalle und Verringerung der Inkontinenzepisoden. Anticholinergika sind in der Therapie der **Dranginkontinenz** hinsichtlich subjektiver und objektiver Endpunkte auch **im Vergleich mit Placebo wirksam** (Chapple et al. 2008; Madersbacher et al. 2013). Bei überaktiver Blase sollten sie jedoch möglichst nicht als Monotherapie, sondern in Kombination mit weiteren konservativen Verfahren eingesetzt werden (DGGG 2010).
- Anticholinegika sind in der Therapie der überaktiven Blase, bei Detrusorhyperaktivität, Detrusor-Sphinkter-Dyssynergie und Nykturie Wirkstoffe der 1. Wahl (DGGG 2010; DGN 2008; DGG 2009). Dabei scheint es keine klinisch relevante Überlegenheit einer Substanz aus dieser heterogenen Wirkstoffgruppe zu geben (Darifenacin, Fesoterodin, Oxybutynin, Propiverin, Solifenacin, Tolterodin, Trospiumchlorid), weshalb auch die relevanten Leitlinien keine Wirkstoffpräferenz angeben.
- Am umfassendsten belegt ist die Wirksamkeit jedoch für Oxybutynin und Solifenacin, wobei es unter Oxybutynin allerdings am häufigsten zu anticholinergen Nebenwirkungen kommt (Madhuvrata et al. 2012). Bei Patienten, die unter Oxybutynin an einem trockenem Mund leiden, kann auf Trospiumchlorid umgestellt werden; **bei geriatrischen Patienten sollte Trospiumchlorid als 1. Wahl eingesetzt werden** (keine zentralnervösen Nebenwirkungen).
- Zwar kann die grundsätzliche Wirksamkeit von Trospiumchlorid auch gegenüber Placebo als belegt gelten; allerdings erscheint diese Wirksamkeit nach oraler Gabe nicht zuverlässig: So variiert die Bioverfügbarkeit je nach Nahrungsaufnahme zwischen 5–35 %, und es gibt offensichtlich keinen Zusammenhang zwischen Dosierung, Wirkung und Nebenwirkung (Menarini et al. 2006).
- Bei Männern mit **benigner Prostatahyperplasie** sollten keine Anticholinergika (und damit auch kein Trospiumchlorid) eingesetzt werden (DGU 2010).
- Bei Patienten mit **idiopathischem Parkinson-Syndrom** mit Detrusorhyperaktivität sollten bevorzugt Trospiumchlorid, Darifenacin oder Solifenacin eingesetzt werden (wegen Gefahr von Delir und Restharnbildung möglichst kein Oxybutynin) (DGN 2012).

T

Literatur

Chapple CR et al. The effects of antimuscarinic treatments in overactive bladder, an update of a systematic review and metaanalysis. Eur Urol 2008; 54: 543–62.
DGG, Deutsche Gesellschaft für Geriatrie. S2-Leitlinie „Harninkontinenz“. AWMF-Register-Nr. 084/001. 2010.
DGGG, Deutsche Gesellschaft für Gynäkologie und Geburtshilfe. S2k-Leitlinie „Die überaktive Blase (ÜAB)“. AWMF-Register-Nr. 015/007. 2010.
DGN, Deutsche Gesellschaft für Neurologie. S1-Leitlinie „Diagnostik und Therapie von neurogenen Blasenstörungen“. AWMF-Register-Nr. 030/121. 2008.
DGN, Deutsche Gesellschaft für Neurologie. S2k-Leitlinie „Parkinson-Syndrome – Diagnostik und Therapie.“ AWMF-Register-Nr. 030/010. 2012.
DGU, Deutsche Gesellschaft für Urologie. S2e-Leitlinie „Therapie des benignen Prostatasyndroms“. AWMF-Register-Nr. 043/035. 2010.
Madersbacher H et al. Neurogenic detrusor overactivity in adults: a review on efficacy, tolerability and safety of oral antimuscarinics. Spinal Cord 2013; 51: 432–41.
Madhuvrata P et al. Which anticholinergic drug for overactive bladder symptoms in adults. Cochrane Database Syst Rev 2012; 1: CD005429.
Menarini M et al. TcP128-Study Group. Trospium chloride in patients with neurogenic detrusor overactivity: is dose titration of benefit to the patients? Int J Clin Pharmacol Ther 2006; 44: 623–32.

Valsartan

Wirksamkeit ↑ **Nutzen-Risiko-Bewertung ↑**

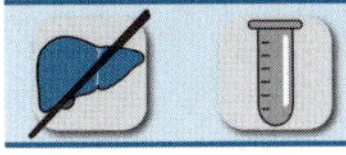

IND	DOS
arterielle Hypertonie	80–160 (max. 320) mg/d p. o.
Herzinsuffizienz	40–320 mg/24 h p. o. in 2 Einzeldosen
NW	Hypotonie, Schwindel, Hyperkaliämie
WW	Aliskiren, ACE-Hemmer, NSAR
CAVE	nicht anwenden bei Cholestase!

Valsartan ist in den jeweiligen Indikationen Mittel der 2. Wahl, wenn eine Therapie mit ACE-Hemmern nicht vertragen wird.

Handelsnamen und -formen

- Cordinate®, Diovan®, Provas®, Valsartan (generisch)
- Dosis:
  40 mg / 80 mg / 160 mg / 320 mg Filmtabletten
  3 mg/ml Lösung zum Einnehmen
- diverse Fixkombinationen mit Amlodipin und Hydrochlorothiazid im Handel

Pharmakologie

Wirkmechanismus

Angiotensin-II-Rezeptor-Antagonist: nichtkompetitiver, selektiver Antagonist am AT_1-Rezeptor

- ▸ Hemmung der Angiotensin-II-vermittelten Effekte am AT_1-Rezeptor
- ▸ anhaltende Senkung des arteriellen Blutdrucks und des pulmonalen kapillaren Drucks ohne reflektorischen Anstieg der Herzfrequenz, Reduktion des renalen Gefäßwiderstandes

Indikationen und Dosis

- arterielle Hypertonie
  - ▸ initial 1 × tgl. 80 mg p. o., bei unzureichender Blutdrucksenkung nach 2–4 Wochen Steigerung auf 1 × tgl. 160–320 mg p. o., ggf. Kombination mit einem Calciumantagonisten oder Diuretikum
- chronische Herzinsuffizienz (auch nach Myokardinfarkt)

- initial 2 × tgl. 40 mg p. o., Dosisverdoppelung in Abständen von 2–4 Wochen bis auf 2 × tgl. 160 mg p. o. oder der max. noch verträglichen Dosis

V

» Kontraindikationen

schwere Leberinsuffizienz, biliäre Zirrhose, Cholestase, 2. und 3. Schwangerschaftstrimenon

Nebenwirkungen

- **sehr häufig:** keine
- **häufig:** Hypotonie, Schwindel, moderater Kreatininanstieg
- **weitere relevante Nebenwirkungen:** Hyperkaliämie, akutes Nierenversagen, Leberwerterhöhung, Husten und Angioödem (deutlich seltener als bei ACE-Hemmern)

Wechselwirkungen

kontraindiziert: keine

problematisch: Acemetacin[1], Acetylsalicylsäure[1], **Aliskiren[2]**, Amilorid[3], **Benazepril[2]**, **Captopril[2]**, Celecoxib[1], Chlorthalidon[4], Ciclosporin[3,7], **Cilazapril[2]**, Cotrimoxazol[3], Diclofenac[1], **Enalapril[2]**, Eplerenon[3], Etoricoxib[1], **Fosinopril[2]**, Furosemid[4], Hydrochlorothiazid[4], Ibuprofen[1], Indapamid[4], Indometacin[1], Kalium[5], Ketoprofen[1], **Lisinopril[2]**, Lithium[6], Meloxicam[1], **Moexipril[2]**, Naproxen[1], Parecoxib[1], **Perindopril[2]**, Piretanid[4], Piroxicam[1], **Quinapril[2]**, **Ramipril[2]**, Rifampicin[7], **Spirapril[2]**, Spironolacton[3], Tacrolimus[3], Torasemid[4], **Trandolapril[2]**, Triamteren[3], Trimethoprim[3], Xipamid[4], **Zofenopril[2]**

1 NSAR und Coxibe: Verminderung der antihypertensiven Wirkung, erhöhtes Risiko einer Verschlechterung der Nierenfunktion und einer Hyperkaliämie, ggf. Laborkontrollen

2 **ACE-Hemmer und Aliskiren: erhöhtes Risiko einer Verschlechterung der Nierenfunktion und eines dialysepflichtigen Nierenversagens, Kombination vermeiden**

3 kaliumsparende Diuretika und potenziell nephrotoxische Substanzen: erhöhtes Risiko einer Hyperkaliämie und leicht erhöhtes einer Verschlechterung der Nierenfunktion, ggf. Laborkontrollen

4 Diuretika: leicht erhöhtes Risiko einer Verschlechterung der Nierenfunktion und überschießende Blutdrucksenkung, vorsichtige Eindosierung

5 erhöhtes Risiko einer Hyperkaliämie

6 erhöhter Serumspiegels von Lithium, Spiegelkontrolle empfohlen

7 erhöhte Serumspiegel von Valsartan, dadurch erhöhtes Risiko unerwünschter Wirkungen (ggf. Dosis anpassen)

Pharmakokinetik

- BV: 20–40 %
- t_{max}: 1,5–3 h
- HWZ: 6 h
- Plasmaproteinbindung: 95 %

- die antihypertensive Wirkung hält erheblich länger als die Halbwertszeit an; Ausscheidung überwiegend unverändert zu 80 % biliär und zu 20 % renal

Intoxikation

- **Symptome:** Hypotonie, Schock, Nierenversagen
- **Therapie:** Gabe von Aktivkohlesuspension (1 g/kg KG), Wiederherstellung stabiler Kreislaufverhältnisse, Volumengabe

Einnahmehinweise und Patienteninformationen

- Einnahme einmal (bei Bluthochdruck) bzw. zweimal (bei Herzschwäche) täglich unabhängig von den Mahlzeiten
- eine Einschränkung von Verkehrstüchtigkeit und Reaktionsfähigkeit ist unwahrscheinlich, außer bei Auftreten von Schwindel, Sehstörungen oder Blutdruckschwankungen
- bei Frauen im gebärfähigen Alter auf sichere Kontrazeption während der Therapie hinweisen!

Spezielle Patientengruppen und Sondersituationen

Geriatrie

geeignet

- PRISCUS: nicht gelistet
- BEERS: nicht gelistet

Pädiatrie

- zugelassen ab 6 Jahren
- Maximaldosis bei Kindern zwischen 18 und 35 kg KG 80 mg/d, bei Kindern zwischen 35 und 80 kg KG 160 mg/d

Schwangerschaft

- **1. Trimenon:** möglichst nicht anwenden (nach versehentlicher Therapie in die Frühschwangerschaft hinein Umstellung auf antihypertensive Therapie mit geringerem Risiko)
- **2. und 3. Trimenon:** kontraindiziert (Berichte über Fetopathien mit fetaler Anurie, Lungenhypoplasie, Kontrakturen der Extremitäten, Hypoplasien der Schädelkalotte, Thrombosen der V. cava inferior und Oligo-/Anhydramnion); bei Exposition bis ins 2. Trimenon hinein Umstellung der antihypertensiven Therapie sowie Ausschluss eines Oligohydramnions und Kontrolle des Neugeborenen hinsichtlich Nierenfunktion und Hypotonie
- geeignete Alternativen: Alpha-Methyldopa (1. Wahl), Metoprolol, Nifedipin

Stillzeit

- Anwendung nicht empfohlen
- geeignete Alternativen: Alpha-Methyldopa, Metoprolol, Nifedipin

Niere

GFR < 10 ml/min/1,73 m²: niedrige Initialdosis; engmaschige Kontrolle des Kaliumspiegels unter Therapie empfohlen

Leber

- **mittelgradige Einschränkung der Leberfunktion:** Reduktion der Dosis um 75 %; Maximaldosis 80 mg/24 h
- **hochgradig eingeschränkte Leberfunktion und Cholestase:** kontraindiziert geeignete Alternative: Captopril

Geschlechterspezifika

keine klinisch relevanten Unterschiede bekannt

Ethnien

Bei Patienten afrikanischer Abstammung sollten in der Hochdrucktherapie vorzugsweise Thiaziddiuretika oder Calciumkanalblocker eingesetzt werden.

! Besonderheiten und Cave

- 25 % der Maximaldosis eines Angiotensin-II-Rezeptor-Antagonisten erzielen etwa 65 % der maximalen Blutdrucksenkung, 50 % der Maximaldosis ca. 80 % der Blutdrucksenkung; eine Kombinationstherapie mit Calciumantagonisten oder Diuretika ist einer Monotherapie in Maximaldosierung in der Indikation Hypertonie vorzuziehen
- Anwendung bei bilateraler Nierenarterienstenose oder Nierenarterienstenose bei (funktioneller) Einzelniere mit initial niedrigster Dosierung unter engmaschiger Kontrolle möglich
- vorsichtige Anwendung bei vorbestehender Aorten- oder Mitralklappenstenose
- Kombination Sartan und ACE-Hemmer („duale RAAS-Blockade“): in den meisten Fällen überwiegen die Risiken (Hyperkaliämie, Nierenversagen) den möglichen Nutzen bei dieser Kombination; sinnvoll lediglich in besonderen Ausnahmefällen (Herzinsuffizienz NYHA II–IV mit LVEF ≤ 40 % und persistierender Symptomatik unter kombinierter ACE-Hemmer- und β-Rezeptoren-Blocker-Therapie, falls Spironolacton oder Eplerenon nicht vertragen werden)
- Bei Kombination mit einem Diuretikum und bei Volumendepletion überschießende Blutdrucksenkung möglich, niedrige Initialdosis empfohlen, erste Einnahme ggf. unter Beobachtung
- Patienten mit primärem Hyperaldosteronismus sprechen auf eine Behandlung mit Angiotensin-II-Rezeptor-Antagonisten nicht an; Alternativen sind Spironolacton und Eplerenon
- empfohlene Laborkontrollen: ► Anhang, S. 566

Wirkstoffbeurteilung

- Valsartan ist in der **Behandlung der arteriellen Hypertonie** wirksam und wird zusammen mit anderen Angiotensin-II-Rezeptor-Antagonisten von den europäischen Leitlinien empfohlen. Die VALUE-Studie konnte keine Überlegenheit von Valsartan gegenüber Amlodipin bzgl. kardiovaskulärer Mortalität und Morbidität nachweisen (Julius et al. 2004).
- Aufgrund des nephroprotektiven Effektes werden Antagonisten des RAAS zur Behandlung einer arteriellen Hypertonie bei Vorliegen eines **Diabetes mellitus** sowie **Erkrankungen der Nieren**, die mit einer **Proteinurie** einhergehen, **besonders empfohlen**.
- Valsartan ist in der **Behandlung der chronischen Herzinsuffizienz** wahrscheinlich wirksam und wird zusammen mit anderen Angiotensin-II-Rezeptor-Antagonisten von den europäischen Leitlinien empfohlen. In der ValHEFT-Studie zeigte sich eine Senkung der Mortalität lediglich in der nachträglichen Subgruppenanalyse für Patienten, die nicht mit einem ACE-Hemmer behandelt wurden (Maggioni et al. 2002).
- Es gibt **keine Evidenz für eine überlegende Wirksamkeit gegenüber ACE-Hemmern und anderen Antihypertensiva** in den jeweiligen Indikationen; in der Therapie der Herzinsuffizienz sieht ein Cochrane Review von 2012 keine Evidenz für eine Therapie mit ARBs (Heran et al. 2012). Husten und Angioödem treten im Vergleich zu den ACE-Hemmern deutlich seltener auf. **Die Verordnung von Valsartan kommt insbes. dann infrage, wenn ACE-Hemmer nicht vertragen werden.**
- Sinnvolle Kombinationspartner in der antihypertensiven Therapie sind Calciumantagonisten und Diuretika, diese Kombinationen sind auch in fixer Kombination verfügbar (Single-Pill-Konzept), wodurch sich häufig eine verbesserte Therapieadhärenz erzielen lässt.

Literatur

Heran BS et al. Angiotensin receptor blockers for heart failure. Cochrane Database Syst Rev 2012; 4: CD003040.

Julius S et al. Outcomes in hypertensive patients at high cardiovascular risk treated with regimens based on valsartan or amlodipine: the VALUE randomised trial. Lancet 2004; 363: 2022–31.

Maggioni AP et al. Effects of valsartan on morbidity and mortality in patients with heart failure not receiving angiotensin-converting enzyme inhibitors. J Am Coll Cardiol 2002; 40: 1414–21.

Venlafaxin

V

Wirksamkeit ↑	Nutzen-Risiko-Bewertung ↑ bis →
QT-Zeit	CYP3A4

IND	DOS
Akuttherapie von Episoden einer Major Depression	75–375 mg/d p. o.
Rezidivprophylaxe von Episoden einer Major Depression	75–375 mg/d p. o.
generalisierte oder soziale Angststörung	75–225 mg/d p. o.
Panikstörung, einschl. Agoraphobie	75–225 mg/d p. o.
NW	Schwindel, Kopfschmerzen, Übelkeit, vermehrtes Schwitzen, sexuelle Funktionsstörungen, erhöhte Blutungsneigung, Blutdruckerhöhung, Tachykardie
WW	MAO-Hemmer
CAVE	Suizidrisiko kann zu Beginn der antidepressiven Therapie ansteigen

Venlafaxin ist in der Behandlung von Depression und Angststörungen wirksam. Unerwünschte Wirkungen treten evtl. etwas häufiger als bei den meisten SSRI auf.

Handelsnamen und -formen

- Trevilor®, Venlafaxin (generisch)
- Dosis:
  37,5 mg / 50 mg / 75 mg Tabletten
  37,5 mg / 75 mg / 150 mg / 225 mg Retardtabletten/-kapseln

Pharmakologie

Wirkmechanismus

Antidepressivum aus der Gruppe der selektiven Serotonin- und Noradrenalin-Wiederaufnahmehemmer (SSNRI)

- Erhöhung der Serotonin- und Noradrenalinkonzentrationen im synaptischen Spalt
- Modulation des serotonergen und noradrenergen Systems

Indikationen und Dosis

- Episoden einer Major Depression, Rezidivprophylaxe von Episoden einer Major Depression
  - initial 1 × tgl. 75 mg p. o. (retardiert, morgens); bei fehlendem Ansprechen nach 2–4 Wochen oder ausgeprägter Symptomatik Dosiserhöhung in 75-mg-Schritten und 1- bis 2-wöchigen Abständen bis 225 mg/d (max. 375 mg) in 1–2 Einzeldosen; Rezidivprophylaxe mit der in der Akutphase wirksamen Dosis über mind. 6 Monate
- generalisierte oder soziale Angststörung; Panikstörung, einschl. Agoraphobie
  - initial 1 × tgl. 37,5–75 mg p. o. (retardiert, morgens); Dosiserhöhung in 75-mg-Schritten (max. 225 mg/d) in Abhängigkeit von der individuellen Wirksamkeit und Verträglichkeit nach 4–6 Wochen möglich

» Kontraindikationen

gleichzeitige Behandlung mit einem MAO-Hemmer

Nebenwirkungen

- **sehr häufig:** Schwindel, Kopfschmerzen, Übelkeit, Mundtrockenheit, vermehrtes Schwitzen (auch Nachtschweiß)
- **häufig:** verminderter Appetit, Verwirrtheit, Nervosität, Schlaflosigkeit, sexuelle Funktionsstörungen, ungewöhnliche Trauminhalte, Tremor, Sehstörung, Mydriasis, Blutdruckanstieg, Palpitationen, verstärkte Blutungsneigung, Vasodilatation, Erbrechen, Obstipation, Dyslipidämie
- **weitere relevante Nebenwirkungen:** Blutbildveränderungen, Leberwerterhöhung, QT-Zeit-Verlängerung, (tachykarde) Herzrhythmusstörungen, Syndrom der inadäquaten ADH-Sekretion und Hyponatriämie, Serotonin-Syndrom, extrapyramidale Störungen, Engwinkelglaukom, Rhabdomyolyse, Harnverhalt

Wechselwirkungen

CYP3A4-Substrat (► vordere Umschlaginnenseite)

kontraindiziert: Linezolid[1], Moclobemid[2], Rasagilin[2], Selegilin[2], Tranylcypromin[3]

problematisch: Acetylsalicylsäure[4], Almotriptan[5], Amilsuprid[6], Amiodaron[6], Amitriptylin[5], Apixaban[4], Azithromycin[6], Bupropion[5], Chloroquin[6], Citalopram[5,6], Clarithromycin[6], Clomipramin[5], Clopidogrel[4], Dabigatran[4], Dipyramidol[4], Domperidon[6], Dosulepin[5], Doxepin[5], Dronedaron[6], Duloxetin[5], Eletriptan[5], Erythromycin[6], Escitalopram[5,6], Fentanyl[7], Flecainid[6], Fluoxetin[5], Fluvoxamin[5], Frovatriptan[5], Haloperidol[6], Imipramin[5], Johanniskraut[5], Levomepromazin[6], Lithium[8], Maprotilin[5], Methadon[6,7], Mianserin[5], Mirtazapin[5], Moxifloxacin[6], Naratriptan[5], Nortriptylin[5], Ondansetron[6], Opipramol[5], Paroxetin[5], Phenprocoumon[9],

Pimozid[6], Prasugrel[4], Rivaroxaban[4], Rizatriptan[5], Sertralin[5], Sotalol[6], Sulpirid[6], Sumatriptan[5], Tapentadol[7], Thioridazin[6], Tiaprid[6], Ticagrelor[4], Ticlopidin[4], Tramadol[7], Trazodon[5], Trimipramin[5], Tryptophan[5], Warfarin[9], Zolmitriptan[5]

V

1 **Auslösung eines lebensgefährlichen Serotonin-Syndroms möglich, gleichzeitige Gabe kontraindiziert**
2 **Auslösung eines lebensgefährlichen Serotonin-Syndroms möglich, gleichzeitige Gabe kontraindiziert (Venlafaxin min. 7 d vor einer Behandlung mit dem Wirkstoff pausieren, Therapie mit Venlafaxin frühestens 1 d nach Absetzen des Wirkstoffes beginnen)**
3 **Auslösung eines lebensgefährlichen Serotonin-Syndroms möglich, gleichzeitige Gabe kontraindiziert (Venlafaxin min. 7 d vor einer Behandlung mit Tranylcypromin pausieren, Therapie mit Venlafaxin frühestens 14 d nach Absetzen von Tranylcypromin beginnen)**
4 erhöhtes Blutungsrisiko möglich
5 Auslösung eines lebensgefährlichen Serotonin-Syndroms möglich, gleichzeitige Gabe vermeiden
6 zusätzlich erhöhtes Risiko einer QTc-Verlängerung und lebensgefährlicher Torsades-de-pointes-Arrhythmien (Kombination vermeiden, bei zwingender Komedikation EKG-Kontrollen)
7 Auslösung eines lebensgefährlichen Serotonin-Syndroms möglich, gleichzeitige Gabe vermeiden (Alternativen: Tilidin, Morphin)
8 Auslösung eines Serotonin-Syndroms und erhöhte Lithium-Toxizität möglich (Überwachung, ggf. Dosisanpassung)
9 erhöhtes Blutungsrisiko und verstärkte Gerinnungshemmung durch Venlafaxin möglich (bei Kombination initial engmaschige INR-Kontrollen)

Pharmakokinetik

- Metabolisierung von Venlafaxin (V) überwiegend zum aktiven Metaboliten O-Desmethyl-Venlafaxin (ODV)
- BV: 40–45 %
- t_{max} (V): 5,5 h, t_{max} (ODV): 9 h
- HWZ (V): 5 h, HWZ (ODV): 11 h
- Plasmaproteinbindung: 30 %
- Elimination in konjungierter und unkonjugierter Form überwiegend renal

Intoxikation

letale Verläufe von Intoxikationen sind bei Venlafaxin häufiger als bei SSRI, aber seltener als bei Trizyklika; oft liegen Mischintoxikationen vor

- **Symptome:** tachykarde Herzrhythmusstörungen, Schläfrigkeit, Coma, Mydriasis, Krampfanfälle, QTc-Verlängerung, Kammertachykardien
  Serotonin-Syndrom: Hypertonie oder Hypotonie, Schüttelfrost, Schwitzen/Fieber, Mydriasis, Übelkeit/Erbrechen, Diarrhoe, Muskelrigidität/Krampfanfälle, Hyperreflexie, Somnolenz/Stupor/Coma oder Agitiertheit, Rhabdomyolyse, Hyperventilation/metabolische Acidose/Zyanose, hirnorganisches Psychosyndrom

- **Therapie:** Resorptionshemmung (Gabe von Aktivkohlesuspension [1 g/kg KG], Magenspülung nur in Ausnahmefällen); Überwachung und symptomatische Therapie
  Antidot bei Serotonin-Syndrom ist Cyproheptadin (Initialdosis 12 mg, gefolgt von 2 mg alle 2 h bis zur Symptomkontrolle); Hyperthermie spricht nicht auf Antipyretika (z. B. Paracetamol) an

Einnahmehinweise und Patienteninformationen

- Einnahme in 1–2 Einzeldosen (retardiert) zu einer Mahlzeit
- mit einem Wirkungseintritt ist frühestens nach 2 Wochen zu rechnen
- wie auch andere Antidepressiva macht Venlafaxin nicht abhängig; bei einer plötzlichen Beendigung der Einnahme kann es jedoch zu Absetzerscheinungen (Schwindel, Kopfschmerzen, Unruhe) kommen
- eine Einschränkung von Verkehrstüchtigkeit und Reaktionsfähigkeit ist möglich, insbes. bei Neueinstellung, Erhöhung der Dosis oder in Kombination mit Alkohol
- gleichzeitige Einnahme von Tryptophan als Nahrungsergänzungsmittel sollte unterbleiben
- Alkoholkonsum kann unerwünschte Wirkungen von Venlafaxin verstärken

Spezielle Patientengruppen und Sondersituationen

Geriatrie

geeignet

- PRISCUS: nicht gelistet
- BEERS: nicht gelistet

Pädiatrie

- nicht zugelassen
- die Behandlung von Kindern und Jugendlichen unter 18 Jahren kann mit einem erhöhten Suizidrisiko einhergehen
- geeignete Alternative: psychotherapeutische Maßnahmen

Schwangerschaft

- bei strenger Nutzen-Risiko-Abwägung zugelassen
- ausreichender Erfahrungsumfang, Anwendung unter Abwägung von Nutzen und Risiko im 1.–3. Trimenon möglich; perinatal kann es zu Anpassungsstörungen des Neugeborenen kommen; bei Neueinstellung auf ein Antidepressivum während der Schwangerschaft sollten Citalopram oder Sertralin bevorzugt werden
- geeignete Alternativen: Citalopram oder Sertralin, psychotherapeutische Maßnahmen

V

Stillzeit

- bei strenger Nutzen-Risiko-Abwägung zugelassen
- keine nachteilige Wirkung auf den Säugling bekannt, Anwendung unter Abwägung von Nutzen und Risiko akzeptabel
- geeignete Alternativen: Sertralin, psychotherapeutische Maßnahmen

Niere

- **leichte bis mittelgradige Nierenfunktionsstörung:** vorsichtige Eindosierung, ggf. Dosisreduktion um 25 %
- **GFR < 30 ml/min/1,73 m^2:** Dosisreduktion um 50 %

Leber

- **leichte bis mittelgradige Leberfunktionsstörung:** Dosisreduktion um 50 %
- **stark eingeschränkte Leberfunktion:** nicht empfohlen
  geeignete Alternative: Citalopram

Geschlechterspezifika

keine klinisch relevanten Unterschiede bekannt

Ethnien

keine klinisch relevanten Unterschiede bekannt

! Besonderheiten und Cave

- Behandlung mit Venlafaxin frühestens 14 Tage nach Beendigung der Gabe eines irreversiblen MAO-Hemmers
- Pausierung von Venlafaxin mind. 7 Tage vor Beginn einer Therapie mit einem irreversiblen MAO-Hemmer
- wegen erhöhten Suizidrisikos bei depressiven Erkrankungen initial engmaschige Anbindung (wöchentlich)
- erhöhtes Suizidrisiko zu Behandlungsbeginn, insbes. bei Patienten unter 25 Jahren
- Aufklärung des Patienten über den verzögerten Wirkungseintritt (2–4 Wochen) und über eine mögliche Beeinträchtigung der Fahrtauglichkeit
- Serotonin-Syndrom bei gleichzeitiger Anwendung von anderen serotonerg wirksamen Substanzen möglich
- Erhöhung des Augeninnendrucks unter Therapie mit Venlafaxin möglich, Überwachung von Patienten mit einem Risiko für Engwinkelglaukom empfohlen
- dosisabhängiger Anstieg von Blutdruck und Herzfrequenz unter Therapie mit Venlafaxin möglich, Vorsicht bei Patienten mit einem erhöhten kardiovaskulären Risiko oder mit vorbekannten Herzerkrankungen
- vorsichtige Anwendung bei Krampfanfällen in der Anamnese
- keine abendliche Einnahme wegen möglicher Schlafstörungen

- schrittweises Ausschleichen, um Absetzerscheinungen zu reduzieren: 75 mg alle 1–2 Wochen, bei längerer Anwendung alle 4–8 Wochen
- Auslösung einer Manie/Hypomanie bei Patienten mit bipolarer affektiver Störung durch eine Behandlung mit Antidepressiva (auch Venlafaxin) möglich
- empfohlene Kontrolluntersuchungen: ► Anhang, S. 569

Wirkstoffbeurteilung

- Venlafaxin ist in der Behandlung und zur Rezidivprophylaxe einer mittelschweren bis schweren depressiven Episode nachgewiesen wirksam. Im Vergleich zu den meisten SSRI scheint der antidepressive Effekt geringfügig stärker ausgeprägt zu sein, allerdings auf Kosten einer leicht erhöhten Nebenwirkungshäufigkeit (Schueler et al. 2011). Für die **Ersttherapie der mittelschweren und schweren Depression sind SSRI wie Citalopram und Sertralin aufgrund des günstigen Nutzen-Risiko-Verhältnisses Wirkstoffe der 1. Wahl**; bei Unverträglichkeit oder unzulänglicher Wirksamkeit sollte als 2. Wahl auf Venlafaxin oder auf Trizyklika (Amitriptylin) umgestellt werden (Cipriani et al. 2009; IQWiG 2009).
- Bei leichten depressiven Episoden stellen **psychotherapeutische Maßnahmen** eine gleichwertige Behandlungsoption dar, bei schweren Episoden sollte immer eine kombinierte Therapie erfolgen.
- Venlafaxin ist außerdem wirksam zur **Behandlung von Angst- und Panikstörungen**; in dieser Indikation sind Psychotherapie und Pharmakotherapie gleichberechtigt und müssen sich in den meisten Fällen ergänzen. Die aktuelle S3-Leitlinie „Behandlung von Angststörungen“ (Bandelow et al. 2014) sieht für die Anwendung von Venlafaxin bei GAD-Patienten ebenso wie für Escitalopram, Paroxetin, Pregabalin und Duloxetin die höchste Evidenzkategorie (Ia). Benzodiazepine sind nur als Wirkstoffe der Reserve für die Behandlung akuter Panikattacken bzw. zur Überbrückung der Wirklatenz von Antidepressiva geeignet (Bandelow et al. 2014).
- Bei **sozialen Phobien** gehört Venlafaxin wie auch Escitalopram, Paroxetin und Sertralin zu den Wirkstoffen der 1. Wahl (Bandelow et al. 2014).
- weiterführende Informationen: Nationale Versorgungsleitlinie Depression (http://www.depression.versorgungsleitlinien.de/)

Literatur

Bandelow B et al. Deutsche S3-Leitlinie „Behandlung von Angststörungen“. 2014.

Cipriani A et al. Comparative efficacy and acceptability of 12 new-generation antidepressants: a multiple-treatments meta-analysis. Lancet 2009; 373: 746–58.

IQWiG, Institut für Qualität und Wirtschaftlichkeit im Gesundheitswesen. Antidepressiva auf dem Prüfstand. In: Jahresbericht 2009, S. 24–26.

Schueler YB et al. A systematic review of duloxetine and venlafaxine in major depression, including unpublished data. Acta Psychiatr Scand 2011; 123: 247–65.

Verapamil

Wirksamkeit ↑	Nutzen-Risiko-Bewertung ↑
CYP3A4 P-Gp CYP3A4	
IND	**DOS**
arterielle Hypertonie	120–480 mg/d p. o. in 2–4 Einzeldosen
Vorhofflimmern/-flattern mit schneller AV-Überleitung (außer bei WPW)	120–480 mg/d p. o. in 2–4 Einzeldosen oder 5 mg i. v., ggf. erneut 5 mg i. v. nach 5–10 min
symptomatische KHK	120–480 mg/d p. o. in 2–4 Einzeldosen
paroxysmale supraventrikuläre Tachykardie	5 mg i. v., ggf. erneut 5 mg i. v. nach 5–10 min
Prophylaxe bei Cluster-Kopfschmerz	240–480 mg/d p. o. in 2–4 Einzeldosen
NW	gastrointestinale Beschwerden, bradykarde Rhythmusstörungen
WW	β-Rezeptoren-Blocker, Atorvastatin, Colchicin, Dabigatran, Diltiazem, Lovastatin, Simvastatin
CAVE	nicht geeignet bei Herzinsuffizienz und bradykarden Reizleitungsstörungen

Verapamil ist in den genannten Indikationen wirksam und sicher, wegen häufiger Wechselwirkungen und Therapieeinschränkungen aber meist nur 2. Wahl.

Handelsnamen und -formen

- Falicard®, Isoptin®, Verapamil (generisch)
- Dosis:
  40 mg / 80 mg / 120 mg Filmtabletten
  120 mg / 240 mg Retardtabletten/-kapseln
  5 mg/2 ml Injektionslösung
  50 mg/20 ml Infusionslösungskonzentrat

Pharmakologie

Wirkmechanismus

Calciumkanalblocker mit kardialer Wirkung

- Hemmung des Calcium-Einstroms an der Muskelzellmembran
- antihypertensive Wirkung durch Gefäßdilatation, am Herzen Verlängerung der Reizweiterleitung und negative Inotropie

Indikationen und Dosis

- arterielle Hypertonie, symptomatische KHK, einschl. vasospastischer Angina
  - p. o.: initial 120–240 mg/d, bei unzureichender Wirkung Dosissteigerung auf 360 (max. 480) mg/d jeweils in 2 (retardiert) bis 4 Einzeldosen
- Vorhofflimmern/-flattern mit schneller AV-Überleitung (außer bei WPW-Syndrom), paroxysmale supraventrikuläre Tachykardie
  - p. o.: initial 120–240 mg, bei unzureichender Wirkung Dosissteigerung auf 360 (max. 480) mg jeweils in 2 (retardiert) bis 4 Einzeldosen
  - i. v.: initial 5 mg, ggf. erneut 5 mg nach 5–10 min; falls erforderlich, im Anschluss 5–10 mg/h kontinuierlich, max. 100 mg/24 h
- Prophylaxe bei Cluster-Kopfschmerz (off-label)
  - 240–480 mg/d p. o., aufgeteilt in 2 (retardiert) bis 4 Einzeldosen, in Einzelfällen höhere Dosierung unter EKG-Kontrollen

» Kontraindikationen

Herz-Kreislauf-Schock, akuter Myokardinfarkt, ausgeprägte Reizleitungsstörungen (SA- bzw. AV-Block II. und III. Grades), Sinusknotensyndrom, Herzinsuffizienz, Vorhofflimmern/-flattern und gleichzeitiges Vorliegen eines WPW-Syndroms

Nebenwirkungen

- **sehr häufig:** gastrointestinale Beschwerden, Obstipation
- **häufig:** Somnolenz, Kopfschmerzen, Schwindel, Neuropathie, Tremor, Herzinsuffizienz, AV-Block I. Grades, Flush
- **weitere relevante Nebenwirkungen:** extrapyramidale Symptome, bradykarde Herzrhythmusstörungen, Gingiviahyperplasie, Erhöhung der Leberwerte, Muskelschwäche, Gynäkomastie, Bronchospasmus

Wechselwirkungen

CYP3A4-Inhibitor, P-Gp-Inhibitor, CYP3A4-Substrat

kontraindiziert: Colchicin[4]

problematisch: β-Rezeptoren-Blocker

Atenolol[1], Atorvastatin[2], **Bisoprolol**[1], **Carvedilol**[1], Chinidin[3], Dabigatran[5], Digitalis-Glykoside[6], Flecainid[7], Lithium[8], Lovastatin[2], **Metoprolol**[1], **Nebivolol**[1], Propafenon[7], **Propranolol**[1], Simvastatin[2], **Sotalol**[1]

V

1 **Reizleitungsstörungen bis zum AV-Block III. Grades möglich, nicht kombinieren, insbes. i. v.**
2 erhöhter Statin-Plasmaspiegel, Dosisreduktion auf max. 20 g/d
3 Erhöhung des Chinidinspiegels, Hypotonie, Lungenödem bei HOCM
4 **erhöhte Toxizität, Kombination kontraindiziert**
5 erhöhter Dabigatran-Plasmaspiegel, Dosisreduktion auf 2 × tgl. 110 mg
6 verminderte Ausscheidung der Digitalis-Glykoside, Spiegelkontrolle und ggf. Dosisanpassung
7 erhöhtes Risiko für bradykarde Rhythmusstörungen möglich
8 Abschwächung der Lithiumwirkung sowie verstärkte Neurotoxizität möglich

Pharmakokinetik

- BV: 20 % (hoher First-Pass-Effekt)
- t_{max}: 1–2 h
- HWZ: 6–10 h
- Plasmaproteinbindung: 90 %
- nach hepatischer Umwandlung zu überwiegend unwirksamen Metaboliten renale Exkretion

Intoxikation

- **Symptome:** Hypotonie, bradykarde Herzrhythmusstörungen bis zur Asystolie, Lungenödem, Krampfanfälle
- **Therapie:** Calcium i. v. als Antidot (10–20 ml 10 % Calciumgluconat, der Serum-Calciumspiegel sollte im hochnormalen bis leicht erhöhten Bereich gehalten werden); Volumensubstitution, Gabe von Atropin oder β-Sympathomimetika (Isoprenalin, Orciprenalin) bei bradykarden Herzrhythmusstörungen und Catecholaminen bei Hypotonie

Einnahmehinweise und Patienteninformationen

- Einnahme mit ausreichend Flüssigkeit zu oder nach den Mahlzeiten
- gleichzeitiger Konsum von Alkohol kann Wirkung und Nebenwirkungen von Verapamil verstärken
- Einnahme von Grapefruit oder grapefruithaltigen Produkten sollte vermieden werden
- eine Einschränkung von Verkehrstüchtigkeit und Reaktionsfähigkeit ist unwahrscheinlich, außer bei Auftreten von Schwindel, Sehstörungen oder Blutdruckschwankungen

Spezielle Patientengruppen und Sondersituationen

Geriatrie

- PRISCUS: nicht gelistet
- BEERS: Negativ-Wertung bei Herzinsuffizienz und chron. Obstipation
- geeignete Alternative: β-Rezeptoren-Blocker

Pädiatrie

- zugelassen zur Therapie von Arrhythmien ab 1 Jahr (mit Einschränkung ab Geburt)
- Dosierung p. o.:
  < 6 Jahre: 80–120 mg/d
  6–14 Jahre: 80–240 mg/d

Schwangerschaft

- eingeschränkte Zulassung (nur 3. Trimenon)
- ausreichender Erfahrungsumfang, Anwendung unter Abwägung von Nutzen und Risiko im 1.–3. Trimenon möglich
- Verapamil ist Calciumkanalblocker der Wahl bzgl. antiarrhythmischer Wirkung
- geeignete Alternativen: β-Rezeptoren-Blocker, Alpha-Methyldopa

Stillzeit

- keine nachteilige Wirkung auf den Säugling bekannt, Anwendung unter Abwägung von Nutzen und Risiko möglich
- geeignete Alternativen: Nifedipin, β-Rezeptoren-Blocker

Niere

keine Dosisanpassung erforderlich

Leber

- **mittelgradige Leberfunktionsstörung:** Dosisreduktion um 50 %
- **stark eingeschränkte Leberfunktion:** nicht empfohlen
  geeignete Alternative: Propranolol

Geschlechterspezifika

Es existieren Hinweise auf einen verlangsamten Abbau von Verapamil bei Frauen; daher sollte bei Patient*innen* eine niedrigere Initialdosis (120 mg/d) gewählt werden.

Ethnien

Bei Patienten afrikanischer Abstammung sollten in der Hochdrucktherapie vorzugsweise Thaziddiuretika oder Calciumkanalblocker eingesetzt werden.

! Besonderheiten und Cave

- bei vorbekanntem AV-Block I. Grades vorsichtige Anwendung unter gelegentlicher EKG-Kontrolle
- vorbestehende Hypotonie und Bradykardie können durch Verapamil verstärkt werden
- verstärkte Symptomatik von Erkrankungen mit beeinträchtigter neuromuskulärer Transmission (Myasthenia gravis, Lambert-Eaton-Syndrom, fortgeschrittene Duchenne-Muskeldystrophie) unter Verapamil möglich

- gelegentlich kommt es zu einer vermutlich allergischen Hepatitis mit Leberwerterhöhung
- intravenöse Anwendung nur unter EKG-Monitoring

Wirkstoffbeurteilung

- In der **Therapie der arteriellen Hypertonie und bei koronarer Herzkrankheit** ist Verapamil nachgewiesen wirksam und wird in den europäischen Leitlinien zusammen mit anderen Substanzklassen empfohlen (Mancia et al. 2013).
- Zur **Frequenzkontrolle bei Vorhofflimmern** ist Verapamil nachgewiesen wirksam und wird in den europäischen Leitlinien zusammen mit β-Rezeptoren-Blockern empfohlen (Camm et al. 2011).
- Auch wenn direkte Vergleiche keinen Vorteil für eine der beiden Substanzklassen gezeigt haben, so wird in den meisten Fällen eine Therapie mit einem β-Rezeptoren-Blocker 1. Wahl sein, da diese auch bei Herzinsuffizienz und kürzlich stattgehabtem Myokardinfarkt möglich ist. Verapamil kommt meist dann zum Einsatz, wenn β-Rezeptoren-Blocker kontraindiziert sind (z. B. bei Asthma) oder nicht vertragen werden.
- Verapamil ist **Medikament der Wahl zur Prophylaxe von Cluster-Kopfschmerz**, in dieser Indikation aber in Deutschland nicht zugelassen (off-label) (Diener 2012).
- Bei einer Therapie mit Verapamil sollten die zahlreichen möglichen Wechselwirkungen besonders berücksichtigt werden.

Literatur

Camm AJ et al. 2012 focused update of the ESC Guidelines for the management of atrial fibrillation: an update of the 2010 ESC Guidelines for the management of atrial fibrillation. Developed with the special contribution of the European Heart Rhythm Association. Eur Heart J 2012; 33: 2719–47. doi:10.1093/eurheartj/ehs253.

Diener H-C. Leitlinien für Diagnostik und Therapie in der Neurologie. Stuttgart, New York: Thieme 2012.

Mancia G et al. ESH/ESC guidelines for the management of arterial hypertension: the task force for the management of arterial hypertension of the European Society of Hypertension (ESH) and the European Society of Cardiology (ESC). Eur Heart J 2013; 34: 2159–219.

Xipamid

Wirksamkeit ↑	Nutzen-Risiko-Bewertung →
QT-Zeit	

IND	DOS
arterielle Hypertonie	1 × tgl. 10–40 mg p. o.
kardiale, renale oder hepatogene Ödeme	1 × tgl. 20–40 (80) mg p. o.
NW	Elektrolytstörungen, Hypovolämie
WW	Schleifendiuretika, Lithium
CAVE	bei Kombination mit einem ACE-Hemmer oder Angiotensin-II-Rezeptor-Antagonisten initial überschießende Blutdrucksenkung möglich

Xipamid ist zur Behandlung von Ödemen und arterieller Hypertonie bedingt geeignet; größere Studien, die eine mit Hydrochlorothiazid oder Furosemid vergleichbare Wirksamkeit und Sicherheit nachweisen, fehlen jedoch.

Handelsnamen und -formen

- Aquaphor®, Xipamid (generisch)
- Dosis: 10 mg / 20 mg / 40 mg Tabletten

Pharmakologie

Wirkmechanismus

Diuretikum aus der Gruppe der Thiazid-Analoga

- Hemmung des N^+/Cl^--Kotransports im frühdistalen Tubulus
- verstärkte Ausscheidung von Natrium, Kalium, Magnesium und Wasser sowie verminderte Ausscheidung von Calcium; im Gegensatz zu typischen Thiaziddiuretika ist Xipamid auch bei eingeschränkter Nierenfunktion wirksam

Indikationen und Dosis

arterielle Hypertonie; kardiale, renale oder hepatogene Ödeme

- initial 10–20 mg 1 × tgl., Dosissteigerung bei unzureichender Wirksamkeit bis 40 mg, bei eingeschränkter Nierenfunktion bis 80 mg/d

» Kontraindikationen

schwere Leberfunktionsstörungen, Hypovolämie, schwere Elektrolytentgleisungen (Hyponatriämie, Hypokaliämie, Hyperkalzämie), Gicht, Schwangerschaft und Stillzeit

X

Nebenwirkungen

- **sehr häufig:** Elektrolytentgleisungen (Hyponatriämie, Hypokaliämie)
- **häufig:** orthostatische Hypotonie, Kopfschmerzen, Schwindel, Somnolenz, Mundtrockenheit, Muskelkrämpfe, Schwitzen, gastrointestinale Unverträglichkeit, Hyperurikämie, Hypovolämie, Störungen des Glucosestoffwechsels
- **weitere relevante Nebenwirkungen:** prärenale Verschlechterung der Nierenfunktion, erhöhte Thromboseneigung, Verstärkung einer bestehenden Myopie[1], Pancreatitis[1], Cholecystitis[1], Blutbildveränderungen[1], Vaskulitis[1], schwere allergische Hautreaktionen[1]

1 in diesen Fällen wird die Beendigung der Therapie empfohlen

Wechselwirkungen

kontraindiziert: keine

problematisch: Acemetacin[1], Acetylsalicylsäure[1], Aliskiren[2], Amilorid[3], Amiodaron[4], Azilsartan[2], Azithromycin[4], Baclofen[5], Benazepril[2], Candesartan[2], Captopril[2], Celecoxib[1], Chloroquin[4], Cilazapril[2], Citalopram[4], Clarithromycin[4], Diclofenac[1], Etoricoxib[1], Digitalis-Glykoside[7], Domperidon[4], Dronedaron[4], Enalapril[2], Eplerenon[3], Eprosartan[2], Erythromycin[4], Escitalopram[4], Flecainid[4], Fosinopril[2], **Furosemid[6]**, Haloperidol[4], Ibuprofen[1], Indometacin[1], **iodhaltige Kontrastmittel[8]**, Lithium[9], Losartan[2], Meloxicam[1], Metformin[10], Methadon[4], Methotrexat[11], Moexipril[2], Moxifloxacin[4], Naproxen[1], Olmesartan[2], Ondansetron[4], Parecoxib[1], Perindopril[2], Pimozid[4], Piroxicam[1], Quinapril[2], Ramipril[2], Sotalol[4], Spirapril[2], Spironolacton[3], Sulpirid[4], Telmisartan[2], Thioridazin[4], **Torasemid[6]**, Trandolapril[2], Triamteren[4], Valsartan[2], Zofenopril[2]

1 NSAR und Coxibe: verminderte Wirkung von Furosemid und erhöhtes Risiko für Nierenversagen, Dauertherapie vermeiden
2 ACE-Hemmer, Aliskiren und Sartane: erhöhtes Risiko einer überschießenden Blutdrucksenkung und leicht erhöhtes Risiko einer Verschlechterung der Nierenfunktion, vorsichtige Eindosierung
3 kaliumsparende Diuretika und Aldosteronantagonisten: verstärkte diuretische Wirkung und leicht erhöhtes Risiko einer Verschlechterung der Nierenfunktion, vorsichtige Eindosierung
4 erhöhtes Risiko von Torsades-de-pointes-Arrhythmien bei Hypokaliämie, Kaliumspiegel kontrollieren, hochnormale Werte anstreben
5 verstärkte blutdrucksenkende Wirkung
6 Schleifendiuretika: stark erhöhtes Risiko für Elektrolytentgleisungen und Verschlechterung der Nierenfunktion bei sequenzieller Nephronblockade, engmaschige klinische und Laborkontrollen
7 erhöhte Toxizität im Falle einer Hypokaliämie

8 **erhöhtes Risiko einer Verschlechterung der Nierenfunktion bei Hypovolämie, ausreichende Hydration gewährleisten, Xipamid ggf. kurzfristig pausieren**
9 Erhöhung des Lithiumspiegels und Verstärkung der nephro- und kardiotoxischen Wirkung möglich, Spiegelkontrolle
10 erhöhtes Risiko einer Lactatacidose bei Verschlechterung der Nierenfunktion durch Hypovolämie
11 erhöhte Wirkspiegel bei gleichzeitiger Gabe hoher Dosen Xipamid möglich

Pharmakokinetik

- BV: >99 %
- t_{max}: 1 h
- HWZ: 7 h
- Plasmaproteinbindung: 99 %
- Xipamid wird zu ca. 30 % unverändert und zu ca. 70 % nach hepatischer Glucuronidierung renal eliminiert; eine diuretische Wirkung bleibt über 12–24 h nachweisbar

Intoxikation

- **Symptome:** Hypotonie, Störungen des Volumen- und Elektrolythaushaltes
- **Therapie:** Gabe von Aktivkohlesuspension (1 g/kg KG), Volumen- und Elektrolytsubstitution

Einnahmehinweise und Patienteninformationen

- Einnahme einmal täglich, üblicherweise morgens; zu oder nach den Mahlzeiten
- eine Einschränkung von Verkehrstüchtigkeit und Reaktionsfähigkeit ist unwahrscheinlich, außer bei Auftreten von Schwindel, Sehstörungen oder Blutdruckschwankungen
- bei Frauen im gebärfähigen Alter auf sichere Kontrazeption während der Therapie hinweisen!

Spezielle Patientengruppen und Sondersituationen

Geriatrie

- bedingt geeignet
  PRISCUS: nicht gelistet
  BEERS: nicht gelistet
- möglicherweise erhöhtes Risiko für Elektrolytentgleisungen und orthostatische Dysregulation

Pädiatrie

- nicht zugelassen
- geeignete Alternative: Furosemid

Schwangerschaft

kontraindiziert; Risiko der Beeinträchtigung der uteroplacentaren Perfusion und embryotoxischer Wirkung

Stillzeit

- kontraindiziert; unzureichende Datenlage
- geeignete Alternativen: Hydrochlorothiazid (mit Einschränkung)

Niere

Erhöhung der Dosis auf bis zu 80 mg bei einer GFR < 30 ml/min/1,73 m^2 und unzureichender diuretischer Wirkung möglich

Leber

- **mittelgradige Leberfunktionsstörung:** Dosisreduktion um 50 %
- **schwere Leberfunktionsstörung:** Anwendung kontraindiziert
  geeignete Alternative: Schleifendiuretika

Geschlechterspezifika

keine klinisch relevanten Unterschiede bekannt

Ethnien

Bei Patienten afrikanischer Abstammung sollten in der Hochdrucktherapie vorzugsweise Thiaziddiuretika oder Calciumkanalblocker eingesetzt werden.

! Besonderheiten und Cave

- bei schweren Lebererkrankungen kann eine Behandlung mit Thiaziddiuretika wie Xipamid zu einer hepatischen Enzephalopathie führen
- im Falle einer Hypokaliämie erhöhtes Risiko von Arrhythmien, insbes. bei gleichzeitiger Einnahme von Torsade-de-pointes-induzierenden Substanzen
- Xipamid kann zu einer Hyperurikämie führen und Gichtanfälle auslösen
- Xipamid kann die Glucosetoleranz ungünstig beeinflussen
- Laborkontrollen: ► Anhang, S. 565

Wirkstoffbeurteilung

- Xipamid ist ein potentes Thiaziddiuretikum, das auch bei eingeschränkter Nierenfunktion wirksam bleibt. Die Wirkdauer erlaubt eine einmal tägliche Einnahme ohne Reboundeffekt. Der diuretische Effekt dürfte in etwa mit dem des Schleifendiuretikums Furosemid vergleichbar sein, allerdings gibt es keine aktuellen Studien zur Wirksamkeit und Häufigkeit unerwünschter Wirkungen, sodass Letzteres in den meisten Fällen bevorzugt eingesetzt werden sollte.
- Für die Verwendung als **Antihypertensivum** ist die Datenlage von Hydrochlorothiazid und Chlorthalidon um ein Vielfaches umfangreicher, sodass diesen Wirkstoffen der Vorzug gegeben werden sollte.

- Aufgrund der Wirksamkeit bei eingeschränkter Nierenfunktion bietet sich Xipamid als Kombinationspartner (10–20 mg) eines Schleifendiuretikums im Sinne einer **sequenziellen Nephronblockade** zur Ausschwemmung therapieresistenter Ödeme an. In der kombinierten Therapie treten Elektrolytentgleisungen allerdings besonders häufig auf, sodass engmaschige Laborkontrollen obligat sind (Sandhofer et al. 2002).

Literatur

Sandhofer A et al. Severe electrolyte disturbances and renal failure in elderly patients with combined diuretic therapy including xipamid. Wien Klin Wochenschr 2002; 114: 938–42.

Xylometazolin

Wirksamkeit ➔ bis ↑	Nutzen-Risiko-Bewertung ➔
IND	**DOS**
Schnupfen, Sinusitiden und Otitis media	1–3 × tgl. einen Sprühstoß oder Tropfen in jedes Nasenloch
NW	reaktive Hyperämie
WW	keine
CAVE	längerfristige Therapie kann zu einer Atrophie der Nasenschleimhaut führen

Xylometazolin ist zur symptomatischen Behandlung von Rhinosinusitiden wirksam, es gibt keine Hinweise auf eine Beeinflussung des Krankheitsverlaufs. Eine längerdauernde Anwendung sollten wegen möglicher Atrophie der Nasenschleimhaut vermieden werden.

Handelsnamen und -formen

Imidin®, Olynth®, Otriven®, Xylometazolin (generisch)
Dosis: 0,1 %, 0,05 %, 0,025 % Nasentropfen und Nasenspray

Pharmakologie

Wirkmechanismus

Dekongestivum/α-Sympathomimetikum

- Schleimhautabschwellung durch Vasokonstriktion aufgrund α-adrenerg sympathomimetischer Wirkung

Indikationen und Dosis

- zur Abschwellung der Nasenschleimhaut bei Schnupfen
- Erleichterung des Sekretabflusses bei Entzündungen der Nebenhöhlen oder des Mittelohres
  - 1–3 × tgl. einen Sprühstoß bzw. einen Tropfen in jedes Nasenloch, die Therapiedauer sollte 7 Tage nicht überschreiten

» Kontraindikationen

Rhinitis sicca, Säuglinge und Kinder unter 6 (0,1 %) bzw. unter 2 (0,05 %) Jahren

Nebenwirkungen

- **häufig:** reaktive Hyperämie/Schleimhautschwellung
- **gelegentlich:** systemische sympathomimetische Effekte (bei hoher Dosierung), Atrophie der Nasenschleimhaut bei Langzeitanwendung
- **weitere relevante Nebenwirkungen:** keine

Wechselwirkungen

kontraindiziert: keine

problematisch: Amitriptylin[1], Clomipramin[1], Dosulepin[1], Doxepin[1], Imipramin[1], Linezolid[1], Maprotilin[1], Moclobemid[1], Nortriptylin[1], Opipramol[1], Tranylcypromin[1], Trimipramin[1]

1 theoretisch Blutdruckanstieg möglich

Pharmakokinetik

Eintritt der Wirkung bei lokaler Applikation nach 5–10 min, anhaltend über bis zu 12 h; systemische pharmakologische Daten liegen nicht vor

Intoxikation

- Intoxikationen sind nur durch nicht bestimmungsgemäße Anwendung (Verschlucken) zu erwarten
- **Symptome:** Hypertonie, Tachykardie, zentralnervöse Erregungszustände, Krampfanfälle, auch Lethargie und Coma
- **Therapie:** Gabe von Aktivkohlesuspension (1 g/kg KG) bei oraler Aufnahme, zur Blutdrucksenkung Alpha-Antagonisten (z. B. Urapidil fraktioniert 10–50 mg i. v. unter Überwachung)

Einnahmehinweise und Patienteninformationen

Die Therapiedauer sollte 7 Tage nicht überschreiten, da es sonst zu Schäden der Nasenschleimhaut kommen kann.

Spezielle Patientengruppen und Sondersituationen

Geriatrie

geeignet

- PRISCUS: nicht gelistet
- BEERS: nicht gelistet

Pädiatrie

- zugelassen, 0,05 % ab 2 Jahren, 0,1 % ab 6 Jahren
- mögliche Alternative: isotone oder hypertone Kochsalzlösung

Schwangerschaft

- Anwendung nicht empfohlen
- ausreichender Erfahrungsumfang, kurzzeitige Anwendung unter Abwägung von Nutzen und Risiko im 1.–3. Trimenon möglich
- mögliche Alternative: isotone oder hypertone Kochsalzlösung

Stillzeit

- Anwendung nicht empfohlen
- keine nachteilige Wirkung auf den Säugling bekannt, Anwendung möglich
- mögliche Alternative: isotone oder hypertone Kochsalzlösung

X

Niere
Dosisanpassung nicht erforderlich

Leber
Dosisanpassung nicht erforderlich

Geschlechterspezifika
keine klinisch relevanten Unterschiede bekannt

Ethnien
keine klinisch relevanten Unterschiede bekannt

! Besonderheiten und Cave
- wegen theoretisch möglicher systemischer α-adrenerger Wirkungen vorsichtige Anwendung bei erhöhtem Augeninnendruck, schweren Herz-Kreislauf-Erkrankungen, Phäochromozytom, Hyperthyreose und Prostatahyperplasie
- Reboundeffekt und Rhinitis medicamentosa bei längerer Therapiedauer möglich; bei Behinderung der Nasenatmung durch Schleimhautschwellung beim Absetzen des Medikamentes Therapie zeitversetzt zunächst nur für ein Nasenloch unterbrechen, um die Symptomatik zu lindern; ggf. Dosis über Wechsel auf niedriger dosierte Präparate reduzieren und Anwendung (falls erforderlich) über längeren Zeitraum ausschleichen

Wirkstoffbeurteilung
- Xylometazolin führt zu einer raschen, aber rein symptomatischen Besserung bei akuter Rhinitis. Ein Einfluss auf den Krankheitsverlauf darf bezweifelt werden, aussagekräftige Studien hierzu fehlen. **Eine Therapie über mehr als 7 Tage sollte dringend vermieden werden.**
- Spülungen oder Sprays mit iso- oder hypertoner Kochsalzlösungen stellen eine Alternative dar und sind, anders als Xylometazolin, auch längerfristig unschädlich.

Zopiclon

Wirksamkeit ↑ **Nutzen-Risiko-Bewertung →**

CYP3A4

IND	DOS
Kurzzeitbehandlung von Schlafstörungen	1 × tgl. 3,75–7,5 mg p. o. (zur Nacht)
NW	Amnesie, Geschmacksstörung, Tagesmüdigkeit
WW	CYP3A4-Inhibitoren
CAVE	Einschränkung der Verkehrstüchtigkeit am Morgen nach der Anwendung; Vorsicht bei respiratorischer Insuffizienz; Abhängigkeitspotenzial

Zopiclon sollte nur zur Kurzeittherapie von Schlafstörungen eingesetzt werden, verhaltenstherapeutische Maßnahmen erzielen ähnlich gute Effekte ohne die Gefahr von unerwünschten Wirkungen.

Handelsnamen und -formen

- Optidorm®, Somnosan®, Ximovan®, Zopiclon (generisch)
- Dosis: 3,75 / 7,5 mg Filmtabletten

Pharmakologie

Wirkmechanismus

Hypnotikum/Sedativum aus der Gruppe der benzodiazepinähnlichen Z-Substanzen

- selektiver Agonismus am $GABA_A$-Rezeptor, dadurch Modulation des Chlorid-Ionen-Kanals und Verstärkung der GABA-Wirkung
- hypnotische/sedierende und anxiolytische Wirkung

Indikationen und Dosis

Kurzzeitbehandlung von Schlafstörungen

- 1 × tgl. 3,75–7,5 mg p. o. zur Nacht, Anwendung länger als 4 Wochen nicht empfohlen

» Kontraindikationen

Myasthenia gravis, schwere Ateminsuffizienz, schweres Schlafapnoe-Syndrom, schwere Leberfunktionsstörungen, Stillzeit

Nebenwirkungen

- **häufig:** Geschmacksstörung, Mundtrockenheit
- **gelegentlich:** Tagesmüdigkeit, Übelkeit, Kopfschmerzen, Schwindel
- **weitere relevante Nebenwirkungen:** paradoxe Erregungszustände, Halluzinationen, Amnesie, Schlafwandeln, Sturzneigung, Abhängigkeitsentwicklung

Wechselwirkungen

CYP3A4-Substrat (Wirkstoffe: ► vordere Umschlaginnenseite)

kontraindiziert: keine

problematisch: Alkohol und andere sedierende Wirkstoffe führen zu einer gegenseitigen Verstärkung der zentral dämpfenden Wirkung

Pharmakokinetik

- BV: 75 %
- t_{max}: 1,5–2 h
- HWZ: ca. 5 h
- Plasmaproteinbindung: 45 %
- hepatische Metabolisierung hauptsächlich über Cytochrom CYP3A4 und CYP2C8 zu Zopiclon-N-oxid (pharmakologisch aktiv) und N-Desmethyl-Zopiclon (inaktiv), Elimination der Metaboliten zu 80 % renal

Intoxikation

- **Symptome:** dosisabhängige Sedierung und Atemdepression; comatöse Zustände treten meist erst bei Dosierungen über 100 mg oder bei Mischintoxikationen auf
- **Therapie:** Gabe von Aktivkohlesuspension (1 g/kg KG), ggf. Flumazenil als spezifischer Antagonist: initial 0,2 mg langsam i. v., bei unzureichender Wirkung 0,1 mg in Abständen von mind. 1 min (max. 1 mg)

Einnahmehinweise und Patienteninformationen

- Einnahme unmittelbar vor dem Zubettgehen, ausreichende Schlafdauer planen und zu späte Einnahme vermeiden, um morgendlichem Überhang entgegenzuwirken
- Der gleichzeitige Konsum von Alkohol kann Wirkung und Nebenwirkungen von Zopiclon verstärken und sollte dringend unterbleiben
- eine Einschränkung von Verkehrstüchtigkeit und Reaktionsfähigkeit ist wahrscheinlich, von der aktiven Teilnahme am Straßenverkehr ist abzuraten; dies gilt auch für den Morgen nach abendlicher Einnahme

Spezielle Patientengruppen und Sondersituationen

Geriatrie

- PRISCUS: Reduktion auf 3,75 mg/d empfohlen, Langzeittherapie vermeiden
- BEERS: Langzeittherapie vermeiden

- erhöhte Sturz- und Frakturgefahr
- wie bei Benzodiazepinen kann es zu paradoxen Erregungszuständen und deliranter Symptomatik kommen
- geeignete Alternativen: verhaltenstherapeutische Maßnahmen, mit Einschränkung Melperon oder Pipamperon (**Cave:** erhöhte Mortalität bei Demenzkranken), sedierende Antidepressiva

Pädiatrie

- nicht zugelassen
- geeignete Alternative: verhaltenstherapeutische Maßnahmen

Schwangerschaft

- ausreichender Erfahrungsumfang, kurzfristige Anwendung unter Abwägung von Nutzen und Risiko im 1.–3. Trimenon möglich
- perinatal kann es zu Anpassungsstörungen des Neugeborenen und bei längerer Anwendung auch zu Entzugserscheinungen kommen
- geeignete Alternativen: verhaltenstherapeutische Maßnahmen, ggf. Amitriptylin

Stillzeit

- kontraindiziert
- unzureichende Datenlage, Anwendung nicht empfohlen
- geeignete Alternativen: verhaltenstherapeutische Maßnahmen, im Ausnahmefall Amitriptylin

Niere

GFR < 30 ml/min/1,73 m^2: Dosisreduktion um 50 %

Leber

- **mittelgradige Leberfunktionsstörung:** Dosisreduktion um 50 %
- **stark eingeschränkte Leberfunktion:** kontraindiziert

Geschlechterspezifika

keine klinisch relevanten Unterschiede bekannt

Ethnien

keine klinisch relevanten Unterschiede bekannt

! Besonderheiten und Cave

- bei Schlaflosigkeit als Symptom einer depressiven Episode oder anderen psychischen oder somatischen Grunderkrankungen sollten diese angemessen behandelt werden
- Aufklärung des Patienten über Einschränkung der Verkehrstüchtigkeit auch für den Morgen nach der Anwendung
- bei längerer Einnahme kann es zur Toleranzentwicklung kommen

- Anwendung von Zopiclon kann zu Abhängigkeit und Missbrauch führen, das Abhängigkeitspotenzial ist vermutlich geringer als bei vergleichbaren Benzodiazepinen, dennoch Vorsicht bei Alkohol- oder Substanzmissbrauch in der Vorgeschichte
- nach längerer Anwendung können Absetzerscheinungen und eine Rebound-Schlaflosigkeit auftreten, ggf. schrittweise Dosisreduktion zu Behandlungsende
- Anwendungsdauer länger als 4 Wochen nicht empfohlen
- Benzodiazepine und Z-Substanzen wie Zopiclon können anterograde Amnesien und Schlafwandeln verursachen, bei älteren Patienten kann es zu paradoxen Erregungszuständen und Halluzinationen kommen
- Dosisreduktion bei Patienten mit chronischer Ateminsuffizienz wegen der Gefahr einer Atemdepression

Wirkstoffbeurteilung

- Zopiclon bietet eine mit Benzodiazepinen ähnlicher Halbwertszeit vergleichbare Wirkung und ist zur Kurzzeittherapie von Schlafstörungen bedingt geeignet. Daten, die klinisch relevante Vorteile bzgl. Nebenwirkungen oder Tagesmüdigkeit belegen, existieren nicht (Dündar et al. 2004).
- Zopiclon besitzt von den Z-Substanzen die längste Halbwertszeit (ca. 5 h) sowie einen ebenfalls wirksamen Metaboliten und ist daher eher für **Durchschlafstörungen** geeignet. Bei **Einschlafstörungen** sollten die kürzer wirksamen Substanzen Zolpidem (Halbwertszeit 2,5 h, keine aktiven Metaboliten) oder Zaleplon (Halbwertszeit 1 h, keine aktiven Metaboliten) bevorzugt werden.
- Verhaltenstherapeutische Maßnahmen sind einer pharmakologischen Therapie bzgl. Wirksamkeit ebenbürtig und frei von den substanzspezifischen Risiken und unerwünschten Wirkungen (Sivertsen et a. 2006). Eine Verordnung von Benzodiazepinen oder Z-Substanzen zur Behandlung von Schlafstörungen sollte daher nur kurzfristig erfolgen und verhaltenstherapeutische Interventionen sollten frühzeitig erwogen werden.

Literatur

Dündar Y et al. Comparative efficacy of newer hypnotic drugs for the short-term management of insomnia: a systematic review and meta-analysis. Hum Psychopharmacol 2004; 19: 305–22.

Sivertsen B et al. Cognitive behavioral therapy vs zopiclone for treatment of chronic primary insomnia in older adults: a randomized controlled trial. JAMA 2006; 295: 2851–8.

Teil 2
Äquivalenzdosis-Übersichten

Insbesondere im stationären Bereich ist es häufig erforderlich, die ambulante Pharmakotherapie auf die im jeweiligen Krankenhaus vorrätig gehaltenen Wirkstoffe umzustellen (sog. „Hausliste"). Die folgenden Äquivalenzdosistabellen dienen dazu, diese Umstellung von einem Wirkstoff auf einen anderen innerhalb derselben Wirkstoffgruppe dosisäquivalent vornehmen zu können.
Berechnungsgrundlage für den angegebenen **Äquivalenzfaktor** sind die mittlere Erhaltungsdosis und pharmakokinetische Kennzahlen; bei unterschiedlichen Angaben wurde die niedrigere Dosierung gewählt. Die angegebenen Äquivalenzfaktoren dienen daher lediglich als Orientierungsgröße für die Wirkstoffumstellung; im konkreten Einzelfall sind Körpergewicht, Lebensalter, Komorbiditäten und eingeschränkte Organfunktion zu berücksichtigen. Für die orientierende Dosisfindung gilt daher beispielsweise: 10 mg Benazepril entsprechen 50 mg Captopril oder 15 mg Fosinopril.
Der **Standarddosisbereich** gibt die im Rahmen der Zulassung mögliche Tagesdosis an. Je nach Indikation können Initial- und Höchstdosierungen variieren.

ACE-Hemmer

Wirkstoff	Standarddosisbereich[1]	Äquivalenzfaktor[2,3]
Benazepril	2,5–40 mg/d	1
Captopril	6,25–150 mg/d	5
Cilazapril	0,5–5 mg/d	0,25
Enalapril	2,5–40 mg/d	1
Fosinopril	10–40 mg/d	1,5
Lisinopril	2,5–80 mg/d	1
Moexipril	3,75–30 mg/d	1,5
Perindopril	2,5–10 mg/d	0,4
Quinapril	2,5–40 mg/d	1
Ramipril	1,25–10 mg/d	0,25
Trandolapril	0,5–4 mg/d	0,2

1 Fachinformationen Cibacen®, Captobeta®, Dynorm®, Enalapril ratiopharm®, Fosinorm®, Lisinopril ratiopharm®, Fempress®, Coversum®, Accupro®, Delix®, Udrik® (Stand: Januar 2015).

2 Menz W. Im Auftrag der AABG-Arbeitsgruppe ADKA e. V. AABG. Preisgünstige Therapiealternativen nach § 115c SGB V – ACE-Hemmstoffe. Krankenhauspharmazie 2003; 24: 462–9, aktualisierte Version 2004.

3 Wisemann LR, McTavish D. Trandolapril. A review of its pharmacodynamic and pharmacokinetic properties, and therapeutic use in essential hypertension. Drugs 1994; 48: 71–90.

Angiotensin-II-Rezeptor-Antagonisten (AT_1-Antagonisten, Sartane)

Wirkstoff	Standarddosisbereich[1]	Äquivalenzfaktor[2]
Candesartan	4–32 mg/d	0,4
Eprosartan	600 mg/d	30
Irbesartan	75–300 mg/d	7,5
Losartan	12,5–100 mg/d	2,5
Olmesartan	10–40 mg/d	1
Telmisartan	20–80 mg/d	2
Valsartan	40–320 mg/d	4

1 Fachinformationen Atacand®, Teveten®, Aprovel®, Lorzaar®, Votum®, Micardis®, Diovan® (Stand: Januar 2015).

2 Amann S. Im Auftrag der AABG-Arbeitsgruppe ADKA e. V. AABG. Preisgünstige Therapiealternativen nach § 115c SGB V – ACE-Hemmstoffe. Krankenhauspharmazie 2003; 24: 309–14, aktualisierte Version 2005.

β-Rezeptoren-Blocker

Wirkstoff	Standarddosisbereich[1]				Äquivalenzfaktor[2]
	Hypertonie	KHK, Angina pectoris	Arrhythmien	Herzinsuffizienz	
Atenolol	50–100 mg/d	50–100 mg/d	50–100 mg/d	–	10
Betaxolol	10–20 mg/d	–	–	–	2
Bisoprolol	5–20 mg/d	5–20 mg/d	–	1,25–10 mg/d	1
Carvedilol	12,5–50 mg/d	25–100 mg/d	–	6,25–100 mg/d	5
Celiprolol	200–400 mg/d	200–400 mg/d	–	–	40
Metoprolol-succinat	47,5–190 mg/d	47,5–190 mg/d	47,5–190 mg/d	23,75–190 mg/d	19
Metoprolol-tartrat	50–200 mg/d	50–200 mg/d	100–200 mg/d	–	20
Nebivolol	5 mg/d	–	–	1,25–10 mg/d	1
Penbutolol	20–80 mg/d	20–80 mg/d	20–80 mg/d	–	8
Propranolol	80–320 mg/d	120–240 mg/d	120–240 mg/d	–	32
Sotalol	–	–	160–480 mg/d	–	–
Talinolol	50–100 mg/d	–	–	–	30

1 Fachinformationen Atenolol ratiopharm®, Kerlone®, Concor® COR, Concor®, Dilatrend®, Selectol®, Beloc-Zok®, Metoprolol-ratiopharm®, Nebilet®, Betapressin®, Dociton®, Cordanum® (Stand: Januar 2015).

2 Fenske D, Steinkamp K. Im Auftrag der AABG-Arbeitsgruppe ADKA e. V. AABG. Preisgünstige Therapiealternativen nach § 115c SGB V – Vergleichstabelle Betablocker zur Behandlung der Hypertonie, KHK und Herzinsuffizienz. Krankenhauspharmazie 2003; 24: 208–17, aktualisierte Version 2005.

Calciumkanalblocker (Dihydropyridine)

Wirkstoff	Standarddosisbereich[1]					Äquivalenzfaktor[2]
	Hypertonie	Hypertensiver Notfall	Chronisch stabile Angina pectoris	Vasospastische Angina	Raynaud-Syndrom	
Amlodipin	5–10 mg/d	–	5–10 mg/d	5–10 mg/d	–	1
Felodipin	2,5–10 mg/d	–	–	–	–	1
Isradipin	5–10 mg/d	–	–	–	–	1
Lercanidipin	10–20 mg/d	–	–	–	–	2
Manidipin	10–20 mg/d	–	–	–	–	2
Nifedipin	30–60 mg/d	10 mg[a]	15–60 mg/d	15–60 mg/d	30–60 mg/d	6
Nilvadipin	8–16 mg/d	–	–	–	–	1,5
Nisoldipin	10–40 mg/d	–	10–40 mg/d	–	–	2
Nitrendipin	20–40 mg/d	5 mg[b]	–	–	–	4

1 Fachinformationen Norvasc®, Modip®, Vascal® uno, Carmen®, Manyper®, Adalat®, Escor®, Baymycard®, Bayotensin® (Stand: Januar 2015).

2 Fenske D, Steinkamp K. Im Auftrag der AABG-Arbeitsgruppe ADKA e. V. AABG. Preisgünstige Therapiealternativen nach § 115c SGB V – Vergleichstabelle Calciumantagonisten/Dihydropyridine (DHP) zur Behandlung von essenzieller Hypertonie und stabiler Angina pectoris. Krankenhauspharmazie 2003; 24: 405–9, aktualisierte Version 2005.

a Nur als Weichkapseln zum Zerbeißen

b Nur als Lösung zum Einnehmen

CSE-Hemmer (Statine)

Wirkstoffe

Wirkstoff	Standarddosisbereich[1]	Äquivalenzfaktor[2–4]
Atorvastatin	10–80 mg/d	1
Fluvastatin	20–80 mg/d	4–8
Lovastatin	10–80 mg/d	4
Pravastatin	10–40 mg/d	4
Rosuvastatin	5–40 mg/d	0,5
Simvastatin	5–80 mg/d	2

1 Fachinformationen Sortis®, Locol®, Mevinacor®, Pravasin®, Crestor®, Zocor® (Stand: Januar 2015).

2 Noe-Schwenn S, Lipp H-P. Im Auftrag der AABG-Arbeitsgruppe ADKA e. V. AABG. Preisgünstige Therapiealternativen nach § 115c SGB V – ACE-Hemmstoffe. Krankenhauspharmazie 2003; 24: 509–16, aktualisierte Version 2005.

3 Helfand M et al. Drug Class Review on HMG-CoA Reductase Inhibitors (Statins). Final Report. 2006. Oregon Health & Science University. In: Kassenärztliche Vereinigung Bayern (KVB) Arzneimittel im Blickpunkt 2009; 19: 1–6.

4 Grundy SM et al. Implications of recent clinical trials for the national cholesterol education program adult treatment panel III guidelines. Circulation 2004; 110: 227–39.

Vergleich der LDL-senkenden Wirkung

(mod. nach Helfand et al. 2006[1])

Wirkstoff	Dosierung	Prozentuale LDL-Senkung (klinische Studien)	Mittlere prozentuale LDL-Senkung (Herstellerangaben)
Atorvastatin	10 mg/d	29–40 %	39 %
	20 mg/d	38–46 %	43 %
	40 mg/d	45–51 %	50 %
	80 mg/d	46–54 %	60 %
Fluvastatin	20 mg/d	17–22 %	22 %
	40 mg/d	22–26 %	25 %
	80 mg/d	30–31 %	36 %

Wirkstoff	Dosierung	Prozentuale LDL-Senkung (klinische Studien)	Mittlere prozentuale LDL-Senkung (Herstellerangaben)
Lovastatin	10 mg/d	22–24 %	21 %
	20 mg/d	21–29 %	27 %
	40 mg/d	28–33 %	31 %
	80 mg/d	39–48 %	42 %
Pravastatin	10 mg/d	18–25 %	22 %
	20 mg/d	23–29 %	32 %
	40 mg/d	25–34 %	34 %
	80 mg/d	k. A.	37 %
Rosuvastatin	5 mg/d	39–46 %	45 %
	10 mg/d	37–51 %	52 %
	20 mg/d	46–52 %	55 %
	40 mg/d	54–59 %	63 %
Simvastatin	10 mg/d	26–33 %	30 %
	20 mg/d	19–40 %	38 %
	40 mg/d	34–43 %	41 %
	80 mg/d	43–49 %	47 %

1 Helfand M et al. Drug Class Review on HMG-CoA Reductase Inhibitors (Statins). Final Report. 2006. Oregon Health & Science University. In: Kassenärztliche Vereinigung Bayern (KVB) Arzneimittel im Blickpunkt 2009; 19: 1–6.

Glucocorticoide

Wirkstoff	Standarddosisbereich[1]	Relative glucocorticoide Potenz[2,3]	Relative mineralocorticoide Potenz[2,3]
Oral, kurzwirksam (8–12 h)			
Cortisol (Hydrocortison)	10–30 mg/d[a]	1	1
Cortison	–	0,8	0,8
Oral, mittellang wirksam (12–36 h)			
Cloprednol	1,25–12,5 mg/d	5	0
Prednison	10–100 mg/d	4	0,6
Prednisolon	10–100 mg/d	4	0,6
Methylprednisolon	4–160 mg/d	5	0
Triamcinolon	4–80 mg/d	5	0
Oral, langwirksam (> 36 h)			
Dexamethason	4–40 mg/d	30	0
Betamethason	6–40 mg/d	30	0
Inhalativ			
Budesonid	200–1 600 µg/d	–	–
Beclometasondipropionat	200–2 000 µg/d	–	–
Ciclesonid	80–160 µg/d	–	–
Fluticason	100–1 000 µg/d	–	–
Mometasonfuorat	200–800 mg/d	–	–

1 Fachinformationen Hydroson®, Synthestan®, Decortin®, Decortin® H, Metysolon®, Volon®, Fortecortin®, Celestamine®, Budecort®, Junik®, Alvesco®, Flutide®, Asmanex® (Stand: Januar 2015).

2 Kaiser H et al. Cortisontherapie: Corticoide in Klinik und Praxis. 11. Aufl. Stuttgart: Thieme 2002.

3 Mutschler E et al. Arzneimittelwirkungen: Lehrbuch der Pharmakologie und Toxikologie. 9. Aufl. Stuttgart: Wissenschaftliche Verlagsgesellschaft 2008.

a Nur NNR-Insuffizienz und AGS

Opioide

Die genannten Werte sind orientierende Näherungswerte für die Umrechnung der Opioid-Äquivalenzdosierungen in der Dauertherapie (Tagesdosen); die angegebenen Werte entsprechen daher nicht immer im Handel befindlichen Präparatedosierungen. Berechnungsgrundlagen sind pharmakokinetische Daten und ausgewählte Literaturangaben zur äquianalgetischen Potenz. Im Einzelfall sind insbes. eingeschränkte Organfunktionen, Ceiling-Effekte (Buprenorphin ab 4 mg, Pentazocin ab 75 mg) und Komedikation zu berücksichtigen. Bei der Umstellung muss auch besonders auf die Galenik der verwendeten Präparate (retardiert/unretardiert!) geachtet werden.

Wirkstoff	Applikation	Äquivalenzdosis (Dauertherapie, Tagesdosis)[1–4]							
Morphin	p.o., rektal	20 mg	30 mg	50 mg	60 mg	100 mg	180 mg	300 mg	900 mg
	i.v., s.c.	6,5 mg	10 mg	17 mg	20 mg	34 mg	60 mg	100 mg	300 mg
Oxycodon	p.o.	10 mg	15 mg	25 mg	30 mg	50 mg	90 mg	150 mg	450 mg
	i.v.	5 mg	7,5 mg	12 mg	15 mg	25 mg	45 mg	60 mg	180 mg
Levomethadon	p.o.	13 mg	20 mg	35 mg	40 mg	70 mg	90 mg	110 mg	130 mg
Hydromorphon	p.o.	2,7–4 mg	4–6 mg	7–10 mg	8–12 mg	14–20 mg	24–36 mg	42–60 mg	126–180 mg
	i.v., s.c.	1 mg	1,5 mg	2,5 mg	3 mg	5 mg	12 mg	20 mg	60 mg
Pentazocin	p.o.	100 mg	150 mg	250 mg	300 mg	500 mg	–	–	–
	i.v.	32 mg	50 mg	85 mg	100 mg	170 mg	–	–	–
Pethidin	p.o.	145 mg	220 mg	380 mg	440 mg	760 mg	1400 mg	–	–
	i.v.	55 mg	80 mg	140 mg	160 mg	280 mg	500 mg	–	–
Tilidin	p.o.	200 mg	300 mg	500 mg	600 mg	–	–	–	–
Tramadol	p.o., rektal	100–200 mg	150–300 mg	250–500 mg	300–600 mg	–	–	–	–
	i.v.	130 mg	200 mg	330 mg	400 mg	–	–	–	–
Piritramid	i.v.	10 mg	15 mg	25 mg	30 mg	50 mg	90 mg	150 mg	450 mg

Wirkstoff	Applikation	Äquivalenzdosis (Dauertherapie, Tagesdosis)[1–4]							
Morphin	p. o., rektal	20 mg	30 mg	50 mg	60 mg	100 mg	180 mg	300 mg	900 mg
	i. v., s. c.	6,5 mg	10 mg	17 mg	20 mg	34 mg	60 mg	100 mg	300 mg
Fentanyl	i. v.	65 µg	100 µg	170 µg	200 µg	340 µg	600 µg	1 mg	3 mg
	TTS (mg/24 h)	–	0,3 mg/24 h	0,5 mg/24 h	0,6 mg/24 h	1 mg/24 h	1,8 mg/24 h	2,4 mg/24 h	7,2 mg/24 h
	TTS (µg/h)	–	12,5 µg/h	20 µg/h	25 µg/h	40 µg/h	75 µg/h	100 µg/h	300 µg/h
Sufentanil	i. v. (µg/h)	–	7,5 µg/h	12,5 µg/h	15 µg/h	25 µg/h	45 µg/h	–	–
Buprenorphin	i. v.	200 µg	300 µg	500 µg	600 µg	1 000 µg	1 800 µg	–	–
	TTS (mg/24 h)	–	0,4 mg/24 h	0,7 mg/24 h	0,8 mg/24 h	1,3 mg/24 h	2,4 mg/24 h	–	–
	TTS (µg/h)	–	17,5 µg/h	30 µg/h	35 µg/h	70 µg/h	105 µg/h	–	–
	p. o., s. l.	–	0,4 mg	0,7 mg	0,8 mg	1,4 mg	2,4 mg	4 mg	12 mg
Tapentadol	p. o.	50 mg	100 mg	100 mg	100 mg	200 mg	300 mg	500 mg	–

1 Aulbert E et al., Hrsg. Lehrbuch der Palliativmedizin. 3. Aufl. Stuttgart: Schattauer 2011.
2 Ludwig W-D, von Herrath D, Hrsg. Schmerztherapie mit Opioiden. Arzneimittelbrief 2011; 45: 65–9.
3 Nauck F, Klaschik E. Schmerztherapie: Kompendium für Ausbildung und Praxis. 1. Aufl. Stuttgart: Wissenschaftliche Verlagsgesellschaft 2002.
4 Mutschler E et al. Arzneimittelwirkungen: Lehrbuch der Pharmakologie und Toxikologie. 9. Aufl. Stuttgart: Wissenschaftliche Verlagsgesellschaft 2008.

Protonenpumpenhemmer

Wirkstoff	Standarddosisbereich[1]					Äquivalenzfaktor[2–5]
	GERD	Ulcus ventriculi/ Ulcus duodeni	Helicobacter-Eradikation	Kontinuierliche NSAR-Therapie	Zollinger-Ellison-Syndrom	
Esomeprazol[a]	20–40 mg/d	40 mg/d[b]	40 mg/d	20 mg/d	80–160 mg/d	2
Lansoprazol	15–30 mg/d	30 mg/d	60 mg/d	15–30 mg/d	60–180 mg/d	1,5
Omeprazol[a]	20–40 mg/d	20–40 mg/d	40 mg/d	20 mg/d	60–120 mg/d	2
Pantoprazol	20–40 mg/d	40–80 mg/d	80 mg/d	20 mg/d	80–160 mg/d	2
Rabeprazol	10–20 mg/d	20 mg/d	40 mg/d	–	60–120 mg/d	1

1 Fachinformationen Nexium®, Agopton®, Antra® MUPS, Pantozol®, Pariet® (Stand: Januar 2015).

2 Mutschler E et al. Arzneimittelwirkungen: Lehrbuch der Pharmakologie und Toxikologie. 9. Aufl. Stuttgart: Wissenschaftliche Verlagsgesellschaft 2008.

3 Richter JE et al. Comparing lansoprazole and omeprazole in onset of heartburn relief: results of a randomized, controlled trial in erosive esophagitis patients. Am J Gastroenterol 2001; 96: 3089–98.

4 Körner T et al. Comparable efficacy of pantoprazole and omeprazole in patients with moderate to severe reflux esophagitis. Results of a multinational study. Digestion 2003; 67: 6–13.

5 Pilotto A et al. Recent advances in the treatment of GERD in the elderly: focus on proton pump inhibitors. Int J Clin Pract 2005; 59: 1204–9.

a Omeprazol ist ein Gemisch aus R-Omeprazol und S-Omeprazol (Esomeprazol), entsprechend ist in jeder Omeprazol-Dosis die jeweils halbe Dosis Esomeprazol enthalten. So entsprechen beispielsweise 40 mg Omeprazol pharmakologisch 20 mg Esomeprazol. Dieser Zusammenhang findet sich in den hier gemachten Dosisangaben allerdings nicht wieder, da sie auf den zulassungsbezogenen Dosierungen (Fachinformationen) beruhen. Der pharmakologische Äquivalenzfaktor beider Wirkstoffe beträgt eigentlich O : EsO = 1 : 0,5.

b Langzeitbehandlung nach intravenös induzierter Prophylaxe von erneuten Blutungen von Magengeschwüren

Teil 3
Anhang

Laborkontrollen

Die folgenden Angaben für Intervalle und Umfang von Laborkontrollen sowie Maßnahmen bei abweichenden Befunden wurden, soweit möglich, auf der Basis von Leitlinien und Empfehlungen der entsprechenden Fachgesellschaften zusammengestellt. Sie sind als Vorschläge für den Durchschnittspatienten zu verstehen, die gemäß der Therapieerfahrung des Therapeuten und der Konstitution des Patienten angepasst werden sollten.

Diuretika

(mod. nach KDOQI 2013a; McMurray et al. 2005)

- niedrig dosierte Monotherapie, normale Nierenfunktion und ausreichend hoher Kaliumausgangsspiegel (> 4 mmol/l):
  - Kontrolle von Natrium, Kalium und Kreatinin (eGFR) vor Therapiebeginn sowie 4 Wochen nach Beginn der Therapie (analog zu ALLHAT)
  - im Anschluss Kontrolle in 6- bis 12-monatigen Abständen oder bei neu aufgetretener Symptomatik (Synkopen, Krämpfe, Elektrolytverluste durch Fieber, Diarrhoe oder Erbrechen)
  - ggf. auch Kontrolle von Magnesium, Calcium, Harnsäure und Glucose nüchtern
- höhere Dosierung, kombinierte diuretische oder antihypertensive Therapie, eingeschränkte Nierenfunktion sowie ältere und multimorbide Patienten:
  - Kontrolle von Natrium, Kalium und Kreatinin (eGFR) vor Therapiebeginn, 1 Woche und 4–6 Wochen nach Therapiebeginn
  - im Anschluss Kontrolle in 3- bis 6-monatigen Abständen oder bei neu aufgetretener Symptomatik (Synkopen, Krämpfe, Elektrolytverluste durch Fieber, Diarrhoe oder Erbrechen)
  - ggf. auch Kontrolle von Magnesium, Calcium, Harnsäure und Glucose nüchtern

Maßnahmen bei Hypokaliämie

- früher Abfall des Kaliums unter 4 mmol/l:
  - kaliumreiche und natriumarme Ernährung
  - Kontrolle innerhalb von 1–2 Wochen
- Abfall des Kaliums unter 3,5 mmol/l:
  - Kaliumsubstitution (z. B. 40 mmol/d) oder Ergänzung eines kaliumsparenden Diuretikums (Triamteren 25–50 mg/d, Amilorid 5–10 mg)
  - kurzfristige Laborkontrolle
  - bei arterieller Hypertonie sowie chronischer Herzinsuffizienz evtl. Kombination mit ACE-Hemmer, Angiotensin-Rezeptor-Antagonist oder Spironolacton

- Abfall des Kaliums unter 3 mmol/l
  - Diuretikum pausieren, hochdosiert Kalium applizieren (100 mmol Kalium führen zu einem Anstieg der Kaliumkonzentration um ca. 1 mmol/l)
  - stationäre Einweisung erwägen
- bei Hypokaliämie-induzierten EKG-Veränderungen (Abflachung der T-Welle, Extrasystolen, Tachykardie):
  - stationäre Einweisung, Monitoring erforderlich

Maßnahmen bei Verschlechterung der Nierenfunktion

- Abfall der eGFR bis 15 % oberhalb von 30 ml/min/1,73 m^2:
  - ggf. Einnahme von NSAR oder anderen nephrotoxischen Substanzen pausieren, bei Volumendepletion ausreichende Trinkmenge beachten
  - Kontrolle nach 1–2 Wochen
- bei fortbestehender Problematik *oder* Abfall der eGFR bis 30 % oberhalb von 30 ml/min/1,73 m^2:
  - zusätzlich Halbierung der Diuretikadosis
  - Kontrolle innerhalb 1 Woche
- Abfall der eGFR um mehr als 30 % *oder* Abfall der eGFR unter 30 ml/min/1,73 m^2:
  - zusätzlich Diuretikum pausieren
  - ggf. intravenöse Volumengabe
  - stationäre (nephrologische) Einweisung erwägen

ACE-Hemmer, Sartane

(mod. nach KDOQI 2013b; McMurray et al. 2005)

- Patienten ohne wesentliche Begleiterkrankungen:
  - Kontrolle von Natrium, Kalium, Kreatinin (eGFR), Blutbild und Leberwerten vor Therapiebeginn sowie 4–6 Wochen nach Beginn der Therapie oder nach jeder Dosisanpassung (analog zu ONTARGET und ALLHAT)
  - im Anschluss Kontrolle in 12-monatigen Abständen erwägen
- bekannte Einschränkung der Nierenfunktion, Nierenarterienstenose, Diabetiker, chronische Herzinsuffizienz sowie ältere und multimorbide Patienten:
  - Kontrolle von Natrium, Kalium, Kreatinin (eGFR), Blutbild und Leberwerten vor Therapiebeginn sowie 1–2 Wochen und 6–8 Wochen nach jeder Dosisanpassung
  - im Anschluss Kontrolle in 6- bis 12-monatigen (eGFR > 60 ml/min/1,73 m^2) bzw. in 3- bis 6-monatigen (eGFR zwischen 30 und 60 ml/min/1,73 m^2) Abständen

Maßnahmen bei Hyperkaliämie

- Anstieg des Kaliums bis max. 5,5 mmol/l:
  - ggf. NSAR, andere nephrotoxische Substanzen, Kaliumsubstitution und kaliumsparende Diuretika pausieren

  - Kontrolle nach 1–2 Wochen
  - bei fortbestehender Problematik Halbierung der Dosis von ACE-Hemmer/Sartan
  - Kontrolle nach 1–2 Wochen
- bei Kaliumkonzentration > 5,5 mmol/l:
  - Medikation mit ACE-Hemmer/Sartan pausieren
  - therapeutische Maßnahmen zur Reduktion des Kaliumspiegels
  - zeitnahe Kontrolle des Kaliumspiegels
- bei Hyperkaliämie-induzierten EKG-Veränderungen (erhöhte T-Welle, Bradykardie, Verbreiterung des QRS-Komplexes):
  - stationäre Einweisung, Monitoring erforderlich

Maßnahmen bei Verschlechterung der Nierenfunktion

- Abfall der eGFR um bis zu 30 %
  - ggf. NSAR und andere nephrotoxische Substanzen pausieren; bei Volumendepletion Reduktion einer begleitenden Diuretikatherapie oder Trinkmengenbegrenzung lockern
  - Dosisanpassung von ACE-Hemmer/Sartan üblicherweise nicht notwendig
  - Kontrolle nach 1–2 Wochen
- Abfall der eGFR um bis zu 50 % oberhalb von 30 ml/min/1,73 m^2:
  - ggf. NSAR und andere nephrotoxische Substanzen pausieren; bei Volumendepletion Reduktion einer begleitenden Diuretikatherapie oder Trinkmengenbegrenzung lockern
  - Kontrolle nach 1 Woche
  - bei fortbestehender Problematik Halbierung der Dosis von ACE-Hemmer/Sartan
  - Kontrolle nach 1 Woche
  - Ursachensuche (z. B. unerkannte Nierenarterienstenose?)
- bei fortbestehender Symptomatik *oder* Abfall der eGFR über 50 % *oder* Abfall der eGFR unter 30 ml/min/m^2:
  - Medikation mit ACE-Hemmer/Sartan pausieren
  - stationäre (nephrologische) Abklärung erwägen

Maßnahmen bei Anstieg der Leberwerte

Bei Ikterus, Cholestase oder deutlichem Leberwert-Anstieg Therapie mit ACE-Hemmer sofort beenden (Gefahr eines hepatisch-nekrotischen Syndroms)

Mineralcorticoidantagonisten

(mod. nach KDOQI 2013b; McMurray et al. 2005)

- Gabe von Spironolacton/Eplerenon aufgrund einer chronischen Herzinsuffizienz:

- Kontrolle von Natrium, Kalium, Kreatinin (eGFR) und Harnstoff vor Therapiebeginn sowie 1, 4, 8 und 12 Wochen und 6, 9 und 12 Monate nach Beginn der Therapie oder einer Dosisanpassung
- im weiteren Verlauf Kontrolle in halbjährlichen Abständen

Maßnahmen bei Hyperkaliämie

- Anstieg der Kaliumkonzentration im Serum bis 5,5 mmol/l:
  - ggf. NSAR und andere nephrotoxische Substanzen pausieren
  - Halbierung der Dosis von Spironolacton/Eplerenon
  - ggf. therapeutische Maßnahmen zur Reduktion des Kaliumspiegels
  - zeitnahe Laborkontrolle
- Anstieg der Kaliumkonzentration im Serum > 5,5 mmol/l
  - Spironolacton/Eplerenon pausieren
  - therapeutische Maßnahmen zur Reduktion des Kaliumspiegels
  - zeitnahe Laborkontrolle, stationäre (nephrologische) Abklärung erwägen
- Hyperkaliämie-induzierte EKG-Veränderungen (erhöhte T-Welle, Bradykardie, Verbreiterung des QRS-Komplexes):
  - stationäre Einweisung, Monitoring erforderlich

Maßnahmen bei Verschlechterung der Nierenfunktion

- Abfall der eGFR bis um 50 % oberhalb von 30 ml/min/1,73 m^2:
  - ggf. NSAR und andere nephrotoxische Substanzen pausieren
  - Halbierung der Dosis von Spironolacton/Eplerenon
  - bei Volumendepletion Reduzierung einer begleitenden Diuretikatherapie oder Trinkmengenbegrenzung lockern
  - zeitnahe Laborkontrolle
- Abfall der eGFR um mehr als 50 % *oder* Abfall der eGFR unter 30 ml/min/1,73 m^2:
  - *zusätzlich:* Spironolacton/Eplerenon pausieren
  - zeitnahe Laborkontrolle, stationäre (nephrologische) Abklärung erwägen

Statine (CSE-Hemmer)

(European Association for Cardiovascular Prevention & Rehabilitation et al. 2011)

- Kontrolle von Lipidstatus, GPT und CK vor Therapiebeginn
- Kontrolle von Lipidstatus und GPT 8 Wochen nach Therapiebeginn bzw. bei jeder Dosisanpassung
- im Anschluss jährliche Kontrollen von Lipidstatus und GPT
- Kontrolle der CK bei Symptomen einer Myopathie (Muskelschmerzen und -schwäche)

CAVE
Stärkere körperliche Aktivität kann zu einer erheblichen Erhöhung der CK führen und sollte nach Möglichkeit vor einer Bestimmung vermieden werden.

- bei Erhöhung der Transaminasen um weniger als den 3-fachen oberen Normwert:
  - erneute Kontrolle innerhalb von 4–6 Wochen
- bei persistierender Erhöhung der Transaminasen oder Erhöhung der Transaminasen um mehr als den 3-fachen oberen Normwert:
  - Statin pausieren, erneute Kontrolle innerhalb von 2–4 Wochen; bei stark erhöhten Werten stationäre Einweisung erwägen
  - nach Normalisierung der Leberwerte kann unter engmaschiger Kontrolle ein erneuter Therapieversuch mit dem gleichen oder einem anderen Statin in niedrigster Dosierung erwogen werden
- bei einer Erhöhung der CK um weniger als den 5-fachen oberen Normwert und fehlender Symptomatik:
  - Begleitmedikation auf Interaktion prüfen und ggf. umstellen
  - Fortsetzung der Therapie unter engmaschiger Kontrolle von CK und Symptomatik möglich, ggf. Dosis reduzieren
- bei einer Erhöhung der CK um mehr als den 5-fachen oberen Normwert oder muskulärer Symptomatik:
  Begleitmedikation auf Interaktion prüfen und ggf. umstellen
  - Statin pausieren, Kontrolle der Nierenwerte, ausreichende Trinkmenge sicherstellen; bei stark erhöhter CK oder beeinträchtigter Nierenfunktion stationäre Einweisung erwägen
  - engmaschige Kontrolle von CK und Nierenwerten
  - nach Normalisierung der CK und Rückgang der Symptomatik kann unter engmaschiger Kontrolle ein erneuter Therapieversuch mit dem gleichen oder einem anderen Statin in niedrigster Dosierung erwogen werden
- bei Umstellung hydrophile Statine wie Rosuvastatin oder Fluvastatin bevorzugen (geringeres Myopathie-Risiko)
- bei persistierender Problematik Umstellung auf Gallensäurebinder (z. B. Colestyramin)

Antidepressiva

(mod. nach Aldenhoff 2006; Gründer 2013; Härter et al. 2010)

- trizyklische Antidepressiva
  - Kontrolle von Blutdruck, Puls, Natrium, Kreatinin (eGFR), Blutbild, Leberwerten und EKG vor Therapiebeginn, nach 2 Wochen und im ersten halben Jahr monatlich
  - im Anschluss Kontrolle von Blutdruck, Puls, Blutbild und Leberwerten vierteljährlich
  - Kontrolle von Kreatinin (eGFR), Natrium und EKG halbjährlich
  - evtl. Kontrolle von Körpergewicht vierteljährlich
  - evtl. Kontrolle von EEG
  - evtl. zahnärztliche Kontrollen bei Xerostomie

- moderne Antidepressiva
  - Kontrolle von Blutdruck, Puls, Natrium, Kreatinin (eGFR), Blutbild, Leberwerten und EKG vor Therapiebeginn, nach 2–4 Wochen und nach 6 Monaten
  - im Anschluss Kontrolle von Blutdruck, Puls, Blutbild, Leberwerten, Kreatinin (eGFR), Natrium und EKG halbjährlich
  - evtl. Kontrolle von Körpergewicht vierteljährlich
  - evtl. Kontrolle von EEG

Literatur

Aldenhoff J. Psychiatrische Therapie. 1. Aufl. Stuttgart: Schattauer 2006: 243.

European Association for Cardiovascular Prevention & Rehabilitation et al. ESC/EAS Guidelines for the management of dyslipidaemias: the Task Force for the management of dyslipidaemias of the European Society of Cardiology (ESC) and the European Atherosclerosis Society (EAS). Eur Heart J 2011; 32: 1769–1818. doi:10.1093/eurheartj/ehr158.

Gründer G. Kompendium der Psychiatrischen Pharmakotherapie. 9., vollst. überarb. u. aktual. Aufl. 2013. Berlin: Springer 2012: 66.

Härter M, Klesse C, Bermejo I, Schneider F, Berger M. Unipolare Depression: Empfehlungen zur Diagnostik und Therapie aus der aktuellen S3- und Nationalen VersorgungsLeitlinie „Unipolare Depression". Dtsch Arztebl Int 2010; 107(40): 700–8.

KDOQI, ed. KDOQI Clinical Practice Guidelines on Hypertension and Antihypertensive Agents in Chronic Kidney Disease. Guideline 12: Use of diuretics in CKD. 2013a. Im Internet unter: http://www.kidney.org/professionals/kdoqi/guidelines_bp/guide_12.htm (zuletzt abgerufen am 03.09.2014).

KDOQI, ed. KDOQI Clinical Practice Guidelines on Hypertension and Antihypertensive Agents in Chronic Kidney Disease. Guideline 11: Use of angiotensin-converting enzyme inhibitors and angiotensin receptor blockers in CKD. 2013b. Im Internet unter: http://www.kidney.org/professionals/kdoqi/guidelines_bp/guide_11.htm (zuletzt abgerufen am 03.09.2014).

McMurray Jet al. Practical recommendations for the use of ACE inhibitors, beta-blockers, aldosterone antagonists and angiotensin receptor blockers in heart failure: putting guidelines into practice. Eur J Heart Fail 2005; 7: 710–21. doi:10.1016/j.ejheart.2005.07.002.

Orale Antikoagulation und invasive Prozeduren

Die folgenden Angaben beziehen sich hauptsächlich auf die Leitlinien des American College of Chest Physicians von 2012; der Evidenzgrad der Empfehlungen ist in den meisten Fällen leider gering, da prospektive randomisierte Studien zu dem Thema fehlen.
Generell ist bei der Planung von operativen Eingriffen das individuelle Risiko für thromboembolische Komplikationen gegen das prozedurale Risiko einer Blutung abzuwägen. Spätestens 1 Woche vor dem geplanten Eingriff sollte das periprozedurale Management festgelegt und der Patient und/oder das Pflegepersonal mit einer eindeutigen Anweisung zur Einnahme oder Pausierung der Medikamente ausgestattet werden. Ein Austausch zwischen den verschiedenen, an der Patientenversorgung beteiligten Disziplinen (Hausarzt, Anästhesist, Chirurg/Interventionalist) oder die Formulierung von Behandlungspfaden verhindert Missverständnisse und eine Gefährdung des Patienten (Baron et al. 2013; Heidbuchel et al. 2013; Douketis et al. 2012).

Einschätzung des prozeduralen Blutungsrisikos

In den letzten Jahren konnte für zahlreiche Eingriffe gezeigt werden, dass auch unter Fortführung der therapeutischen Antikoagulation ein akzeptables Blutungsrisiko besteht. Im Folgenden werden orientierend verschiedene Prozeduren in Abhängigkeit von ihrem Blutungsrisiko aufgeführt (mod. nach Baron et al. 2013; Douketis et al. 2012; Spyropoulos et al. 2012; Wysokinski et al. 2012):

- niedriges Blutungsrisiko oder lokale Therapie möglich:
  Zahnextraktion von 1–3 Zähnen, endo- und paradontale Chirurgie, orale Abzessinzision, orale Implatatchirurgie, Katarakt- oder Glaukomchirurgie, diagnostische Endoskopie, Endoskopie mit oberflächlichen Schleimhautbiopsien, ERCP ohne Sphinkterotomie, Knochenmarkpunktion, Pleura- und Aszitespunktion, (Koronar-)Angiografie, Schrittmacher- oder ICD-Implantation, periphere neurochirurgische Eingriffe wie Karpaltunnel-OP, oberflächliche Chirurgie von Cutis und Subcutis, kleinere (< 45 min) allgemeinchirurgische Eingriffe mit geringem Gewebetrauma, Gelenkpunktionen mit geringem Gewebetrauma (**Cave:** Hüfte, Schulter)
- mittleres oder hohes Blutungsrisiko:
  endoskopische Polypektomien, endoskopische Feinnadelpunktion, ERCP mit Sphinkterotomie, Behandlung von Ösophagusvarizen, PEG-Anlage, größere herz-, thorax- und gefäßchirurgische Eingriffe, spinale und intrakranielle neurochirurgische Eingriffe, Leber- oder Nierenpunktion, transurethrale Prostataresektion, Arthroskopien und Totalendoprothesen, größere (> 45 min) allgemeinchirurgische Eingriffe

Einschätzung des Risikos für thromboembolische Ereignisse

Zur Einschätzung des Risikos für thromboembolische Ereignisse schlagen die amerikanischen Leitlinien folgende Einteilung vor (Douketis et al. 2012):

- **niedriges Risiko** für thromboembolische Ereignisse:
  - moderne Doppelflügel-Aortenklappenersatz ohne zusätzliche Risikofaktoren
  - nichtvalvuläres VHF mit $CHADS_2$-Score ≤ 2 ohne cerebrale Ischämie in der Vorgeschichte
  - TVT vor mehr als 12 Monaten ohne persistierende Risikofaktoren
- **mittleres Risiko** für thromboembolische Ereignisse:
  - moderner Doppelflügel-Aortenklappenersatz und ein oder mehrere Risikofaktoren (VHF, stattgehabte cerebrale Ischämie, art. Hypertonie, Diabetes mellitus, EF ≤ 35 %, Alter über 75 Jahre)
  - nichtvalvuläres VHF mit $CHADS_2$-Score 3–4
  - TVT vor 3–12 Monaten
  - rezidivierende Venenthrombosen
  - gering ausgeprägte Thrombophilie (heterozygote Faktor-V-Leiden-Mutation, Prothrombinmutation)
  - TVT bei aktuellem Tumorleiden
- **hohes Risiko** für thromboembolische Ereignisse:
  - jeder Mitralklappenersatz
  - ältere künstliche Herzklappen (mit Kugel- oder Scheibenventilen)
  - Herzklappenersatz und cerebrale Ischämie innerhalb der letzten 6 Monate
  - valvuläres Vorhofflimmern
  - VHF und cerebrale Ischämie innerhalb der letzten 3 Monate
  - VHF mit $CHADS_2$-Score 5–6
  - TVT innerhalb der letzten 3 Monate
  - ausgeprägte Thrombophilie (Protein C-, -S- oder AT_3-Defizienz, Antiphospholipidsyndrom, kombinierte Defekte)

Einschätzung des individuellen Blutungsrisikos

Das Blutungsrisiko wird auch von patientenabhängigen Variablen mitbestimmt; bei periprozeduralem Bridging konnte gezeigt werden, dass Patienten mit einem HAS-BLED-Score von ≥ 3 ein signifikant erhöhtes Blutungsrisiko aufweisen (Omran et al. 2012).

Vorgehen bei Vitamin-K-Antagonisten (► Flussdiagramm)

- Bei der Entscheidung für eine Fortführung der Antikoagulation sollte präinterventionell sichergestellt werden, dass die INR im unteren Zielbereich (2–2,5) liegt.
- Wenn die orale Antikoagulation unterbrochen werden muss, sollte Phenprocoumon mind. 7 Tage vor dem Eingriff pausiert werden. 1–2 Tage vor dem Eingriff sollte eine Bestimmung des INR-Wertes erfolgen, bei INR-Werten zwischen 1,5 und 2 führt die Gabe von 1–2 mg Vitamin K p. o. in den meisten

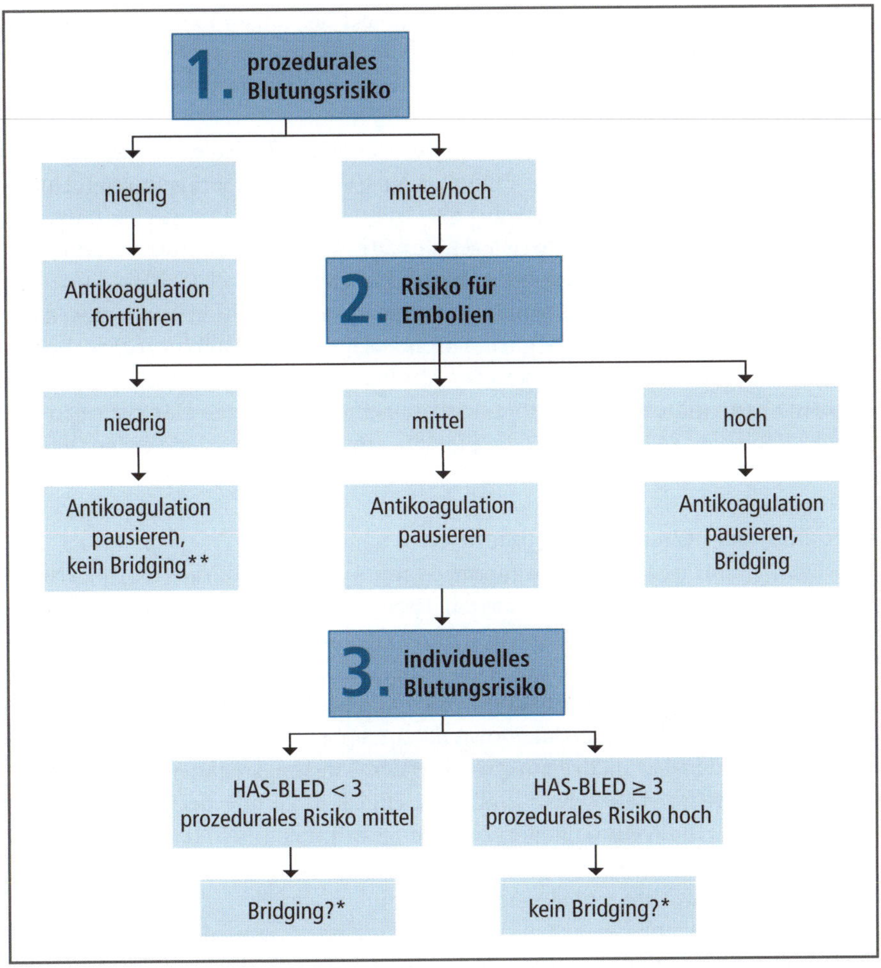

Flussdiagramm periprozedurales Management mit Vitamin-K-Antagonisten (zusammengefasst und mod. nach Douketis et al. 2012; Spyropoulos et al. 2012; Baron et al. 2013)
* individuelle Abwägung, evtl. halbtherapeutische NMH-Dosis oder
** geeignete Prophylaxe venöser Thrombembolien

Fällen zu einer ausreichenden Normalisierung der Blutgerinnung (INR < 1,5) vor dem geplanten Eingriff.

- Wenn eine überbrückende Antikoagulation geplant ist, sollte diese begonnen werden, sobald der INR unter die therapeutische Grenze von 2 fällt. Unfraktioniertes Heparin sollte 4–6 h, niedermolekulares Heparin 24 h und Fondaparinux 36–48 h vor dem Eingriff zum letzten Mal appliziert werden. Eine eingeschränkte Nierenfunktion (eGFR < 30 ml/min/1,73 m^2) erfordert evtl. eine Verlängerung des Intervalls.

- Bei Eingriffen mit mittlerem Risiko für Nachblutungen kann eine überbrückende Antikoagulation bis zu 24 h nach dem Eingriff fortgeführt werden, bei Hochrisikoeingriffen 48–72 h nach dem Eingriff, jeweils unter der Voraussetzung einer gesicherten Hämostase.
- Als Alternative zur therapeutischen Dosis eines niedermolekularen Heparins kann bei mittlerem Risiko für Embolien auch eine „halbtherapeutische" Dosierung vorgenommen werden, wobei die Datenlage hierfür weniger umfangreich ist. In einer Metaanalyse überwiegend nichtrandomisierter Studien reduzierte eine halbtherapeutische Dosis das Blutungsrisiko (Siegal et al. 2012).
- Wenn keine überbrückende Antikoagulation geplant ist, sollte in Abhängigkeit von der Art des Eingriffs eine geeignete Thromboseprophylaxe durchgeführt werden.
- Bei periprozeduraler Pausierung der Antikoagulation mit Vitamin-K-Antagonisten kann diese unter der Voraussetzung einer gesicherten Hämostase in den meisten Fällen 24–48 h nach dem Eingriff (initial moderate Dosierung) wieder fortgeführt werden.

Vorgehen bei neuen Antikoagulanzien

- Auch bei den neuen Antikoagulanzien muss das prozedurale Blutungsrisiko gegen das Risiko eines thromboembolischen Ereignisses abgewogen werden. Die Empfehlungen zur Pausierung und Wiederaufnahme der Therapie beruhen hauptsächlich auf theoretischen Überlegungen und Beobachtungen, die während der Erprobung der Substanzen in Phase-III-Studien gemacht wurden.
- Wie bei den Vitamin-K-Antagonisten kann eine Therapie mit den neuen Antikoagulanzien bei niedrigem prozeduralem Blutungsrisiko vermutlich fortgeführt werden, wobei der Eingriff möglichst am Ende des Dosisintervalls erfolgen und die Antikoagulation erst einige Stunden (< 6 h) nach dem Eingriff wieder aufgenommen werden sollte. Pragmatisch können 1 oder 2 Einzeldosen ausgelassen oder um einige Stunden verschoben werden.
- Ist eine Pausierung der neuen Antikoagulanzien vor einem Eingriff erforderlich, sollte die letzte Einnahme in Abhängigkeit der (von der Nierenfunktion beeinflussten) Halbwertszeit und dem relativen Blutungsrisiko erfolgen. Die Pause vor Eingriffen mit niedrig-normalem Blutungsrisiko sollte 2–3 Halbwertszeiten betragen, vor größeren Eingriffen 4–6 Halbwertszeiten.
- Eine überbrückende Antikoagulation mit niedermolekularem Heparin (NMH) ist aufgrund der vergleichbaren Pharmakokinetik üblicherweise nur erforderlich, wenn eine orale Medikation nach einem Eingriff nicht möglich ist.
- Bei niedrigem postprozeduralem Blutungsrisiko kann eine Therapie mit neuen Antikoagulanzien 6–8 h, bei höherem Risiko 48–72 h nach dem Eingriff fortgeführt werden, eine sichere Hämostase jeweils vorausgesetzt.
- Ist periprozedural eine Thromboseprophylaxe erforderlich, könnte das entsprechende Präparat in der für diesen Zweck geeigneten niedrigeren Dosierung verwendet werden, zugelassen sind die neuen Substanzen allerdings nur nach Hüft- und Kniegelenksersatz.

Vorschlag für ein periprozedurales Management bei Einnahme von NOAK

individuelle Anpassung in Abhängigkeit vom jeweiligen Risiko für Blutung und Thrombembolien (Heidbuchel et al. 2013; Ward et al. 2013; Spyropoulos et al. 2012; Fachinformationen)

Dabigatran

GFR [ml/min/ 1,73 m^2]	Uhrzeit	d −5	d −4	d −3	d −2	d −1	OP	d 1	d 2	d 3	d 4
Normales Blutungsrisiko											
≥ 80	08:00	150	150	150	150	Ø	Ø	150	150	150	150
	20:00	150	150	150	150	Ø	(150)	150	150	150	150
50–79	08:00	150	150	150	(150)	Ø	Ø	150	150	150	150
	20:00	150	150	150	Ø	Ø	Ø/150	150	150	150	150
30–49**	08:00	110	110	110	Ø	Ø	Ø	110	110	110	110
	20:00	110	110	Ø	Ø	Ø	(110)	110	110	110	110
Hohes Blutungsrisiko											
≥ 80	08:00	150	150	150	Ø	Ø	Ø	Ø	Ø	Ø/150	150
	20:00	150	150	150	Ø	Ø	Ø/110*	Ø/220*	Ø/220*	220*/150	150
50–79	08:00	150	150	(150)	Ø	Ø	Ø	Ø	Ø	Ø*/150	150
	20:00	150	150	Ø	Ø	Ø	Ø/110*	Ø/220*	Ø/220*	220*/150	150
30–49**	08:00	110	Ø	Ø	Ø	Ø	Ø	Ø	Ø	Ø*/110	110
	20:00	110	Ø	Ø	Ø	Ø	Ø/75*	Ø/150*	Ø/150*	150*/110	110

* NMH/Heparin als Thromboseprophylaxe, bei Hüft- oder Knie-TEP Dabigatran in obiger Dosierung

** GFR 30–49 ml/min/1,73 m^2 oder Alter > 75 Jahre oder gleichzeitige Einnahme von Verapamil

Apixaban

GFR [ml/min/ 1,73 m²]	Uhr-zeit	d −5	d −4	d −3	d −2	d −1	OP	d 1	d 2	d 3	d 4
Normales Blutungsrisiko											
>29	08:00	5	5	5	5	Ø	Ø	5	5	5	5
	20:00	5	5	5	5	Ø	(5)	5	5	5	5
15–29	08:00	2,5	2,5	2,5	2,5	Ø	Ø	2,5	2,5	2,5	2,5
	20:00	2,5	2,5	2,5	Ø	Ø	(2,5)	2,5	2,5	2,5	2,5
Hohes Blutungsrisiko											
>29	08:00	5	5	5	Ø	Ø	Ø	Ø/ 2,5*	Ø/ 2,5*	2,5*/ 5	5
	20:00	5	5	5	Ø	Ø	Ø	Ø/ 2,5*	Ø/ 2,5*	2,5*/ 5	5
15–29	08:00	2,5	2,5	2,5	Ø	Ø	Ø	Ø	Ø	Ø/ 2,5	2,5
	20:00	2,5	2,5	(2,5)	Ø	Ø	Ø	Ø**	Ø**	Ø/ 2,5	2,5

* NMH/Heparin als Thromboseprophylaxe, bei Hüft- oder Knie-TEP Apixaban in obiger Dosierung

** Heparin zur Thromboseprophylaxe

Rivaroxaban

GFR [ml/min/ 1,73 m²]	Uhr-zeit	d −5	d −4	d −3	d −2	d −1	OP	d 1	d 2	d 3	d 4
Normales Blutungsrisiko											
>29	18:00	20	20	20	20	Ø	(20)	20	20	20	20
15–29	18:00	15	15	15	(15)	Ø	(15)	15	15	15	15
Hohes Blutungsrisiko											
>29	18:00	20	20	20	Ø	Ø	Ø/ 10*	Ø/ 10*	Ø/ 10*	Ø/ 10*/20	20
15–29	18:00	15	15	15/ Ø	Ø	Ø	Ø	Ø/ 10*	Ø/ 10*	Ø/ 10*/15	15

* NMH/Heparin als Thromboseprophylaxe, bei Hüft- oder Knie-TEP Rivaroxaban in obiger Dosierung

Thrombozytenaggregationshemmung

Acetylsalicylsäure (low-dose)

- Bei niedrigem prozeduralem Blutungsrisiko sollte eine Therapie mit Acetylsalicylsäure (ASS) fortgeführt werden.
- Bei Patienten, die ASS zur Sekundärprävention nach Schlaganfall, Myokardinfarkt sowie nach operativer oder interventioneller Revaskularisierung einnehmen, sollte die Therapie – außer bei Eingriffen mit höchstem Blutungsrisiko (intracranielle Chirurgie) – vermutlich fortgeführt werden.
- Bei Patienten mit geringem kardiovaskulärem Risiko, die ASS zur Primärprävention einnehmen, kann die Therapie vor Eingriffen mit mittlerem bis hohem Risiko pausiert werden.

Duale Thrombozytenaggregationshemmung

Eine duale Thrombozytenaggregationshemmung mit ASS und einem ADP-Antagonisten (Clopidogrel, Prasugrel, Ticagrelor) sollte 6 Wochen nach Implantation eines koronaren Bare-Metall-Stents (BMS) und 12 Monate nach Implantation eines Drug-Eluting-Stents (DES) wegen des deutlich erhöhten Risikos für eine In-Stent-Thrombose mit erheblicher Mortalität fortgeführt werden. Elektive Eingriffe sollten in diesem Zeitraum nicht stattfinden. Bei dringenden Eingriffen kann ab 6 Monaten nach Implantation eines DES in Rücksprache mit dem behandelnden Kardiologen eine kurzfristige Pausierung des ADP-Antagonisten unter Fortführung der Therapie mit ASS erfolgen.

Literatur

Baron TH et al. Management of antithrombotic therapy in patients undergoing invasive procedures. N Engl J Med 2013; 368: 2113–24. doi:10.1056/NEJMra1206531.

Douketis JD et al. Perioperative management of antithrombotic therapy: Antithrombotic Therapy and Prevention of Thrombosis, 9th ed: American College of Chest Physicians Evidence-Based Clinical Practice Guidelines. Chest 2012; 141: e326S–e350S. doi:10.1378/chest.11-2298.

Heidbuchel H et al. European Heart Rhythm Association Practical Guide on the use of new oral anticoagulants in patients with non-valvular atrial fibrillation. Europace 2013; 15: 625–51. doi:10.1093/europace/eut083.

Holbrook A et al. Evidence-based management of anticoagulant therapy: Antithrombotic Therapy and Prevention of Thrombosis, 9th ed: American College of Chest Physicians Evidence-Based Clinical Practice Guidelines. Chest 2012; 141: e152S–e184S. doi:10.1378/chest.11-2295.

Omran H et al. The HAS-BLED score predicts bleedings during bridging of chronic oral anticoagulation. Results from the national multicentre BNK Online bRiDging REgistRy (BORDER). Thromb Haemost 2012; 108: 65–73. doi:10.1160/TH11-12-0827.

Siegal D et al. Periprocedural heparin bridging in patients receiving vitamin K antagonists: systematic review and meta-analysis of bleeding and thromboembolic rates. Circulation 2012; 126: 1630–9. doi:10.1161/CIRCULATIONAHA.112.105221.

Spyropoulos AC et al. How I treat anticoagulated patients undergoing an elective procedure or surgery. Blood 2012; 120: 2954–62. doi:10.1182/blood-2012-06-415943.

Ward C et al. Practical management of patients on apixaban: a consensus guide. Thromb J 2013; 11: 27. doi:10.1186/1477-9560-11-27.

Wysokinski WE et al. Periprocedural bridging management of anticoagulation. Circulation 2012; 126: 486–90. doi:10.1161/CIRCULATIONAHA.112.092833.

Handelsnamen von A bis Z

A

B

C

D

E

F

G

I

J

Weitere Handelsnamen, die im Text erwähnt werden